中医名方类鉴

张均克　著

中国中医药出版社

·北 京·

图书在版编目（CIP）数据

中医名方类鉴/张均克著. —北京：中国中医药出版社，2017.11

ISBN 978 - 7 - 5132 - 4350 - 6

Ⅰ . ①中… Ⅱ . ①张… Ⅲ . ①方剂—汇编 Ⅳ. ① R289

中国版本图书馆 CIP 数据核字（2017）第 173547 号

中国中医药出版社出版

北京市朝阳区北三环东路 28 号易亨大厦 16 层

邮政编码 100013

传真 010-64405750

赵县文教彩印厂印刷

各地新华书店经销

开本 780×1092 1/16 印张 20.5 字数 461 千字

2017 年 11 月第 1 版 2017 年 11 月第 1 次印刷

书号 ISBN 978 - 7 - 5132 - 4350 - 6

定价 79.00 元

网址 www.cptcm.com

社 长 热 线 010-64405720

购 书 热 线 010-89535836

侵 权 打 假 010-64405753

微信服务号 zgzyycbs

微商城网址 https://kdt.im/LIdUGr

官 方 微 博 http://e.weibo.com/cptcm

天猫旗舰店网址 http://zgzyycbs.tmall.com

如有印装质量问题请与本社出版部调换（010-64405510）

连　序

　　方剂，是中华民族上下五千年历代医家治病的工具。方剂，绝不是简单地将药物堆砌于一炉，而必须要在中医基础理论的指导下，通过辨证审因，决定治法之后，再选择合适的药物，酌定剂量，根据君、臣、佐、使的组方原则，妥善配伍而成的。

　　历代方书汗牛充栋。方书之祖——医圣张仲景的《伤寒杂病论》被后世编为《伤寒论》《金匮要略》两书。其中《伤寒论》载方113首，《金匮要略》载方262首。至明代，朱橚的《普济方》载方已达61739首。中华人民共和国成立后，1993年由南京中医药大学主编的《中医方剂大辞典》共载方96592首。实际上，历代方剂已远远超过10万首。

　　然而面对如此众多的历代方剂，又如何由博返约，更简洁地让学者掌握，以利于更好地为民服务、治病救人，则必有赖于当今中医学家的孜孜以求，所谓"精诚所至，金石为开"。

　　江汉大学医学院张均克主任医师长期从事中医临床及方剂学的教学研究，敏而好学，对新中国成立以来历版中医药院校教材做了深入探讨，从历代最具代表性的常用方剂中精选出方剂类鉴500余组，是迄今为止类方鉴别领域收方最多、分析最详的一部实用性方剂学工具书。

　　2006年，中华中医药学会方剂学分会于广州中医药大学召开年会，本人当选为主任委员。张均克主任亦参加了此次会议，有缘与张君相识。十年后的2016年10月，张均克主任于花甲之年，不远千里，亲携力作《中医名方类鉴》专程赴杭，访我于浙江名中医馆。拜读之余，深感张君确为中医事业呕心沥血，为提携后学，教书育人做出了重大贡献。《中医名方类鉴》的出版，使莘莘学子学方用方能抓住精要，事半功倍，功莫大焉。故乐为之序。

连建伟于杭州无我斋

2016年11月3日

凡　例

1. 本书方剂按治法与功用相结合的分类方法，分为解表、泻下、和解、清热、祛暑、温里、双解、补益、固涩、安神、开窍、理气、活血祛瘀、止血、治风、治燥、祛湿、祛痰、消导化积、驱虫、涌吐、痈疡等共 22 类，既具有比较完整的学科系统，又切合实际应用。由于类方鉴别往往跨类而做，为便于聚类分析，除了消导化积剂和痈疡剂有二三级细分以外，其余各章不再做亚类细分。

2. 本书筛选方剂的范围涵盖新中国成立以来主流方剂学教材及大型方剂学参考书所涉及的方剂，全书共设类鉴方剂 500 余组，常用方基本包括在内，是迄今类方鉴别领域收方最多的一本书。

3. 本书编撰采用表格与文字分析相结合的体例。每组方剂都从组成、功效、方证、分析四个栏目分别列出其异同点，进行类同析异，使读者既有直观感，又能获得深度分析。

4. "组成"。每首方剂的组成，包括药味剂量甚至药引及重要用法均原方照录，并列出每组方剂的共有药物，便于读者精准分析掌握。

5. "功效"。标出其完整的功效，某方剂的功效有争议尚未达成共识的，则基于结构与方证的分析得出。

6. "方证"。是方剂的主治病证，即该方的适应证与禁忌证。用证候名称＋证候表现的两段式结构表示。方证有较大发展的则在尊重原方主治的基础上加以表述。对同一章节内的同一首方剂首次出现的方证则详述之，再次出现的则以要点表示，读者自可前后互参以获得更多信息。

7. "分析"。是本书的核心内容，从用方目的及立法思想出发，分别对各方剂的组成结构，包括药味、剂量、配伍关系等诸多方剂要素进行分析比较，阐明其方意，鉴别其异同。

8. 关于方剂的来源。在方名之后的括号内标出，为节省篇幅，同一组方剂来源相同的则在分析中说明之，而不再于表格中列出。对现行书籍中方源表示错误的径予纠正，对已有新的考证结论则予以更新，方源不确定的则存疑待考。

9. 书末附有方剂名称音序索引，方剂有异名的也一并收录索引中，以方便读者检索。

目　录

第 5 章　祛暑剂 ················· 60

第 6 章　温里剂 ················· 65

第 9 章　固涩剂 ……………………………………………………… 113

第 10 章　安神剂 ………………………………………………………… 124

第 11 章　开窍剂 ………………………………………………………… 133

第 13 章　活血祛瘀剂 ··· 155

第 16 章 治燥剂 ·································· 182

第 18 章　祛痰剂 ……………………………………………………………………… 229

第 19 章　消导化积剂

第 1 节　消食导滞

第 2 节　健脾消食

第1章 解表剂

1. 麻黄汤与桂枝汤

异同		组成	功效	方证
同		桂枝、炙甘草	辛温散寒解表	外感风寒表证
异	麻黄汤	麻黄（去节）三两，桂枝（去皮）二两，杏仁（去皮尖）七十个，炙甘草一两。共4味	发汗解表宣肺平喘	外感风寒表实证。发热恶寒，头身痛，无汗，喘咳，脉浮紧
	桂枝汤	桂枝、芍药、生姜各三两，炙甘草二两，大枣十二枚。共5味	解肌发表调和营卫	①外感风寒表虚证。②营卫不和证。恶风发热汗出，鼻鸣干呕，脉浮缓

分析： 两方均出自《伤寒论》，同属仲景治疗太阳中风的方剂，功能辛温散寒解表，主治外感风寒表证。

麻黄汤中麻、桂并用，为辛温峻汗药对，发汗力强；麻、杏并用宣降肺气，平喘功效尤著，为辛温发汗之重剂，主治外感风寒表实证，而见恶寒发热无汗而又喘咳、脉浮紧者。桂枝汤中桂、芍等量伍用，为解肌发表调和营卫药对，佐以姜、枣辅助调和营卫，发汗解表之力逊于麻黄汤，但有调和营卫之功，为辛温解表之和剂，主治外感风寒表虚证或杂病之营卫不和证，见汗出、恶风、脉浮缓者。

2. 麻黄加术汤与麻黄杏仁薏苡甘草汤

异同		组成	功效	方证
同		麻黄、杏仁、甘草	解表祛湿	外感寒湿证
异	麻黄加术汤	麻黄（去节）三两，桂枝（去皮）二两，炙甘草一两，杏仁（去皮尖）七十个，白术四两。共5味	发汗解表散寒祛湿	风寒夹湿痹证。身体烦疼，无汗等。大多是素体湿多，又感风寒，出现的"湿家身烦疼"
	麻杏苡甘汤	麻黄（去节汤泡）半两，杏仁（去皮尖，炒）十个，薏苡仁半两，炙甘草一两。共4味	发汗解表祛风除湿	风湿袭于肌表，湿郁化热证。症见风湿一身尽疼，发热日晡所剧者

分析： 两方均出自《金匮要略》，同属微汗之剂，均由麻黄汤加减而成，组成中均含有麻黄、杏仁、甘草，功能解表祛湿，主治外感风寒夹湿证。

麻黄加术汤即麻黄汤原方原量加入白术四两而成。方中麻黄汤发散风寒，白术健脾化湿又防过汗。麻、桂与白术相配，可谓麻、桂得白术虽发汗而不致太过，白术得麻、桂则能尽去表里之湿，相辅相制，共奏发汗解表、散寒祛湿之功；主治素体多湿又外感风寒，表寒及身疼较重者，于既需发汗祛湿又不宜过汗之证尤为合适。麻杏苡甘汤系麻黄汤去桂枝加薏苡仁而成，不用桂枝、白术，用薏苡仁甘淡而凉，清利湿热，健脾渗湿，除痹止痛，全方用量尤轻，发汗力弱，取微汗祛风以利去湿，兼利湿舒筋；主治风湿袭于肌表，湿郁化热证而见风湿一身尽疼，发热日晡所剧者。

3. 三拗汤与华盖散

异同		组成	功效	方证
同		麻黄、杏仁、甘草	宣散风寒	风寒犯肺之咳喘证
异	三拗汤（《圣济总录》卷六十五）	甘草（不炙）、麻黄（不去根节）、杏仁（不去皮尖）各等分为粗末。共3味，每服五钱，姜五片	宣肺解表	外感风寒肺气不宣证。鼻塞声重，语音不出，咳嗽胸闷
	华盖散（《博济方》）	紫苏子（炒）、麻黄、杏仁、陈皮、桑白皮、赤茯苓（去皮）各一两，甘草半两。共7味	祛风散寒宣降肺气祛痰止咳	素体多痰，感风寒之肺气失宣证。咳嗽上气，呀呷有声，痰气不利，脉浮者

分析： 两方组成上均含有麻黄汤去桂枝，重在宣散肺中风寒，主治风寒犯肺之咳喘证。

三拗汤为宣肺解表的基础方，麻、杏药对祛风散寒，宣降肺气，止咳平喘，而以宣肺为主，适用于风寒袭肺的咳喘轻证，临证用方以鼻塞声重，语音不出，咳嗽胸闷为特征。华盖散加入紫苏子及桑白皮下气祛痰，陈皮及赤茯苓理气化痰，其宣降肺气、化痰止咳的药力更强，主治素体痰多而外感风寒肺失宣降之证，临证用方以咳喘、痰气不利、脉浮为特征。

4. 华盖散与金沸草散

异同		组成	功效	方证
同		麻黄、甘草	祛风散寒祛痰止咳	外感风寒，肺失宣降之咳嗽
异	华盖散	紫苏子（炒）、麻黄、杏仁、陈皮、桑白皮、赤茯苓各一两，甘草半两。共7味	祛风散寒宣降肺气祛痰止咳	外感风寒，内兼痰湿之新旧咳嗽。有痰咳嗽，久治不愈
	金沸草散	荆芥穗四两，旋覆花、麻黄、前胡各三两，炙甘草、半夏、赤芍药各一两。共7味，煎加生姜、枣	发散风寒降气化痰	外感风寒初起之恶寒发热，鼻塞流涕，咳嗽痰多之证。苔薄白腻脉浮

分析： 华盖散与金沸草散均出自《博济方》，组成均含有麻黄、甘草，能祛风散寒，祛痰止咳，治疗外感风寒、肺失宣降之证。

华盖散原治"肺感寒气，有痰咳嗽，久疗不瘥"，方中又配紫苏子、杏仁、桑白皮以肃降肺气，止咳平喘；陈皮、茯苓理气健脾化痰；全方药性平和而略偏温，功能祛风散寒，宣降肺气，化痰止咳而长于祛痰下气，适用于外感风寒，内兼痰湿之咳嗽上气、痰气不利等新久咳嗽。金沸草散原治"伤寒壮热，风气壅盛，头目心胸不利"，方中又配有金沸草、前胡、荆芥、半夏、赤芍及姜枣，并重用荆芥穗助麻黄发散风寒，解表宣肺，旋覆花、半夏、前胡等降气化痰，合奏宣降肺气、止咳祛痰之功，而长于解表化痰，适用于外感风寒初起之恶寒发热、鼻塞流涕、咳嗽痰多之证。

5. 大青龙汤与小青龙汤

异同		组成	功效	方证
同		麻黄、桂枝、炙甘草	表里双解	外感风寒表证兼里证
异	大青龙汤	麻黄（去节）六两，桂枝（去皮）、炙甘草各二两，杏仁（去皮尖）四十枚，石膏如鸡子大，生姜三两，大枣十二枚。共 7 味	发汗解表兼清里热	①风寒表实兼里有郁热证。寒热无汗，头身疼痛，烦躁口渴，脉浮紧。②溢饮
	小青龙汤	麻黄（去节）、芍药、细辛、干姜、炙甘草、桂枝（去皮）各三两，五味子、半夏各半升。共 8 味	解表散寒温肺化饮	外寒内饮之喘咳证。恶寒发热无汗，喘咳痰多清稀，苔白滑脉浮

分析：两方均出自《伤寒论》，均含有麻黄、桂枝、炙甘草，能辛温发汗解表，配伍他药而成表里双解之剂，治外感风寒表实兼有里证。但各自的配伍及所治证的性质不同。

大青龙汤由麻黄汤倍麻黄、炙甘草量，减杏仁量，再加石膏、姜、枣而成。方中倍用麻黄（六两），意在解表发汗，生姜合麻、桂则散风寒以解表邪作用更强，石膏清热除烦，麻、石相配既不致过汗，又能解表泄邪；枣、草则益脾胃以滋汗源，使汗出表解，寒热烦躁并除，全方辛温发汗解表，兼清里热而除烦，适用于风寒表实重证而兼里有郁热之表寒里热证，寒热俱重，内有烦躁。症见恶寒发热，头身疼痛，无汗，烦躁口渴，脉浮紧。小青龙汤尚含有细辛、干姜、半夏、五味子、芍药。方中麻、桂同用辛温散寒、解表宣肺，配伍姜、辛、味温化寒饮，味、芍之酸敛以防温燥伤阴且又敛肺止咳平喘。发汗之力虽比大青龙汤弱，但长于温肺化饮，主治风寒外束、寒饮内停之表寒里饮证。以恶寒发热，无汗，喘咳，痰多而稀，舌苔白滑脉浮为用方要点。

6. 小青龙汤与射干麻黄汤

异同		组成	功效	方证
同		麻黄、半夏、姜、细辛、五味子	温肺化饮	寒喘
异	小青龙汤（《伤寒论》）	麻黄（去节）、芍药、细辛、干姜、炙甘草、桂枝（去皮）各三两，五味子、半夏各半升。共 8 味	解表散寒温肺化饮	外寒内饮之喘咳证。恶寒发热无汗，喘咳痰多清稀，苔白滑脉浮
	射干麻黄汤（《金匮要略》）	射干十三枚，麻黄、生姜各四两，细辛、紫菀、款冬花各三两，大枣七枚，半夏、五味子各半升。共 9 味	宣肺祛痰下气止咳	痰饮郁结、肺气上逆之喘咳证。主见"咳而上气，喉中如水鸡声"

分析：两方组成中均含有麻、夏、姜、辛、味，麻黄解表散寒平喘，夏、姜、辛、味温肺化饮，故同属于姜辛五味药法，解表化饮，主治寒饮停肺咳喘证。

小青龙汤中麻黄与桂枝同用以治表为主，解表散寒之力大，主治外寒内饮之咳喘证。射干麻黄汤原治"咳而上气，喉中如水鸡声"，可知此证当主由痰饮所致，无寒热表证或表证较轻。方中另加射干、紫菀、款冬花及大枣 4 味，故长于止咳化痰，下气平喘，适用于风寒表证较轻，而痰饮郁结、肺气上逆为主之喘咳证。

7. 大青龙汤与小青龙加石膏汤

异同		组成	功效	方证
同		麻黄、桂枝、石膏	解表除烦	外感风寒兼内有郁热证
异	大青龙汤（《伤寒论》）	麻黄（去节）六两，桂枝（去皮）、炙甘草各二两，杏仁（去皮尖）四十枚，石膏如鸡子大，生姜三两，大枣十二枚。共7味	发汗解表兼清里热	外感风寒内有郁热证。（寒热俱重，内有烦躁）寒热无汗，头身疼痛，烦躁口渴，脉浮紧
	小青龙加石膏汤（《金匮要略》）	麻黄、芍药、桂枝、细辛、甘草、干姜各三两，五味子、半夏各半升，石膏二两。共9味	解表蠲饮兼除烦躁	外感风寒内有饮邪郁热证。肺胀，咳而上气，烦躁而喘，脉浮，属心下有水气者

分析： 两方组成中均含有麻黄、桂枝及石膏，石膏性虽大寒但量小而不悖全方辛温之性，功能辛温解表兼清热除烦，均可用治外感风寒表证兼见烦躁者。

大青龙汤由麻黄汤倍麻黄、炙甘草量，减杏仁量，再加石膏、生姜、大枣组成。方中倍用麻黄，其发汗之力尤峻，加石膏清热除烦，乃因其证出现烦躁知其为郁热在里故也；生姜合麻、桂则散风寒以解表邪，合枣、草则益脾胃以滋汗源，使汗出表解，寒热烦躁并除，全方发汗解表，清热除烦，适用于外感风寒内有郁热证，其证寒热俱重，内有烦躁。小青龙加石膏汤系小青龙汤加石膏二两而成，以小青龙汤解表蠲饮，止咳平喘，加石膏清解郁热而除烦，适用于外感风寒内有饮邪郁热证，主见肺胀，咳而上气，烦躁而喘，脉浮，属心下有水气者。

8. 小青龙加石膏汤与射干麻黄汤

异同		组成	功效	方证
同		麻黄、半夏、姜、细辛、五味子	温肺化饮止咳平喘	痰饮寒喘
异	小青龙加石膏汤	麻黄、芍药、桂枝、细辛、甘草、干姜各三两，五味子、半夏各半升，石膏二两。共9味	解表蠲饮兼除烦躁	外感风寒内有饮邪郁热证。肺胀，咳而上气，烦躁而喘，脉浮，属心下有水气者
	射干麻黄汤	射干十三枚，麻黄、生姜各四两，细辛、紫菀、款冬花各三两，半夏、五味子各半升。共9味	宣肺祛痰下气止咳	痰饮郁结、肺气上逆之喘咳证。主见"咳而上气，喉中如水鸡声"

分析： 两方均出自《金匮要略》，含麻、夏、姜、辛、味，能温化痰饮，止咳平喘，治痰饮咳喘。

小青龙加石膏汤即小青龙汤加石膏二两而成，方中小青龙汤解表蠲饮，加石膏兼清郁热除烦躁，适用于外感风寒兼内有饮邪郁热证，主见肺胀，心下有水气，咳而上气，烦躁而喘脉浮者。射干麻黄汤方中另加射干、紫菀、款冬花及大枣4味，其解表之力不如彼方，而长于止咳化痰，下气平喘，适用于风寒表证较轻，而痰饮郁结、肺气上逆为主之喘咳证。其证以咳而上气，喉中有水鸡声为主之喘咳证。

9. 小青龙加石膏汤与越婢加半夏汤

异同		组成	功效	方证
同		麻黄、石膏、甘草、半夏、姜	降逆平喘	肺胀
异	小青龙加石膏汤	麻黄、芍药、桂枝、细辛、甘草、干姜各三两，五味子、半夏各半升，石膏二两。共9味	解表蠲饮兼除烦躁	外感风寒内有饮邪郁热证。肺胀，咳而上气，烦躁而喘，脉浮，属心下有水气者
	越婢加半夏汤	麻黄六两，石膏半斤，生姜三两，大枣十五枚，甘草二两，半夏半升。共6味	宣肺泄热降逆平喘	外感风热，饮热郁肺之肺胀咳喘。咳而上气，其人喘，目如脱状，脉浮大者

分析：两方均出自《金匮要略》，属肺胀治剂，均含有麻黄、石膏、半夏、甘草、姜等药，均有降逆平喘之功。

小青龙加石膏汤所治之肺胀，属内饮外寒，而生郁热，饮大于热，故用麻黄配桂枝以宣散表寒，配细辛、干姜而着重于温化寒饮，佐少量石膏兼清郁热而除烦躁。越婢加半夏汤所治之肺胀，属外感风热，饮热互结，热大于饮，故重用石膏清热，配麻黄、生姜而重在宣散发越水气。

10. 桂枝加葛根汤与葛根汤

异同		组成	功效	方证
同		桂枝汤＋葛根	解表舒筋	太阳病兼项背强而不舒者
异	桂枝加葛根汤	桂枝、芍药、炙甘草各二两，生姜三两，大枣十二枚，葛根四两。共6味	解肌发表升津舒筋	太阳病，项背强几几者，反汗出恶风者
	葛根汤	葛根四两，麻黄三两，桂二两，芍药二两，炙甘草二两，生姜三两，大枣十二枚。共7味	发汗解表舒利筋脉	①太阳病，项背强几几之无汗恶风；②太阳阳明合病下利；③太阳病欲作刚痉

分析：两方均出自于（《伤寒论》，含有桂枝汤加葛根，具有解肌发表、生津舒筋之功，主治太阳病兼项背不舒证。

桂枝加葛根汤是桂枝汤中桂、芍减量为各二两再加葛根四两而成，解肌发表，升津舒筋，主治风寒客于太阳经输，营卫不和证。证见桂枝汤证兼项背强而不舒者，以汗出恶风而项背强几几为用方要点。葛根汤则系桂枝加葛根汤原方原量加麻黄三两而成。多一味麻黄与桂枝相须为用，而有较强的辛温发汗解表作用，主治风寒客于太阳经枢，筋脉不利之太阳病项背强几几而无汗恶风者。也可治太阳病欲作刚痉及太阳、阳明合病下利者。若太阳、阳明合病不下利，但呕者，则再加半夏，名葛根加半夏汤。

11. 桂枝汤类方

异同		组成	功效	方证
同		桂枝汤	调和营卫 调和阴阳	营卫不和及 / 或气血阴阳失调证
异	桂枝汤 （《伤寒论》）	桂枝、芍药、生姜各三两，炙甘草二两，大枣十二枚。共5味	解肌发表 调和营卫 调和阴阳	①外感风寒表虚证。②杂病之营卫 / 气血 / 阴阳不和证。汗出恶风，发热，脉浮缓
	桂枝加葛根汤 （《伤寒论》）	桂枝、芍药、炙甘草各二两，生姜三两，大枣十二枚，葛根四两。共6味	解肌发表 升津舒筋	风寒客于太阳经输，营卫不和证。太阳病，项背强几几，反汗出恶风者
	桂枝加厚朴杏子汤（《伤寒论》）	桂枝三两，芍药三两，生姜三两，炙甘草二两，大枣十二枚，炙厚朴二两，杏仁五十枚。共7味	解肌发表 降气平喘	①喘家患桂枝汤证；②风寒表证误用下剂后，表证未解而微喘者
	桂枝加桂汤 （《伤寒论》）	桂枝五两，芍药、生姜各三两，炙甘草二两，大枣十二枚。共5味	温通心阳 平冲降逆	心阳虚弱、寒水凌心、冲气上逆之奔豚证。气从少腹上冲心胸，起卧不安，具发作性
	桂枝加芍药汤 （《伤寒论》）	桂枝、生姜各三两，芍药六两，炙甘草二两，大枣十二枚。共5味	温脾和中 缓急止痛	太阳病误下伤中腹痛。太阳病误下，邪陷太阴，腹满时痛者
	桂枝加龙骨牡蛎汤（《金匮要略》）	桂枝、芍药、生姜各三两，甘草二两，大枣十二枚，龙骨、牡蛎各三两。共7味	调和阴阳 潜阳涩精 安神	长期失精，阴损及阳，阴阳两虚之虚劳。失精梦交，少腹弦急，阴头寒，目眩（一作目眶痛）发落，脉极虚芤迟或芤动微紧

分析：上六方皆为桂枝汤类方，功能和营卫、调阴阳，用治营卫不和或气血阴阳失调证。

桂枝汤中桂、芍等量配伍并佐以姜、枣，解肌发表，调和营卫，治外感风寒表虚证或杂病之气血阴阳营卫不和证，见汗出恶风脉浮缓者。

桂枝加葛根汤和桂枝加厚朴杏子汤两方主治证均以外感风寒表虚为基本病机，桂枝加葛根汤主治外感风寒，太阳经气不舒，津液不能敷布，经脉失去濡养之恶风汗出、项背强而不舒，故用桂枝汤加葛根以解肌发表，升津舒经。桂枝加厚朴杏子汤治宿有喘病又感风寒而见桂枝汤证者，或风寒表证误用下剂后，表证未解而微喘。为风寒表虚，肺失肃降，气逆而喘，故加厚朴、杏仁降气平喘。

桂枝加桂汤及桂枝加芍药汤两方因药量之变化，已由治表之剂变为治里之方，其中桂枝加桂汤乃桂枝汤原方中桂枝量增加二两而成，加桂后桂、芍五比三配伍，有温通心阳、平冲降逆作用，主治太阳病发汗太过，耗损心阳，寒水上犯凌心所致的奔豚病。桂枝加芍药汤系桂枝汤原方中芍药量加倍而成。方中桂枝汤通阳温脾，桂、芍一比二配伍，重用芍药柔肝缓急止痛。主治太阳病误下伤中，邪陷太阴，土虚木乘之腹痛。

桂枝加龙骨牡蛎汤系桂枝汤原方原量加龙骨、牡蛎各三两而成。桂枝汤加入龙骨、牡蛎之后，其功效已不再是解肌散邪，而是资助营卫以调和阴阳，潜阳涩精安神，治长期失精，精血衰少，阴损及阳，阴阳两虚之虚劳病。脉得极虚芤迟或芤动微紧。

12. 九味羌活汤与羌活胜湿汤

异同		组成	功效	方证
同		羌活、防风、川芎、甘草	祛风除湿止痛	外感风寒湿邪之表证
异	九味羌活汤（《此事难知》引张元素方）	羌活、防风、苍术各一两半，川芎、香白芷、生地黄、黄芩、甘草各一两，细辛五分。共9味	发汗祛湿兼清里热	外感风寒湿邪内有蕴热证。寒热无汗＋肢体酸楚疼痛＋口苦微渴
	羌活胜湿汤（《脾胃论》）	羌活、独活各一钱，藁本、防风、炙甘草各五分，蔓荆子三分，川芎二分。共7味	祛风胜湿止痛	风湿在表之痹证。头项肩背腰脊重痛，苔白脉浮

分析：两方组成中均有羌、防、芎、草，祛风除湿，止头身痛，治外感风寒湿邪之表证。

九味羌活汤又配苍术、白芷、细辛、黄芩、生地黄，发汗解表之力强，又兼清里热，适用于外感风寒湿邪内有蕴热证。其证以恶寒发热为主，兼口苦微渴等内有蕴热之象，为邪在卫表且有入里化热之趋。羌活胜湿汤又配有独活、藁本、蔓荆子，乃羌、独二活并用，善祛周身风湿通利关节而止痹痛，藁本、蔓荆子善祛风湿止头痛，其功效重点偏于祛散风湿止痹痛而不在发汗解表，适用于风湿在表之痹证。其证以头身重痛或腰脊疼痛为主，而恶寒发热之表证不明显，为风寒湿邪侵袭肌表经络之象。

13. 九味羌活汤与大羌活汤

异同		组成	功效	方证
同		羌活、苍术、防风、川芎、细辛、黄芩、生地黄、甘草	祛风散寒祛湿解表兼清里热	外感风寒湿邪兼里热证
异	九味羌活汤（《此事难知》引张元素方）	羌活、防风、苍术各一两半，川芎、香白芷、生地黄、黄芩、甘草各一两，细辛五分。共9味	发汗祛湿兼清里热	外感风寒湿邪内有蕴热证。恶寒发热无汗＋肢体酸楚疼痛＋口苦微渴
	大羌活汤（《此事难知》）	防风、羌活、独活、防己、黄芩、黄连、苍术、炙甘草、白术、细辛各三钱，知母、川芎、地黄各一两。共13味	发散风寒祛湿清热	外感风寒湿邪兼里热证。发热恶寒头痛身重＋口干烦满而渴＋苔白腻脉浮数

分析：两方组成均含有羌、防、苍、芎、辛、芩、地、草等8味药，均有祛风散寒、祛湿解表兼清里热之功效，主治表里同病之外感风寒湿邪兼里热证。

九味羌活汤尚有白芷，主治仍以表证为主，属于外感风寒湿邪里热较轻者。大羌活汤在组成上比九味羌活汤少了白芷，而多了独活、防己、白术、黄连、知母等5味，故长于清热祛湿，适于外感风寒湿邪里热偏重者。

14. 香苏散与加味香苏散、香苏葱豉汤

异同		组成	功效	方证
同		香苏散	理气解表	表寒兼气滞证
异	香苏散 (《局方》[①])	香附子、紫苏叶各四两，炙甘草一两，陈皮二两。共4味	疏散风寒 理气和中	外感风寒气滞证。恶寒身热，头痛无汗，胸脘痞闷，不思饮食，舌苔薄白脉浮
	加味香苏散(《医学心悟》)	紫苏叶一钱五分，陈皮、香附各一钱二分，炙甘草七分，荆芥、秦艽、防风、蔓荆子各一钱，川芎五分，生姜三片。共10味	辛温发汗 理气解郁 宣痹止痛	外感风寒气滞证之表寒偏重而头身痛明显者。发热恶寒或恶风，无汗，头痛项强，鼻塞流涕，身体疼痛，胸脘痞闷，苔薄白脉浮
	香苏葱豉汤(《通俗伤寒论》)	制香附一钱半至二钱，新会皮一钱半至二钱，鲜葱白二三枚，紫苏一钱半至三钱，清炙甘草六分至八分，淡香豉三钱至四钱。共6味	发汗解表 调气安胎	①表寒证重兼气滞者；②妊、妇外感风寒

分析：三方组成中均含有香、苏、陈、草，均能理气解表，主治表寒而兼气滞之证。

香苏散重用香附与紫苏叶，其疏散风寒之力强，适用于外感风寒，气郁不舒证。是理气解表的基础方，也是四时感冒轻证的常用方。加味香苏散增入荆芥、防风、秦艽、川芎、生姜及蔓荆子，则辛温发汗解表，祛风宣痹止痛之力最强，适用于风寒郁闭肌表，表寒证较重，头身疼痛明显者。香苏葱豉汤由香苏散与葱豉汤合方而成，其散寒发汗解表之力强于香苏散，且紫苏叶又能安胎，故对妊、妇、外感风寒者颇为适宜。

15. 葱豉汤与葱豉桔梗汤

异同		组成	功效	方证
同		葱白、淡豆豉	通阳解表	外感风邪初起
异	葱豉汤(《肘后方》)	葱白一虎口，淡豆豉一升。共2味	通阳发汗	外感初起，恶寒发热，无汗，头痛鼻塞等
	葱豉桔梗汤(《通俗伤寒论》)	鲜葱白三枚至五枚，淡豆豉三钱至五钱，苦桔梗、苏薄荷各一钱至一钱五分，焦山栀子二至三钱，青连翘一钱五分至二钱，生甘草六分至八分，鲜淡竹叶三十片。共8味	疏风解表 清肺泄热	风温或风热初起受邪较重。头痛身热微恶风寒，咳嗽，咽痛，口渴，舌尖红苔白，脉浮

分析：两方均含葱、豉，有通阳解表之功，用治外感风邪初起。

葱豉汤通阳发汗，善治风寒外感初起之轻证，因温而不燥，汗而不峻，作用平和，居家可行，并可随证之轻重递加药物。葱豉桔梗汤系俞氏将葱豉汤与桔梗散合方并去掉黄芩一味而成，因加入了辛凉及苦寒之品，而有较强的解表清热之功，适于风温或风热初起受邪较重之表热证。

---

① 《局方》：指《太平惠民和剂局方》。下同。

16. 桑菊饮与银翘散

异同		组成	功效	方证
同		连翘、薄荷、桔梗、甘草、芦根	疏散风热	温病初起，邪在肺卫上焦证
异	桑菊饮	桑叶二钱五分，菊花一钱，杏仁、苦桔梗、苇根各二钱，连翘一钱五分，薄荷、生甘草各八分。共 8 味	疏风清热宣肺止咳	①风温初起之表热轻证；②风热犯肺之咳嗽证；③燥咳证
	银翘散	金银花、连翘各一两，苦桔梗、薄荷、牛蒡子各六钱，荆芥穗、淡竹叶各四钱，生甘草、淡豆豉各五钱，鲜苇根汤煎。共 10 味	辛凉透表清热解毒	①温病初起。②外感风热表证。以发热微恶风寒、咽痛口渴、脉浮数为用方要点

分析： 两方均出自《温病条辨》，组成均有连翘、桔梗、薄荷、芦根、甘草五味药，选药均属上焦辛凉轻清之品，功能疏散风热，主治温病初起之证。

桑菊饮尚含有桑叶、菊花、杏仁，以桑、菊对药为君，配桔梗、杏仁宣降肺气，辛散力弱而长于宣肺止咳，病位主要在肺而不在肌表，为"辛凉轻剂"。适用于温病初起，肺气失宣，咳嗽明显而发热不甚者，亦可治燥咳证。银翘散尚含有金银花、荆芥穗、淡豆豉、牛蒡子、淡竹叶。以银、翘对药为君，配荆芥、淡豆豉、牛蒡子、淡竹叶，辛散宣透之力大，重在透解上焦肺卫风热以解表，又能清热解毒利咽喉，病位重在卫分肌表，为"辛凉平剂"。适用于温病初起，卫表热毒症偏重，发热、口渴、咽痛明显者。

17. 银翘散与银翘汤

异同		组成	功效	方证
同		金银花、连翘、淡竹叶、生甘草	清透解毒	风热表证或温病初起
异	银翘散	金银花、连翘各一两，苦桔梗、薄荷、牛蒡子各六钱，淡豆豉、生甘草各五钱，淡竹叶、荆芥穗各四钱，鲜苇根汤煎。共 10 味	辛凉透表清热解毒	①温病初起之表热证。②外感风热表证。发热微恶风寒，咽痛口渴，脉浮数
	银翘汤	金银花五钱，麦冬、细生地各四钱，连翘三钱，淡竹叶二钱，生甘草一钱。共 6 味	滋阴清热透表	阳明温病，下后无汗脉浮者

分析： 两方均出自于《温病条辨》，含有金银花、连翘、淡竹叶、生甘草，有轻宣透表，清热解毒之功，主治外感风热表证或温病初起邪在肌表之证。

银翘散尚含有荆芥、淡豆豉，因而辛散透邪发汗力大，桔梗、薄荷、牛蒡子，故清利咽喉力强，全方辛凉透表，清热解毒。主治温病初起之表热证而兼无汗或汗出不畅者。银翘汤为滋阴清热透表之轻剂。是针对阳明温病下之后积秽去而腑气通，余邪还表，欲作汗而不得出，是因气阴两伤无源作汗而未得外透，出现无汗脉浮证。故治疗仿银翘散意，"仍以银花、连翘解毒而轻宣表气"，配淡竹叶清上焦热，生甘草益气而又能解毒，重在加入麦冬、生地黄各四钱，滋阴清热以资汗源。但若下后虽无汗，脉浮而洪或不浮而数者不宜。

18. 桑菊饮与葱豉桔梗汤

异同		组成	功效	方证
同		连翘、薄荷、桔梗、甘草	疏风清热	风温初起
异	桑菊饮（《温病条辨》）	桑叶二钱五分，菊花一钱，杏仁、苦桔梗、苇根各二钱，连翘一钱五分，薄荷、生甘草各八分。共8味	疏风清热宣肺止咳	风温初起或风热犯肺证之表热较轻而咳嗽明显者。咳嗽，发热不甚，口微渴，脉浮数
	葱豉桔梗汤（《通俗伤寒论》）	鲜葱白三枚至五枚，淡豆豉三钱至五钱，苦桔梗、苏薄荷各一钱至一钱五分，焦山栀子二至三钱，青连翘一钱五分至二钱，生甘草六分至八分，鲜淡竹叶三十片。共8味	疏风解表清肺泄热	风温初起受邪较重。头痛身热微恶风寒，咳嗽咽痛口渴，舌尖红苔白脉浮

分析：两方均含连翘、薄荷、桔梗、甘草，皆可疏风清热、清利咽喉，治疗风温初起肺卫受邪之证。

桑菊饮受邪较轻且病位主要在肺而不在肌表皮毛，用药以桑、菊共为君药疏散风热，加杏仁合桔梗宣降肺气而止咳，苇根清热生津。葱豉桔梗汤证受邪相对较重，故用葱豉汤辛散微发其汗而解肌，又加淡竹叶、焦山栀子清泄邪热。若风温初起者身热有汗，则不宜再用葱豉通阳发汗。

19. 麻黄汤与麻杏甘石汤

异同		组成	功效	方证
同		麻黄、杏仁、甘草	宣降平喘	咳喘
异	麻黄汤	麻黄（去节）三两，桂枝（去皮）二两，杏仁（去皮尖）七十个，炙甘草一两。共4味	发汗解表宣肺平喘	外感风寒表实证。恶寒发热，无汗而喘，脉浮紧
	麻杏甘石汤	麻黄四两，杏仁五十个，炙甘草二两，石膏半斤。共4味	辛凉宣泄清肺平喘	外感风邪，邪热壅肺证。发热喘咳、苔薄黄脉数

分析：两方均出自《伤寒论》，组成仅一药之差，均用麻、杏、草三味，宣降肺气，止咳平喘，用治喘咳。

麻黄汤以麻黄配桂枝，是以辛温发散风寒，发汗解表为主，兼以宣肺平喘，故所咳喘当属风寒束表、肺气失宣之证。麻杏甘石汤以麻黄配石膏，是以辛凉宣泄、清肺平喘为主，兼以解表祛邪，故所治咳喘之证当属表邪入里化热、邪热壅遏于肺之证。

20. 麻杏甘石汤与加味麻杏甘石汤、越婢汤

异同		组成	功效	方证
同		麻黄、甘草、石膏	清肺	外感风邪兼里热
异	麻杏甘石汤（《伤寒论》）	麻黄四两，杏仁五十个，炙甘草二两，石膏半斤。共4味	辛凉宣泄清肺平喘	外感风邪，邪热壅肺证
	加减麻杏石甘汤（《喉痧症治概要》）	净麻黄四分，熟石膏四钱，光杏仁、炙象贝母、炙僵蚕各三钱，鲜竹叶三十张，连翘壳二钱，京玄参一钱五分，薄荷叶一钱，射干八分，生甘草六分，白莱菔汁一两。共12味	清肺泄热解毒利咽化痰止咳	痧麻不透，憎寒发热，咽喉肿痛，或咳嗽气逆之重症
	越婢汤（《金匮要略》）	麻黄六两，石膏半斤，生姜三两，甘草二两，大枣十五枚。共5味	发汗利水	风水夹热证。恶风，一身悉肿，脉浮不渴，续自汗出，无大热者

分析： 三方均含麻黄、石膏、甘草，辛寒配伍，功能清肺泄热，用于外感风邪兼里热证。

麻杏甘石汤有麻杏宣降肺气止咳平喘，适用于外感风邪，邪热壅肺证。加减麻杏石甘汤专为痧麻不透，憎寒发热，咽喉肿痛，或咳嗽气逆之重证而设，又配有杏仁、象贝母、鲜竹叶、射干、炙僵蚕、白莱菔汁、连翘、薄荷、玄参，方中麻、杏、石、甘清热宣肺透疹，鲜竹叶、连翘清宣透热，玄参、射干、僵蚕、薄荷解毒利咽，消肿止痛，贝母、莱菔汁化痰降气止咳，如是则痧麻可透，热毒可除。越婢汤中麻黄宣发肺气以通调水道合生姜能发越肌表之水湿，枣、草益气健脾，培土制水，麻、石相配清肺泄邪，功偏发汗利水，适用于风水夹热证。主见恶风，一身悉肿，脉浮不渴，续自汗出，无大热者。

21. 升麻葛根汤与竹叶柳蒡汤

异同		组成	功效	方证
同		葛根、甘草	透疹	麻疹初起透发不出
异	升麻葛根汤（《局方》）	升麻、芍药、炙甘草各十两，葛根十五两。共4味	解肌透疹	麻疹热郁营卫轻证
	竹叶柳蒡汤（《先醒斋医学广笔记》）	淡竹叶三十片，西河柳五钱，炒鼠粘子、干葛各一钱五分，荆芥穗、蝉蜕、薄荷叶、知母、甘草各一钱，麦冬三钱，玄参二钱。共13味，甚者加石膏五钱，冬米一撮	透疹解表清热生津	麻疹初起表闭，疹不得外透而又内热郁甚之证或兼有阴津损伤者

分析： 两方组成都有葛根、甘草，均有透疹清热之功而用治麻疹初起，透发不出。

升麻葛根汤透疹仅用升麻、葛根，专于解肌透疹，其透散清热之力较弱，是治麻疹初起未发的基础方。竹叶柳蒡汤本着"疹疹乃肺胃热邪所致"的认识组方，其透疹用西河柳、牛蒡子、葛根、荆芥、薄荷、蝉蜕等疏散开泄以透疹解毒；用淡竹叶、知母、玄参、麦冬等甘寒清泄肺胃热毒，且滋阴生津。全方透疹解毒，清泄肺胃，生津止渴，其透疹清热之力大，兼有生津止渴之功，适用于麻疹初起表闭，疹不得外透而又热毒内郁较甚之证或兼有阴津损伤者。

22. 麻杏甘石汤与越婢汤、大青龙汤

异同		组成	功效	方证
同		麻黄、石膏	清肺泄邪	表里同病
异	麻杏甘石汤(《伤寒论》)	麻黄四两,杏仁五十个,炙甘草二两,石膏半斤。共4味	辛凉宣泄清肺平喘	外感风邪,邪热壅肺证。发热喘咳,苔薄黄脉数
	越婢汤(《金匮要略》)	麻黄六两,石膏半斤,生姜三两,甘草二两,大枣十五枚。共5味	发汗利水	风水夹热证。恶风,一身悉肿,脉浮不渴,续自汗出,无大热者
	大青龙汤(《伤寒论》)	麻黄六两,桂枝、炙甘草各二两,杏仁四十枚,石膏如鸡子大,生姜三两,大枣十二枚。共7味	发汗解表清热除烦	风寒表实重证而兼里有郁热者。恶寒发热头身疼痛无汗,烦躁口渴,脉浮紧

分析:三方组成均含麻黄与石膏,且石膏用量皆大于麻黄。性随制变,麻黄辛温发散之性在大剂石膏清热除烦之中仅得疏散其郁滞而已,而共奏清肺泄邪,表里同治之功。

麻杏甘石汤为麻黄汤去桂枝加石膏而成。麻、膏合用,且石膏倍于麻黄,性随制变,属辛凉清宣之剂而以清为主,宣肺泄热力强;麻黄配杏仁宣降肺气止咳喘。全方共奏泄邪清肺之功,但重在清宣肺热,不在发汗。主治肺热实喘证,尤其适于外感风邪,邪热壅肺之咳喘,以发热、喘咳、苔薄黄脉数为用方要点。

越婢汤由麻石甘枣姜组成,所治之证为"一身悉肿",是水在肌表。方中麻黄用量增大至六两可宣发肺气以通调水道,并合生姜能发越肌表之水湿;用枣、草益气健脾,培土制水;不喘,故去杏仁;麻、石相配清肺泄邪。共奏发汗利水之功,主治风水夹热证。以恶风,一身悉肿,脉浮不渴,续自汗出,无大热者为用方要点。

大青龙汤由麻黄汤倍麻黄、炙甘草量,减杏仁量再加石膏、姜、枣而成。方中倍用麻黄,意在解表发汗,生姜合麻、桂则散风寒以解表邪,石膏清热除烦,麻、石相配既不致峻汗,又解表泄邪,寒热烦躁并除。适用于风寒表实重证而兼里有郁热者。症见恶寒发热,头身疼痛,无汗,烦躁口渴,脉浮紧。仲景用大青龙,必提出"烦躁"二字,并以脉弱恶风戒其误用。可知其烦躁为郁热在里。

要之,大青龙汤重在清泄郁热以除烦,麻杏甘石汤重在宣肺清热以平喘,越婢汤则重在发越水气以消肿。麻黄、石膏在方中的作用主要是清肺泄邪。

23. 柴葛解肌汤同名二方

异同		组成	功效	方证
同		柴胡、葛根、黄芩、芍药、甘草	解肌清热	外感表邪兼里热证
异	陶氏柴葛解肌汤	柴胡、干葛、甘草、黄芩、羌活、白芷、芍药、桔梗，煎加生姜三片，大枣二枚，槌法加石膏末一钱。共 11 味	重在解肌兼清里热	外感风寒郁而化热证（一说太阳阳明合病或三阳合病之证）。恶寒渐轻身热增盛＋头痛眼眶痛目疼鼻干＋脉微洪。属表寒里热证
	程氏柴葛解肌汤	柴胡一钱二分，葛根、牡丹皮、黄芩各一钱五分，生地黄二钱，贝母、知母、赤芍各一钱，甘草五分。共9味，心烦加淡竹叶十片，谵语加石膏三钱	重在清里且能滋阴	外感风热里热亦盛证。不恶寒而口渴、浮数、舌黄。属表热里热证

分析：两方均含有柴胡、葛根、黄芩、芍药、甘草，功能解肌清热，主治外感表邪兼里热证。

陶氏柴葛解肌汤出自《伤寒六书》，组成中尚有羌、芷、膏、桔、姜、枣，故长于发汗解肌之力强，主治太阳、阳明合病或三阳合病，亦即外感风寒郁而化热之证，属表寒里热证。程氏柴葛解肌汤出自《医学心悟》，组成中尚有生地黄、牡丹皮、知母、贝母，此皆清热凉血滋阴之品；不用羌、芷、姜、桔等辛温香燥升散发表之品，而无助热伤津之虞；方后嘱心烦者加淡竹叶，谵语者加石膏，亦皆为清热之备，故知其长于清里滋阴，而兼解肌，适用于外感风热兼里热，表里俱热而现伤阴之证，不恶寒而口渴，脉浮数舌黄。

24. 升麻葛根汤与宣毒发表汤

异同		组成	功效	方证
同		升麻、葛根、甘草	透疹清热	麻疹初起，透发不出
异	升麻葛根汤（《局方》）	升麻、芍药、炙甘草各十两，葛根十五两。共4味	解肌透疹透散清热	麻疹热郁营卫轻证
	宣毒发表汤（《痘疹仁端录》）	升麻、葛根、荆芥、防风、薄荷、牛蒡子、前胡、杏仁、桔梗、枳壳、连翘、淡竹叶、木通、生甘草。共14味	解表透疹止咳利咽	麻疹欲出不出，身热无汗，咳嗽咽痛，烦渴尿赤者

分析：两方均含有升麻、葛根、甘草，发表透疹清热，是麻疹初起，透发不出的常用选方。
升麻葛根汤用升麻、葛根专于解肌透疹，其透散清热之力较弱，是麻疹初起未发的基础方，适于麻疹热郁营卫轻证。宣毒发表汤为治麻疹欲出不出而设，由升麻葛根汤去芍药加味而成。盖因芍药酸寒敛阴有碍透疹故去之，而方中用升麻、葛根配荆、防、牛、薄以解肌透疹，清热利咽；枳、桔、杏、前以畅利肺气，祛痰止咳；淡竹叶及连翘清泄上焦热毒而除烦，木通通利下焦以导热下行。故宣毒发表汤的宣肺开表，解表透疹，清热解毒之功比升麻葛根汤更强，适于麻疹欲出不出，身热无汗，咳嗽咽痛，烦渴尿赤者。

25. 竹叶柳蒡汤与宣毒发表汤

异同		组成	功效	方证
同		葛根、荆芥、薄荷、牛蒡子、淡竹叶、甘草	透疹清热	麻疹初起透不出
异	竹叶柳蒡汤（《先醒斋医学广笔记》）	淡竹叶三十片，西河柳五钱，炒鼠粘子、干葛各一钱五分，荆芥穗、蝉蜕、薄荷叶、知母、甘草各一钱，麦冬三钱，玄参二钱。共13味，甚者加石膏五钱，冬米一撮	透疹解毒清泄肺胃生津止渴	麻疹初起表闭，疹不得外透而内热郁甚兼有阴津损伤者
	宣毒发表汤（《痘疹仁端录》）	升麻、葛根、荆芥、防风、薄荷、牛蒡子、前胡、杏仁、桔梗、枳壳、连翘、淡竹叶、木通、生甘草。共14味	解表透疹止咳利咽	麻疹欲出不出，身热无汗，咳嗽咽痛，烦渴尿赤

分析： 两方均有葛、荆、薄、蒡、竹、草等药，功能透疹清热，用治麻疹初起，透发不出。

竹叶柳蒡汤基于"痧疹乃肺胃热邪所致"的理论组方，重用西河柳配蝉、葛、荆、薄、蒡，其疏散开泄之力大以解表透疹；用知、玄、麦、竹清泄肺胃热毒且滋阴生津。全方透疹解毒，清泄肺胃，生津止渴。适用于麻疹初起表闭，疹不得外透而内热郁甚之证兼有阴津耗伤者。宣毒发表汤由升麻葛根汤去芍药加味而成。减去芍药是恐其酸寒凉血敛阴有碍透疹。而用升麻、葛根配荆、防、蒡、薄，发表透疹力强，并有解肌清热，清利咽喉作用；枳、桔、杏、前，宣畅肺气，祛痰止咳；淡竹叶、连翘清泄上焦之热而除烦，木通导热下行，甘草解毒和中。适用于麻疹欲出不出，身热无汗，咳嗽咽痛，烦渴尿赤者。然其清泄肺胃热毒之力不如竹叶柳蒡汤且无滋阴生津作用，临证须明辨。

26. 参苏饮与败毒散

异同		组成	功效	方证
同		人参、茯苓、前胡、枳壳、桔梗、甘草、生姜	益气解表	气虚外感风寒
异	参苏饮	人参、紫苏叶、干葛、半夏、前胡、茯苓各三分，枳壳、桔梗、木香、陈皮、炙甘草各半两，煎加姜七片，枣一个。共13味	益气解表理气化痰	气虚外感风寒，内有痰湿证。恶寒发热，无汗头痛，咳痰色白胸脘满闷，倦怠乏力，苔白脉弱
	败毒散	柴胡、前胡、川芎、枳壳、羌活、独活、茯苓、桔梗、人参、甘草各三十两，煎加生姜、薄荷各少许。共12味	散寒祛湿益气解表	气虚，外感风寒湿表证。恶寒发热，肢体酸痛，无汗，脉浮按之无力

分析： 两方均出自于《局方》，含有人参、茯苓、前胡、枳壳、桔梗、甘草、生姜等药，均用人参配伍有行气化痰药，具益气解表，行气化痰之功，用治气虚外感风寒。

参苏饮尚含有紫苏叶、干葛、半夏、木香、陈皮等五味药，方中用人参与紫苏叶共为君药，配葛根益气解表，在理气化痰方面加用了半夏、木香、陈皮等，形成了二陈汤的基本结构，故其功效除了益气解表之外，行气化痰的作用也很强。适用于风寒表证兼痰湿与气滞。败毒散尚含有柴胡、川芎、羌活、独活四味，方中以小量人参益气扶正解表，加用了羌、独、芎、姜、柴等大队祛风散寒除湿之品，故其祛散外邪作用更强，适用于风寒夹湿之表证为主而气虚程度不重者。

27. 败毒散与九味羌活汤

异同		组成	功效	方证
同		羌活、川芎、甘草	祛风散寒祛湿解表	外感风寒湿邪表证
异	败毒散（《局方》）	柴胡、前胡、川芎、枳壳、羌活、独活、茯苓、桔梗、人参、甘草各三十两，煎加生姜、薄荷各少许。共12味	散寒祛湿益气解表	气虚，外感风寒湿表证。恶寒发热，肢体酸痛，无汗，脉浮按之无力
	九味羌活汤（《此事难知》引张元素方）	羌活、防风、苍术各一两半，川芎、香白芷、生地黄、黄芩、甘草各一两，细辛五分。共9味	发汗祛湿兼清里热	外感风寒湿邪内有蕴热证。恶寒发热无汗+肢体酸楚疼痛+口苦微渴

分析：两方均含有羌活、川芎、甘草，功能祛风散寒，祛湿解表，方证中均有外感风寒湿邪。临证可见恶寒发热无汗，头项强痛，肢体酸楚疼痛，苔白脉浮。

败毒散又加用独、柴、姜、薄以祛除表邪，又用前胡、枳壳、茯苓、桔梗以理气化痰，配小量人参益气扶正解表，适用于风寒夹湿之表证兼有正气不足及痰阻气滞之鼻塞声重，咳嗽有痰，胸膈痞满，脉浮而按之无力者。九味羌活汤则尚有防、苍、芷、辛以祛风散寒，除湿解表，有用黄芩、生地黄兼清里热，适用于外感风寒湿邪兼内有蕴热证。

28. 麻黄细辛附子汤与再造散

异同		组成	功效	方证
同		附子、细辛	助阳解表	阳虚外感
异	麻黄细辛附子汤（《伤寒论》）	麻黄二两，附子（炮）一枚，细辛二两。共3味	助阳解表	①少阴阳虚，外感风寒证。②大寒客犯肺肾所致咽痛声哑。恶寒重发热轻，神疲欲寐，脉沉
	再造散（《伤寒六书》）	黄芪、人参、桂枝、甘草、熟附、细辛、羌活、防风、川芎、煨生姜，夏月加黄芩、石膏，冬月不必加。煎加枣二枚，槌法再加炒芍药一撮。共12味	助阳益气解表散寒	阳气虚弱，外感风寒证。恶寒发热，热轻寒重，无汗肢冷，倦怠嗜卧，面色苍白，语声低微，舌淡苔白，脉沉无力或浮大无力

分析：两方皆有助阳解表作用。

麻黄细辛附子汤以麻黄与附子、细辛相配，为专于助阳发汗之剂，宜于素体阳虚，复感寒邪者。再造散不仅用羌活、防风、桂枝、附子及细辛，解表散寒，更配大补元气之人参、黄芪，敛阴和营之白芍，故助阳解表之中，兼有益气健脾、调和营卫之功，宜于阳虚气弱，外感风寒者。

29. 麻黄细辛附子汤与麻黄附子甘草汤

异同		组成	功效	方证
同		麻黄、附子	助阳解表	阳虚外感风寒证
异	麻黄细辛附子汤	麻黄二两，附子（炮）一枚，细辛三两。共3味	助阳解表	①少阴阳虚，外感风寒证。②大寒客犯肺肾所致咽痛声哑。恶寒重发热轻，神疲欲寐，脉沉
	麻黄附子甘草汤	麻黄二两，炙甘草二两，附子（炮）一枚。共3味	助阳解表	少阴阳虚，外感风寒。恶寒身疼无汗，微发热，脉沉微者；或水病身面浮肿气短，小便不利，脉沉而小

分析： 两方均出自《伤寒论》，含有麻黄、附子，助阳解表，治阳虚外感风寒证。

麻黄细辛附子汤治"少阴病始得之，反发热脉沉者"，病重势急，外寒与里寒均较重，故以麻、附配细辛，助阳发汗，使表里之邪速解。麻黄附子甘草汤原为"少阴病得之二三日"而设，"以二三日无证，故微发其汗也"，病轻势缓，故用麻、附配甘草，助阳益气而微发其汗，使表里之邪缓解。此正是"病有轻重，治有缓急"也。

30. 败毒散与荆防败毒散、仓廪散

异同		组成	功效	方证
同		柴胡、前胡、川芎、枳壳、羌活、独活、茯苓、桔梗、甘草	祛风散寒除湿	外感风寒表湿证
异	败毒散（《局方》）	柴胡、前胡、川芎、枳壳、羌活、独活、茯苓、桔梗、人参、甘草各三十两，煎加生姜、薄荷各少许。共12味	散寒祛湿益气解表	气虚，外感风寒湿表证。恶寒发热，肢体酸痛，无汗，脉浮按之无力
	荆防败毒散（《摄生众妙方》）	羌活、柴胡、前胡、独活、枳壳、茯苓、荆芥、防风、桔梗、川芎各一钱五分，甘草五分。共11味	发汗解表消疮止痛	外感风寒湿邪而正气不虚之表证及疮疡、瘾疹
	仓廪散（《普济方》）	人参、茯苓、甘草、前胡、川芎、羌活、独活、桔梗、枳壳、柴胡、陈仓米各等分，加生姜、薄荷。共13味	益气解表祛湿和胃	外感风寒湿邪之噤口痢。下痢，呕逆不食，恶寒发热无汗，肢体酸痛，苔白腻脉浮濡

分析： 三方组成均含有柴胡、前胡、川芎、枳壳、羌活、独活、茯苓、桔梗、甘草等9味药，具有祛风散寒除湿之功，主治外感风寒兼表湿之证。

荆防败毒散即败毒散去人参、生姜、薄荷，加荆芥、防风而成，其解表发散之力较强而无益气扶正之效，适用于外感风寒湿邪而正气不虚之表证及疮疡、瘾疹。败毒散益气解表，属扶正祛邪之剂，但人参量小，重点仍在祛风散寒祛湿，解除在表之风寒湿邪，适用于正气不足，感受风寒湿者。仓廪散于败毒散中加陈仓米，故有健脾和胃之功，适用于脾胃素弱而外感风寒湿邪之噤口痢。

31. 葳蕤汤与加减葳蕤汤

异同		组成	功效	方证
同		葳蕤、白薇、甘草	滋阴解表	阴虚外感
异	葳蕤汤（《小品方》）	葳蕤、白薇、麻黄、独活、杏仁、川芎、甘草、青木香各二两，石膏三两。共9味	疏风解表清热养阴止咳平喘	阴虚外感风热重证。发热头眩痛，喉咽干，胸痛胸闷，汗出体重息喘，脉阴阳俱浮
	加减葳蕤汤（《通俗伤寒论》）	生葳蕤二钱至三钱，生葱白二至三枚，桔梗一钱至钱半，东白薇五分至一钱，淡豆豉三钱至四钱，苏薄荷一钱至钱半，炙甘草五分，大枣二枚。共8味	滋阴清热发汗解表	阴虚外感风热证。身热微寒，口渴咽干，舌红苔薄白脉数

分析： 两方均辛凉与甘寒并用，以葳蕤为君配白薇、甘草，滋阴解表，用于阴虚外感。

葳蕤汤为滋阴解表之祖方，实乃麻杏甘石汤加独活、川芎、青木香及葳蕤、白薇组成。其发表与清泄里热之力均强，且能止咳平喘，为滋阴解表与清里之重剂，适于阴虚外感风温风热之重证，以脉阴阳俱浮，汗出体重，喘息为特征。加减葳蕤汤是由葳蕤汤去麻、独、杏、芎、青、石，加葱白、淡豆豉、桔梗、薄荷、红枣而成。其药力平和，解表清里及止咳之力均不及葳蕤汤，为滋阴解表与清里之轻剂，适于阴虚外感风热之轻证。

32. 葱白七味饮与加减葳蕤汤

异同		组成	功效	方证
同		滋养阴血药＋葱白、淡豆豉	扶正解表	正虚外感
异	葱白七味饮（《外台秘要》引许仁则方）	葱白（连根）一升，干葛六合，新豉（绵裹）一合，生姜二合，生麦冬六合，干地黄六合。共6味，劳水煎药	养血解表	血虚外感风寒证
	加减葳蕤汤（《通俗伤寒论》）	生葳蕤二钱至三钱，生葱白二至三枚，桔梗一钱至钱半，东白薇五分至一钱，淡豆豉三钱至四钱，苏薄荷一钱至钱半，炙甘草五分，红枣二枚。共8味	滋阴清热发汗解表	阴虚外感风热证。身热微寒，口渴咽干，舌红苔薄白脉数

分析： 两方均系滋阴养血药与解表药相配的扶正解表方剂。

葱白七味饮系补血药与辛温解表药并用，故为治血虚外受风寒证之代表方，临证以头痛身热、恶寒无汗兼见血虚或失血病史为主要依据。加减葳蕤汤是补阴药与辛凉解表药合用，为治阴虚外感风热证之代表方，临证以身热微恶寒、有汗或汗出不多、口渴、心烦、咽干、舌红脉数为用方指征。

第2章　泻下剂

1. 仲景三承气汤

异同		组成	功效	方证
同		大黄	泻下热结	热结阳明里实之证
异	大承气汤	大黄（酒洗）四两，厚朴（炙）半斤，枳实（炙）五枚，芒硝三合。共4味	峻下热结	①阳明腑实重证。大便不通，频转矢气，潮热谵语，手足濈然汗出，或热结旁流。舌苔黄燥起刺或焦黑燥裂，脉沉实或滑实。②热结里实之热厥、痉病或发狂等
	小承气汤	大黄（酒洗）四两，厚朴（炙）二两，枳实（炙）三枚大者。共3味	轻下热结	阳明腑实轻证。便秘，潮热谵语，胸腹痞满，舌苔老黄脉滑数。痞满实而无燥坚者
	调胃承气汤	大黄（清酒洗）四两，甘草（炙）二两，芒硝半升。共3味	缓下热结	①阳明腑实证有燥实坚而无痞满者。便秘，口渴心烦，蒸蒸发热，或腹胀或谵语，舌苔正黄脉滑数。②胃肠热盛发斑吐衄，口齿咽喉肿痛等

分析： 仲景的三承气汤皆出自《伤寒论》，均用大黄为君而擅苦寒泻热通便，荡涤胃肠实热积滞，承顺胃气下行以为传化之功，皆为常用寒下剂，用治阳明热结里实之证。

大承气汤中大黄酒洗生用后下，取其直入阳明攻积破坚之锐气以泻热除实；芒硝溶服，软坚润燥；且加枳、朴行气除痞满，故攻下之力最为峻猛，为峻下热结之剂，主治"痞、满、燥、实、坚"俱全之阳明腑实重证。小承气汤不用芒硝，且三味同煎，枳、朴用量亦减，故攻下之力较轻，为轻下热结之剂，主治痞、满、实而燥、坚之证不明显的阳明腑实轻证。调胃承气汤不用枳、朴，仅用硝、黄，芒硝虽后下，但大黄与甘草同煮，甘草又有甘缓的作用，其攻下之力比前两方缓和，为缓下热结之剂，主治阳明燥热内结，有燥实坚而无痞满之证。

正如吴崑对大承气汤所论："伤寒阳邪入里，痞、满、燥、实、坚全俱者，急以此方主之。调胃承气汤不用枳、朴者，以其不作痞满，用之恐伤上焦虚无氤氲之元气也；小承气汤不用芒硝者，以其实而未坚，用之恐伤下焦血分之真阴，谓不伐其根也。此则上中下三焦皆病，痞、满、燥、实、坚皆全，故主此方以治之。厚朴苦温以去痞，枳实苦寒以泄满，芒硝咸寒以润燥软坚，大黄苦寒以泄实去热。"（《医方考》）。

2. 大承气汤与大陷胸汤

异同		组成	功效	方证
同		芒硝、大黄	泻下热积	热结里实证
异	大承气汤	大黄（酒洗）四两，厚朴（炙）半斤，枳实（炙）五枚，芒硝三合。共 4 味	峻下热结	阳明腑实重证
	大陷胸汤	大黄六两，芒硝一升，甘遂一钱匕。共 3 味	泻热逐水破结	水热互结之结胸证。心下硬满痛，便秘，舌燥苔黄脉沉有力

分析：两方均出自《伤寒论》，皆硝、黄并用以泻下热结，用于热结里实证。

然虽同为寒下峻剂，但病位缓急不同。大承气汤主治"痞、满、燥、实、坚"俱全之阳明热结腑实重证，其里实热结于胃肠之中，燥屎在肠，必借枳实、厚朴的推荡之力，大黄后下以求"生者行速"之功。大陷胸汤主治水热互结之结胸证。其水热互结于胸腹之间，结滞在胸膈，故用甘遂逐饮之长，大黄先煎以求"熟者行迟"，契合"治上者治宜缓"之意。"大承气专主肠中燥粪，大陷胸并主心下水食；燥粪在肠，必借推逐之力，故需枳、朴，水饮在胃，必兼破饮之长，故用甘遂。且大承气先煮枳、朴，而后纳大黄，大陷胸先煮大黄，而后内诸药。夫治上者制以缓，治下者制宜急，而大黄生则行速，熟则行迟，盖即一物，而其用又不同如此"（《伤寒贯珠集》）。

3. 大承气汤与大陷胸汤、大黄牡丹汤

异同		组成	功效	方证
同		芒硝、大黄	泻热通便	里热结滞实证
异	大承气汤（《伤寒论》）	大黄（酒洗）四两，厚朴（炙）半斤，枳实（炙）五枚，芒硝三合。共 4 味	峻下热结	阳明腑实重证
	大陷胸汤（《伤寒论》）	大黄六两，芒硝一升，甘遂一钱匕。共 3 味	泻热逐水破结	水热互结之结胸证
	大黄牡丹汤（《金匮要略》）	大黄四两，牡丹一两，桃仁五十个，冬瓜仁半升，芒硝三合。共 5 味	泻热破瘀散结消肿	肠痈初起，湿热瘀滞证

分析：三方同为寒下峻剂，都用硝、黄泻下热结，但主治、配伍及用法上有明显差异。

大承气汤硝、黄并用，大黄酒洗生用后下，取其"生者行速"之性，直入阳明攻积破坚之锐气以泻热除实；芒硝溶服，软坚润燥；且加枳、朴行气除痞满，推荡积滞，故攻之力最为峻猛，为"峻下热结"之剂，主治里实热结胃肠，燥屎内结之阳明热结腑实重证，以"痞、满、燥、实、坚"五症俱全为用方要点。大陷胸汤虽然也是硝、黄并用，但大黄并非后下而是先煎以求"熟者行迟"，是"治上者治宜缓"之意，且甘遂为君取其逐饮之长，全方三味，药少量大，力专效宏，为泻热逐水之峻剂。主治痰水与邪热互结于胸膈，津停腑闭，邪盛证急之水热结胸证，以心下满痛，大便秘结，潮热烦躁，舌燥而渴，脉沉紧有力为用方要点。大黄牡丹汤中大黄、牡丹皮、桃仁、芒硝并用以泻热逐瘀，冬瓜仁利湿排脓消痈，长于泻热破瘀，散结消肿，适用于肠痈初起之证属湿热瘀滞者，主见右下腹疼痛拒按、舌苔黄腻、脉滑数。

4. 大陷胸汤与大陷胸丸

异同		组成	功效	方证
同		大黄、芒硝	泻热逐水	水热互结之结胸证
异	大陷胸汤	大黄六两，芒硝一升，甘遂一钱匕。共3味	泻热逐水破结	水热互结之结胸证。从心下至少腹硬满而痛不可近，脉沉紧
	大陷胸丸	大黄、芒硝、葶苈子、杏仁各半升。共4味	泻热逐水	结胸证。胸中硬满而痛，项强如柔痉状。邪结部位偏上

分析： 两方均出自《伤寒论》，均以大黄、芒硝为基础组方，功能泻热逐水，治热实结胸证。

大陷胸汤证以从心下至少腹硬痛为主，水热互结于胸腹之间，结滞部位偏下，三焦皆实，故用汤以荡之，甘遂取其直达配，硝、黄泻热逐水破结，重在泻实。大陷胸丸证以胸中硬满而痛，项强如柔痉状为主，邪结部位偏上，用汤液恐伤中、下二焦之阴，故加葶苈子、杏仁以泻肺，重在清泻肺中结热而行水。并将汤剂改作丸，用白蜜煎服，取峻药润利缓攻之意，体现"治上者制以缓，治下者制宜急"。

5. 大承气汤类方

异同		组成	功效	方证
同		大黄	泻热通便	阳明热结里实证
异	大承气汤	大黄酒洗四两，厚朴（炙）半斤，枳实炙五枚，芒硝三合。共4味	峻下热结	痞满燥实坚俱全之阳明腑实重证
	小承气汤	大黄酒洗四两，厚朴炙二两，枳实炙三枚大者。共3味	轻下热结	阳明腑实痞满、实而燥坚不明显者
	调胃承气汤	大黄清酒洗四两，甘草炙二两，芒硝半升。共3味	缓下热结	阳明燥热内结，有燥坚而无痞满者
	复方大承气汤	川厚朴、炒莱菔子各五钱至一两，枳壳、赤芍各五钱，大黄五钱后下、桃仁三钱，芒硝三至五钱。共7味	通里攻下行气活血	早期单纯性肠梗阻，气胀较重者

分析： 四个承气汤均用大黄为君而擅苦寒泻热通便，荡涤胃肠实热积滞，承顺胃气下行以为传化之功，同为寒下剂，用治阳明热结里实证。

大承气汤硝、黄并用，大黄酒洗生用后下，取其直入阳明攻积破坚之锐气以泻热除实；芒硝溶服，软坚润燥；且加枳、朴行气除痞满，故攻下之力最为峻猛，为"峻下热结"之剂，主治"痞、满、燥、实、坚"五症俱全之热结阳明腑实重证。小承气汤不用芒硝，且三味同煎，枳、朴用量亦减，故攻下之力较轻，为"轻下热结"之剂，主治痞、满、实而燥、坚之证不明显的热结阳明腑实轻证。调胃承气汤不用枳、朴，仅用硝、黄，芒硝虽后下，但大黄与甘草同煮，甘草又有甘缓的作用，其攻下之力比前两方缓和，为"缓下热结"之剂，主治燥热内结阳明，有燥实坚而无痞满者。复方大承气汤（《中西医结合治疗急腹症》）为南开医院经验方，由大承气汤枳实易为枳壳，再加莱菔子、桃仁、赤芍而成。寓硝、菔通结汤及桃核承气汤之意，有较强的行气导滞、活血攻瘀作用，适用于早期单纯性肠梗阻而气胀较重者，并可预防梗阻导致局部血瘀气滞引起的组织坏死。

6. 小承气汤与厚朴三物汤、厚朴大黄汤

异同		组成	功效	方证
同		厚朴、枳实、大黄	通便	热结便秘证
异	小承气汤（《伤寒论》）	大黄四两，枳实三枚，厚朴二两。共3味	泻热通便	阳明腑实轻证。潮热谵语，大便秘结，腹胀满痛
	厚朴三物汤（《金匮要略》）	厚朴八两，枳实五枚，大黄四两。共3味	下气通便	阳明热结气闭证（气闭）。脘腹满痛不减，大便秘结
	厚朴大黄汤（《金匮要略》）	厚朴一尺，大黄六两，枳实四枚。共3味	行气散满泻结逐饮	阳明热结支饮证。支饮胸满，心下时痛，兼腹满便秘者

分析： 三方均由厚朴、枳实、大黄组成，但药同而量不同，各方的君臣佐使地位、功效及证治均随着各药物份量及配比的变化而改变。"此三味，加芒消则谓之大承气，治内热腹实满之甚；无芒消，则谓之小承气，治内热之微甚；厚朴多，则谓之厚朴三物汤，治热痛而闭。今三味以大黄多，名厚朴大黄汤，而治是证。上三药皆治实热而用之"（《金匮玉函经衍义》）。小承气汤用大黄四两为君，枳实三枚为臣，厚朴二两为佐，泻热荡积为主，理气为辅，重在泻下热结以通便，主治阳明腑实轻证之潮热谵语，便秘。厚朴三物汤以厚朴八两为君、枳实五枚为臣，大黄用量虽仍为四两，但与枳、朴的配比改变而不再是君药，仅起佐治之用，重在行气除满消胀，泻下力弱，主治气滞便秘证之腹满痛而便闭结者。厚朴大黄汤重用厚朴与大黄共为君药，是下气散满与泻结逐饮并举，主治阳明热结支饮证。主见支饮心下时痛，兼腹满便秘者。

7. 温脾汤同名三方

异同		组成	功效	方证
同		大黄、附子、干姜、甘草	温下寒积	寒积便秘证
异	温脾汤（《千金方》卷十五冷痢门）	大黄四两，附子大者一枚，干姜、人参、甘草各二两。共5味	温补脾阳攻下冷积	脾阳不足之寒积腹痛。冷积便秘，或久利赤白，腹痛，手足不温，脉沉弦
	温脾汤（《千金方》卷十三心腹痛门）	大黄五两，当归、干姜各三两，附子、甘草、人参、芒硝各二两。共7味	攻下寒积温补脾阳	寒积便秘，"腹痛，脐下绞结，绕脐不止"者
	温脾汤（《普济本事方》卷四）	大黄四钱，附子、干姜炮、甘草、桂心、厚朴（姜制）各半两。共6味	温通脾阳	痼冷在肠间，连年腹痛泄泻，休作无时，服诸热药无效者

分析： 三方同名温脾汤，均以四逆汤与大黄为组方核心，温下寒积，治疗寒积里实证。
《千金方》卷十五热痢门之温脾汤多人参一味，重在益气温阳，适用于冷积便秘及久利赤白。《千金方》卷十三心腹痛门之温脾汤多人参、当归、芒硝，且大黄独重，故泻积力强，又兼温养活血止痛，适用于寒积便秘而脐腹痛者。《普济本事方》之温脾汤多肉桂心、厚朴，重在温通寒积痼冷，适用于陈年痼冷之腹痛、泄泻且服诸热药无效者。

8. 温脾汤与大黄附子汤

异同		组成	功效	方证
同		大黄、附子	温下寒积	寒积便秘
异	温脾汤（《千金方》①卷十五冷痢门）	大黄四两，附子大者一枚，干姜、人参、甘草各二两。共5味	温补脾阳攻下冷积	脾阳不足，冷积内结之冷积、久利。冷积便秘，或久利赤白，腹痛，手足不温，脉沉弦
	温脾汤（《千金方》卷十三心腹痛门）	大黄五两，当归、干姜各三两，附子、甘草、人参、芒硝各二两。共7味	攻下寒积温补脾阳	寒积便秘之"腹痛，脐下绞结，绕脐不止"者
	大黄附子汤（《金匮要略》）	大黄三两，附子（炮）三枚，细辛二两。共3味	温里散寒通便止痛	寒积里实证。便秘腹痛，手足不温，苔白腻脉弦紧

分析： 三方同属温下剂，均用大黄配附子构成温下的核心药对，用治寒积便秘。

两个温脾汤均出自《千金方》，均由脾阳不足，中气虚寒，而致冷积内停，证属虚中夹实，故方中配以干姜、人参、甘草益气温阳，以顾护中阳；大黄温下寒积，通因通用。其中一方更重用大黄且加芒硝、当归，而长于泻积力强又兼温运止痛。两方均用于脾阳不足之寒积便秘。而大黄附子汤所治为寒积里实证，证实无虚，故配细辛辛温宣通，助附子散寒止痛。

9. 三物备急丸与三物白散

异同		组成	功效	方证
同		巴豆	温下寒积	寒积里实证
异	三物备急丸（《金匮要略》）	大黄一两，巴豆（去皮心熬外研如脂）一两，干姜一两。共3味	攻逐寒积	寒实冷积内停暴急重证。猝然心腹胀痛，痛如锥刺，气急口噤，大便不通，苔白脉沉实
	白散（《伤寒论》）	桔梗三分，巴豆（去皮心，熬黑，研如脂）一分，贝母三分。共3味	温下寒实涤痰破结	寒实结胸，无热证者

分析： 两方同为温下剂，均用辛热有毒之吐下快药巴豆为君，用治寒积里实证。

三物备急丸又名备急丸，尚配有大黄及干姜，大黄配巴豆攻下至猛，干姜助巴豆温里散寒，三物合用温下冷积峻猛，适用于治寒实冷积内停，结聚于中下二焦之脏实不通、腹痛便秘之暴急重证，为治寒结之峻药。但巴豆大热伤阴且有强烈刺激性，凡属热证之舌胎黄黑刺裂、唇口赤燥者禁用。白散又名三物小白散（《金匮玉函经》）、三物白散（《类证活人书》）、桔梗白散（《外台秘要》），尚配有贝母及桔梗，皆治胸咽上焦之药，贝母除痰散结开胸，桔梗排脓且为舟楫，巴豆辛热峻烈，吐下迅疾，涌吐实痰，温下痰水寒积。适用于寒与痰水互结上中二焦之寒实结胸，无热证者。

---

① 《千金方》：指《备急千金要方》。下同。

10. 麻子仁丸与五仁丸、润肠丸

异同		组成	功效	方证
同		杏仁 + 行气药	润下	肠燥便秘
异	麻子仁丸(《伤寒论》)	麻子仁二升,芍药半斤,枳实半斤,大黄一斤,厚朴一尺,杏仁一升。共 6 味,蜜和丸	润肠泻热行气通便	肠胃燥热,脾津不足之脾约证。便秘尿频
	五仁丸(《世医得效方》,原名滋肠五仁丸,出《杨氏家藏方》)	桃仁、杏仁各一两,柏子仁半两,松子仁一钱二分五厘、郁李仁一钱,陈皮四两。共 6 味	润肠滑肠行气降浊	①津亏液燥,大肠涩滞不行之便秘。②年老或产后血虚便秘。舌燥苔少
	润肠丸(《脾胃论》)	大黄、当归梢、羌活各五钱,桃仁一两,麻仁一两二钱五分。共 5 味	润肠通便活血疏风	风热入侵大肠,血滞燥结之肠燥便秘证,亦即所谓风结、血结

分析: 两方同属润下剂,均含杏仁,有润肠通便、行气导滞之功,用治肠燥便秘。

麻子仁丸实乃小承气汤加麻仁、杏仁、芍药而成。以蜜和丸,意在缓下,是润下缓下之中兼泄热行气导滞,兼具"泻阳明有余之燥热,滋太阴不足之阴液"之功,适用于胃肠燥热、津液不足之脾约便秘,主见大便干硬,小便频数。五仁丸则不用泻下专药大黄,而用富含油脂的桃、杏、松、柏、李五种果仁配伍大剂陈皮组方,润下为主兼能行气降浊,适用于津枯肠燥,传导艰难之虚秘。主见于年老及产后血虚大便秘涩,舌燥苔少。润肠丸则由大黄配伍润肠、养血活血及祛风药组成,方中重用桃仁及麻仁润肠,合当归养血滋阴,和血润燥;大黄、羌活疏风泻热,合奏润肠通便,活血疏风之功,适用于风胜则干,血枯不润之风结、血结,以大便秘涩干燥、纳呆为特点。

11. 五仁丸与润肠丸

异同		组成	功效	方证
同		桃仁	润肠通便	肠燥便秘证
异	五仁丸(《世医得效方》,原名滋肠五仁丸,出《杨氏家藏方》)	桃仁一两,杏仁(炒)一两,柏子仁半两,松子仁一钱二分五厘,郁李仁(炒)一钱,陈皮四两。共 6 味	润肠滑肠行气降浊	津亏液燥,大肠涩滞不行之便秘证。舌燥苔少
	润肠丸(《脾胃论》)	大黄、当归梢、羌活各五钱,桃仁一两,麻仁一两二钱五分。共 5 味	润肠通便活血疏风	风热入侵大肠,血滞燥结之肠燥便秘证

分析: 润肠丸与五仁丸均为润肠通便之方,均含有桃仁,润肠通便,治肠燥便秘证。

五仁丸群集富含油脂的松、柏、桃、李、杏五种果仁及大剂陈皮组方,润下之中兼行气降浊,主治津枯肠燥之便秘证,尤其善治老人气血不足及精液枯竭,传导艰难之虚秘。润肠丸则由泻下专药大黄配伍润肠、养血活血及祛风药组成。方中重用的是桃仁及麻仁,二者合当归养血滋阴,和血润燥,配伍大黄、羌活疏风泻热,善治风胜则干,血枯不润之风结、血结。多为饮食劳倦所致,以大便秘涩干燥、纳呆为特点。

12. 麻子仁丸与济川煎

异同		组成	功效	方证
同		枳实（枳壳）	润肠通便	肠燥便秘
异	麻子仁丸（《伤寒论》）	麻子仁二升，芍药半斤，枳实半斤，大黄一斤，厚朴一尺，杏仁一升。共6味，蜜和丸	润肠泻热行气通便	肠胃燥热，脾津不足之脾约证。便秘尿频
	济川煎（《景岳全书》）	当归三至五钱，牛膝二钱，肉苁蓉二至三钱，泽泻一钱半，升麻五分至七分或一钱，枳壳一钱（虚甚者不必用），共6味。气虚者但加人参无碍；如有火加黄芩；如肾虚加熟地黄	温肾益精润肠通便	肾虚精亏便秘。大便秘结，小便清长，腰膝酸软，舌淡脉弱

分析： 两方同属润下，均含枳实（枳壳），能润肠通便，行气导滞，主治肠燥便秘。

麻子仁丸为寒润泻热通便之剂，专为脾约便秘而设，方中以麻子仁、杏仁、蜂蜜、芍药益阴润肠为主，兼配小承气汤泻热通便，兼具"泻阳明有余之燥热，滋太阴不足之阴液"，润下之中兼能泄热导滞，主治胃肠燥热，津液不足，其脾为约之便秘证。症见大便干硬、小便频数。济川煎为温润补肾通便之剂，是治疗肾虚便秘的常用方，全方不用一味泻下专药，而以肉苁蓉、当归温肾益精、养血润肠为主，配牛膝、枳壳、泽泻、升麻调节升降，相反相成，主治肾虚精亏便秘。症见小便清长，舌淡脉弱或沉迟或沉涩，兼见腰膝酸软，头目眩晕。但济川煎偏重温补，便秘之属热结及阴虚者慎用，这与麻仁丸之泻热通便迥然不同。

13. 济川煎与温脾汤

异同		组成	功效	方证
同		温阳通便	温阳通便	虚寒便秘证
异	济川煎（《景岳全书》）	当归三至五钱，牛膝二钱，肉苁蓉二至三钱，泽泻一钱半，升麻五分至七分或一钱，枳壳（虚甚者不必用）一钱。共6味	温肾益精润肠通便	肾阳虚弱，精津不足证。大便秘结，小便清长，腰膝酸软，舌淡苔白脉沉迟
	温脾汤（《千金方》）	大黄四两，附子大者一枚，干姜、人参、甘草各二两。共5味	温补脾阳攻下冷积	脾阳不足，冷积内结之冷积、久利。腹痛，手足不温，脉沉弦

分析： 两方均针对阳虚寒积而设，具有温阳通便功效，主治阳虚便秘。

济川煎是针对肾阳虚弱、精津不足证，病机为肾虚精亏，气化无力，肠腑失润。虚损便秘。其治法着眼于温肾益精，润肠通便。方中肉苁蓉、当归温肾益精、养血润肠为主，配伍牛膝、枳壳、泽泻、升麻调节升降，相反相成，是温润通便之剂。适用于肾虚精亏便秘，小便清长，腰膝酸软，头目眩晕，舌淡脉弱或沉迟或沉涩。温脾汤原为冷积之久利或便秘而设，乃脾阳不足，温化无能，冷积内阻，虚中夹实。治法重在温补脾阳，攻下冷积，方中大黄配附子、干姜温下寒积，加人参、甘草重在益气温阳。适用于脾阳不足，冷积内结之冷积、久利。伴手足欠温，苔白不渴，脉沉弦而迟。

14. 十枣汤与控涎丹

异同		组成	功效	方证
同		甘遂、大戟	攻逐水饮	水饮内停证
异	十枣汤（《伤寒论》）	芫花、甘遂、大戟各等，为散，用大枣十枚煎汤纳药，平旦温服。共 4 味	泻水逐饮	水饮停蓄胸腹实证
	控涎丹（《脚气治法总要》）	甘遂、大戟、白芥子各等分，糊丸食后临卧淡姜汤送下。共 4 味	祛痰逐饮	痰涎伏于胸膈或走注经遂之证

分析：两方均含有甘遂、大戟，攻逐水饮，用治水饮内停实证。

十枣汤专于泻水逐饮，其力峻猛，主治水饮停蓄胸腹之悬饮及水肿腹胀属实证者，以十枚大枣煎汤送服遂、戟、芫三味细末，其逐水之中兼有培土扶正作用。控涎丹（又名妙应丸、子龙丸）乃十枣汤中去芫花、大枣，加白芥子组成。白芥子辛温，能温通经络，温肺逐饮，化痰散结，消肿止痛，尤善祛皮里膜外之痰，配甘遂、大戟，而长于祛痰逐饮，且改丸剂应用，其力较缓，用治痰涎伏于胸膈或走注经隧证。症见忽患胸背、手脚、颈项、腰胯隐痛不可忍，连筋骨牵引钓痛，走易不定，或令人头痛不可忍，或神意昏倦多睡，或饮食无味，痰唾稠黏，夜间喉中如锯，多流睡涎，手脚重，腿冷痹等。

15. 十枣汤与舟车丸

异同		组成	功效	方证
同		甘遂、芫花、大戟	逐水	水饮内停证
异	十枣汤（《伤寒论》）	芫花、甘遂、大戟各等分为散，用大枣十枚煎汤纳药，平旦温服。共 4 味	泻水逐饮	水饮停蓄胸腹实证
	舟车丸（《景岳全书》）	黑丑（研末）四两，甘遂（面裹煨）、芫花（醋炒）、大戟（醋炒）各一两，大黄二两，青皮、陈皮、木香、槟榔各五钱，轻粉一钱。共 10 味	行气逐水泻热通便	水热内壅、气机阻滞之阳水证。水肿水胀，口渴气粗、腹坚，大小便秘，脉沉数有力

分析：两方均含有甘遂、芫花、大戟，能泻下逐水，用治水饮蓄积或壅盛的实证。

十枣汤泻水逐饮，其力峻猛，主治水饮停蓄胸腹之悬饮及水肿腹胀属实证者。但以十枚大枣煎汤送服遂、戟、芫三味细末，其逐水之中又兼有一定减毒制烈培土扶正作用。舟车丸系十枣汤加减而成，加入黑丑、大黄、青皮、陈皮、木香、槟榔、轻粉等泻热通便、行气导滞之品，为通利二便与行气导滞、通利下窍并用药法，使本方攻逐水热之力极峻，主治水热内壅，气机阻闭之水肿水胀而以大腹肿满为主，邪实而正不虚者。但减去大枣而无减毒制烈扶正之力，使其专于攻邪。

16. 十枣汤与疏凿饮子

异同		组成	功效	方证
同		利水药	逐水	水饮壅盛里实证
异	十枣汤（《伤寒论》）	芫花、甘遂、大戟各等分为散，用大枣十枚煎汤纳药，平旦温服。共4味	泻水逐饮	水饮停蓄胸腹实证
	疏凿饮子（《济生方》）	泽泻、商陆、炒赤小豆、大腹皮、椒目、木通、茯苓皮、槟榔、秦艽、羌活各等分。共10味	泻下逐水疏风发表	水湿壅盛，泛溢表里上下之阳水实证而无明显寒热者。遍身肿满，气喘口渴，二便不利者

分析：三方均以峻下逐水药组方，均用于水饮内停实证。

十枣汤专于泻水逐饮为用，其力峻猛，主治水饮停蓄胸腹证。见胸胁疼痛、舌苔白滑、脉沉弦，以及水肿腹胀实证。疏凿饮子以泽泻、商陆、大腹皮、椒目、木通、茯苓、赤小豆等利水为主，配伍有秦艽、羌活祛风药，功能泻下逐水，疏风发表，主治水湿壅盛，泛溢表里上下之阳水实证而无明显寒热者。以遍身肿满，气喘口渴，二便不利者为用药要点。

17. 十枣汤与舟车丸、疏凿饮子

异同		组成	功效	方证
同		逐水药	逐水	水饮壅盛里实证
异	十枣汤（《伤寒论》）	芫花、甘遂、大戟各等分，为散，用大枣十枚煎汤纳药，平旦温服。共4味	泻水逐饮	水饮停蓄胸腹实证
	舟车丸（《景岳全书》）	黑丑（研末）四两，甘遂（面裹煨）、芫花（醋炒）、大戟（醋炒）各一两，大黄二两，青皮、陈皮、木香、槟榔各五钱。轻粉一钱，共10味	行气逐水泻热通便	水热内壅、气机阻滞之阳水证。水肿水胀，口渴气粗、腹坚，大小便秘，脉沉数有力
	疏凿饮子（《济生方》）	泽泻、商陆、炒赤小豆、大腹皮、椒目、木通、茯苓皮、槟榔、秦艽、羌活各等分，共10味	泻下逐水疏风发表	水湿壅盛，泛溢表里上下之阳水实证而无明显寒热者。遍身肿满，气喘口渴，二便不利者

分析：三方均含有逐水药，峻下逐水，治疗水饮内停实证。

但十枣汤专于泻水逐饮，其力峻猛，主治水饮停蓄胸腹之悬饮、支饮水肿证。舟车丸系十枣汤去大枣加黑丑、大黄、青皮、陈皮、木香、槟榔、轻粉而成，意在专于攻邪，泻热通便，行气导滞，故其攻逐水饮泄热之力极峻。治疗水热内壅，气机阻滞之阳水证。症见水肿水胀，口渴气粗，腹坚，大小便秘，脉沉数有力。疏凿饮子以泽泻、商陆、大腹皮、椒目、木通、茯苓、赤小豆等大队利水为主，配伍秦艽、羌活疏风，功能泻下逐水，疏风发表，主治水湿壅盛，泛溢表里上下之阳水实证而无明显寒热者，症见遍身肿满，气喘口渴，二便不利。

18. 舟车丸与疏凿饮子

异同		组成	功效	方证
同		槟榔	行气利水	水饮壅盛阳水实证
异	舟车丸（《景岳全书》）	黑丑（研末）四两，甘遂（面裹煨）、芫花（醋炒）、大戟（醋炒）各一两，大黄二两，青皮、陈皮、木香、槟榔各五钱。轻粉一钱，共10味	行气逐水泻热通便	水热内壅、气机阻滞，形气俱实之阳水实证
	疏凿饮子（《济生方》）	泽泻、商陆、炒赤小豆、大腹皮、椒目、木通、茯苓皮、槟榔、秦艽、羌活各等分。共10味，煎加生姜五片	泻下逐水疏风发表	水湿壅盛，泛溢表里上下之阳水实证而无明显寒热者

分析：两方均含有槟榔，有行气利水导滞之功。均可治遍身肿满，二便不利之阳水实证。

舟车丸系十枣汤去大枣加黑丑、大黄、青皮、陈皮、木香、槟榔、轻粉而成。以遂、芫、戟共为君药以攻逐胸胁脘腹经遂之水，臣以黑丑及大黄逐水泻热，佐以青、陈、香、槟行气导滞，另加轻粉通利下窍。由于群集逐水峻药，又通利二便使前后分消，其攻逐水饮泄热之力极峻，主治水热内壅、气机阻滞，形气俱实之阳水实证，属邪实而正不虚者。症见水肿水胀，大腹肿满，口渴气粗，二便不利，脉沉数有力。疏凿饮子以商陆苦寒入肾有毒为君，攻同遂芫戟，主通利二便，泻下逐水；并用槟榔及大腹皮以行气导水，加苓、泽、通、椒目及赤小豆利水湿，是为凿；秦艽、羌活及生姜疏风发表以散水气，是为疏；逐水与发表合用，疏凿结合，共奏泻下逐水、疏风发表之功，使水湿之邪通过上下内外分消，主治水湿壅盛，泛溢表里上下之阳水实证而无明显寒热者。

19. 己椒苈黄丸与疏凿饮子

异同		组成	功效	方证
同		椒目	攻下逐水	水湿壅盛证
异	己椒苈黄丸（《金匮要略》）	防己、椒目、葶苈（熬）、大黄各一两。共4味	泻热逐水通利二便	饮热互结肠间，肠间有水气，腹满，口舌干燥
	疏凿饮子（《济生方》）	泽泻、商陆、炒赤小豆、大腹皮、椒目、木通、茯苓皮、槟榔、秦艽、羌活各等分。共10味，煎加生姜五片	泻下逐水疏风发表	水湿壅盛，泛溢表里上下之阳水实证而无明显寒热者

分析：两方同属攻下逐水剂，均含有椒目，治水湿壅盛证。

己椒苈黄丸方中己、椒、苈皆能利水，其中防己又能清利湿热，椒目善消腹中水气，葶苈子泻肺中痰水还能利小肠，合大黄泻热逐水，通利二便，使水热从二便分消。主治饮热互结肠间，此方服后当小便长、大便稀，为饮邪从二便而出。疏凿饮子以通利二便（商陆泻下逐水又通利二便为君；槟、腹行气导水，苓、泽、通、椒目、赤小豆利水湿）及疏风发表（羌、艽、姜疏风发表以散水气）合法，逐水与发表合用，疏凿结合，使水湿之邪通过上下内外分消，其逐水之力更强，主治水湿壅盛，泛溢表里上下之阳水实证而无明显寒热者。

20. 禹功散与导水丸

异同		组成	功效	方证
同		黑牵牛	攻逐水饮	水湿壅盛之水肿而二便不利
异	禹功散 (《儒门事亲》)	黑牵牛（头末）四两，炒茴香一两，或加木香一两，以生姜自然汁调一二钱，临卧服。共3味	逐水通便 行气消肿	阳证水肿，或寒湿水疝，属实证者
	导水丸 (《儒门事亲》)	黑牵牛、滑石各四两，大黄、黄芩各二两。共4味	泻热逐水	水肿。遍身浮肿，二便不利，口渴溲赤，苔黄脉数。或湿热腰痛，痰湿流注身痛

分析： 两方均以黑牵牛为主组方，通利二便，治水湿壅盛之水肿，见有二便不利者。

禹功散配伍少量茴香，意在逐水之力专，且无寒遏之弊，主治水肿实证而无热象者。导水丸配伍滑石、大黄，其通利二便之力更强，且有清热之用，主治水肿湿热之证。

21. 黄龙汤与新加黄龙汤

异同		组成	功效	方证
同		大黄、芒硝、人参、当归、甘草、生姜	泻热通便 兼扶正	里实正虚便秘证
异	黄龙汤 (《伤寒六书》)	大黄、芒硝、枳实、厚朴、甘草、人参、当归、桔梗（原书未注用量），煎加姜三片，大枣二枚。共10味	泻热通便 益气养血	阳明腑实较甚兼气血不足证
	新加黄龙汤 (《温病条辨》)	细生地五钱，生甘草二钱，人参一钱五分另煎，生大黄三钱，芒硝一钱，玄参五钱，麦冬五钱，当归一钱五分，海参二条，姜汁六匙。共10味	滋阴益气 泻热通便	热结较轻而气阴亏甚者

分析： 两方同为攻补兼施之剂，组成中均含有大黄、芒硝、人参、当归、甘草、生姜，功能泻下热结，补益气血，主治热结正虚之证。

黄龙汤由大承气汤加参、归、桔、草及姜、枣而成。峻下热结，补益气血，妙加桔梗一味开宣肺气，宣上通下以增通腑之力，煎加姜、枣意在和胃气，全方重在通降腑气攻下为主，兼以扶正，主治热结较重而又气血不足者。新加黄龙汤由调胃承气汤、增液汤加海参、人参、当归及姜汁组成。方中调胃承气汤缓下热结，人参、当归、甘草益气养血，重用增液汤及海参滋阴增液，全方补益气血阴液作用增强且以滋阴为主，姜汁先服，防呕逆拒药，和胃运药，宣通胃气，又防大剂滋阴之品过于滋腻，主治热结较轻而气阴大亏者。

22. 增液承气汤与承气养营汤

异同		组成	功效	方证
同		大黄、生地黄	滋阴泻结 泻热通便	热结津亏便秘
异	增液承气汤 (《温病条辨》)	玄参一两，连心麦冬、细生地黄各八钱，大黄三钱，芒硝一钱五分。共5味	滋阴增液 泻热通便	热结阴亏之便秘证
	承气养营汤 (《温疫论》)	大黄、枳实、厚朴、知母、当归、芍药、生地黄（原著无剂量）。共7味	泻热通便 泻阴养血	数下亡阴之热结

分析：两方同属攻补兼施剂，均有大黄与生地黄，功能滋阴泻结，泻热通便，主治热结津亏，燥屎不行之便秘。

增液承气汤系增液汤（玄、麦、地）加硝、黄而成，功能滋阴增液，泻热通便，但重在滋阴增液，适用于热结阴亏便秘证。承气养营汤是小承气汤（枳、朴、黄）合四物汤去川芎加知母而成，功能泻下热结，滋阴养血，但重在泻下热结以祛邪，主治数下亡阴之热结。

23. 增液承气汤与麻仁丸

异同		组成	功效	方证
同		大黄+滋液润肠药	润肠泻热 通便	胃肠燥热之便秘
异	增液承气汤 (《温病条辨》)	玄参一两，连心麦冬八钱，细生地八钱，大黄三钱，芒硝一钱五分。共5味	滋阴增液 泻热通便	热结阴亏之便秘证
	麻子仁丸 (《伤寒论》)	麻子仁二升，芍药半斤，枳实半斤，大黄一斤，厚朴一尺，杏仁一升。共6味，蜜和丸	润肠泻热 行气通便	肠胃燥热，脾津不足之脾约证。便秘尿频

分析：两方均含有大黄，滋阴泻结，用治热结津亏，燥屎不行之便秘。

增液承气汤由增液汤（玄、麦、地）加硝、黄组成。功能滋阴增液，泻热通便，但重在滋阴增液，主治热结阴亏之便秘证。麻子仁丸由小承气汤加麻仁、杏仁、芍药组成，兼具"泻阳明有余之燥热，滋太阴不足之阴液"之功，白蜜和丸，意在缓下润下，主治肠胃燥热之脾约便秘证。主见大便硬，小便数。

第3章　和解剂

1. 小柴胡汤与蒿芩清胆汤

异同		组成	功效	方证
同		黄芩、半夏、甘草	和解少阳	少阳证
异	小柴胡汤 （《伤寒论》）	柴胡半斤，黄芩、人参、炙甘草、生姜各三两，半夏半升，大枣十二枚。共7味	和解少阳 益气扶正	①伤寒少阳证。往来寒热，胸胁苦满，心烦喜呕，口苦咽干目眩，脉弦。②妇人热入血室及疟疾、黄疸而见少阳证者
	蒿芩清胆汤 （《重订通俗伤寒论》）	青蒿脑钱半至二钱，青子芩钱半至三钱，仙半夏、生枳壳、广陈皮各钱半，淡竹茹、赤茯苓、碧玉散各三钱。共10味	清胆利湿 和胃化痰	少阳湿热证。少阳胆热偏重兼有湿热痰浊者。寒热如疟，寒轻热重，胸胁胀疼，吐酸苦水，舌红苔腻，脉数弦滑

分析：两方均含黄芩、半夏、甘草，和解少阳，用治邪在少阳之往来寒热、胸胁不适。

小柴胡汤以柴胡、黄芩配人参、大枣、炙甘草，和解中兼有益气扶正之功，偏于和解半表之邪，适用于邪踞少阳，胆胃不和，胃虚气逆者。蒿芩清胆汤以青蒿、黄芩配温胆汤（苓、夏、陈、枳、茹）及碧玉散（滑石、甘草、青黛），于和解之中兼有清热利湿、理气化痰之功，而无益气扶正作用。适用于少阳胆热偏重，兼有湿热痰浊者。

2. 小柴胡汤与大柴胡汤

异同		组成	功效	方证
同		柴胡、黄芩、半夏、生姜、大枣	和解少阳	少阳证寒热往来、胸胁苦满
异	小柴胡汤 （《伤寒论》）	柴胡半斤，黄芩、人参、炙甘草、生姜各三两，半夏半升，大枣十二枚。共7味	和解少阳 益气扶正	①伤寒少阳证；②妇人热入血室证；③疟疾、黄疸而见少阳证者
	大柴胡汤 （《金匮要略》）	柴胡半斤，黄芩、芍药各三两，半夏半升，生姜五两，枳实（炙）四枚，大枣十二枚，大黄二两。共8味	和解少阳 内泻热结	少阳阳明合病。往来寒热，胸胁苦满，心下满痛，呕吐，便秘，苔黄，脉弦数有力

分析：两方均含有柴胡、黄芩、半夏、生姜、大枣，功能降逆止呕、和解少阳，用治少阳证寒热往来胸胁苦满。

小柴胡汤尚含有人参、甘草益气和中，扶正祛邪，正气旺盛则邪无内向之机，是和解与补虚同用，主治伤寒少阳证、妇人热入血室以及疟疾、黄疸而见少阳证者，兼见正气不足。大柴胡汤尚有大黄、枳实、芍药，系小柴胡汤去人参、甘草加大黄、枳实、芍药，并加大生姜用量而成。加大黄配枳实泻阳明热结，大黄配芍药治腹中实痛，枳实配芍药理气和血以除心下满痛；加重生姜用量乃因其呕逆比小柴胡汤证为重，并佐助柴胡散邪，是和解与攻下并用之法。主治少阳阳明合病，正气不虚证。

3. 小柴胡汤与柴胡枳桔汤

异同		组成	功效	方证
同		柴胡、黄芩、半夏、生姜	和解少阳	少阳证
异	小柴胡汤（《伤寒论》）	柴胡半斤，黄芩、人参、炙甘草、生姜各三两，半夏半升，大枣十二枚。共 7 味	和解少阳益气扶正	①伤寒少阳证；②妇人热入血室证；③疟疾、黄疸而见少阳证者
	柴胡枳桔汤（《通俗伤寒论》）	柴胡、青子芩各一钱至钱半，枳壳、新会皮、姜半夏各钱半，桔梗、鲜生姜、雨前茶各一钱。共 8 味	和解少阳畅利胸膈	邪踞少阳，偏于半表证

分析：两方均含有柴胡、黄芩、半夏、生姜，有和解少阳之功，主治少阳证。

小柴胡汤方中柴胡、黄芩和解少阳，半夏、姜、枣降逆止呕，人参、甘草益气和中，是和解与补虚同用；其功能和解少阳兼能益气扶正，是和解少阳的代表方；主治伤寒少阳证、妇人热入血室以及疟疾、黄疸而见少阳证者；症见往来寒热、胸胁苦满、不欲饮食、心烦喜呕、口苦、咽干、目眩、脉弦，其证兼见正气不足。柴胡枳桔汤除有和解少阳组合之外，加枳、桔、陈皮理气之品畅利胸膈；去枣留姜，可取其辛散以助柴胡透邪于半表；雨前茶清热降火、利水祛痰，助黄芩清泻邪热，使少阳经证偏于半表之邪得外透而解，升降复而三焦通畅；其功能和解少阳，兼能透表而畅利胸膈；主治邪踞少阳证偏于半表者，症见往来寒热、两头角痛、耳聋目眩、胸胁满痛、舌苔白滑、脉右弦滑、左弦而浮大。正如原书所说："邪郁腠理，逆于上焦，少阳经病偏于半表证也，法当和解兼表，柴胡枳桔汤主之。"

4. 达原饮与截疟七宝饮

异同		组成	功效	方证
同		槟榔、厚朴、草果、甘草	燥湿化浊截疟	疟疾
异	达原饮（《温疫论》）	槟榔二钱，草果仁五分，厚朴、知母、芍药、黄芩各一钱，甘草五分。共 7 味	开达膜原辟秽化浊截疟除瘴	瘟疫或疟疾邪伏膜原证。胸闷呕恶，头痛烦躁，舌边深红，舌苔白如积粉，脉弦数
	截疟七宝饮（《医方类聚》引《局方》）	常山、陈橘皮、青橘皮、槟榔、草果子仁、甘草（炙）、姜厚朴各等分。共 7 味	行气燥湿祛痰截疟	疟疾数发不止，并见胸脘胀闷、苔腻脉滑等痰湿气滞较甚而体状不虚者

分析：两方均含有槟榔、厚朴、草果、甘草，有燥湿化浊、祛邪截疟之功，用治疟疾。

达原饮尚含有知母、黄芩、芍药，而有清热解毒、滋阴降火作用，合奏开达膜原、化浊辟秽、清热解毒之功，故长于治温疟；适用于瘟疫或疟疾邪伏膜原之胸闷呕恶、头痛烦躁、舌边深红、舌苔白如积粉、脉弦数等湿遏热伏，气机受阻之象者。截疟七宝饮以劫痰截疟的专药常山为主，另加青皮、陈皮助草果、槟榔、厚朴以行气除痰燥湿，合奏燥湿祛痰截疟之功，故长于治痰疟；适用于疟疾数发不止，并见有胸脘胀闷、苔腻脉滑等湿痰气滞较甚而体壮不虚者。

5. 达原饮、柴胡达原饮与清脾饮

异同		组成	功效	方证
同		草果、厚朴、黄芩、甘草	燥湿清热	痰湿阻于膜原之疟疾
异	达原饮（《温疫论》）	槟榔二钱，草果仁五分，厚朴、知母、芍药、黄芩各一钱，甘草五分。共7味	开达膜原辟秽化浊截疟除瘴	瘟疫或疟疾，邪伏膜原证。憎寒壮热，舌红苔垢腻如积粉
	柴胡达原饮（《重订通俗伤寒论》）	槟榔二钱，柴胡、生枳壳、川厚朴、青皮、黄芩各钱半，苦桔梗一钱，草果六分，炙甘草七分，荷叶梗五寸。共10味	宣湿化痰透达膜原	痰湿阻于膜原之湿重于热者。胸膈痞满，间日发疟，舌苔厚如积粉
	清脾饮（《济生方》）	柴胡、黄芩、草果仁、姜厚朴、青皮、白术、茯苓、半夏、炙甘草各等分。共9味，煎加姜五片	燥湿化痰泄热清脾	瘅疟。但热不寒或热多寒少，膈满能食，口苦舌干

分析： 三方均有草果、厚朴、黄芩、甘草，功能燥湿清热截疟，用治痰湿阻于膜原（属半表半里）之疟疾。

达原饮重用槟榔辛散湿邪，且配知、芍清热滋阴，防诸辛燥之品耗伤阴津。柴胡达原饮亦重用槟榔辛散湿邪破结，合草果开达膜原，更有柴胡、枳壳、桔梗、青皮、荷叶梗等大队理气化湿药，能透邪外出、宣畅气机、宣湿化痰、通畅三焦，故其透邪作用较强。且柴、芩配对透外清里，但无知、芍，故清热之力稍逊，亦无滋腻之虞。清脾饮乃小柴胡汤去人参加白术、茯苓、青皮、厚朴、草果组成，其中柴、芩和解少阳，青皮、白术、茯苓、半夏、厚朴、草果以去脾之痰湿而截疟，是治胆与治脾并用而重在治脾，此即"清脾"之谓，而非清凉之清，主治但热不寒或热多寒少之瘅疟。

6. 达原饮与柴胡达原饮

异同		组成	功效	方证
同		黄芩、厚朴、草果、槟榔、甘草	辟秽化浊透达膜原	温疟邪伏膜原之证
异	达原饮（《温疫论》）	槟榔二钱，草果仁五分，厚朴、知母、芍药、黄芩各一钱，甘草五分。共7味	开达膜原辟秽化浊截疟除瘴	瘟疫或疟疾，邪伏膜原证。憎寒壮热，舌红苔垢腻如积粉
	柴胡达原饮（《重订通俗伤寒论》）	槟榔二钱，柴胡、生枳壳、川厚朴、青皮、黄芩各钱半，苦桔梗一钱，草果六分，炙甘草七分，荷叶梗五寸。共10味	宣湿化痰透达膜原	痰湿阻于膜原证之湿重于热者。胸膈痞满，间日发疟，舌苔厚如积粉

分析： 两方均有芩、朴、草果、槟榔及甘草，功能辟秽化浊、透达膜原，治温疟邪伏膜原证。

达原饮尚有知母及芍药而有清热滋阴防燥之功，适用于瘟疫或疟疾之邪伏膜原证，以憎寒壮热、舌红苔垢腻如积粉为主症。柴胡达原饮尚有柴胡、黄芩以和解透邪；枳壳、桔梗、青皮及荷叶梗加强理气行滞，故功偏透邪行气，而无滋阴防燥作用；适用于湿郁热伏，痰湿气滞较重者，症见胸膈痞满、苔白粗如积粉等。

7. 柴胡达原饮与清脾饮、截疟七宝饮

异同		组成	功效	方证
同		厚朴、青皮、草果、甘草	理气化痰 燥湿截疟	疟疾
异	柴胡达原饮 (《重订通俗伤寒论》)	柴胡、黄芩、生枳壳、川厚朴、青皮各钱半，炙甘草七分，苦桔梗一钱，草果六分，槟榔二钱，荷叶梗五寸。共 10 味	宣湿化痰 透达膜原	痰湿阻于膜原证之湿重于热者。间日疟，胸膈痞满，舌苔厚如积粉
	清脾饮(《济生方》)	青皮、姜厚朴、白术、草果仁、柴胡、茯苓、黄芩、半夏、炙甘草各等分。共 9 味，煎加姜五片	燥湿化痰 泄热清脾	瘅疟。但热不寒或热多寒少者。膈满能食，口苦舌干，心烦渴水，小便黄赤，大便不利，脉弦数
	截疟七宝饮(《医方类聚》引《局方》)	常山、陈橘皮、青橘皮、槟榔、草果仁、炙甘草、姜厚朴各等分。共 7 味	行气燥湿 祛痰截疟	痰湿疟疾之体质壮实，正气不虚者。疟疾数发不止，胸脘胀闷、苔腻脉滑

分析：三方皆有厚朴、青皮、草果、甘草等四药，有理气化痰、燥湿截疟之功。

柴胡达原饮尚含有柴胡、黄芩、枳壳、桔梗、槟榔、荷叶梗几味，透解疏利、开达膜原之功较强，善治温疫痰湿伏于膜原之间日疟而湿重于热者。清脾饮尚含有柴胡、黄芩、半夏、白术、茯苓等五药，和解清热与健脾燥湿化痰并用，重在治脾清脾，邪正兼顾，故对于痰湿化热之疟颇为适宜，体质较弱者亦可选用。疟疾属痰湿偏寒者则不宜。截疟七宝饮尚配有常山、陈皮、槟榔三药，截疟力强，但无清热扶正作用，故适用于痰湿疟疾之体质壮实、正气不虚者。

8. 逍遥散与痛泻要方

异同		组成	功效	方证
同		白术、芍药	健脾柔肝	肝脾不和证属虚实夹杂者
异	逍遥散(《局方》)	柴胡、当归、白芍、白术、茯苓各一两，甘草半两。共 6 味，烧生姜、薄荷少许	疏肝解郁 养血健脾	肝郁血虚脾弱证。两胁作痛，头痛目眩，神疲食少，月经不调，乳房胀痛，脉弦而虚
	痛泻要方(《丹溪心法》)	白术(炒)三两，白芍(炒)二两，陈皮(炒)一两五钱，防风一两。共 4 味	补脾柔肝 祛湿止泻	痛泻。腹痛泄泻，泻必腹痛，舌苔薄白，脉两关不调，左弦而右缓

分析：两方同属调和肝脾剂，均含有白术、芍药而有健脾柔肝作用，用治肝脾不和证。

逍遥散君以柴胡疏肝解郁，配归、芍养血，养肝体而和肝用，疏肝而不伤阴血；配苓、术、草疏肝升阳而助脾运，使脾健而不为木所乘，故以治肝为主，为疏肝健脾、实土御木之剂，适用于肝郁血虚脾弱证。痛泻要方重用白术健脾燥湿止泻，配芍药柔肝泻肝缓急止痛，故以实脾为主，为补脾柔肝、实土抑木之剂，适用于脾虚肝旺之痛泻。

9. 逍遥散与加味逍遥散、黑逍遥散

异同		组成	功效	方证
同		逍遥散	疏肝健脾	肝郁血虚脾弱证
异	逍遥散（《局方》）	柴胡、当归、白芍、白术、茯苓各一两，甘草半两。共6味，烧生姜、薄荷少许	疏肝解郁养血健脾	肝郁血虚脾弱证。胁痛，神疲食少，月经不调，脉弦而虚
	加味逍遥散（《内科摘要》）	当归、芍药、茯苓、白术、柴胡各一钱，牡丹皮、山栀子（炒）、甘草（炙）各五分。共8味	疏肝清热养血健脾	肝郁化火生热证。烦躁易怒或经期吐衄，舌红苔薄黄，脉弦虚数
	黑逍遥散（《医略六书》）	柴胡五分，当归三钱，白芍、白术、茯苓各一钱五分，甘草五分，生地黄五钱。共7味，生姜、薄荷少许	养血调经疏肝健脾	逍遥散证而血虚较甚者

分析： 三方均含有逍遥散组成，能疏肝解郁，健脾养血，用治肝郁血虚脾弱之证。

逍遥散方中柴胡疏肝解郁，配归、芍养血柔肝，养肝体而和肝用，疏肝而不伤阴血；配苓、术、草疏肝升阳而助脾运，使脾健而不为木乘；煎加煨生姜及薄荷少许，既助解郁和中，又能散郁热，共奏疏肝解郁、益气健脾、养血和营之功。为疏肝健脾、实土御木之剂。适用于肝郁血虚脾弱证，脉弦而虚。加味逍遥散（又名丹栀逍遥散、八味逍遥散）即逍遥散加牡丹皮、栀子、减煨生姜、薄荷而成。方中逍遥散疏肝解郁、养血健脾，加牡丹皮清泄血中伏火，炒山栀子清降肝中郁热并导热下行，适用于肝郁化火生热证。多因郁久生热化火，亦即气有余便是火也，或服用逍遥散日久疏散太过而助热伤阴动血所致，症见烦躁易怒、经量过多或经期吐衄、舌红苔薄黄、脉弦虚数。黑逍遥散是在逍遥散基础上增加一味滋阴补血的地黄而成。养血之功更强，有滋水涵木之意，适用于肝郁血虚脾弱而血虚偏重者。若血虚有内热者，宜用生地黄；血虚无热者，宜熟地黄。

10. 枳实芍药散与柴胡疏肝散

异同		组成	功效	方证
同		枳实、枳壳、芍药	行气和血	肝脾不和证
异	枳实芍药散（《金匮要略》）	枳实（烧令黑，勿太过）、芍药等分。共2味，以麦粥下之	行气和血缓急止痛	气血郁滞证。产后腹痛，烦满不得卧。亦主痈脓
	柴胡疏肝散（《证治准绳》引《医学统旨》）	柴胡、陈皮各二钱，川芎、香附、枳实、芍药各一钱半，甘草（炙）五分。共7味	疏肝行气和血止痛	肝气郁滞证。胁肋疼痛，往来寒热，脉弦

分析： 两方均含有枳实（枳壳）及芍药，能行气和血止痛，治疗肝脾不和证。

柴胡疏肝散由四逆散枳实易为枳壳，再加陈皮、香附、川芎而成；疏肝行气且活血止痛，适用于肝郁气滞血瘀之胁肋疼痛诸症。枳实芍药散以枳实破气散结，芍药和血止痛，并用则调和气血，适用于产后腹痛、烦满不得卧。因"产后定无完气"，而佐麦粥送药以和其胃气。痈脓乃气滞血瘀肉腐之证，行气和血使气血宣通，故亦治之。

11. 四逆散与小柴胡汤

异同		组成	功效	方证
同		柴胡、甘草	和解	少阳枢机不利之胁肋闷胀，脉弦
异	四逆散	炙甘草、炙枳实、柴胡、芍药各十分。共4味	透邪解郁疏肝理气	①阳郁厥逆之证。②肝脾不和证。手足不温，泄利，胁肋胀闷，脘腹疼痛，脉弦
	小柴胡汤	柴胡半斤，黄芩、人参、炙甘草、生姜各三两，半夏半升，大枣十二枚。共7味	和解少阳益气扶正	①伤寒少阳证。②妇人热入血室。③疟疾、黄疸及杂症见少阳证者。往来寒热，胸胁苦满，心烦喜呕，口苦咽干目眩，默默不欲饮食，苔薄白脉弦

分析： 两方均出自《伤寒论》，同为和解剂，均含有柴胡、甘草，用治少阳枢机不利之胁肋闷胀，脉弦。

四逆散组成尚有枳实、芍药。方中柴胡升散清阳，透邪疏肝，枳实行气破结，宣通胃络。柴胡配枳实，升降宣郁，升清降浊。芍药益阴养血，甘草益气健脾，芍药配甘草泻木扶土，缓急止痛；柴胡疏肝，芍药柔肝，柴胡配芍药舒达肝气，补养肝血，调肝；枳实、芍药理气和血，调和气血。其功效重在疏肝理脾、调畅气机，兼能透邪解郁，是调和肝脾的基础方。原治阳郁厥逆证，以手足不温而脉弦为特点，现尤多用治肝脾不和之胸胁脘腹疼痛，脉弦等。小柴胡汤尚有芩、夏、参、姜、枣，方中柴胡配黄芩是和解少阳，人参、甘草益气扶正，半夏、姜、枣和胃降逆止呕，全方共奏和解少阳、益气扶正、和胃降逆止呕之功。主治伤寒少阳证、妇人热入血室以及疟疾、黄疸而见少阳证者。

12. 四逆散与逍遥散

异同		组成	功效	方证
同		柴胡、芍药、甘草	疏肝理脾	肝脾不和证
异	四逆散（《伤寒论》）	炙甘草、炙枳实、柴胡、芍药各十分。共4味	透邪解郁疏肝理脾	①阳郁厥逆证。②肝脾不和证。手足不温，泄利，胁肋胀闷，脘腹疼痛，脉弦
	逍遥散（《局方》）	柴胡、当归、白芍、白术、茯苓各一两，甘草半两。共6味，烧生姜、薄荷少许	疏肝解郁养血健脾	肝郁血虚脾弱证。胁痛，头痛目眩，乳房胀痛，月经不调，神疲食少，脉弦而虚

分析： 两方均含有柴胡、芍药及甘草，疏柔并用，调和气血，疏理肝脾，用治肝脾不证。

四逆散尚含有枳实，善透邪调气；柴胡配枳实，升降相因，调畅肝脾气机，使清阳升而厥逆愈；柴胡配芍药，补养肝血，条达肝气，是散收并用，体用兼顾，使柴胡疏泄升散而无升焰伤阴之虞，芍药养肝而无滞气之弊。功偏疏肝理脾，调畅气机，兼能透邪解郁。原治阳郁厥逆证，以手足不温而脉弦为特点，但临证尤多用治脾不和，肝郁脾滞所致之胸胁、脘腹疼痛、脉弦等证候，其病性属实。逍遥散尚含有当归及苓、术、姜、薄，能养血疏肝健脾助运。柴胡、姜、薄疏肝解郁，苓、术健脾，归、芍养血柔肝，煨生姜解郁和中，薄荷尚能凉肝疏散郁热，柴胡与归、芍合用兼顾气血并调。全方重在疏肝解郁，兼能养血健脾，为调经的常用方。主治肝郁血虚脾弱证，其病性属虚实夹杂。

13. 四逆散与枳实芍药散

异同		组成	功效	方证
同		枳实、芍药	调气和血	气血郁滞之证
异	四逆散 (《伤寒论》)	炙甘草、炙枳实、柴胡、芍药各十分。共4味	透邪解郁 疏肝理气	①阳郁厥逆之证。②肝脾不和证。手足不温，泄利，胁肋胀闷，脘腹疼痛，脉弦
	枳实芍药散 (《金匮要略》)	枳实（烧令黑，勿太过）、芍药等分。共2味，以麦粥下之	行气和血 缓急止痛	气血郁滞证。产后腹痛，烦满不得卧。并主痈脓

分析： 两方均含有枳实、芍药，有调气和血之功，用治气血郁滞之证。

四逆散原为阳郁厥逆证而设，方中枳实配芍药调畅气血；柴胡疏肝解郁、透邪外达，合枳实升降相因、调畅肝脾气机，使清阳升而厥逆愈；柴胡配芍药补养肝血，条达肝气，是散收并用，体用兼顾，使柴胡疏泄升散而无升焰伤阴之虑，芍药养肝而无滞气之弊。全方长于疏肝理脾，调畅气机，兼透邪解郁。善治肝脾不和、肝郁脾滞所致之胸胁脘腹疼痛、手足不温而脉弦。枳实芍药散以枳实破气散结，烧黑者入血中行积，芍药和血止痛，并用长于行气和血、调畅气血，适用于产后气血不和之腹痛、烦满不得卧。因有"产后定无完气"之说，故佐以麦粥益气和胃。"并主痈脓"者，亦因痈脓乃气滞血瘀肉腐，行气和血，使气血宣通，其痈脓必愈，故可治之。

14. 四逆散与枳实芍药散、柴胡疏肝散

异同		组成	功效	方证
同		枳实、芍药	疏理肝脾	肝脾不和，气血郁滞证
异	四逆散 (《伤寒论》)	甘草（炙）、枳实（炙）、柴胡、芍药各十分。共4味	透邪解郁 疏肝理脾	①阳郁厥逆之证。②肝脾不和证。手足不温，或胁肋、脘腹疼痛，脉弦
	枳实芍药散 (《金匮要略》)	枳实（烧令黑，勿太过）、芍药等分。共2味，以麦粥下之	行气和血 缓急止痛	气血郁滞证。产后腹痛，烦满不得卧。并主痈脓
	柴胡疏肝散 (《证治准绳》引《医学统旨》)	柴胡、陈皮各二钱，川芎、香附、枳壳、芍药各一钱半，甘草（炙）五分。共7味	疏肝行气 和血止痛	肝气郁滞证。胁肋疼痛，往来寒热，脉弦

分析： 三方均含有枳实、芍药，有调畅气血、疏理肝脾之功，用治肝气郁滞之证。

四逆散所治为阳郁厥逆之手足不温而脉弦以及肝脾不和证，方中柴胡、枳实升降相因，调畅肝脾气机，使清阳升而厥逆愈；柴胡配芍药补养肝血，条达肝气，是散收并用，体用兼顾，使柴胡疏泄升散而无升焰伤阴之虑，芍药养肝而无滞气之弊；枳实配芍药调畅气血。功偏疏肝理脾，调畅气机，兼透邪解郁。枳实芍药散所治为产后腹痛烦满不得卧以及痈脓，方中枳实破气散结，芍药和血止痛，功偏调和气血；因"产后定无完气"，而佐以麦粥送药以和其胃气；痈脓乃气滞血瘀肉腐之证，行气和血使气血宣通，其痈脓必愈。柴胡疏肝散由四逆散枳实易为枳壳，再加陈皮、香附、川芎而成。功偏疏肝行气、活血止痛，适用于肝郁气滞血瘀所致的胁肋疼痛诸症。

15. 四逆散与逍遥散、柴胡疏肝散

异同		组成	功效	方证
同		柴胡、甘草	疏肝理气	肝郁气滞证
异	四逆散（《伤寒论》）	甘草（炙）、枳实（炙）、柴胡、芍药各十分。共4味	透邪解郁疏肝理气	①阳郁厥逆之证。②肝脾不和证。手足不温脉弦
	逍遥散（《局方》）	柴胡、当归、白芍、白术、茯苓各一两，甘草半两。共6味，烧生姜、薄荷少许	疏肝解郁养血健脾	肝郁血虚脾弱证。胁痛，月经不调，神疲食少，脉弦虚
	柴胡疏肝散（《证治准绳》引《医学统旨》）	柴胡、陈皮各二钱，川芎、香附、枳壳、芍药各一钱半，甘草（炙）五分。共7味	疏肝行气和血止痛	肝失疏泄，气郁血滞之胁肋疼痛，往来寒热

分析：三方均含柴胡、甘草，可疏肝理气，治疗肝郁气滞诸证。

四逆散方中柴胡配枳实，升降相因，调畅肝脾气机；柴胡配芍药，补养肝血，条达肝气，体用兼顾，使柴胡疏泄升散而无升焰伤阴之虑，芍药养肝而无滞气之弊。其功效重在疏肝理脾，调畅气机，兼能透邪解郁。原治阳郁厥逆证，以手足不温而脉弦为特点，现多用治肝脾不和，肝郁脾滞之证。其病性属实。逍遥散尚有当归及苓、术、姜、薄，柴胡、姜、薄疏肝解郁，苓、术、草健脾，归、芍养血柔肝，煨生姜解郁和中，薄荷尚能凉肝疏散郁热，柴胡与归、芍合用兼顾气血并调。全方重在疏肝解郁，兼能养血健脾；主治肝郁血虚脾弱之胁痛，头痛目眩，乳房胀痛，经行腹痛，月经不调，神疲食少，脉弦而虚，其病性属虚实夹杂。柴胡疏肝散由四逆散枳实易为枳壳，再加陈皮、香附、川芎而成。其疏肝行气之中又能活血止痛，适用于肝郁气滞血瘀所致的胁肋疼痛诸症。但本方虽由四逆散衍化而来，但各药量及配比关系已发生变化，尤其炙甘草用量大减，其功效重点不在调和肝脾（胃），而在疏肝解郁，调畅气血。且其香燥之性较强，对于血虚肝郁脾虚的逍遥散证不宜使用，否则有伤阴化燥助热之虞，使病情加重。

16. 半夏泻心汤与小柴胡汤

异同		组成	功效	方证
同		半夏、人参、黄芩、炙甘草、姜、枣	和解扶正	寒热升降失常之证
异	半夏泻心汤	半夏半升，干姜、人参、黄芩各三两，黄连一两，大枣十二枚，炙甘草三两。共7味	寒热平调散结除痞	寒热互结之痞证。心下痞满，满而不痛，呕吐，肠鸣下痢
	小柴胡汤	柴胡半斤，黄芩、人参、炙甘草、生姜各三两，半夏半升，大枣十二枚。共7味	和解少阳益气扶正	①伤寒少阳证；②妇人热入血室证；③疟疾、黄疸而见少阳证者

分析：两方均出自《伤寒论》，有证治演变的渊源关系。

半夏泻心汤原为小柴胡汤证误下伤中，少阳邪热乘虚内陷，以致寒热错杂之呕、利、痞证而设，其组成即小柴胡汤去柴胡、生姜，加黄连、干姜而成。因无半表证，故去解表之柴胡、生姜，痞因寒热错杂而成，故加寒热平调之黄连、干姜，变和解少阳之剂而为调和肠胃之方。后世师其法，随证加减，广泛应用于中焦寒热错杂、升降失调诸症。

17. 半夏泻心汤类方

异同		组成	功效	方证
同		半夏、干姜、黄连、人参、大枣、炙甘草	辛开苦降寒热并调	痞证
异	半夏泻心汤	半夏半升，干姜、人参、黄芩各三两，黄连一两，大枣十二枚，炙甘草三两。共7味	寒热平调散结除痞	寒热互结之痞证。心下痞满，满而不痛，呕吐，肠鸣下痢，舌苔腻而微黄
	生姜泻心汤	半夏泻心汤减干姜二两加生姜四两。共8味	和胃消痞宣散水气	水热互结痞证。心下痞硬，干噫食臭，腹中雷鸣下利
	甘草泻心汤	甘草四两，黄芩、人参、干姜各三两，黄连一两，大枣十二枚，半夏半升。共7味	和胃补中降逆消痞	胃气虚弱痞证。下利日数十行，谷不化，腹中雷鸣，心下痞硬而满，干呕，心烦不得安
	黄连汤	黄连、炙甘草、干姜、桂枝各三两，人参二两，半夏半升，大枣十二枚。共7味	寒热并调和胃降逆	上热下寒之腹痛欲呕证。"胸中有热，胃中有邪气，腹中痛，欲呕吐"者

分析：以上四方均出自《伤寒论》，同含有半夏、干姜、黄连、人参、大枣、炙甘草；功能辛开苦降，寒热并调；用治寒热错杂，升降失常之证。

泻心三方均为辛开苦降，平调寒热的治痞之剂。半夏泻心汤寒热并用，补泻兼施，和解之力较大，泻心之力较强，是治寒热互结心下痞证的主方及基础方。生姜泻心汤即半夏泻心汤减干姜二两，加生姜四两而成。方中重用生姜，取其和胃降逆，宣散水气而消痞满，配合辛开苦降、补益脾胃之品，故偏治水热互结之心下痞。甘草泻心汤即半夏泻心汤中炙甘草用量增加一两即成，方中重用炙甘草调中补虚，配合辛开苦降之品，偏治胃虚气结之心下痞。清代王旭高说："半夏泻心汤治寒热交结之痞，故苦辛平等；生姜泻心汤治水与热结之痞，故重用生姜以散水气；甘草泻心汤治胃虚气结之痞，故加重甘草以补中气而痞自除。"可谓简明扼要。

黄连汤即半夏泻心汤中黄连增量至三两，去黄芩加桂枝而成。其所治为上热下寒，上热则欲呕，下寒则腹痛。方中黄连清下热，干姜、桂枝温下寒，配半夏和胃降逆，参、草、枣补虚缓急。全方温清并用，寒热并调，补泻兼施，和胃降逆，主治上热下寒的腹痛欲呕之证。使寒散热清，上下调和，升降复常，则腹痛、呕吐自愈。

第4章 清热剂

1. 栀子豉汤类方

异同		组成变化	功效	方证
栀子豉汤 (《伤寒论》)		栀子十四枚,香豉四合。 共2味	清宣郁热而 除烦	热郁胸膈证。身热懊侬,虚烦 不得眠
衍化方	栀子甘草豉汤 (《伤寒论》)	栀子豉汤+甘草二两。共 3味	清宣郁热 兼益气和中	热郁胸膈证兼少气者
	栀子生姜豉汤 (《伤寒论》)	栀子豉汤+生姜五两。共 3味	清宣郁热 兼降逆止呕	热郁胸膈证兼呕者
	栀子大黄汤 (《金匮要略》)	栀子十四枚,大黄一两,枳 实五枚,豉一升。共4味	泄热除烦	治酒疸发黄,心中懊侬或热痛
	枳实栀子汤 (《伤寒论》)	枳实三枚,栀子十四枚, 豉一升。共3味	清热除烦 宽中行气	伤寒劳复
	栀子干姜汤 (《伤寒论》)	栀子十四枚,干姜二两。 共2味	清上温下	热郁胸膈证兼中寒。伤寒误 下,身热不去,微烦者
	栀子柏皮汤 (《伤寒论》)	栀子十五个,炙甘草一两, 黄柏二两。共3味	清热解毒 利湿退黄	伤寒身黄发热
	栀子厚朴汤 (《伤寒论》)	栀子十四枚,厚朴四两, 枳实四枚。共3味	清热除烦 宽中消满	热郁胸膈证兼胸痞腹胀

分析: 上述方剂均在栀子豉汤基础上稍作加减而成。栀子豉汤清宣郁热而除烦,治余热郁于胸膈证。症见身热懊侬,虚烦不得眠,胸脘痞闷不舒,嘈杂似饥而不欲食,舌红苔微黄,脉数。

栀子甘草豉汤用栀豉清热除烦,甘草益气益气和中,治前证兼少气者;栀子生姜豉汤用栀豉清热除烦,生姜和胃降逆又助栀、豉透发邪热,治前证兼呕者。

栀子大黄汤以栀、豉清心除烦,大黄、枳实除积泄热,治酒疸发黄,心中懊侬或热痛。

枳实栀子汤系栀子豉汤加淡大豆豉剂量,再加枳实而成,针对大病瘥后劳复其热自内发,郁而不散更甚的特点,加枳实宽中行气除痞满,又重用淡豆豉以增强宣散透邪之力,且用清浆水煮药,取其性凉善走调中开胃以助消化。故此方重在宣散郁热宽中行气,适合瘥后劳复或食复者。

栀子干姜汤为对药方,原为伤寒误下,身热不去微烦者而设,栀子清宣胸膈郁热而除烦,干姜温中散寒而和胃,实为寒温相配,辛开苦降之剂。

栀子柏皮汤中黄柏清热燥湿,合栀子苦寒清热除湿而退黄,用于湿热郁蒸,热重于湿之阳黄。

栀子厚朴汤方中栀子治烦,枳、朴泄满,两解心腹之症。主热郁胸膈证兼胸痞腹胀。

2.栀子豉汤与白虎汤

异同		组成	功效	方证
同		清热药	清热除烦	气分热证之心烦
异	栀子豉汤	栀子十四枚，香豉四合。共2味	清宣郁热而除烦	热郁胸膈证。身热懊侬，虚烦不得眠
	白虎汤	石膏一斤，知母六两，甘草二两，粳米六合。共4味	清热生津	气分热盛证。邪热弥漫气分，正盛邪实，热盛伤津。壮热烦渴，大汗恶热，脉洪大有力

分析：两方均出自《伤寒论》，均有清热除烦之功，均可治气分热证之心烦。

栀子豉汤中栀、豉苦寒质轻，清宣上焦胸膈郁热而除烦，适宜于热扰胸膈证，以身热懊侬，虚烦不得眠，伴胸脘痞闷不舒，嘈杂似饥等。其热郁在胸膈热势轻，其烦为不可名状之无形虚烦。白虎汤石膏配知母甘寒质重，直入肺胃清泄气分大热，清热生津之力极强，适宜于热在肺胃气分，正盛邪实，热盛伤津之证，以壮热、烦渴、大汗恶热、脉洪大有力等"四大"为特征。

3.白虎加人参汤与白虎加桂枝汤、白虎加苍术汤

异同		组成	功效	方证
同		白虎汤	清热生津	气分实热之证
异	白虎加人参汤（《伤寒论》）	知母六两，石膏一斤，炙甘草二两，粳米六合，人参三两。共5味	清热益气生津	气分热盛，气阴两伤证。①里热炽盛而见四大症者；或白虎汤证见有背微恶寒或饮不解渴或脉浮大而芤。②暑热病见身大热属气津两伤者
	白虎加桂枝汤（《金匮要略》）	知母六两，炙甘草二两，石膏一斤，粳米六合，桂枝三两，共5味	清热通络和营卫	①温疟。其脉如平，身无寒但热，骨节疼烦，时呕。②风湿热痹。壮热，气粗烦躁，关节肿痛，口渴苔白脉弦数
	白虎加苍术汤（《类证活人书》）	知母六两，炙甘草二两，石膏一斤，苍术、粳米各三两。共5味	清热祛湿	①湿温病。身热胸痞汗多，舌红苔白腻。②风湿热痹，身大热，关节肿痛等

分析：三方均由白虎汤加味而成，均能清热生津，治阳明气分热甚之证。

白虎加人参汤是清热与益气生津并用之剂，加人参益气扶正以助祛邪，主治气分热盛而又气阴两伤之证。见证特点是汗多热不甚，脉大无力。亦可治气津两伤的暑温病。白虎加桂枝汤是清中有透，兼通经络之剂，加桂枝以疏散外邪，用治温疟或风湿热痹证，属于里热重于外邪之热证，以但热无寒、骨节疼烦为特点。白虎加苍术汤是清热与燥湿并用之方，加苍术以化脾湿，主治湿温病热重于湿型，症以多汗烦渴而喘，胸痞身重，舌红苔白腻为特点。亦可用于风湿热痹、关节红肿等。

4. 柴胡白虎汤与镇逆白虎汤

异同		组成	功效	方证
同		生石膏、知母	清热生津	气分热证
异	柴胡白虎汤（《通俗伤寒论》）	生石膏八钱，知母四钱，天花粉、生粳米各三钱，川柴胡一钱，青子芩一钱半，生甘草八分，鲜荷叶一片。共8味	和解少阳清泻阳明生津止渴	暑疟，暑热化燥者。温疟，热重寒轻，脉弦数或右脉洪盛
	镇逆白虎汤（《医学衷中参西录》）	生石膏三两，知母一两半，清半夏八钱，竹茹粉六钱。共4味	清热生津和胃镇逆	燥渴身热，白虎汤证俱，其人胃气上逆，心下满闷者

分析： 两方均以石膏、知母为主组方，清泻气分实热，治疗气分热证。

柴胡白虎汤方中柴、芩和解少阳，膏、知清热生津，佐荷叶清热解暑化湿升清，天花粉清热生津止渴，是柴胡与白虎合法之方，功能和解少阳，清泄阳明兼生津，适用于暑疟，暑热化燥，热盛伤津者，寒热往来，寒轻热重。镇逆白虎汤方中石膏、知母加半夏、竹茹，乃清气分之热兼和胃镇逆，适于伤寒温病白虎汤证兼有胃气上逆心下满闷者。

5. 竹叶石膏汤与竹叶柳蒡汤

异同		组成	功效	方证
同		知母、石膏、淡竹叶、麦冬、甘草、粳米	清泄肺胃生津止渴	外感热病，邪在气分证。身热多汗，心烦口渴，舌红脉数
异	竹叶石膏汤（《伤寒论》）	淡竹叶二把，石膏一斤，麦冬一升，人参、炙甘草各二两，半夏、粳米各半升。共7味	清热生津益气和胃	热病后期，余热未清，气津两伤，胃气失和证。身热多汗，气逆欲呕，烦渴喜饮，舌红苔少脉虚数
	竹叶柳蒡汤（《先醒斋医学广笔记》）	西河柳五钱，麦冬（去心）三钱，玄参二钱，干葛、鼠粘子各一钱五分，荆芥穗、蝉蜕、薄荷、知母蜜炙、甘草各一钱，淡竹叶三十片，甚者加石膏五钱，冬米一撮。共12味	透疹解毒清泄肺胃生津止渴	痧疹初起，透发不出。喘嗽，鼻塞流涕，恶寒轻，发热重，烦闷躁乱，咽喉肿痛，唇干口渴，苔薄黄而干，脉浮数

分析： 两方属母子渊源关系，均含有知母、石膏、淡竹叶、麦冬、甘草、粳米，有清泄肺胃，生津止渴之功，用治外感热病，邪在气分之身热多汗，心烦口渴，舌红脉数者。

竹叶石膏汤乃白虎汤去知母，加人参、麦冬、淡竹叶、半夏而成，功能清热泻火、益气滋阴、和胃止呕，用于热势已衰，余热未清而气津两伤，胃气失和证。竹叶柳蒡汤源出于仲景之竹叶石膏汤。《先醒斋医学广笔记》云："多喘，喘者热邪壅于肺故也，慎勿用定喘药，惟应大剂竹叶石膏汤，加西河柳两许，玄参、薄荷各二钱。"用以治疗"痧疹发不出，喘嗽烦闷躁乱"。全方合奏透疹解毒、清泄肺胃、生津止渴之功，适用于麻疹初起表闭，疹不得外透而又内热郁盛伤津之证。

6. 白虎汤与竹叶石膏汤

异同		组成	功效	方证
同		石膏、甘草、粳米	清热生津	外感热病，邪在气分证
异	白虎汤	石膏一斤，知母六两，甘草二两，粳米六合。共4味	清热生津	适宜于热在气分，正盛邪实，"四大"俱备者
	竹叶石膏汤	淡竹叶二把，石膏一斤，半夏半升，麦冬一升，人参二两，炙甘草二两，粳米半升。共7味	清热生津益气和胃	热病后期，余热未清，气津两伤，胃气失和证。身热多汗，气逆欲呕，烦渴喜饮，舌红苔少脉虚数

分析：两方均出自《伤寒论》，含有石膏、甘草、粳米，功能清热生津，用于外感热病邪在气分之身热多汗、心烦口渴、舌红脉数者。

白虎汤中石膏与知母相须为用，清热泻火力强，适宜于热在气分，正盛邪实，症见身大热、口大渴、汗大出、脉洪大有力之"四大"俱备者。竹叶石膏汤乃白虎汤去知母，加人参、麦冬、淡竹叶、半夏而成，清热泻火之力稍逊之，但增益气滋阴、和胃止呕之功，适用于热势已衰，余热未尽而气津两伤，胃气失和之证，症见"伤寒解后，虚羸少气，气逆欲吐"，其身热不甚，舌红苔少脉虚数。

从白虎汤加减变化为竹叶石膏汤，功效性质发生了变化，是"以大寒之剂，易为清补之方"（《医宗金鉴》）。

7. 清营汤与犀角地黄汤

异同		组成	功效	方证
同		犀角①、生地黄	清热凉血	温病热入营血之证
异	清营汤（《温病条辨》）	犀角、生地黄五钱，玄参、麦冬、银花各三钱，连翘、丹参各二钱，黄连一钱五分，竹叶心一钱。共9味	清营解毒透热养阴	邪热初入营分证。身热夜甚，时有谵语，神烦少寐，口渴或不渴，目喜开，或闭不一，斑疹隐隐，舌绛而干。尚无动血
	犀角地黄汤（《外台》引《小品方》）	犀角、牡丹皮各一两，生地黄半斤，芍药三分。共4味	清热凉血解毒散瘀	热入血分，热盛动血。症见出血，神昏谵语，斑疹紫黑，舌质深绛

分析：两方均以犀角、生地黄为主，功能清营凉血，养阴活血，用于温病热入营血之证。

清营汤组成是清热凉血之中配伍清气分药物，并有玄参、麦冬助生地黄清营凉血护阴，黄连、丹参加强清心解毒活血，更在清热凉血中以金银花、连翘、竹叶心等轻清宣透之品使营分之热转出气分而解，故专于清泄营热，"透热转气"，适用于热邪初入营分尚未动血之证，主见身热夜甚，神烦少寐，斑疹隐隐，舌绛而干，脉数。犀角地黄汤是纯血分药物组成，有芍药、牡丹皮泄热散瘀，故善于"凉血散血"，适用于温热病热入血分而见耗血、动血之证而见各种出血，斑色紫黑，神昏谵语，身热舌绛。

---

① 犀角，现为禁用品，可用代用品。下同。

8. 清营汤与清宫汤

异同		组成	功效	方证
同		犀角、玄参、竹叶心、麦冬、连翘	清心解毒	心热证
异	清营汤	犀角、生地黄五钱，玄参、麦冬、银花各三钱，连心连翘、丹参各二钱，黄连一钱五分，竹叶心一钱。共9味	清营解毒透热养阴	热入营分证。身热夜甚，神烦少寐，谵语，斑疹隐隐，舌绛而干脉数
	清宫汤	玄参心、连心麦冬各三钱，竹叶卷心、连翘心、犀角尖各二钱，莲子心五分。共6味	清心解毒养阴生津	温病液伤，邪陷心包证。发热，神昏谵语

分析： 两方均出自《温病条辨》，均含有犀、玄、麦、竹、翘五药，功能清热解毒，养阴生津，主治一者清营，一者清心之官城，"营气通于心"，清营亦清心，故两方主治其实均属于心热之证。

清营汤尚含有金银花、黄连、生地黄、丹参，重在清营中之热而又能凉血活血，兼以透热转气，适宜于热入营分证。清宫汤尚有莲子心，且犀角取尖，辟秽解毒，竹叶心通窍清火，麦冬心散心中秽浊结气，药皆用心，取同类相从，"心"能入心，以清秽浊。重在清心包之热，兼养阴辟秽解毒。适用于温病液伤，邪陷心包之发热昏谵。

9. 清营汤与清宫汤、犀角地黄汤、化斑汤

异同		组成	功效	方证
同		犀角	清营凉血	热入营血证
异	清营汤（《温病条辨》）	犀角、生地黄五钱，玄参、麦冬、银花各三钱，连心连翘、丹参各二钱，黄连一钱五分，竹叶心一钱。共9味	清营解毒透热养阴	热入营分证。身热夜甚，神烦谵语，斑疹隐隐，舌绛干脉数
	清宫汤（《温病条辨》）	玄参心、连心麦冬各三钱，竹叶卷心、连翘心、犀角尖各二钱，莲子心五分。共6味	清心解毒养阴生津	温病液伤，邪陷心包证。发热，神昏谵语
	犀角地黄汤（《外台》引《小品方》）	犀角、牡丹皮各一两，生地黄半斤，芍药三分。共4味	清热凉血解毒散瘀	热入血分证。热盛动血出血，神昏谵语，斑疹紫黑，舌深绛
	化斑汤（《温病条辨》）	石膏一两，知母四钱，生甘草、玄参各三钱，犀角二钱，白粳米一合。共6味	清气凉血	气血两燔之发斑。发热或身热夜甚，外透斑疹色赤，脉数

分析： 四方都以犀角为主药，为治急性热病热入营血的常用方。但其方证各不相同。

若邪热初入营分，身热夜甚，神烦少寐，斑疹隐隐但无动血之象，舌绛干脉细数者，选用清营汤清营解毒，透热养阴。若汗出过多，邪陷心包，心烦口渴，神昏谵语，选用清宫汤清心降火，辟秽解毒，养阴生津。若热入血分，热盛动血，症见斑疹紫黑，甚或热甚动血而出现各种出血，神昏谵语，舌质深绛等，可选用犀角地黄汤以清热凉血，解毒散瘀。若血热妄行，发斑发疹，可选用化斑汤以清热解毒、凉血化斑。

10. 清瘟败毒饮与神犀丹、化斑汤

异同		组成	功效	方证
同		犀角、玄参	凉血解毒	热入血分
异	清瘟败毒饮（《疫疹一得》）	生石膏（大剂六两至八两，中剂二两至四两，小剂八钱至一两二钱），小生地黄（大剂六钱至一两，中剂三钱至五钱，小剂二钱至四钱），乌犀角（大剂六钱至八钱，中剂三钱至四钱，小剂二钱至四钱），真川黄连（大剂六钱至四钱，中剂二钱至四钱，小剂一钱至一钱半），生栀子、桔梗、黄芩、知母、赤芍、玄参、连翘、淡竹叶、甘草、牡丹皮。共14味	清热泻火凉血解毒	温疫热毒，气血两燔证。壮热口渴，谵语狂躁，出血发斑，四肢或抽搐或厥逆，舌绛唇焦，脉沉数或沉细而数或浮大而数
	神犀丹（《温热经纬》引叶天士方）	犀角、石菖蒲、黄芩各六两，真怀生地黄（绞汁）、银花各一斤，金汁、连翘各十两，板蓝根九两，香豉八两，玄参七两，天花粉、紫草各四两。共12味	清心开窍凉血解毒	温热暑疫，邪入营血证。高热昏谵，斑疹色紫，口咽糜烂，目赤烦躁，舌紫绛
	化斑汤（《温病条辨》）	石膏一两，知母四钱，生甘草、玄参各三钱，犀角二钱，白粳米一合。共6味	清气凉血	气血两燔之发斑。发热或身热夜甚，外透斑疹色赤，脉数

分析： 三方均含有犀角、玄参，同具清热凉血之功，可用治热入血分治证。

清瘟败毒饮由白虎汤、黄连解毒汤、犀角地黄汤三方加减而成。方中取法白虎"先平甚者"，重用石膏甘寒大清阳明经热为君，配芩、连泻火，犀、地凉血解毒，治热毒充斥，气血两燔之证。原著方后云："疫证初起，恶寒发热，头痛如劈，烦躁谵妄，身热肢冷，舌刺唇焦，上呕下泄，六脉沉细而数，即用大剂；沉而数者，用中剂；浮大而数者，用小剂。如斑一出，即用大青叶，量加升麻四、五分引毒外透。"临证时应根据脉证选择制服之大小加减使用。神犀丹用犀角配石菖蒲共为君药清心开窍，凉血解毒，又配银、翘、板蓝根、香豆豉、金汁等内清外透，生地黄、玄参、天花粉养阴生津，全方以清热解毒为主，并用凉血开窍，主治温热暑疫，邪入营血证。且其热深毒重，阴液耗伤。症见高热昏谵，斑疹口糜，目赤烦躁，舌紫绛。化斑汤系白虎汤加犀角、玄参而成，为气血两清之剂，并有消斑之功，用治气血两燔之发斑证。

三方均有清气之药，清瘟败毒饮与化斑汤均含有白虎汤为辛甘寒清热生津；神犀丹中银、翘、豉等为轻宣清透之品。若论泻火解毒之力，清瘟败毒饮最强，化斑汤次之；清气凉血之功清瘟败毒饮强于化斑汤。神犀丹凉血解毒之力最强且能开窍，方中金汁一味用法特殊，现多弃之不用。

11. 犀角地黄汤与神犀丹、化斑汤

异同		组成	功效	方证
同		犀角	清热凉血	热入血分发斑疹
异	犀角地黄汤（《外台》引《小品方》）	犀角、牡丹皮各一两，生地黄半斤，芍药三分。共 4 味	清热凉血解毒散瘀	热入血分证。身热烦躁，出血，斑色紫黑，神昏谵语，舌质深绛
	神犀丹（《温热经纬》引叶天士方）	犀角、石菖蒲、黄芩各六两，真怀生地黄（绞汁）、银花各一斤，金汁、连翘各十两，板蓝根九两，香豉八两，玄参七两，天花粉、紫草各四两。共 12 味	清热开窍凉血解毒	温热暑疫，邪入营血证。高热昏谵，斑疹色紫，口咽糜烂，目赤烦躁，舌紫绛等
	化斑汤（《温病条辨》）	石膏一两，知母四钱，生甘草、玄参各三钱，犀角二钱，白粳米一合。共 6 味	清气凉血	气血两燔之发斑。发热或身热夜甚，外透斑疹色赤，脉数

分析： 三方均含有犀角，同具清热凉血之功，用治热入血分发斑疹。

犀角地黄汤用治温热病热毒深陷于血分的血分热盛证，故用大剂咸寒以凉血为主，并用清热、散瘀之品，以使热清血宁。神犀丹用治邪入营血，热深毒重证，故以清热解毒为主，并用凉血、开窍，以使毒解神清。化斑汤系白虎汤加犀角、玄参而成，用治气分热炽，而血热又起，气血两燔之证，故以清气生津药与凉血解毒药相配，两清气血，使邪热退则血自止，而斑可化，故名"化斑汤"。

12. 泻心汤与黄连解毒汤

异同		组成	功效	方证
同		黄连、黄芩	泻火解毒	火毒热盛证
异	泻心汤（《金匮要略》）	大黄二两，黄连、黄芩各一两。共 3 味	泻火解毒燥湿	邪火内炽，迫血妄行之出血，便秘溲赤口舌生疮，黄疸等
	黄连解毒汤（方出《肘后》，名见《外台》）	黄连三两，黄芩、黄柏各二两，栀子十四枚。共 4 味	泻火解毒	三焦火毒热盛证。大热烦躁，口燥咽干，谵语不眠，吐衄发斑；痈肿疔毒，舌红苔黄脉数有力

分析： 两方用药均含芩、连，泻火解毒燥湿，主治实火热毒，湿热之证。皆属于正盛邪实，纯实无虚之证。

泻心汤原治"吐血衄血"，当属心胃火热迫血妄行出血，方中大黄量大为君导热下行，泻血分实热以止血，配黄芩、黄连清解心胃之火热并燥湿解毒，泻中有清，为"以泻代清"之祖剂。临证见吐衄伴目赤口疮，便秘溲赤或湿热内蕴等。黄连解毒汤重用黄连为君，配有芩、柏及栀子清泄三焦实热火毒，是"苦寒直折"之剂，主治三焦火毒热盛证。以大热烦躁，口燥咽干，谵语不眠，吐衄发斑以及外科痈肿疔毒等症，舌红苔黄，脉数有力为要点。两方亦均可用于湿热发黄之证。

13. 黄连解毒汤与大承气汤

异同		组成	功效	方证
同		苦寒药	清泄里热	里热证出现热盛错语
异	黄连解毒汤（方出《肘后》，名见《外台》）	黄连三两，黄芩、黄柏各二两，栀子十四枚。共4味	泻火解毒	三焦火毒热盛证。大热烦躁，口燥咽干，谵语不眠，吐衄发斑以及外科痈肿疔毒，舌红苔黄脉数有力
	大承气汤（《伤寒论》）	大黄（酒洗）四两，厚朴（炙）半斤，枳实（炙）五枚，芒硝三合。共4味	峻下热结	阳明热结里实重

分析： 两方皆可用治热盛之烦躁错语证，但二者成因、治法、用方要点皆有不同。

黄连解毒汤证是上、中、下三焦皆热，火热尚未集结于阳明之腑，毒火上扰，神昏谵语，狂躁烦乱，虽身热大便仍通畅，舌苔黄腻。当属无形邪热所致，无腹满便秘，治法为苦寒直折，泻火解毒。大承气汤证则系热邪集结于阳明之腑，肠中有燥屎，大便秘结不通，数日不行，腹部硬满，邪热上扰神明，日晡谵语，甚则寻衣摸床，舌苔黄褐厚而少津之证。治法为峻下热结，急下存阴。至于二者在用方上的区别，《外台秘要》一语中的，"若胃中有燥粪，令人错语，正热盛亦令人错语。若秘而错语者，宜服承气汤；通利而错语者，宜服下四味黄连除热汤"（即黄连解毒汤）。

14. 黄连解毒汤与犀角地黄汤

异同		组成	功效	方证
同		清热药	清热解毒	热伤血络之吐衄发斑
异	黄连解毒汤（方出《肘后》，名见《外台》）	黄连三两，黄芩、黄柏各二两，栀子十四枚。共4味	泻火解毒	三焦火毒热盛证
	犀角地黄汤（《外台秘要》引《小品方》）	犀角、牡丹皮各一两，生地黄半斤，芍药三分。共4味	清热凉血解毒散瘀	热入血分，热盛动血。症见出血，神昏谵语，斑疹紫黑，舌质深绛

分析： 两方均用清热药组方，均有清热解毒之功，可用治热伤血络之吐衄发斑。

黄连解毒汤是纯苦寒药物组成，方以黄连为君，清心解毒兼泻中焦之火；黄芩清上焦，黄柏泻下焦，栀子清泻三焦并导火热下行。全方纯泻无补，苦寒直折，泻火解毒。主治三焦火毒热盛证。其证热在气分，以大热烦躁，口燥咽干，谵语不眠，吐衄发斑以及外科痈肿疔毒等症，舌红苔黄，脉数有力为要点。犀角地黄汤是纯血分药物组成，方中犀角咸寒清心火解热毒，生地黄甘寒滋阴清热，二者清热凉血止血；赤芍、牡丹皮泄热散瘀，二者既能增强凉血之力，又可防止留瘀，共奏清热凉血、解毒散瘀之功。主治热入血分证。其证热在血分，以各种失血，斑色紫黑，神昏谵语，身热烦躁，舌质深绛。

15. 黄连解毒汤与泻心汤、栀子金花汤、清瘟败毒饮

异同		组成	功效	方证
同		黄连、黄芩	泻火解毒	火热内炽证
异	黄连解毒汤（方出《肘后》，名见《外台》）	黄连三两，黄芩、黄柏各二两，栀子十四枚。共 4 味	泻火解毒	三焦火毒证。大热烦躁，口燥咽干，谵语不眠，吐衄发斑，痈肿疔毒，舌红苔黄脉数有力
	泻心汤（《金匮要略》）	大黄二两，黄连、黄芩各一两。共 3 味	清热解毒燥湿泻热	邪火内炽，迫血妄行之出血，便秘溲赤、口舌生疮，黄疸等
	栀子金花汤（《医宗金鉴》）	黄连解毒汤加大黄。共 5 味。	泻火解毒通便	①三焦火毒证兼便秘；②阳证之疮痈疔疖
	清瘟败毒饮（《疫疹一得》）	生石膏（大剂六两至八两，中剂二两至四两，小剂八钱至一两二钱），小生地黄（大剂六钱至一两，中剂三钱至五钱，小剂二钱至四钱），乌犀角（大剂六钱至八钱，中剂三钱至四钱，小剂二钱至四钱），真川黄连（大剂六钱至四钱，中剂二钱至四钱，小剂一钱至一钱半），生栀子，桔梗，黄芩，知母，赤芍，玄参，连翘，淡竹叶，甘草，牡丹皮。共 14 味	清热泻火凉血解毒	温疫热毒，气血两燔证。壮热口渴，谵语狂躁，出血发斑，四肢或抽搐或厥逆，舌绛唇焦，脉沉数或沉细而数或浮大而数

分析： 上述四方同为清热剂，均含有黄连、黄芩二药，有泻火解毒之功，治疗火热内炽证。

黄连解毒汤重用黄连为君，苦寒泻火以解热毒，侧重于导三焦火热下行，而无补益作用，为苦寒直折之剂，适用于热毒壅盛三焦之证。

泻心汤原用治"吐血衄血"，加入大黄而能泄热降火，导热下行，泻血分实热以止血；并可燥湿泻热，清中有泻，主清上中二焦（即心胃）之火热，为"以泻代清"之祖剂，适用于热伤血络之吐血衄血证或湿热内蕴之证。

栀子金花汤于黄连解毒汤中加入大黄一味，不仅泻火解毒作用增强，还有引热下行之功，方剂结构更趋完善，是苦寒直折、清热解毒之方变为以苦寒泻火、泻代清之剂，适用于热毒更甚且兼大便秘结者。

清瘟败毒饮由白虎汤、黄连解毒汤、犀角地黄汤三方加减而成；方中取法白虎"先平甚者"，重用石膏甘寒大清阳明经热为君，配芩、连泻火，犀地凉血解毒，为气血两清之剂，适用于温疫热毒充斥、气血两燔之证。

16. 凉膈散与清心凉膈散

异同		组成	功效	方证
同		连翘、黄芩、栀子、薄荷、甘草	清泻隔热	上焦胸膈郁热
异	凉膈散（《局方》）	川大黄、朴硝、甘草（炙）各二十两，山栀子仁、薄荷、黄芩各十两，连翘二斤半，上药为粗末，每服二钱，水一盏，入淡竹叶七片，蜜少许。共9味	泻火通便清上泄下	上中二焦邪郁生热证。胸膈烦热，面赤唇焦，烦躁口渴，舌红苔黄脉数
	清心凉膈散（《温热经纬》）	连翘四两，黄芩、薄荷、栀子各一两，石膏二两，桔梗一两，甘草一两。共7味	清心凉膈泻热解毒	热毒壅阻上焦气分证

分析：两方同属凉膈泻热之剂，组成均含有连翘、黄芩、栀子、薄荷、甘草等清解上焦邪热之品，能清泻膈热，用治热在上焦胸膈之证。

凉膈散实乃调胃承气汤加连翘、黄芩、栀子、薄荷、淡竹叶而成，系清热解毒与通便泻热并举，方中连翘量大为君，善清上焦之热，配芩、栀、薄、竹等轻清疏散，苦寒清泻胸膈郁热邪火于上，更用草、硝、黄通便泻热于下。长于清泻胸膈（含上中二焦）郁热邪火，且清上泻下，"以泻代清"，适用于上中二焦火热炽盛证。症见胸膈烦热，面赤唇焦，烦躁口渴，舌红苔黄脉数。清心凉膈散用淡竹叶、桔梗、石膏，可见其用药以轻清上浮之品为主，且无承气汤组成，故其清泻气分实热之力更强，而无泻下作用，适用于热毒壅阻上焦气分证，症见壮热烦渴，咽喉红肿腐烂，舌红苔黄。其证病位偏上，邪在气分，乃无形之热，非有形之热。

17. 泻心汤与凉膈散

异同		组成	功效	方证
同		大黄、黄芩	清热解毒通便泻火	邪火热毒内炽证
异	泻心汤（《金匮要略》）	大黄二两，黄连、黄芩各一两。共3味	清热解毒燥湿泻热	邪火内炽，迫血旺行之出血，便秘溲赤、口舌生疮，黄疸等
	凉膈散（《局方》）	川大黄、朴硝、甘草（炙）各二十两，山栀子仁、薄荷、黄芩各十两，连翘二斤半，上药为粗末，每服二钱，水一盏，入淡竹叶七片，蜜少许。共9味	泻火通便清上泄下	上中二焦邪郁生热证。胸膈烦热，面赤唇焦，烦躁口渴，舌红苔黄脉数

分析：两方同属以泻代清之剂，均含有大黄、黄芩，功能清热解毒，泻热通便，用于邪火热毒内炽之证。

泻心汤原治"吐血衄血"，方中大黄量大为君泄热降火，导热下行，泻血分实热以止血，配芩、连清热解毒，清中有泻，是"以泻代清"法之祖剂。主清上中二焦（即心胃）之火热，适宜于心胃火炽，迫血妄行所致之吐衄、目赤、口疮、便秘结等症或湿热内蕴之证。凉膈散实乃调胃承气汤加连翘、黄芩、栀子、薄荷、淡竹叶而成，是清热解毒与通便泻热并举，方中重用连翘为君，配芩、栀、薄、竹轻清苦寒，疏散清泻胸膈郁热邪火于上，更用草、硝、黄通便泻热于下。长于清泻胸膈（含上中二焦）郁热邪火，清上泻下，是"以泻代清"的代表方。适宜于上中二焦火热炽盛证。

18. 普济消毒饮与青盂汤

异同		组成	功效	方证
同		僵蚕、甘草	清疏热毒	风热疫毒壅于上焦之头面红肿热痛
异	普济消毒饮（《东垣试效方》）	黄芩（酒炒）、黄连（酒炒）各五钱，陈皮、生甘草、玄参、柴胡、桔梗各二钱，连翘、板蓝根、马勃、牛蒡子、薄荷各一钱，僵蚕、升麻各七分。共 14 味	清热解毒疏风散邪	大头瘟。头面肿甚，恶寒发热，咽喉不利，舌红苔黄，脉数有力
	青盂汤（《医学衷中参西录》）	荷叶（用周遭边浮水者良，鲜者尤佳）一个，生石膏一两，知母六钱，蝉蜕三钱，僵蚕、真羚羊角（另煎兑服）、金线重楼各二钱，粉甘草一钱半。共 8 味	疏风泻火清热解毒	①温疫表里俱热，头面肿疼，其肿或连项及胸；②阳毒发斑疹

分析：两方均有僵蚕、甘草，功能疏风清热解毒，主治风热疫毒壅于上焦之头面红肿热痛。

普济消毒饮尚含有马勃、板蓝根以及芩、连、蒡、翘、薄、玄、桔、升、柴、陈等大队清热解毒与疏风散邪之品，故其解毒开壅、散结消肿之力强，主治大头瘟之头面红肿焮痛恶寒发热者。青盂汤尚含有荷叶、石膏、知母、羚羊角、蝉蜕、金线重楼，其清热泻火力强兼能凉血，主治温疫表里俱热，头面肿疼，其肿或连项及胸。亦治阳毒发斑疹。

19. 导赤散与清心莲子饮

异同		组成	功效	方证
同		甘草	清心养阴利水	心热小便不利诸症
异	导赤散（《小儿药证直诀》）	生地黄、木通、生甘草梢各等分为末，入淡竹叶同煎。共 4 味。	清心利水养阴	①心经火热证。心胸烦热，口渴面赤，意欲饮冷，口舌生疮。②心热移于小肠证。小便赤涩刺痛，舌红脉数
	清心莲子饮（《局方》）	黄芩、麦冬（去心）、地骨皮、车前子、甘草（炙）各半两，石莲肉（去心）、白茯苓、炙黄芪、人参各七钱半。共 9 味	清心火益气阴止淋浊	心火偏旺，气阴两虚，湿热下注证。遗精淋浊，血崩带下，遇劳则发；或肾阴不足，口舌干燥，烦躁发热

分析：导赤散与清心莲子饮均有清心养阴利水之功，用治心经有热小便不利诸症。

导赤散以生地黄配木通、淡竹叶，侧重清心利水，但组成简单且用散剂，作用较缓慢，清心利水之力稍逊，且无补气之功，宜于心经火热之口舌生疮等症或心热移于小肠之小便赤涩刺痛等症，舌红脉数。清心莲子饮中石莲肉、黄芩、地骨皮、车前子、白茯苓清心除烦，清热利湿，清心利水之力更强；麦冬清心养阴，配参、芪、炙甘草又兼有补气之功，宜于心火偏旺，气阴两虚，湿热下注证。症见遗精淋浊，血崩带下，遇劳则发，或肾阴不足，口舌干燥，烦躁发热等。

20. 导赤散与小蓟饮子

异同		组成	功效	方证
同		生地黄、木通、淡竹叶、甘草	清热利水	小便赤涩刺痛舌红脉数
异	导赤散（《小儿药证直诀》）	生地黄、木通、生甘草梢各等分为末，入淡竹叶同煎。共4味。	清心利水养阴	①心经火热证。②心热移于小肠证。舌红脉数
	小蓟饮子（《严氏济生方》）	生地黄四两，小蓟根、滑石、通草、炒蒲黄、淡竹叶、藕节、酒当归、山栀子仁、炙甘草各半两。共10味	凉血止血利水通淋	下焦热结血淋、尿血。尿中带血，小便频数，赤涩热痛，舌红脉数

分析：两方均有生地黄、木通、淡竹叶、甘草，清热利水养阴，用治热邪所致小便赤涩刺痛。

导赤散以生地黄配木通、淡竹叶，侧重清心利水，但组成简单且用散剂，作用较缓，清心利水之力稍逊，适用于心经火热之口舌生疮或心热移于小肠之小便赤涩刺痛之证。小蓟饮子是由导赤散加小蓟、藕节、蒲黄、滑石、栀子、当归而成，方中栀子、清心除烦，滑石、木通清热利湿通淋，并以大队血药凉血止血化瘀利小便，止血之中寓以化瘀，使血止而不留瘀；清利之中寓以养阴，使利水而不伤正。从而由清心养阴，利水通淋之方变为凉血止血，利水通淋之剂。适用于下焦瘀热所致的血淋、尿血。

21. 龙胆泻肝汤与泻青丸、当归龙荟丸

异同		组成	功效	方证
同		龙胆、栀子、当归	清泻肝火	肝经实火证
异	龙胆泻肝汤（《医方集解》）	龙胆草、栀子、黄芩、泽泻、木通、车前子、生地、当归、柴胡、甘草（原书未注用量）。共10味	清泻肝胆实火清利肝经湿热	肝胆实火上炎或肝经湿热下注证
	泻青丸（《小儿药证直诀》）	当归、龙脑、川芎、山栀子仁、川大黄（湿纸裹煨）、羌活、防风各等分，淡竹叶煎汤。共8味	清肝泻火	肝经火郁证。目赤肿痛，烦躁易怒，尿赤便秘，脉洪实；小儿急惊热盛抽搐
	当归龙荟丸（《宣明论方》）	当归、龙胆草、栀子、黄连、黄柏、黄芩各一两，芦荟、青黛、大黄各五钱，木香一分，麝香五分，生姜汤下，共12味	清泻肝胆实火	肝胆实火证。头晕目眩，神志不宁，谵语发狂，或大便秘结，小便赤涩

分析：三方均含有龙胆、栀子、当归，功能清泻肝经实火，治疗肝经实火证。

龙胆泻肝汤尚配有清利湿热（泽泻、木通、车前子）、滋阴养血补肝体（归、地）及疏肝引经以助肝用（柴胡）等药物，功偏清泻肝火、清利湿热，兼顾滋养阴血，使祛邪而不伤正，用治肝火上炎、湿热下注证。泻青丸尚配伍辛散疏风活血（羌、防、芎）及通腑泻热药（大黄）药，功偏清泻肝火兼能疏散肝胆郁火，寓"火郁发之"之意，适宜于肝火内郁证。当归龙荟丸系栀子金花汤加龙胆、芦荟、青黛、当归、木香、麝香、生姜而成。集大队苦寒降泄之药，其清泻肝胆实火之力最强切兼有泻下之功，是苦寒攻滞降泻之剂，用治肝经实火证，非实火上盛不可轻用。

22. 泻青丸与当归龙荟丸

异同		组成	功效	方证
同		龙胆、栀子、大黄、当归	清肝泻火通便	肝经实火证
异	泻青丸(《小儿药证直诀》)	当归、龙脑(即龙胆)、川芎、山栀子仁、川大黄(湿纸裹煨)、羌活、防风各等分,淡竹叶煎汤。共 8 味	清肝泻火	肝经火郁证。目赤肿痛,烦躁易怒,不能安卧,尿赤便秘,脉洪实;以及小儿急惊;热盛抽搐
	当归龙荟丸(《宣明论方》)	当归一两,龙胆草、栀子、黄连、黄柏、黄芩各一两,芦荟、青黛、大黄各五钱,木香一分,麝香五分,生姜汤下。共 12 味	清泻肝胆实火	肝胆实火证。头晕目眩,神志不宁,谵语发狂,或大便秘结,小便赤涩

分析: 两方均含有龙胆、栀子、大黄、当归,功能清泻肝火通便,均可治肝经实火证。

泻青丸尚配伍辛散疏风活血之品(羌、防、芎)及通腑泻热药(大黄),故清泻肝火又兼疏散肝胆郁火,寓"火郁发之"之意,是清泻肝火与疏散郁火并用之剂,适宜于肝火内郁证。当归龙荟丸又名龙脑丸,系栀子金花汤加龙胆、芦荟、青黛、当归、木香、麝香、生姜而成。集大队苦寒降泄药,龙胆配芦荟、青黛其清泻肝胆实火之力最强且兼能泻下,栀子、大黄导热下行使实火湿热从二便分消,是苦寒攻滞降泻之剂,用治肝经实火证,非实火上盛不可轻用。

23. 左金丸与龙胆泻肝汤

异同		组成	功效	方证
同		苦寒清热药	清泻肝火	肝经实火,胁痛口苦
异	左金丸(《丹溪心法》)	黄连六两,吴茱萸一两。共 2 味	清泻肝火降逆止呕	肝火犯胃,肝胃不和证。呕吐吞酸,胁痛口苦,舌红苔黄,脉弦数
	龙胆泻肝汤(《医方集解》)	龙胆草、栀子、黄芩、泽泻、木通、车前子、生地黄、当归、柴胡、甘草(原书未注用量)。共 10 味	清泻肝胆实火 清利肝经湿热	肝胆实火上炎或肝经湿热下注证

分析: 左金丸与龙胆泻肝汤,皆用于肝经实火,胁痛口苦等证。

左金丸主要用于肝经郁火犯胃之呕吐吞酸等证,有降逆和胃之功,而无清利湿热作用,泻火作用较弱。龙胆泻肝汤主要用于肝经实火上攻之目赤耳聋,或湿热下注之淋浊阴痒等症,有清利湿热之功,而无和胃降逆作用,泻火之力较强。

24. 左金丸与戊己丸、香连丸

异同		组成	功效	方证
同		黄连、吴茱萸	辛开苦降	脏腑热证
异	左金丸（《丹溪心法》）	黄连六两，吴茱萸一两。共2味	清泻肝火 降逆止呕	肝火犯胃，肝胃不和证。呕吐吞酸，胁痛口苦，舌红苔黄，脉弦数
	戊己丸（《局方》）	黄连、吴茱萸、白芍各五两。共3味	疏肝理脾 清热和胃	肝脾不和证。胃痛吞酸，腹痛泄泻
	香连丸（《局方》）	吴萸炒黄连（黄连、吴茱萸二味同炒，去吴萸）、木香。共2味	清热化湿 行气化滞	湿热痢疾。下痢赤白相兼，腹痛，里急后重

分析： 左金丸、戊己丸、香连丸同具苦降辛开的配伍方法。

左金丸黄连六倍于吴茱萸，重在清肝泻火，和胃降逆，主治胁肋胀痛、呕吐吞酸的肝火犯胃证。戊己丸连、萸等量，即清热与开郁并重，加白芍以和中缓急，主治胃痛吞酸、腹痛泄泻的肝脾（胃）不和证。香连丸连、萸同炒后去吴茱萸，意在清热燥湿为主，加木香以行气止痛，主治湿热痢疾，脓血相兼，腹痛里急后重。

25. 泻白散与麻杏甘石汤

异同		组成	功效	方证
同		甘草	清泻肺热	肺热咳喘
异	泻白散（《小儿药证直诀》）	地骨皮、桑白皮（炒）各一两，炙甘草一钱，粳米一撮。共4味	泻肺清热 止咳平喘	肺脏伏火郁热之咳喘。咳嗽气急，皮肤蒸热，舌红苔黄脉细数
	麻杏甘石汤（《伤寒论》）	麻黄四两，杏仁五十个，炙甘草二两，石膏半斤。共4味	辛凉宣泄 清肺平喘	肺热壅盛证。身热喘急口渴，脉数

分析： 两方均能清泻肺热、止咳平喘，治疗肺热咳喘证。但配伍及所清肺热类型不同。

泻白散方中桑白皮清热泻肺降逆止咳，地骨皮泻肺中伏火且退虚热，佐甘草、粳米和胃润肺培土生金。适宜于肺脏伏火郁热之咳喘证，且伏火郁热已现伤阴之渐，以皮肤蒸热，日晡尤甚，咳嗽，甚则气急欲喘，舌红苔黄脉细数为特点。麻杏甘石汤方中麻黄配石膏清宣肺热，麻黄、杏仁宣降肺气，止咳平喘，适宜于邪热壅肺之咳喘，为纯实无虚之证，以身热喘急口渴、脉数为特点。

两方功效上均能清泻肺热，肃降肺气，但麻杏甘石汤尚有较强的宣发之功，尤其适宜于外邪入里化热之肺热咳喘。然泻白散酌加宣散解表药亦可用于外兼表邪之咳喘，如《医宗金鉴》云："若无汗，是为外寒郁遏肺火，加麻黄、杏仁以发之。"

26. 泻白散与葶苈大枣泻肺汤

异同		组成	功效	方证
同		泻肺药	泻肺止咳平喘	肺有实邪之咳喘
异	泻白散(《小儿药证直诀》)	地骨皮、桑白皮(炒)各一两,炙甘草一钱,粳米一撮。共4味	泻肺清热止咳平喘	肺脏伏火郁热之咳喘。咳喘气急,皮肤蒸热,舌红苔黄脉细数
	葶苈大枣泻肺汤(《金匮要略》)	葶苈子熬令色黄,捣丸如弹子大,大枣十二枚。共2味	泻肺行水下气平喘	痰水壅实之咳喘胸满

分析: 两方均有泻肺止咳平喘作用,治疗肺有实邪之咳喘。

但泻白散是泻肺中伏火,适宜于肺脏伏火郁热之咳喘证。症见咳嗽,甚则气急欲喘,皮肤蒸热,日晡尤甚,舌红苔黄脉细数。葶苈大枣泻肺汤则是泻肺中痰水,适宜于痰水壅实之咳喘胸满证,多见于饮邪或肺痈,咳逆上气,喘满不得卧,面目浮肿,鼻塞清涕出等症。

27. 清胃散与泻黄散

异同		组成	功效	方证
同		清热药配升散药	清热	实热口疮牙痛
异	清胃散(《脾胃论》)	生地黄、当归身各三分,牡丹皮半钱,黄连六分(夏月倍之),升麻一钱。共5味	清胃凉血	胃火牙痛。牙痛牵引头痛,牙宣出血,牙龈肿痛,口气热臭,舌红苔黄,脉滑数
	泻黄散(《小儿药证直诀》)	藿香叶七钱,山栀子仁一钱,石膏五钱,甘草三两,防风四两。共5味	泻脾胃伏火	脾胃伏火证。口疮口臭,口燥唇干,小儿脾热弄舌,舌红脉数

分析: 两方均由清热药配伍升散药组成,同有清热作用,均为治牙痛常用方。

清胃散中清热以黄连为主(一方有石膏),配伍的升散药是升麻,二者搭配是胃火牙痛的著名药对,且升麻一药三用,佐以生地黄、牡丹皮当归以清热凉血、散瘀消肿,可见全方以清胃凉血为主,兼以升散解毒,专于治胃。宜于胃火牙痛,牙痛牵引头痛,或牙宣出血,牙龈肿痛,或颊腮肿痛,口气热臭,舌红苔黄脉滑大而数。泻黄散清热用石膏、栀子,升散药用防风、藿香且用量重,是清泻与升散并用而尤重升散,意在"火郁发之",可见其重在泻脾胃火,且脾胃兼治。宜于脾胃伏火积热证,以口疮口臭,口燥唇干,小儿脾热弄舌,舌红脉数为特点。

28. 清胃散与玉女煎

异同		组成	功效	方证
同		地黄	清胃	胃热牙痛
异	清胃散（《脾胃论》）	生地黄、当归身各三分，牡丹皮半钱，黄连六分（夏月倍之），升麻一钱。共5味	清胃凉血	胃火炽盛的牙痛、牙宣等
	玉女煎（《景岳全书》）	石膏三至五钱，熟地黄三至五钱或一两，麦冬二钱，知母、牛膝各一钱半。共5味	清胃滋阴	胃热阴虚证。牙痛齿松，烦热干渴，舌红苔黄而干。亦治消渴，消谷善饥等

分析：两方均含有地黄，均有清胃泻火之功，用于胃热之牙痛，面颊肿痛等。

清胃散方中黄连配生地黄、牡丹皮、当归，能凉血散瘀，消肿止痛，是泻火药与凉血药并用，功专清胃火且能凉血，其泻火力强，为气血两清之剂。使以升麻一药三用，发散郁火、清热解毒，引经入胃络，全方重在清胃凉血，治胃实热证。凡胃火炽盛，内陷血分而致牙痛，牙龈红肿或溃烂，牙宣出血，口臭面颊肿痛，脉滑数者多用。玉女煎方中石膏君配熟地黄、知母、麦冬，是泻火药与滋阴药同用，清泻胃火兼滋阴补肾，虚实并治，为甘寒清补之剂。使以牛膝导热引药下行，全方重在清胃滋肾，治火盛阴亏证。凡阳明有余，少阴不足之牙痛、牙龈浮肿、齿松口渴、多饮、脉细数者多用。适用于胃热阴虚证之牙痛齿松者。

29. 泻黄散与玉女煎

异同		组成	功效	方证
同		石膏	清热	口疮牙痛
异	泻黄散（《小儿药证直诀》）	藿香叶七钱，山栀子仁一钱，石膏五钱，甘草三两，防风四两。共5味	泻脾胃伏火	脾胃伏火证。口疮口臭，口燥唇干，小儿脾热弄舌，舌红脉数
	玉女煎（《景岳全书》）	石膏三至五钱，熟地黄三至五钱或一两，麦冬二钱，知母、牛膝各一钱半。共5味	清胃滋阴	胃热阴虚证。牙痛齿松，烦热干渴，舌红苔黄而干。亦治消渴，消谷善饥等

分析：两方均含石膏，均清热之功，治口疮牙痛。但二者配伍药法不同，病证虚实不同。

泻黄散以防风为君携藿香、甘草、栀子配石膏，既发散脾脏积热郁火又清泻胃热，是升散与清泻并用，脾胃兼治，重在泻脾胃伏火积热，宜于脾胃伏火积热证。以口疮口臭，口燥唇干，小儿脾热弄舌，舌红脉数为特点。玉女煎石膏为君配熟地黄、知母、麦冬，清泻胃火兼滋阴补肾，即泻阳明之有余，补少阴之不足，胃肾同治，虚实兼顾，属甘寒清滋之剂；使以牛膝导热引药下行，重在清胃滋肾，适用于胃热阴虚证之牙痛齿松者。

30. 芍药汤与黄芩汤

异同		组成	功效	方证
同		黄芩、芍药、甘草	清热止痢	热痢腹痛
异	芍药汤(《素问病机气宜保命集》)	芍药一两,当归半两,黄连、黄芩各半两,槟榔、木香、甘草(炒)各二钱,大黄三钱,官桂二钱半。共9味	清热燥湿调气和血	湿热痢疾。腹痛,便脓血,赤白相兼,里急后重,肛门灼热,小便短赤,舌苔黄腻,脉弦数
	黄芩汤(《伤寒论》)	黄芩三两,芍药二两,炙甘草二两,大枣十二枚。共4味	清热止利和中止痛	热泻热痢。身热口苦,腹痛下利或大便不畅,舌红苔黄脉数

分析: 两方均含有黄芩、芍药、甘草,功能清热止痢,缓急止痛,用治热性痢疾。

芍药汤芩、连并用,清热燥湿之力强;芍药为止痢要药,合当归养血行血和血,木香与槟榔行气导滞,破结消积,四药调气和血,是体现"行血则便脓自愈,调气则后重自除"治痢大法的核心组合;大黄泻热导滞,通因通用;肉桂温阳行血又反佐之用,全方清热燥湿,调气和血,适宜于湿热痢疾之重证。黄芩汤用药单一,仅黄芩清热燥湿,芍药和血缓急治里急后重,其清热燥湿之力远不及芍药汤,也无调气作用,但有芍药、甘草、大枣其和中止痛作用较好。适于治疗肠热泄泻及湿热痢疾之轻证。

31. 芍药汤与黄芩汤、香连丸

异同		组成	功效	方证
同		清热燥湿药	清热燥湿	热性痢疾
异	芍药汤(《素问病机气宜保命集》)	芍药一两,当归半两,黄连、黄芩各半两,槟榔、木香、甘草(炒)各二钱,大黄三钱,官桂二钱半。共9味	清热燥湿调气和血	湿热痢疾重证。腹痛,便脓血,赤白相兼,里急后重,肛门灼热,小便短赤,舌苔黄腻脉弦数
	黄芩汤(《伤寒论》)	黄芩三两,芍药二两,炙甘草二两,大枣十二枚。共4味	清热止利和中止痛	热泻热痢。身热,口苦,腹痛下利,舌红苔黄脉数
	香连丸(《局方》)	吴萸炒黄连(黄连、吴茱萸二味同炒,去吴茱萸)、木香。共2味	清热化湿行气化滞	湿热痢疾。下痢赤白相兼,腹痛,里急后重

分析: 三方均以清热燥湿药物为主组方,均用治热性痢疾。

芍药汤芩、连并用且配大黄泻热导滞,清热燥湿之力最强;且有调气和血药法(当归、芍药、木香、槟榔)体现"行血则便脓自愈,调气则后重自除";肉桂温阳行血并反佐之用,适宜于治疗湿热痢疾重证。症见腹痛,便脓血,赤白相兼,里急后重,肛门灼热,小便短赤,舌苔黄腻,脉弦数。黄芩汤与香连丸药简力薄,作用平和,适宜于热泻、热痢之轻证。其中,黄芩汤以缓急止痛见长,香连丸以调气和中为优。

32. 芍药汤与白头翁汤

异同		组成	功效	方证
同		黄连	清热解毒燥湿止痢	痢疾。下痢赤白，腹痛里急后重，舌红苔黄脉弦数
异	芍药汤（《素问病机气宜保命集》）	芍药一两，当归半两，黄连、黄芩各半两，槟榔、木香、甘草（炒）各二钱，大黄三钱，官桂二钱半。共9味	清热燥湿调气和血	湿热痢疾。腹痛，便脓血，赤白相兼，里急后重，肛门灼热，小便短赤，舌苔黄腻，脉弦数
	白头翁汤（《伤寒论》）	白头翁二两，黄柏、黄连、秦皮各三两。共4味	清热解毒凉血止痢	热毒血痢。下痢赤多白少，腹痛里急，舌红苔黄，脉弦数

分析： 两方均含黄连，功能清热解毒，燥湿止痢，为治疗痢疾的常用方。

芍药汤所治湿热痢疾，属湿热疫毒壅滞大肠，积滞不除，气阻血伤。治宜清热燥湿与调和气血并用，且取"通因通用"之法，以使"行血则便脓自愈，调气则后重自除"。方中重用止痢要药芍药为君，并用芩、连清热燥湿，归、芍及香、槟四药调气和血，大黄泻热下积导滞，通因通用，肉桂温阳行血，相反相成，全方清热燥湿，调气和血。白头翁汤所治热毒血痢，乃热毒深陷血分，故治宜清热解毒，凉血止痢。方中有热毒血痢之要药白头翁为君，配集连、柏、秦清热解毒燥湿，秦皮又兼收涩止痢。组方以清热燥湿、解毒凉血为主，兼收涩止痢，药专力宏。

33. 白头翁汤与白头翁加甘草阿胶汤

异同		组成	功效	方证
同		白头翁、黄连、黄柏、秦皮	清热解毒凉血止痢	热毒痢疾
异	白头翁汤（《伤寒论》）	白头翁二两，黄柏、黄连、秦皮各三两。共4味	清热解毒凉血止痢	热毒血痢。下痢赤多白少，腹痛里急，舌红苔黄，脉弦数
	白头翁加甘草阿胶汤（《金匮要略》）	白头翁、甘草、阿胶各二两，柏皮、黄连、秦皮各三两。共6味	清热解毒凉血止痢养血滋阴	产后血虚热痢证。或阴虚血弱热利下重者

分析： 两方虽然同属热毒痢疾，但对产后阴血亏虚之体，不可单用苦寒更伤阴化燥败胃，故加阿胶滋养阴血，甘草益胃和中。以苦寒止痢纯祛邪之剂易为扶正祛邪之剂。

34. 青蒿鳖甲汤同名二方

异同		组成	功效	方证
同		青蒿、鳖甲、知母、牡丹皮	清退虚热	温病暮热早凉
异	青蒿鳖甲汤《温病条辨·卷二》	青蒿三钱，鳖甲五钱，牡丹皮、知母、桑叶、天花粉各二钱。共6味	清解少阳截热养阴	少阳疟偏于热重者。暮热早凉，汗解渴饮，脉左弦
	青蒿鳖甲汤《温病条辨·卷三》	青蒿二钱，鳖甲五钱，知母二钱，牡丹皮三钱，细生地黄四钱。共5味	养阴透热	温病后期邪伏阴分证。夜热早凉，热退无汗，舌红苔少，脉细数

分析： 两方均含有青蒿、鳖甲、知母、牡丹皮，能清退虚热，均用于虚热证之暮热早凉。

《温病条辨·卷二》青蒿鳖甲汤另有桑叶、天花粉而无生地黄，清热之力稍强，侧重透解少阳气分之热，属苦辛咸寒法，适用于虚热为少阳疟偏于热重者。以"脉左弦，暮热早凉，汗解渴饮"为特点。《温病条辨·卷三》青蒿鳖甲汤另有生地黄，甘寒滋阴之力稍强，侧重透达阴分伏热，属辛凉合甘寒法，适用于虚热为温病后期邪伏阴分证。以夜热早凉，热退无汗，舌红少苔脉细数为特点。

35. 青蒿鳖甲汤与清骨散

异同		组成	功效	方证
同		青蒿、鳖甲、知母	清退虚热	阴虚发热
异	青蒿鳖甲汤（《温病条辨》）	青蒿二钱，鳖甲五钱，细生地黄四钱，牡丹皮三钱，知母二钱。共5味	养阴透热	温病后期，邪伏阴分证。夜热早凉，热退无汗，舌红苔少，脉细数
	清骨散（《证治准绳》）	银柴胡一钱五分，青蒿、鳖甲醋炙、地骨皮、胡黄连、秦艽、知母各一钱，甘草五分。共8味	清虚热退骨蒸	骨蒸劳热。骨蒸潮热，形瘦盗汗，舌红少苔，脉细数

分析： 两方均含有青蒿、鳖甲、知母，均有清退虚热之功，用于阴虚发热。

青蒿鳖甲汤尚有牡丹皮、生地黄，均以青蒿、鳖甲以养阴透热，青蒿配牡丹皮善泄阴分伏热，生地黄、知母滋阴清热，乃养阴与透热并进，适用于热病伤阴，邪伏阴分之证。其虚热热型呈夜热早凉，热退无汗之特征。清骨散尚有银柴胡、胡黄连、秦艽、地骨皮、甘草，可谓集大队退热除蒸之品于一方，重在清透伏热以除骨蒸，原书因其"专退骨蒸劳热"而取清骨之名。适用于骨蒸痨热。其虚热热型呈骨蒸潮热，形瘦盗汗之特征。

36. 秦艽鳖甲散与青蒿鳖甲汤

异同		组成	功效	方证
同		青蒿、鳖甲、知母	养阴清热	虚热
异	秦艽鳖甲散（《卫生宝鉴》）	柴胡、鳖甲、地骨皮各一两，秦艽、当归、知母各半两，煎加青蒿五叶，乌梅一个。共8味	滋阴养血清热除蒸	风劳骨蒸。原治骨蒸壮热，肌肉消瘦，唇红颊赤气粗，四肢困倦，夜有盗汗
	青蒿鳖甲汤（《温病条辨》）	青蒿、知母各二钱，鳖甲五钱，细生地黄四钱，牡丹皮三钱。共5味	养阴透热	温病后期，邪伏阴分证。夜热早凉，热退无汗，舌红苔少，脉细数

分析：两方同含青蒿、鳖甲、知母三味药，滋阴透热，治虚热证。

秦艽鳖甲散所治"劳倦所伤虚中有热"之骨蒸壮热，多因素体阴虚，感受风邪失治，传里化热，耗伤阴血形成，其后吴昆称此为"风劳骨蒸"。方中尚有地骨皮、柴胡、秦艽、当归、乌梅。柴胡、鳖甲、地骨皮以祛风透邪，秦艽及柴胡又善退肌热，地骨皮、青蒿善清热除蒸，当归、知母滋阴养血，乌梅敛汗生津，是养阴透邪与祛风除蒸并用之法。青蒿鳖甲汤是针对温病后期阴液已伤，邪热未尽，深伏阴分证而设。以青蒿、鳖甲共为君药养阴透邪，配生地黄、知母滋阴退热，牡丹皮清阴血分伏热，是养阴与透热并进。此外，青蒿鳖甲汤可看做是秦艽鳖甲散去秦艽、柴胡、当归、地骨皮、乌梅加生地黄、牡丹皮而成。秦艽鳖甲散用秦艽"疗风，不问新久""主骨蒸"，柴胡"除虚劳烦热，解散肌热"，故有祛风退热之功；青蒿鳖甲汤则无祛风作用。秦艽鳖甲散用地骨皮善治有汗骨蒸，而青蒿鳖甲汤用牡丹皮善治无汗骨蒸。

37. 秦艽鳖甲散与青蒿鳖甲汤、清骨散

异同		组成	功效	方证
同		青蒿、鳖甲、知母	滋阴清热	虚热证
异	秦艽鳖甲散（《卫生宝鉴》）	柴胡、鳖甲、地骨皮各一两，秦艽、当归、知母各半两，煎加青蒿五叶，乌梅一个。共8味	滋阴养血清热除蒸	风劳骨蒸。骨蒸盗汗，肌肉消瘦，唇红颊赤，口干咽燥，午后潮热，咳嗽困倦
	青蒿鳖甲汤（《温病条辨》）	青蒿、知母各二钱，鳖甲五钱，细生地黄四钱，牡丹皮三钱。共5味	养阴透热	温病后期，邪伏阴分证。夜热早凉，热退无汗
	清骨散（《证治准绳》）	银柴胡一钱五分，青蒿、鳖甲醋炙、地骨皮、胡黄连、秦艽、知母各一钱，甘草五分。共8味	清虚热退骨蒸	骨蒸劳热。骨蒸潮热，唇红颧赤，形瘦盗汗

分析：三方均含有青蒿、鳖甲、知母三味，同治阴虚发热，舌红苔少脉细数。

秦艽鳖甲散以秦艽、鳖甲为君，重用柴胡、鳖甲、地骨皮，是养阴清热与透解祛风并进，治风劳病之骨蒸潮热盗汗。青蒿鳖甲汤以青蒿、鳖甲为君，配伍生地黄、知母，是养阴与透邪并进，治热病伤阴，邪伏阴分之证。清骨散集大队退热除蒸之品组方，重在清透伏热，治邪热久羁，真阴渐耗，虚火内扰之骨蒸劳热。

38. 秦艽鳖甲散与青蒿鳖甲汤、当归六黄汤

异同		组成	功效	方证
同		清虚热药	滋阴清热	虚热证
异	秦艽鳖甲散（《卫生宝鉴》）	柴胡、鳖甲、地骨皮各一两，秦艽、当归、知母各半两，煎加青蒿五叶，乌梅一个。共8味	滋阴养血清热除蒸	阴亏血虚，风邪传里化热之风劳病。骨蒸盗汗，肌肉消瘦，唇红颊赤，口干咽燥，午后潮热，咳嗽，困倦，舌红少苔脉细数
	青蒿鳖甲汤（《温病条辨》）	青蒿二钱，鳖甲五钱，细生地黄四钱，牡丹皮三钱，知母二钱。共5味	养阴透热	温病后期，邪伏阴分证。夜热早凉，热退无汗，舌红苔少脉细数
	当归六黄汤（《兰室秘藏》）	当归、生地黄、黄芩、黄柏、黄连、熟地黄各等分，黄芪加一倍。共7味	滋阴泻火固表止汗	阴虚火炎盗汗证。发热盗汗，心烦溲赤，舌红脉数

分析： 三方均系清退虚热之剂，滋阴清热，治虚热证。

秦艽鳖甲散以秦艽、鳖甲为君，祛风清热，滋阴退热；重用柴胡、鳖甲、地骨皮，是养阴清热与解肌祛风并进之法，治风劳病之骨蒸盗汗。青蒿鳖甲汤以青蒿、鳖甲为君，配伍生地黄、知母，是养阴与透邪并进，治热病伤阴，邪伏阴分之证。当归六黄汤为"治盗汗之圣药也"（东垣），方用当归及二地黄滋阴养血，使阴液得其养而能内守；用连、芩、柏三黄泻火坚阴，使火得其平而不内焚；更妙用倍量之黄芪"完已虚之表，固未定之阴"，益气固表止汗，是滋阴养血、泻火坚阴与补气固卫三法并用之剂，其滋阴清热泻火之力强，且方偏苦燥，适宜于阴虚火旺盗汗而中气未伤者。

第 5 章　祛暑剂

1. 香薷散类方

异同		组成	功效	方证
同		香薷、厚朴、白扁豆	祛暑解表	夏月暑令感寒而兼表证
异	香薷散（《局方》）	香薷一斤，炒白扁豆、姜厚朴各半斤。共3味，入酒一分同煎	祛暑解表除湿和中	阴暑。寒热无汗头重身痛，胸脘痞闷腹痛吐泻，苔白腻脉浮
	黄连香薷饮（《症因脉治》）	黄连、香薷、厚朴、白扁豆。共4味	祛暑解表清热化湿	暑湿霍乱。腹痛肠鸣，痛泻交作，脉洪大。或暑热鼻衄，脉虚身热，大汗口渴者
	新加香薷饮（《温病条辨》）	香薷二钱，银花三钱，鲜扁豆花三钱，厚朴二钱，连翘二钱。共5味	祛暑解表清热化湿	暑温夹湿，复感于寒证。寒热无汗，口渴面赤，头痛胸闷，舌苔白腻脉浮数
	五物香薷汤（《直指》）	香薷三两，姜白扁豆、制厚朴、白茯苓各一两半，炙甘草一两。共5味	祛暑解表化湿和中	中暑，外寒而里湿，寒热无汗，胸闷，腹胀泄泻者。
	二香散（《普济方》引《如宜方》）	香薷、香附、紫苏叶、白扁豆、厚朴、陈皮、甘草各等分。共7味	祛暑解表除湿和中	夏日得病，头疼身热，伏暑、伤寒疑惑之间者
	十味香薷饮（《百一选方》）	香薷叶一两，人参、白术、白茯苓、炙甘草、黄芪、陈皮、姜厚朴、炒白扁豆、干木瓜各半两。共10味	消暑和中益气健脾	治脾胃不和，乘凉受暑，心腹胀闷，饮食无味，呕哕恶心，五心潮热，体倦乏力

分析：上方均含香薷散，能祛暑解表，散寒化湿，治疗夏月暑气当令感寒而兼表证者。

香薷散为夏月乘凉饮冷，外感风寒，内伤湿滞之阴暑而设，方中香薷乃夏月之麻黄，辛温芳香，解表散寒，祛暑化湿，重用为君以着重祛除在表之寒湿；厚朴辛香温燥，行气化湿以除满闷；白扁豆甘平，健脾和中兼渗湿消暑，煎药入酒少许以温行药力。黄连香薷饮系香薷散加黄连而成，功偏祛暑解表、清热化湿，宜于暑湿霍乱，腹痛肠鸣，呕吐泄泻，舌苔黄腻，或暑热鼻衄，身热口渴者。新加香薷饮系香薷散加金银花、连翘，以鲜白扁豆花易白扁豆而成，功偏祛暑清热、化湿和中，宜于感受暑邪，发热微恶寒，无汗头痛，心烦口渴，舌红苔薄白，脉洪大者。五物香薷汤系香薷散加茯苓、甘草而成，其化湿和中力强，宜于外寒而里湿较盛之寒热无汗，胸闷，腹胀泄泻者。二香散系香薷散合香苏散而成，除祛暑解表化湿外，又善理气和中，治暑季感受寒湿而兼气滞者。十味香薷饮即香薷散合异功散加黄芪、木瓜而成，功偏消暑和中，益气健脾，治乘凉受暑，脾胃不和者。

2. 香薷散与新加香薷饮

异同		组成	功效	方证
同		香薷、厚朴	祛暑解表散寒化湿	暑病而兼表证者
异	香薷散（《局方》）	香薷一斤，炒白扁豆、姜厚朴各半斤。共3味，入酒一分同煎	祛暑解表化湿和中	阴暑。恶寒发热，头重身痛，无汗，腹痛吐泻，胸脘痞闷，舌苔白腻，脉浮
	新加香薷饮（《温病条辨》）	香薷二钱，银花三钱，鲜扁豆花三钱，厚朴二钱，连翘二钱。共5味	祛暑解表清热化湿	暑温初起，复感于寒证。发热头痛，恶寒无汗，口渴面赤，胸闷不舒，舌苔白腻，脉浮而数者

分析：香薷散与新加香薷饮同属祛暑方剂，两方均含有辛温之香薷、厚朴，能祛暑解表，散寒化湿，治疗夏月暑气当令感寒而兼表证者。

香薷散药性偏温，以散寒化湿见长，是夏月乘凉饮冷，外感风寒，内伤湿滞的常用方。临证以恶寒发热无汗，头重身痛胸闷，苔白腻脉浮为用方要点。新加香薷饮为香薷散去白扁豆，又加金银花、鲜白扁豆花、连翘，是辛温与辛凉合用，即原书所谓"辛温复辛凉法"，使全方药性偏凉，祛暑解表兼能内清暑热，原主治"手太阴暑温"，见于暑温初起，复感于寒证。症见发热头痛恶寒无汗，口渴面赤，胸闷不舒，舌苔白腻，脉浮而数者。虽亦恶寒无汗形似伤寒，但有口渴面赤脉数，乃用方要点。

3. 六一散类方

异同		组成	功效	方证
同		滑石、甘草	清暑利湿	暑湿证
异	六一散（原名益元散《宣明论方》）	滑石六两，甘草一两。共2味	清暑利湿	暑湿证
	益元散（《伤寒直格》）	六一散加朱砂。共3味，灯心汤调服	清心解暑兼能安神	暑湿证兼心悸怔忡，失眠多梦者
	碧玉散（《伤寒直格》）	六一散加青黛。共3味	清解暑热	暑湿证兼有肝胆郁热者
	鸡苏散（《伤寒直格》）	六一散加薄荷叶一分。共3味	疏风解暑	暑湿证兼微恶风寒，头痛头胀，咳嗽不爽者

分析：四方均含有六一散，均能清暑利湿治暑湿证。

六一散是主治暑湿及湿热壅滞所致小便不利的基础方。临证以身热烦渴，小便不利为用方要点。益元散则加朱砂并用灯心汤调服，以清心解暑，兼能安神，适于暑湿证兼心悸怔忡，失眠多梦者。碧玉散则加青黛以清解暑热，适于暑湿证兼有肝胆郁热者，因混合后其色浅碧如玉而得名。鸡苏散则加薄荷以疏风解暑，适于暑湿证兼微恶风寒，头痛头胀，咳嗽不爽者。总之，后三方一兼安神，一兼清肝，一兼解表，功效各有所长。

4. 六一散与桂苓甘露散

异同		组成	功效	方证
同		滑石、甘草	清暑利湿	暑湿证
异	六一散（《宣明论方》）	滑石六两，甘草一两。共2味	清暑利湿	暑湿轻证
	桂苓甘露散（《宣明论方》）	滑石四两，泽泻、茯苓各一两，猪苓、白术各半两，官桂、炙甘草、石膏、寒水石各二两。共9味	清暑解热，化气利湿	暑湿俱盛，证情较重。发热头痛，烦渴引饮，小便不利

分析： 六一散与桂苓甘露散同为清暑利湿之剂，均可治疗暑湿证之身热烦渴，小便小利或泄泻者。

六一散药仅两味，药力单薄，宜于暑湿轻证；桂苓甘露散是六一散合五苓散再加石膏、寒水石而成，清暑利湿之力较大，宜于暑湿俱盛，证情较重者。

5. 清络饮类方

异同		组成	功效	方证
同		鲜银花、鲜扁豆花、西瓜翠衣、丝瓜络、鲜荷叶边、鲜竹叶心	祛暑清热	夏月暑热证
异	清络饮	鲜荷叶边、鲜银花、丝瓜皮、西瓜翠衣、鲜竹叶心各二钱，鲜扁豆花一枝。共6味	祛暑清热	暑伤气分之轻证。身热口渴不甚，头目不清，昏眩微胀，舌淡红苔薄白
	清络饮加甘桔甜杏仁麦冬汤	即于清络饮内加甘草一钱，桔梗、甜杏仁各二钱，麦冬各三钱。共10味	清热祛暑生津	手太阴暑温。但咳无痰，咳声清高，久咳则哑，偏于火而不兼湿也
	清络饮加杏仁薏仁滑石汤	即于清络饮内加杏仁二钱，滑石末、薏仁各三钱。共9味	祛暑清热利湿	暑温寒热，苔白不渴、吐血者，名曰暑瘵

分析： 三方均出自《温病条辨》，均含有鲜金银花、鲜扁豆花、西瓜翠衣、丝瓜络、鲜荷叶边、鲜竹叶心6味药，辛凉芳香，祛暑清热，用于夏月暑热证。

清络饮是祛暑清热的基础方，用鲜金银花、鲜白扁豆花清透暑热，西瓜翠衣清暑生津利尿，丝瓜络清肺透络，鲜荷叶边祛暑升清，鲜竹叶心清心利水，辛凉芳香，清透并用，其清透暑热之力强，且用药偏于肺经，适用于暑伤肺经气分之轻证。身热口渴不甚，头目不清，昏眩微胀，舌淡红，苔薄白。清络饮加甘桔甜杏仁麦冬汤即于清络饮内，加甘草、桔梗、甜杏仁、麦冬而成。方中用清络饮清肺络中无形之热，加甘、桔开提，甜杏仁利肺而不伤气，麦冬滋阴清热泻火。用于但咳无痰，咳声清高，久咳则哑，偏于火而不兼湿的所谓手太阴暑温。清络饮加杏仁薏仁滑石汤即于清络饮内加杏仁、滑石、薏仁而成。方中以清络饮清血络中之，加杏仁降肺利气，薏苡仁、滑石清利湿热。主治暑温寒热，苔白不渴、吐血者。

6. 清暑益气汤同名二方

异同		组成	功效	方证
同		人参、麦冬、甘草	清暑益气	暑病兼气虚证
异	王氏清暑益气汤	西洋参、石斛、麦冬、黄连、淡竹叶、荷梗、知母、甘草、粳米、西瓜翠衣。（原书未注用量）。共10味	清暑益气养阴生津	暑热气津两伤证。身热汗多，口渴心烦，小便短赤，体倦少气，精神不振，脉虚数
	李氏清暑益气汤	黄芪（汗少，减五分）、苍术各一钱五分，升麻一钱，人参、泽泻、炒神曲、橘皮、白术各五分，麦冬、当归身、炙甘草各三分，青皮二分半，黄柏二分或三分，葛根二分，五味子九枚。共15味	清暑益气除湿健脾	平素气虚，又受暑湿证。身热头痛，口渴自汗，四肢困倦，不思饮食，胸满身重，大便溏薄，小便短赤，苔腻，脉虚者

分析： 以上两方皆名"清暑益气汤"，均有清暑益气的作用，主治暑病兼气虚之证。

王氏清暑益气汤出自王士雄《温热经纬》，其治法重在"用西洋参、石斛、麦冬、黄连、淡竹叶、荷叶梗、知母、甘草、粳米、西瓜翠衣等，以清暑热而益元气"，功奏清暑益气，养阴生津，宜于暑热伤津耗气之证。李氏清暑益气汤出自李东垣《脾胃论》，药味虽多达15味，但并无解暑之品，仅有黄柏清热泻火，正如王世雄所说："东垣之方，虽有清暑之名，而无清暑之实。"但方中含有生脉散益气生津，更用黄芪、苍术、白术、炒神曲而有健脾燥湿之功，适用于元气本虚，伤于暑湿之证。

7. 清络饮与清暑益气汤

异同		组成	功效	方证
同		西瓜翠衣、荷叶、竹叶	祛暑清热	暑热证
异	清络饮（《温病条辨》）	鲜荷叶边、鲜银花、丝瓜皮、西瓜翠衣、鲜竹叶心各二钱，鲜扁豆花一枝，共6味	祛暑清热	暑伤肺经气分之轻证。身热口渴不甚，头目不清，昏眩微胀，舌淡红，苔薄白
	清暑益气汤（《温热经纬》）	西洋参、石斛、麦冬、黄连、淡竹叶、荷梗、知母、甘草、粳米、西瓜翠衣，共10味	清暑益气养阴生津	暑热耗伤气阴之证。身热汗多，心烦口渴，体倦少气，小便短赤，脉象虚数

分析： 两方同属祛暑剂，均含有西瓜翠衣、荷叶及竹叶，甘凉祛暑清热，主治暑热证。

清络饮集大队新鲜清透暑热之品于一方，如鲜金银花、鲜白扁豆花清透暑热，西瓜翠衣清暑生津利尿，丝瓜络清肺透络，鲜荷叶边祛暑升清，鲜竹叶心清心利水，是辛凉芳香药法，清透并用，其清透暑热之力强，且用药偏在肺经，适用于暑伤肺经气分之轻证。身热口渴不甚，头目不清，昏眩微胀，舌淡红，苔薄白。清暑益气汤方中用西瓜翠衣、荷叶梗清暑，又配伍黄连、淡竹叶、知母清泻心火而除烦润燥，故其清解暑热之力强，又以西洋参、麦冬、石斛、甘草、粳米益气生津，是甘凉濡润与苦寒清泄并用药法，清与补并用，其清热解暑与益气养阴生津之力均很强，且用药偏于心经，适合夏月感受暑热，气阴两伤证。证候特点是有季节性，身热多汗，体倦少气口渴，脉虚数。

8. 清暑益气汤与竹叶石膏汤

异同		组成	功效	方证
同		淡竹叶、人参、麦冬、甘草、粳米	清暑益气生津	暑热气津两伤证
异	清暑益气汤（《温热经纬》）	西洋参、石斛、麦冬、黄连、淡竹叶、荷梗、知母、甘草、粳米、西瓜翠衣。共10味	清暑益气养阴生津	暑热耗伤气阴之证。身热汗多，心烦口渴，体倦少气，小便短赤，脉象虚数
	竹叶石膏汤（《伤寒论》）	淡竹叶二把，石膏一斤，半夏半升，麦冬一升，人参二两，炙甘草二两，粳米半升。共7味	清热生津益气和胃	热病后期，余热未清，气阴耗伤证。身热多汗，气逆欲呕，烦渴喜饮，舌红少津脉虚数

分析： 两方均有淡竹叶、人参、麦冬、甘草、粳米，可清热解暑，益气生津，治暑热气津两伤证。

清暑益气汤以西瓜翠衣、荷梗、淡竹叶清暑佳品，又配伍黄连、知母泻火润燥，故其清解暑热之力强，以西洋参、麦冬、石斛、甘草、粳米益气生津，是甘凉濡润与苦寒清泄之剂，共奏清暑益气、养阴生津之功，适用于夏月感受暑热，气阴两伤证，以季节性明显，身热多汗，体倦少气，口渴，脉虚数为特点。竹叶石膏汤用淡竹叶配石膏清透气分余热，除烦止渴为君，以人参配麦冬补气养阴生津，更有半夏及甘草和胃降逆。适用于伤寒、温病、暑病余热未清，气津两伤证。以可用于热病过程中见气津已伤、身热有汗不退、胃失和降之"伤寒解后，虚羸少气，气逆欲吐"之证。

9. 王氏清暑益气汤与白虎加人参汤

异同		组成	功效	方证
同		人参、知母、甘草、粳米	益气生津	热病耗伤气阴证
异	清暑益气汤（《温热经纬》）	西洋参、石斛、麦冬、黄连、淡竹叶、荷梗、知母、甘草、粳米、西瓜翠衣。共10味	清暑益气养阴生津	暑热耗伤气阴之证。身热汗多，心烦口渴，体倦少气，小便短赤，脉象虚数
	白虎加人参汤（《伤寒论》）	知母六两，石膏一斤，炙甘草二两，粳米六合，人参三两。共5味	清热益气生津	①暑热病见有身大热属气津两伤者。②气分热盛而气阴两伤证。汗吐下后里热炽盛而见四大症者。③白虎汤症见有背微恶寒或饮不解渴或脉浮大而芤者

分析： 两方均有人参、知母、甘草、粳米，甘寒清热生津与甘温益气并用，治热伤气阴证。

清暑益气汤是清暑与益气生津并用之剂，方中以西瓜翠衣、荷叶梗、淡竹叶等清暑，黄连、知母泻火润燥，以西洋参、麦冬、石斛、甘草、粳米益气生津，是甘凉濡润与苦寒清泄药法，其故其清解暑热与益气养阴生津之力强，主治夏月感受暑热，气阴两伤证。其证有明显季节性，身热多汗，体倦少气，口渴脉虚数。白虎加人参汤是清热与益气生津并用之剂，方中以白虎汤清热生津，人参益气扶正以助祛邪，并无解暑专品，是辛甘化阳，酸甘化阴法。主治气分热盛，气阴两伤证，其汗多热不甚，脉大无力。

第6章　温里剂

1. 理中丸与附子理中丸

异同		组成	功效	方证
同		干姜、人参、白术、甘草	温里祛寒 补气健脾	里虚寒证
异	理中丸（《伤寒论》）	人参、干姜、甘草（炙）、白术各三两。共4味	温中祛寒 补气健脾	中焦虚寒证。典型证为吐利冷痛。兼变证有失血、小儿慢惊、病后多唾、霍乱、胸痹等属中焦虚寒者
	附子理中丸（《局方》）	附子炮、人参、干姜（炮）、甘草、炙白术各三两。共5味	温阳祛寒 补气健脾	脾胃虚寒重证，或脾肾阳虚证。脘腹疼痛，下利清谷，恶心呕吐，畏寒肢冷，或霍乱吐利转筋等

分析：两方有共同组成，温里祛寒，补气健脾，治里虚寒证。

理中丸用干姜为君温中祛寒，合人参温中健脾，参、术、草益气健脾，白术又可健脾燥湿，温燥补并用，所治中焦虚寒证之典型证为吐利冷痛，舌淡脉沉；兼变证均为中阳不足，脾胃虚寒所致。症见脘腹绵绵作痛，呕吐便溏，畏寒肢冷，舌淡苔白脉沉细。附子理中丸由理中丸加附子而成，也可看作是四逆汤加人参、白术而成。方中姜用炮姜，姜、附并用温阳散寒，以消阴翳，参、术、草益气健脾，故其温中祛寒之力更强，且补火暖土，脾肾双补，适用于脾胃虚寒之重证或脾肾阳虚证。症见脘腹疼痛，下利清谷，恶心呕吐，畏寒肢冷，或霍乱吐利转筋等。总之，理中丸治中焦虚寒证，附子理中丸治中焦兼下焦虚寒证。

2. 理中丸与桂枝人参汤

异同		组成	功效	方证
同		理中丸	温阳健脾	脾胃虚寒证
异	理中丸	人参、干姜、甘草（炙）、白术各三两。共4味	温中祛寒 补气健脾	中焦虚寒证。典型证为吐利冷痛。兼变证有失血、小儿慢惊、病后多唾、霍乱、胸痹等属中焦虚寒者
	桂枝人参汤	桂枝、炙甘草各四两，白术、人参、干姜各三两。共5味	温阳健脾 解表散寒	脾胃虚寒，复感风寒表证。恶寒发热，头身疼痛，腹痛下利便溏，口不渴，舌淡苔白滑脉浮虚者

分析：两方均出自《伤寒论》，均有温阳健脾之功，主治中焦脾胃虚寒所致诸症。

理中丸用干姜为君温中祛寒，合人参温中健脾，参、术、草益气健脾，温补并用，主治中阳不足，脾胃虚寒诸证，主见以脘腹绵绵作痛，呕吐便溏，畏寒肢冷，舌淡苔白脉沉细。桂枝人参汤即理中丸中炙甘草用量加重至四两，再加四两桂枝而成且易其方名。可见其辛甘温阳作用增强，且能解外，故长于温阳益气健脾，兼解表寒；表里同治，以治里为主。方中桂枝后下旨在保全其辛香之气。适用于脾胃虚寒而外兼风寒表证者。症见恶寒发热，头身疼痛，腹痛下利便溏，口不渴，舌淡苔白滑脉浮虚者。

3. 理中丸与理中化痰丸、附子理中丸

异同		组成	功效	方证
同		理中丸	温中祛寒 益气健脾	中焦虚寒证。吐利冷痛，脉沉细或沉迟无力
异	理中丸 （《伤寒论》）	人参、干姜、甘草（炙）、白术各三两。共4味	温中祛寒 补气健脾	中焦虚寒证。脘腹绵绵痛，呕吐便溏，畏寒肢冷，舌淡苔白脉沉
	理中化痰丸 （《明医杂著》）	人参、炒白术、干姜、炙甘草、茯苓、姜半夏。共6味	益气健脾 温化痰涎	脾胃虚寒，痰涎内停证。呕吐少食，或大便不实，饮食难化，咳唾痰涎
	附子理中丸 （《局方》）	附子（炮）、人参、炮姜、甘草、炙白术各三两。共5味	温阳祛寒 补气健脾	脾胃虚寒重证及脾肾阳虚证。脘腹疼痛，下利清谷，畏寒肢冷

分析：三方均含姜、参、术、草，功能温中祛寒，益气健脾，主治中焦虚寒证。以吐利冷痛，脉沉细或沉迟无力为特征。

理中丸中干姜温中祛寒，合人参温中健脾，参、术、草益气健脾，温补并用，主治中阳不足，脾胃虚寒证。以脘腹绵绵作痛，呕吐便溏，畏寒肢冷，舌淡苔白脉沉为要点。理中化痰丸系理中丸加茯苓、姜半夏而成，故长于温化痰涎，适用于脾胃虚寒夹痰证。附子理中丸系理中丸加熟附子而成，也可看做是四逆汤加人参白术而成。方中姜用炮姜，姜、附并用温阳散寒，以消阴翳，故长于温里祛寒，补火暖土，脾肾双补，适用于脾胃虚寒之重证或或脾肾阳虚证。症见脘腹疼痛，下利清谷，恶心呕吐，畏寒肢冷，或霍乱吐利转筋等。

4. 附子理中丸与桂枝人参汤

异同		组成	功效	方证
同		理中丸	温阳健脾	脾胃虚寒证
异	附子理中丸 （《局方》）	附子（炮）、人参、炮姜、甘草、炙白术各三两。共5味	温阳祛寒 补气健脾	脾胃虚寒重证，或脾肾阳虚证
	桂枝人参汤 （《伤寒论》）	桂枝、炙甘草各四两，白术、人参、干姜各三两。共5味	温阳健脾 解表散寒	脾胃虚寒，复感风寒表证。恶寒发热，头身疼痛，腹痛，下利便溏，口不渴，舌淡苔白滑脉浮虚者

分析：附子理中丸、桂枝人参汤均是在理中丸的基础上加味而成。

附子理中丸则姜、附并用，其温里散寒之力更强，且能温肾，合参、术、草温阳祛寒，补气健脾，但无解表作用，纯属治里之剂，故用于脾胃阳虚之重证，或脾肾虚寒者。症见脘腹疼痛，下利清谷，恶心呕吐，畏寒肢冷，或霍乱吐利转筋等。桂枝人参汤即理中丸（又名人参汤）中炙甘草加量至四两，另加四两桂枝而成且易其名。故其辛甘助阳作用增强，且能解外，故本方功能温阳益气健脾，兼解表寒，表里同治，以治里为主。方中桂枝后下旨在保全其辛香之气有助于散邪。适用于脾胃虚寒而外兼风寒表证者。症见恶寒发热，头身疼痛，腹痛下利便溏，口不渴，舌淡苔白滑脉浮虚者。

5. 附子理中丸与桂枝人参汤、连理汤

异同		组成	功效	方证
同		理中丸	温中健脾	脾阳不足，中焦虚寒证
异	附子理中丸（《局方》）	附子炮、人参、炮姜、甘草、炙白术各三两。共5味	温阳祛寒补气健脾	脾胃虚寒重证，或脾肾阳虚证
	桂枝人参汤（《伤寒论》）	桂枝、炙甘草各四两，白术、人参、干姜各三两。共5味	温阳健脾解表散寒	脾胃虚寒，复感风寒表证。恶寒发热，头身疼痛，腹痛，下利便溏，口不渴，舌淡苔白滑，脉浮虚者
	连理汤（《症因脉治》）	人参、白术、干姜、炙甘草、黄连。共5味	温中祛寒清化湿热	脾胃虚寒，湿热内蕴的泻痢、吞酸等症

分析：三方均以理中丸为基础组方，功能温中健脾，用治脾阳不足，中焦虚寒之证。

附子理中丸是在理中丸的基础上加附子，其温里散寒之力更强，兼能温肾，适用于脾胃虚寒重证或脾肾虚寒之证。为中而兼下之治。桂枝人参汤系人参汤（亦即理中丸作汤）中炙甘草用量加重至四两，再加四两桂枝而成。其功温阳益气健脾，兼解表寒，表里同治，以治里为主。方中桂枝后下旨在保全其辛香之气。适用于脾胃虚寒而外兼风寒表证者。为中而兼表之治。连理汤系理中丸中加黄连，寒热并用，温中祛寒，清化湿热，适用于脾胃虚寒，湿热内蕴的泻痢吞酸等症。为中而兼上之治。《秘传证治要诀类方》之连理汤则多茯苓一味，其祛湿作用增强。

6. 理中丸与吴茱萸汤

异同		组成	功效	方证
同		姜、人参	温中降逆	虚寒呕吐
异	理中丸	人参、干姜、甘草炙、白术各三两。共4味	温中祛寒补气健脾	中焦虚寒证。①典型证为吐利冷痛脉沉。②兼变证有失血、小儿慢惊、病后多唾、霍乱、胸痹等属中焦虚寒者
	吴茱萸汤	吴茱萸一升，人参三两，生姜六两，大枣十二枚。共4味	温中补虚降逆止呕	①胃中虚寒。食谷欲呕，胸膈满闷，或胃脘疼痛，吞酸嘈杂。②厥阴头痛，干呕吐涎沫。③少阴吐利，手足逆冷，烦躁欲死

分析：两方均出自《伤寒论》，含有人参及姜，功能温中祛寒，降逆止呕，用治里虚寒证之呕吐。

理中丸用干姜为君温中祛寒，合人参温中健脾，参、术、草益气健脾，重在温补，降逆止呕之功稍逊，主治中焦虚寒证，其病位在中焦脾胃。临证以脘腹绵绵作痛，呕吐便溏，畏寒肢冷，舌淡苔白脉沉细或沉迟为要点。吴茱萸汤以吴茱萸为君，温脾胃，暖肝肾，降逆气，配生姜温胃降逆止呕，参、枣益气健脾和胃。为温降并用，其降逆止呕之功尤强。其主治方证有三，即阳明寒呕，厥阴头痛，少阴吐利。其病位不仅在胃，亦治肝肾之虚寒，浊阴上逆。总之，理中丸重在温中健脾，治在中焦脾胃；吴茱萸汤重在温中降逆，治在中、下二焦胃及肝肾。

7. 小建中汤与桂枝汤

异同		组成	功效	方证
同		桂枝汤	散寒 调和阴阳	阴阳不和之证
	小建 中汤	桂枝三两，芍药六两，炙甘草二两，大枣十二枚，生姜三两，胶饴一升。共6味	温中补虚 和里缓急	中焦虚寒，肝脾不和证。①虚劳里急。腹中时痛，温按痛减，舌淡苔白脉细弦。②虚劳悸烦。心中悸动，虚烦不宁，面色无华。③虚劳发热。手足烦热，咽干口燥，劳则加重
	桂枝汤	桂枝、芍药、生姜各三两，炙甘草二两，大枣十二枚。共5味	解肌发表 调和营卫 调和阴阳	外感风寒表虚证及杂病之营卫不和证。以汗出恶风，脉浮缓为特征

分析： 两方均出自《伤寒论》，均有桂芍草姜枣，功能散寒调和阴阳。

小建中汤由桂枝汤倍芍药重加饴糖组成。方中饴糖量大为君，桂、芍之配比为1:2，故其辛甘药比桂枝汤重，重在温补，温中补虚，和里缓急，成为既是温中补虚，缓急止痛之剂，又为调和阴阳，柔肝理脾之常用方。适用于中焦虚寒为主的虚劳腹痛，虚劳悸烦，及虚劳发热等病证，以腹中拘急疼痛，喜温喜按，舌淡脉细弦为特点。桂枝汤以桂枝为君，桂、芍等量配伍，解肌发表，调和营卫，主外感风寒表虚证及杂病之营卫不和证，以汗出恶风，脉浮缓为特征，是调和营卫及阴阳气血的基础方。

8. 小建中汤与理中丸

异同		组成	功效	方证
同		炙甘草、姜	辛甘扶阳	中焦虚寒
异	小建中汤	桂枝三两，芍药六两，炙甘草二两，大枣十二枚，生姜三两，胶饴一升。共6味	温中补虚 和里缓急	中焦虚寒之虚劳里急、虚劳悸烦、虚劳发热诸证
	理中丸	人参、干姜、甘草（炙）、白术各三两。共4味	温中祛寒 补气健脾	中焦虚寒证。脘腹绵绵痛，呕吐便溏，畏寒肢冷，舌淡苔白脉沉

分析： 两方均出自《伤寒论》，皆为辛甘扶阳法，温中补虚治中焦虚寒证。

小建中汤由桂枝汤倍芍药重加饴糖组成。生姜合草、枣和里扶阳，合桂枝兼具散邪解表，"以其来自桂枝汤，仍兼解外"，属"甘温补中兼解外"之剂。重用胶饴甘温补中建中，和里缓急，芍药与枣、饴酸甘化阴，全方集辛甘化阳、酸甘化阴、甘温益气诸法于一方，功偏温中补虚，缓急止痛，调和阴阳，宜于中焦虚寒之虚劳腹痛，虚劳悸烦及虚劳发热，主见腹中拘急疼痛，喜温喜按，舌淡脉细弦。理中丸中姜用干姜，主温中祛寒，合参、术温中健脾，合参、草扶阳益气，是温燥补三法并用，功偏温阳补脾而燮理中焦。宜于中焦虚寒之脘腹绵绵作痛，呕吐便溏，畏寒肢冷，舌淡苔白脉沉细者。

脉象是区别两方证的另一指标：小建中汤见脉弦，理中汤证不见脉弦。

9. 大建中汤与小建中汤

异同		组成	功效	方证
同		饴糖	温中补虚	虚寒腹痛
异	大建中汤（《金匮要略》）	蜀椒二合，干姜四两，人参二两，胶饴一升。共4味	温中补虚 降逆止痛	中阳衰弱，阴寒内盛证。脘腹剧痛，呕不能食，舌淡苔白，脉细紧
	小建中汤（《伤寒论》）	桂枝三两，芍药六两，炙甘草二两，大枣十二枚，生姜三两，胶饴一升。共6味	温中补虚 和里缓急	中焦虚寒之虚劳里急、虚劳悸烦、虚劳发热诸证，舌淡苔白脉细弦

分析： 两方均以"建中"命名，组成中均有饴糖，温中补虚，缓急止痛，治疗虚寒腹痛。

大建中汤尚有蜀椒、干姜、人参，散寒补虚之力较峻，且能降逆止呕，适用于中阳衰弱，阴寒内盛之证，其腹痛部位偏于大腹，痛甚拒按，且呕不能食。小建中汤重用芍药，又配桂、草、姜、枣，辛甘化阳，酸甘化阴，有调和阴阳之效，其所治腹痛系中焦虚寒，失于温养，肝木乘克之虚劳里急腹痛证，疼痛部位偏于上腹，喜得温按，亦用于虚劳悸烦和虚劳发热证。

10. 小建中汤与大建中汤、黄芪建中汤、当归建中汤

异同		组成	功效	方证
同		胶饴	温中补虚	中焦虚寒证
异	小建中汤（《伤寒论》）	桂枝三两，芍药六两，炙甘草二两，大枣十二枚，生姜三两，胶饴一升。共6味	温中补虚 和里缓急	中焦虚寒而营阴亦亏之虚劳里急、虚劳悸烦、虚劳发热诸证
	大建中汤（《金匮要略》）	蜀椒二合，去汗，干姜四两，人参二两，胶饴一升。共4味	温中补虚 降逆止痛	中阳衰弱，阴寒内盛之脘腹剧痛呕逆证
	黄芪建中汤（《金匮要略》）	桂枝三两，芍药六两，炙甘草二两，大枣十二枚，生姜三两，胶饴一升，黄芪一两半。共7味	温中补气 和里缓急	虚劳里急诸不足，腹痛喜温喜按，体瘦面色无华，心悸气短，自汗，盗汗
	当归建中汤（《千金翼方》）	当归四两，桂心三两，芍药六两，炙甘草二两，大枣十二枚，生姜三两。共6味	温补气血 缓急止痛	产后虚羸不足，腹中疼痛或小腹拘急挛痛引腰背，纳呆，唇口干燥，乳汁缺乏

分析： 四方均以"建中"命名，组成中均含胶饴，同属温中补虚之剂。

小建中汤以饴糖、草、枣配桂枝、生姜辛甘化阳，又以六两芍药配饴糖、草、枣酸甘化阴，是阴阳并补而以温阳为主，宜于中焦虚寒而营阴亦亏诸证。大建中汤则纯用辛热辛甘之品以温建中阳，其温中散寒补虚之力远较小建中汤为峻，且兼降逆止呕，故名"大建中"，宜于中阳虚衰，阴寒内盛之腹痛呕逆。黄芪建中汤即小建中汤加黄芪一两半而成，侧重于甘温益气，补气健脾，体现阳生阴长之理，宜于气血阴阳不足，而以气虚为主的虚劳里急腹痛证。当归建中汤是由小建中汤加当归四两而成，苦辛甘温，重在补血和血以止痛，方后嘱云"若大虚，加饴糖六两"，宜于产后虚羸之腹痛证。

11. 理中丸与茱萸汤、小建中汤、大建中汤

异同		组成	功效	方证
同		姜	温中祛寒	中焦虚寒，脘腹冷痛
异	理中丸（《伤寒论》）	人参、干姜、甘草（炙）、白术各三两。共4味	温中祛寒 补气健脾	中焦虚寒证。吐利冷痛，舌淡苔白脉沉迟
	吴茱萸汤（《伤寒论》）	吴茱萸一升，人参三两，生姜六两，大枣十二枚。共4味	降逆止呕 温中补虚	肝胃虚寒，浊阴上逆证。头痛，呕吐吞酸，或吐涎沫，苔白滑脉细迟
	小建中汤（《伤寒论》）	桂枝三两，芍药六两，炙甘草二两，大枣十二枚，生姜三两，胶饴一升。共6味	温中补虚 和里缓急	中焦虚寒而营阴亦亏之虚劳里急、虚劳悸烦、虚劳发热诸证，舌淡脉细弦
	大建中汤（《金匮要略》）	蜀椒二合，干姜四两，人参二两，胶饴一升。共4味	降逆止痛 祛寒为主	中阳衰弱，阴寒内盛证。脘腹剧痛呕逆

分析： 四方同属温中祛寒剂，均含有姜，主治中焦虚寒，脘腹冷痛之证。

理中丸以干姜温中祛寒，合参、术温中健脾燥湿，合参、草扶阳益气，温燥补三法并用，重在温阳补脾而燮理中焦。主治中阳不足，脾胃虚寒诸证。吴茱萸汤重用生姜温胃降逆止呕，吴茱萸温脾胃，暖肝肾，降逆气；参、枣益气健脾和胃。为温降并用，功偏降逆止呕。主治胃及肝肾虚寒，浊阴上逆之阳明寒呕、厥阴头痛及少阴吐利。小建中汤由桂枝汤倍芍药重加饴糖胶饴一升组成，君以胶饴甘温，温中补虚，和里缓急；合桂、姜辛甘化阳，合芍药酸甘化阴，调和阴阳；生姜温胃降逆且合桂枝兼具散邪解表，功偏温中补虚，建立中气，且"甘温补中兼能解外"。主治中焦虚寒为主之虚劳腹痛，虚劳悸烦及虚劳发热。大建中汤重用蜀椒配干姜而长于散寒止痛，兼降逆止呕，人参配胶饴补脾益气建中。适用于中阳衰弱，阴寒内盛之脘腹剧痛呕逆证。

12. 当归四逆汤与黄芪桂枝五物汤

异同		组成	功效	方证
同		桂枝、芍药、大枣	温经散寒	血虚寒凝之证
异	当归四逆汤（《伤寒论》）	当归、桂枝、芍药、细辛各三两，甘草、通草各二两，大枣二十五枚。共7味	温经散寒 养血通脉	①血虚寒厥证。手足厥寒，舌淡苔白，脉细欲绝或沉细。②寒凝经脉之肢体疼痛
	黄芪桂枝五物汤（《金匮要略》）	黄芪、桂枝、芍药各三两，大枣十二枚，生姜六两。共5味	益气温经 和血通痹	血痹。肌肤麻木不仁，如风痹状，脉微涩

分析： 两方均含桂枝、芍药、大枣，功能温经散寒，养血通脉，用治血虚寒凝之证。

当归四逆汤系桂枝汤去生姜，倍大枣，加当归、通草、细辛组成。归、桂温通，桂、芍和营，重用大枣，既合归、芍以补养营血，又防桂、辛燥烈太过，重在养血温经，散寒通脉，适用于血虚寒厥或血凝经脉者，主见手足厥寒或肢体冷痛麻木，舌淡苔白，脉细欲绝。黄芪桂枝五物汤则由桂枝汤去甘草，倍生姜加黄芪三两组成，功善益气温经，和营通痹，主治血痹证，主见肌肤麻木不仁，如风痹状，脉微涩。

13. 四逆汤类方

异同		组成	功效	方证
同		附子、干姜	回阳救逆	阴盛阳衰，亡阳虚脱证
异	四逆汤	生附子一枚，干姜一两半，炙甘草二两。共3味	回阳救逆	①少阴病。四肢厥逆，吐利腹痛，神疲欲寐，舌苔白滑脉沉微细。②亡阳证。大汗淋漓，四肢厥冷，气息微弱，脉微欲绝
	通脉四逆汤	生附子大者一枚，干姜三两，炙甘草二两。共3味	破阴回阳通达内外	少阴病，阴盛格阳证。下利清谷，里寒外热，手足厥逆，脉微欲绝，身反不恶寒，其人面色赤，或腹痛或干呕或咽痛或利止脉不出者
	通脉四逆加猪胆汁汤	通脉四逆汤加猪胆汁半合。共4味	破阴回阳滋阴敛阳引阳入阴	少阴病，阴盛格阳，阴阳虚极欲脱之危象。呕利已止，仍汗出肢厥、脉微欲绝者
	四逆加人参汤	生附子一枚，干姜一两半，炙甘草二两，人参一两。共4味	回阳救逆益气固脱	少阴病。阳亡阴脱之危候。四肢厥逆，恶寒蜷卧，脉微而复自下利，利虽止而脉不出
	白通汤	生附子一枚，干姜一两，葱白四茎。共3味	破阴回阳宣通上下	少阴病阴盛戴阳证。手足厥逆，下利，脉微，面赤者
	白通加猪胆汁汤	白通汤加猪胆汁一合，人尿五合。共5味	通阳复脉滋阴和阳	少阴病阴盛戴阳证。下利不止，厥逆无脉，干呕而烦者

分析：以上六方均出自《伤寒论》，为仲景治疗少阴阳虚证的主要方剂，组成中均含有生附子及干姜，是在四逆汤基础上加减衍化而来，有破阴回阳救逆之功，用治恶寒蜷卧，四肢厥逆，吐利腹痛，神衰欲寐，脉微欲绝，证属阴盛阳衰，亡阳欲脱的少阴病。

四逆汤功专回阳救逆，是治疗少阴病阴盛阳衰证的基础方。通脉四逆汤是以四逆汤加大附子及干姜用量而成，其破阴逐寒、回阳通脉之力更强，适用于少阴病阴盛格阳证。其证除见"少阴四逆"外，更有"身反不恶寒，其人面色赤，或腹痛或干呕或咽痛或利止，脉不出"等，是阴盛格阳、真阳欲脱之危象。若非加大姜、附用量则难以阳回脉复。但呕利已止，仍汗出肢厥、脉微欲绝者，是元阴元阳虚极欲脱之危象，故加猪胆汁破阴回阳，滋阴敛阳，引阳入阴。且防格拒，为反佐之用。四逆加人参汤亦即四逆汤原方加入人参一两而成，功能回阳救逆，益气固脱，适用于阳亡阴脱之危候，症见恶寒肢厥，脉微而复自下利，利虽止而脉不出。白通汤即四逆汤去甘草，减少干姜用量再加葱白而成，方中用辛温通阳之葱白，合姜、附以破阴回阳，宣通上下，适用于阴盛阳衰之戴阳证，症见四肢厥逆，下利脉微，面赤如妆。白通加猪胆汁汤即白通汤加入猪胆汁、人尿而成，功能通阳复脉，滋阴和阳，适于少阴病阴盛戴阳证出现下利不止，厥逆无脉，干呕而烦者，其证是阳气欲上脱、阴气欲下脱、阴阳欲离诀之危象，加胆汁人尿以从阴引阳，引阳交阴，且作反佐。原文有"服汤，脉暴出者死，微续者生"，方后还有"若无胆，亦可用"，可知重在人尿。这些都是白通加猪胆汁汤证治精细之处，与通脉四逆汤之"无猪胆，以羊胆代之"之反佐法有所不同。

14."四逆"三方

异同		组成	功效	方证
同		甘草	调和阴阳	手足厥逆
异	四逆散	炙甘草、炙枳实、柴胡、芍药各十分。共4味	透邪解郁疏肝理气	①阳郁厥逆之证。②肝脾不和证。手足不温，胁胀脘腹疼痛脉弦
	四逆汤	生附子一枚，干姜一两半，炙甘草二两。共3味	回阳救逆	①少阴病。四肢厥逆，吐利腹痛，神疲欲寐脉沉微细。②亡阳证。大汗淋漓，肢冷息微，脉微欲绝
	当归四逆汤	当归、桂枝、芍药、细辛各三两，甘草、通草各二两，大枣二十五枚。共7味	温经散寒养血通脉	①血虚寒厥证。手足厥寒，舌淡苔白，脉细欲绝或沉细。②寒凝经脉之肢体疼痛

分析： 三方均出自《伤寒论》，主治虽皆名"四逆"，但其病机用药却大不相同。

四逆散证是因外邪传经入里，阳气内郁而不得达于四末所致，故其逆冷仅在肢端，不过腕踝，尚可见身热、脉弦等症。四逆汤之厥逆是因阴寒内盛，阳气衰微，无力到达四末而致，故其厥逆严重，冷过肘膝，并伴有神衰欲寐、腹痛下利、脉微欲绝等症。当归四逆汤之手足厥寒是血虚受寒，寒凝经脉，血行不畅所致，因其寒邪在经不在脏，故肢厥程度较四逆汤证为轻，并兼见肢体疼痛等症。总之，"四逆汤全在回阳起见，四逆散全在和解表里起见，当归四逆汤全在养血通脉起见"(《温热暑疫全书》)。

15. 回阳救急汤同名二方

异同		组成	功效	方证
同		附子、干姜、炙甘草、肉桂、白术、陈皮、半夏、麝香、人参、五味子	回阳救逆益气	阳衰脉微欲绝证
异	陶氏回阳救急汤	熟附子、干姜、人参、甘草炙、白术（炒）、肉桂、陈皮、五味子、茯苓、半夏（制）、姜三片，麝香三厘。共12味	回阳救急益气生脉	寒邪直中三阴，真阳衰微证
	俞氏回阳救急汤	黑附块三钱，紫瑶桂五分，别直参二钱，原麦冬三钱、朱砂（染）、川姜二钱、姜半夏一钱，湖广术钱半，北五味三分，炒广陈皮、清炙甘草各八分，真麝香三厘。共11味	回阳固脱益气生津	少阴病阳衰阴竭证。下利脉微，甚则利不止，肢厥无脉，干呕心烦者

分析： 两方均以四逆汤加肉桂则破阴祛寒之力更强，六君补脾益气又兼化痰，温补并用；麝香辛窜通行十二经脉而布药于周身，五味子酸涩合人参益气固脱，合麝香而散中有收，相反相成。功能回阳救逆，益气生脉，为治阳衰脉微欲绝证的要方。

陶氏回阳救急汤出自明代陶华《伤寒六书》，系四逆汤合六君子汤再加肉桂、五味子、麝香、生姜而成；方中尚有茯苓以益脾宁心，渗湿化痰，生姜化痰。全方回阳固脱，益气生脉，用于寒邪直中三阴，真阳衰微证。以四肢厥冷，神衰欲寐，下利腹痛脉微或无脉为辨证要点。俞氏回阳救急汤出自清代俞根初《通俗伤寒论》，方中无生姜、茯苓而多一味麦冬，合人参、五味子成生脉散而能益气生津。用于少阴病阳衰阴竭证。

16. 当归四逆汤与当归四逆加吴茱萸生姜汤、黄芪桂枝五物汤

异同		组成	功效	方证
同		桂枝、芍药、大枣	温经散寒	血虚寒凝经脉证
异	当归四逆汤（《伤寒论》）	当归、桂枝、芍药、细辛各三两，甘草、通草各二两，大枣二十五枚。共 7 味	温经散寒养血通脉	①血虚寒厥证。手足厥寒，脉细欲绝或沉细。②寒凝经脉之肢体疼痛
	当归四逆加吴茱萸生姜汤（《伤寒论》）	当归、桂枝、芍药、细辛各三两，炙甘草、通草各二两，生姜半斤，吴茱萸二升，大枣二十五枚。共 9 味	温经散寒养血通脉和中止呕	血虚寒凝，手足厥冷，兼寒邪在胃，呕吐腹痛者
	黄芪桂枝五物汤（《金匮要略》）	黄芪、桂枝、芍药各三两，大枣十二枚，生姜六两。共 5 味	益气温经和血通痹	血痹。肌肤麻木不仁，如风痹状，脉微涩

分析： 三方均是在桂枝汤基础上演化而来。

当归四逆汤以当归配桂枝养血通脉，主治血虚受寒，寒凝经脉的手足逆冷及疼痛证；若在当归四逆汤证基础上兼见呕吐腹痛者，乃寒邪在胃，宜使用当归四逆加吴茱萸生姜汤以和中降逆止呕；黄芪桂枝五物汤乃桂枝汤去甘草、倍生姜加黄芪三两组成，功善益气温经，和营通痹，主治素体虚弱，微受风邪，邪滞血脉，凝涩不通致肌肤麻木不仁之血痹，症见肌肤麻木不仁，如风痹状，脉微涩。

17. 参附汤与参附龙牡汤、芪附汤、术附汤

异同		组成	功效	方证
同		附子＋补气药	助阳祛寒	阴寒内盛阳衰证
异	参附汤（《正体类要》）	人参半两，附子一两。共 2 味，煎加生姜 10 片	回阳益气固脱	阳气暴脱证。冷汗淋漓，呼吸微弱，肢厥脉微
	参附龙牡汤（上海中医学院《方剂学》）	人参、附子、龙骨、牡蛎。共 4 味	回阳益气敛汗固脱	阴阳俱竭，阳越于上，汗出肢冷，面色浮红，脉虚数或浮大无根
	芪附汤（《魏氏家藏方》）	炙黄芪一钱，炮附子二钱。共 2 味	益气助阳固表止汗	阳气不足之自汗，亦治盗汗
	术附汤（《冯氏锦囊秘录》）	白术四两，炮附子一两五钱，姜、枣水煎热服。共 4 味	助阳散寒祛湿	寒湿痹痛。腰膝疼痛，中气不足，四肢重着

分析： 四方皆用附子破阴助阳，适用于阴寒内盛阳衰之证。

参附汤为峻补阳气以急救暴脱之剂。功能破阴回阳，益气固脱。用于阳气暴脱证，冷汗淋漓，呼吸微弱，肢厥脉微。参附龙牡汤中以参附回阳救逆，龙骨、牡蛎摄纳镇涩固脱，功偏敛汗固脱，适宜于阴阳俱竭，阳气暴脱于上之汗出肢冷，面色浮红，脉虚数或浮大无根者。芪附汤中黄芪益气固表止汗，配附子助阳气实卫以固表止汗，主治阳虚自汗证。术附汤中白术健脾燥湿，故重在助阳散寒祛湿，治寒湿痹痛。

第7章　双解剂

1. 葛根黄芩黄连汤与黄芩汤

异同		组成	功效	方证
同		黄芩、甘草	清热止利	热泻热利
异	葛根芩连汤	葛根半斤，甘草（炙）二两，黄芩、黄连各三两。共4味	解表清里	协热下利。身热下利，胸脘烦热，口干作渴，喘而汗出，舌红苔黄脉数或促
	黄芩汤	黄芩、芍药、炙甘草各二两，大枣十二枚。共4味	清热止利和中止痛	热泻热痢。身热，口苦，腹痛下利，舌红苔黄脉数

分析： 两方均出自《伤寒论》，均含黄芩，甘草，清热燥湿，和胃止利，用治热泻热利证。

葛根芩连汤原治阳明热利兼表邪未尽，重用葛根清热升阳止利，汪昂称其"为治泻主药"，配芩连清热燥湿厚肠止利；解表清里，然"其邪陷于里者十之七，而留于表者十之三。"（清·尤怡），是以清里热为主，对热泻、热痢，不论有无表证，皆可用之。黄芩汤以黄芩配芍药甘草，清热燥湿而又长于和中缓急止痛，药简力薄，作用平和，适用于热泻热痢轻证。

2. 葛根黄芩黄连汤与白头翁汤、芍药汤

异同		组成	功效	方证
同		黄连	清热止利	热利
异	葛根芩连汤（《伤寒论》）	葛根半斤，黄芩、黄连各三两炙甘草二两。共4味	清泄里热解肌散邪	协热下利证。身热下利，胸脘烦热，口干作渴，喘而汗出，舌红苔黄脉数或促
	白头翁汤（《伤寒论》）	白头翁二两，黄柏、黄连、秦皮各三两。共4味	清热解毒凉血止痢	热毒血痢。下痢赤多白少，腹痛里急后重，舌红苔黄脉弦数
	芍药汤（《素问病机气宜保命集》）	芍药一两，当归半两，黄连、黄芩各半两，槟榔、木香、甘草炒各二钱，大黄三钱，官桂二钱半。共9味	清热燥湿调和气血	湿热痢疾。里急后重便脓血，肛门灼热尿短赤，舌苔黄腻脉弦数

分析： 三方芍均含黄连，功能有清热解毒，燥湿止痢，可用于治疗热性下利。

葛根芩连汤重用葛根并配芩、连，解表清热，但以清里热为主，原治阳明热利兼表邪未尽，主见下痢臭秽，身热口渴，舌红苔黄者。白头翁汤用热毒血痢之要药白头翁配连、柏、秦清热解毒燥湿，秦皮又兼收涩止痢。清热解毒，凉血止痢，药专治里，无解表之功。主治热毒血痢，热毒深陷血分之痢。芍药汤方中重用止痢要药芍药为君，配芩、连清热燥湿，且用归、芍与香、槟四药突出调气和血，是体现"行血则便脓自愈，调气则后重自除"治痢立论的核心组合；大黄泻热下积导滞而通因通用，肉桂温阳行血能相反相成，其清热燥湿之力强且能调气和血。主治湿热疫毒壅滞大肠之湿热痢疾。

3. 石膏汤与大青龙汤

异同		组成	功效	方证
同		麻黄、石膏	发表清里	表寒里热证
异	石膏汤（《外台秘要》引《深师方》）	石膏、黄连、黄柏、黄芩各二两，香豉一升，栀子十枚，麻黄三两。共 7 味	清热解毒发汗解表	表证未解，里热炽盛证。壮热无汗，身体沉重拘急，鼻干口渴，烦躁不眠，神昏谵语，或发斑，脉滑数
	大青龙汤（《伤寒论》）	麻黄（去节）六两，桂枝（去皮）、炙甘草各二两，杏仁（去皮尖）四十枚，石膏如鸡子大，生姜三两，大枣十二枚。共 7 味	发汗解表清除烦热	外感风寒内有郁热证。（寒热俱重，内有烦躁）寒热无汗，头身疼痛+烦躁口渴+脉浮紧

分析： 两方组成中均用麻黄与石膏，发表清里，表里双解，用于表实无汗兼里热之证。

石膏汤由黄连解毒汤加石膏、麻黄、淡豆豉而成。方中石膏一物二任，配栀、三黄清泻三焦火热，是取法白虎，清里之力尤强；配麻黄、淡豆豉发散表邪，是取法青龙，解表清里，表里两解。故全方以清热泻火为主，兼发汗解表。适用于表证未解，里热炽盛证之表郁无汗，里热炽盛，表里同病，里热为主者。症见壮热无汗，鼻干口渴，烦躁脉数。大青龙汤由麻黄汤倍用麻黄及炙甘草量而减杏仁用量，再加石膏、姜、枣而成。方中倍用麻黄（六两），又配伍桂枝及生姜，发散风寒以解表邪之力更强，加石膏清热除烦，且麻、石相配既能解表泄邪，又不致过汗。故全方以辛温发汗解表为主，兼清里热而除烦。适用于风寒表实重证而兼里有郁热烦躁证。症见恶寒发热无汗，头身疼痛，烦躁口渴，脉浮紧。

4. 石膏汤与大青龙汤、黄连解毒汤

异同		组成	功效	方证
同		清里热药	清里	证有里热
异	石膏汤（《外台秘要》引《深师方》）	石膏、黄连、黄柏、黄芩各二两，香豉一升，栀子十枚，麻黄三两。共 7 味	清热解毒发汗解表	表证未解，里热炽盛证。壮热无汗，鼻干口渴，烦躁神昏谵语，或发斑，脉滑数
	大青龙汤（《伤寒论》）	麻黄六两，桂枝、炙甘草各二两，杏仁四十枚，石膏如鸡子大，生姜三两，大枣十二枚。共 7 味	辛温解表兼清里热除烦	风寒表实兼里有郁热证。寒热无汗，头身疼痛，烦躁口渴，脉浮紧
	黄连解毒汤（方出《肘后方》，名见《外台》引崔氏方）	黄连三两，黄芩、黄柏各二两，栀子十四枚。共 4 味	泻火解毒	三焦火毒热盛证

分析： 三方均有清里之功，在病机上相关。

石膏汤证则为风寒束表，里热炽盛于三焦。大青龙汤解表清里，主治风寒束表，兼有里热证。黄连解毒汤清里泻火解毒，主治为三焦火毒炽盛。

5. 石膏汤与五积散

异同		组成	功效	方证
同		麻黄	解表治里	表实无汗兼里证
异	石膏汤（《外台秘要》引《深师方》）	石膏、黄连、黄柏、黄芩各二两，香豉一升，栀子十枚，麻黄三两。共7味	清热解毒 发汗解表	表证未解，里热炽盛证。壮热无汗，鼻干口渴，烦躁神昏谵语，或发斑，脉滑数
	五积散（《仙授理伤续断秘方》）	苍术、桔梗各二十两，枳壳、陈皮各六两，芍药、白芷、川芎、川归、甘草、肉桂、茯苓、半夏各三两，厚朴、干姜各四两，麻黄六两。共16味	发表温里 顺气化痰 活血消积	外感风寒，内伤生冷所致之五积证。身热无汗，头痛身疼，项背拘急，胸满恶食，呕吐腹痛，以及妇女血气不调，心腹疼痛，月经不调等属寒者

分析： 两方组成中均有麻黄，发汗解表而兼治里证，表里双解，用于表实无汗兼里证。

石膏汤由黄连解毒汤加石膏、麻黄、淡豆豉而成。方中石膏一物二任，配栀、三黄清泻三焦火热，是取法白虎，清里之力尤强；配麻黄、淡豆豉发散表邪，是取法青龙，解表清里，表里两解。故全方以清热泻火为主，兼发汗解表。全方性寒，为解表清里之剂，泻火解毒之方。主治表证未解，里热炽盛证。尤其对表郁无汗，里热炽盛，表里同病，里热为主证较适宜。症见壮热无汗，鼻干口渴，烦躁脉数。五积散为外感风寒，内伤生冷，导致寒、湿、气、血、痰结于体内所成"五积"之证而设。方中麻黄、肉桂、白芷及二姜辛温以除内外之寒；平胃二陈祛湿化痰；归、芎、芍药活血祛瘀以化血积；桔梗与枳壳一升一降，宽胸利膈，合陈、朴以行气积，且气行则血行，气化湿亦化，气顺则痰消，诸积可消。全方性温，"为解表温中除湿之剂，去痰消痞调经之方"。主治外感风寒，内伤生冷之五积证。主见恶寒发热无汗，胸腹胀满，苔白腻脉沉迟。

6. 桂枝人参汤与葛根芩连汤

异同		组成	功效	方证
同		炙甘草	表里两解	协"热"下利
异	桂枝人参汤	桂枝、炙甘草各四两，白术、人参、干姜各三两。共5味	温阳健脾 解表散寒	脾胃虚寒，复感风寒表证。恶寒发热，头身疼痛，腹痛下利便溏，口不渴，舌淡苔白滑脉浮虚者
	葛根芩连汤	葛根半斤，炙甘草二两，黄芩、黄连各三两。共4味	清泄里热 解肌散邪	协热下利证。身热下利，胸脘烦热，口干作渴，喘而汗出，舌红苔黄脉数或促

分析： 两方均出自《伤寒论》，皆为表里同治之剂，治太阳病误下之"协热下利"。

桂枝人参汤即理中丸中炙甘草用量加重至四两，再加四两桂枝而成。功能温阳健脾，兼解表寒，为解表温里之方，而以温里为主。原治太阳病误下导致脾气虚寒下利，表邪未尽而发热，表里俱寒之协热下利。主见恶寒发热头身疼痛，腹痛下利便溏，口不渴，舌淡苔白滑脉浮虚。葛根芩连汤重用葛根并配芩、连清热燥湿，为解表清里之方，而以清里热为主，原治太阳病误下，表邪未尽又内陷阳明，表里俱热之协热下利。主见下痢臭秽，身热口渴，舌红苔黄者。

7. 大柴胡汤与厚朴七物汤

异同		组成	功效	方证
同		枳实、大黄	泻热通腑	两经合病或表里同病
异	大柴胡汤	柴胡半斤，黄芩、芍药各三两，半夏半升，生姜五两，枳实（炙）四枚，大枣十二枚，大黄二两。共 8 味	和解少阳内泻热结	少阳阳明合病。往来寒热，胸胁苦满，呕不止，心下满痛或心下痞硬，大便秘结或协热下利，舌苔黄脉弦数有力
	厚朴七物汤	厚朴半斤，甘草、大黄各三两，大枣十枚，枳实五枚，桂枝二两，生姜五两。共 7 味	解肌发表行气通便	太阳阳明合病。外感表证未罢，里实已成。腹满身热，大便不通，脉浮而数

分析： 两方均出自《金匮要略》，为两经合治或表里并治之剂，用治里证为主之两阳合病。

大柴胡汤用枳实、大黄泻热通腑以治阳明腑实，主用柴胡、黄芩以和解少阳，配伍半夏、大枣并重用生姜以降逆止呕，白芍缓急止痛，适用于少阳阳明合病而以少阳证为主者。厚朴七物汤重用小承气汤通腑泻热，配用桂枝配甘草及姜、枣以解肌散寒，调和营卫，适用于太阳阳明合病而以阳明腑实偏重者。

8. 防风通圣散与升降散

异同		组成	功效	方证
同		大黄	表里同治	表里俱实证
异	防风通圣散《宣明论方》	滑石三两，石膏、黄芩、桔梗各一两，防风、川芎、当归、芍药、大黄、薄荷叶、麻黄、连翘、芒硝各半两，甘草二两，荆芥、白术、栀子各一分，生姜三片。共 18 味	泻热通便疏风解表	①风热壅盛，表里俱实证。②疮疡肿毒，肠风痔漏，丹斑瘾疹
	升降散（《伤寒瘟疫条辨》）	生大黄四钱，白僵虫酒炒二钱，全蝉蜕一钱，广姜黄三分。共 4 味。病轻者分四次服，每服重一钱八分二厘五毫，用黄酒一盅，蜂蜜五钱，调匀冷服，中病即止。病重者分三次服，最重者分二次服，每服重三钱六分五厘，黄酒二盅，蜜一两调匀冷服	升清降浊散风清热	温病表里三焦俱实证。憎寒壮热，渴饮，咽喉肿痛，丹毒发斑

分析： 两方在组成上药味相差较大，相同者仅大黄一味，但均为表里三焦通治之剂。

防风通圣散以疏散（麻、荆、防、桔、薄、姜）、清热（膏、芩、翘、栀）、攻下（大黄、芒硝、滑石）、补益（芎、归、芍、术、草）四大药法组方，功能疏风解表及泻热通便，兼补益扶正，但虽为表里气血三焦通治之剂，毕竟方中滑石合石膏、黄芩等寒凉药用量最重，故方性寒凉，适用于内热壅盛，外邪郁表之表里俱实证。升降散取僵蚕及蝉蜕轻清宣散透邪并善升清阳，姜黄与大黄逐瘀泻热以降浊阴，功偏宣郁泄邪、升清降浊，主治温热火郁三焦不得宣泄之表里俱实证。

9. 防风通圣散与凉膈散

异同		组成	功效	方证
同		大黄、芒硝、甘草、黄芩、连翘、栀子、薄荷	疏风清热泻下热结	邪热结滞之证
异	防风通圣散《宣明论方》）	滑石三两，石膏、黄芩、桔梗各一两，防风、川芎、当归、芍药、大黄、薄荷叶、麻黄、连翘、芒硝各半两，甘草二两，荆芥、白术、栀子各一分，生姜三片。共18味	泻热通便疏风解表	①风热壅盛，表里俱实证。②疮疡肿毒，肠风痔漏，丹斑瘾疹
	凉膈散（《局方》）	川大黄、朴硝、甘草（炙）各二十两，山栀子仁、薄荷、黄芩各十两，连翘二斤半，上药为粗末，每服二钱，水一盏，入淡竹叶七片，蜜少许。共9味	泻火通便清上泄下	上中二焦邪郁生热证。胸膈烦热，面赤唇焦，烦躁口渴，舌红苔黄脉数

分析： 两方均含有大黄、芒硝、甘草、黄芩、连翘、栀子、薄荷等药，配伍中均用疏达、清解及导下合法，用治邪热结滞之证。

防风通圣散系凉膈散去淡竹叶、白蜜，加滑石、石膏、麻黄、荆芥、防风、生姜、川芎、当归、芍药、白术、大黄、芒硝、甘草、黄芩、连翘、栀子、薄荷及桔梗而成。看似庞杂，实由疏散肌表（麻、荆、防、桔、薄、姜）、清泄肺胃（膏、芩、翘、栀）、攻下通利（滑、硝、黄）、调和气血（芎、归、芍、术、草）四法组合，表里同治，解表攻里。主治内热壅盛，外邪郁表之表里俱实之证，主见憎寒壮热，口苦咽干，大便秘结，小便赤涩，苔黄脉数。凉膈散由调胃承气汤加连翘、黄芩、栀子、薄荷、淡竹叶而成，意在以调胃承气通便泻热于下，轻清疏散及苦寒清泄胸膈及上中二焦郁热邪火于上，"以泻代清"，而重清上，主治上中二焦火热炽盛证。

10. 柴胡桂枝干姜汤与五积散

异同		组成	功效	方证
同		桂、干姜、甘草	解表温里	表证兼里寒
异	柴胡桂枝干姜汤（《伤寒论》）	柴胡半斤，桂枝三两，干姜、牡蛎（熬）、炙甘草各二两，瓜蒌根四两，黄芩三两。共7味	和解少阳温化水饮	伤寒胸胁满微结，小便不利，渴而不呕，但头汗出，往来寒热，心烦。亦治疟疾寒多微有热，或但寒不热
	五积散（《仙授理伤续断秘方》）	苍术、桔梗各二十两，枳壳、陈皮各六两，芍药、白芷、川芎、川归、甘草、肉桂、茯苓、半夏各三两，厚朴、干姜各四两，麻黄六两。共16味	发表温里顺气化痰活血消积	外感风寒，内伤生冷所致之五积证。身热无汗，头痛身疼，项背拘急，胸满恶食，呕吐腹痛，以及妇女血气不调，心腹疼痛，月经不调等属寒者

分析： 两方均为解表温里之剂，用于表证兼里寒证。

五积散治风寒束表，五积内停之证，故以麻黄、白芷配伍温里散寒、燥湿化痰、调气和血之品。柴胡桂枝干姜汤治邪郁少阳，寒饮内结之证，故以柴胡、黄芩和解少阳，配伍温阳化饮之品。

第8章 补益剂

1. 四君子汤与理中丸

异同		组成	功效	方证
同		人参、白术、炙甘草	益气补中	脾虚证
异	四君子汤（《鸡峰普济方》卷十二）	人参、白术、茯苓、炙甘草各等分。共4味	益气健脾	脾胃气虚证。面色萎白，食少神倦，四肢乏力，舌淡苔白脉虚弱
	理中丸（《伤寒论》）	人参、干姜、甘草炙、白术各三两。共4味	温中祛寒补气健脾	中焦虚寒证。腹痛喜温喜按，吐利不渴，舌淡苔白脉沉迟

分析：两方组成均含有人参、白术、炙甘草三味，益气补中治脾虚之证。仅一药之别，而功效相异。

四君子汤中三药配茯苓，且以人参为君，重在益气健脾，主治脾胃气虚证；理中丸方中三药配干姜，以温中祛寒为主，适用于中焦虚寒证。

2. 四君子汤与异功散、六君子汤、香砂六君子汤

异同		组成	功效	方证
同		人参、白术、茯苓、甘草	益气健脾	脾胃气虚证
异	四君子汤（《鸡峰普济方》卷十二）	人参、白术、茯苓、炙甘草各等分。共4味	益气健脾	脾胃气虚证。面色萎白，食少神倦，四肢乏力，舌淡苔白，脉虚弱
	异功散（《小儿药证直诀》）	人参、白术、茯苓、甘草、陈皮各等分。共5味，生姜五片，枣两个同煎	益气健脾行气化滞	脾胃气虚兼气滞证。饮食减少，大便溏薄，胸脘痞闷，或呕吐泄泻
	六君子汤（《医学正传》引《局方》）	半夏、白术各一钱五分，人参、茯苓、甘草、陈皮各一钱。共6味，大枣二枚，生姜三片同煎	益气健脾燥湿化痰	痰夹气虚发呃。食少便溏，胸脘痞闷，呃逆
	香砂六君子汤（《古今名医方论》引柯韵伯方）	人参一钱，白术、茯苓各二钱，甘草七分，陈皮八分，半夏一钱，砂仁八分，木香一分。共8味，生姜二钱，同煎	益气健脾行气化痰	脾胃气虚，痰阻气滞证。气虚肿满，呕吐痞闷，不思饮食，脘腹胀痛，消瘦倦怠

分析：以上前三方均为四君子汤加味而成，皆有益气健脾之功。

异功散中加陈皮，功兼行气化滞，温中和气，原"治吐泻，不思乳食。凡小儿虚冷病，先与数服，以助其气"。适用于脾胃气虚兼气滞证。六君子汤原治气虚夹痰发呃，配半夏、陈皮，功兼和胃燥湿，适用于脾胃气虚兼有痰湿证。香砂六君子汤伍半夏、陈皮、木香、砂仁，功在益气和胃、行气化痰，适用于脾胃气虚，痰阻气滞证。

3. 异功散与保元汤

异同		组成	功效	方证
同		人参、甘草	益气健脾	气虚证
异	异功散（《小儿药证直诀》）	人参、白术、茯苓、甘草、陈皮各等分。共5味，生姜五片，枣两个同煎	益气健脾行气化滞	脾胃气虚兼气滞证。饮食减少，大便溏薄，胸脘痞闷不舒，或呕吐泄泻
	保元汤（《博爱心鉴》）	黄芪三钱，人参、炙甘草各一钱，肉桂五分（原书未著用量，今据《景岳全书》补）。共4味，煎加生姜一片	益气温阳	虚损劳怯，元气不足之证。倦怠乏力，少气畏寒，以及小儿痘疮，阳虚顶陷，不能发起灌浆者

分析： 两方均含有人参及甘草，补气健脾，用于气虚证。

异功散即四君子汤加陈皮而成。是补气与行气并用之法，有补气而不滞气，行气而不耗气之妙，长于益气健脾，行气化滞，适用于脾胃气虚兼气滞证。保元汤以参、芪、草大补元气为主，配少量肉桂温暖下焦元阳，是补气与温阳并用之法，两顾脾肾，温阳益气，适用于虚损劳怯，元气不足诸证。

4. 参苓白术散与资生丸

异同		组成	功效	方证
同		人参、白茯苓、白术、薏苡仁、甘草、桔梗、山药、白扁豆、莲子肉	益气健脾渗湿	脾虚湿盛证
异	参苓白术散（《局方》）	人参、白茯苓、白术、山药、甘草炒各二斤，炒白扁豆一斤半，莲子肉、薏苡仁、缩砂仁、炒桔梗各一斤。共10味，枣汤调下	益气健脾渗湿止泻保肺	脾胃气虚夹湿证。胸脘痞闷，泄泻或水肿或肺虚久咳痰多，舌苔白腻脉虚缓
	资生丸（《先醒斋医学广笔记》）	人参、白术各三两，广陈皮、山楂肉各二两，白茯苓、炒怀山药、莲肉、炒薏苡仁、白扁豆、芡实粉各一两半，炒麦芽一两，桔梗、藿香叶、甘草各五钱，白豆蔻仁三钱五分，泽泻三钱半，川黄连三钱。共17味	益气健脾和胃渗湿消食理气	①妊娠三月，阳明脉衰，胎元不固。②脾胃虚弱夹食积化热证。食少便溏，脘腹作胀，恶心呕吐，消瘦乏力

分析： 两方组成相同的药味达10味之多，均能健脾渗湿，可用于脾胃虚弱夹湿之证。

参苓白术散系四君子汤加山药、莲子肉、薏苡仁、白扁豆、砂仁、大枣、桔梗而成，是益气健脾、渗湿之写、培土生金三法并举结构，而侧重于健脾化湿以治本，主治脾虚夹湿之胸脘痞闷，或泄泻或水肿或肺虚久咳痰多等症而见舌苔白腻脉虚缓者。资生丸原为妊娠三月，阳明脉衰，胎元不固而设，系参苓白术散去砂仁加藿香、白蔻仁、泽泻、黄连、山楂肉、麦芽、芡实而成。方中参苓白术散益气健脾渗湿，所加藿、蔻、泽、连、楂、麦、芡等七味药，有清胃化湿、理气和胃、健脾消食之功，比参苓白术散的理气和胃除湿作用更强，且又有清化湿热、消食化积之功。适用于脾胃气虚夹食积化热之证。对妊妇来说，又有调理脾胃、益气保胎之功。

5. 参苓白术散与六君子汤

异同		组成	功效	方证
同		人参、茯苓、白术、甘草、大枣	益气健脾	脾虚证
异	参苓白术散（《局方》）	人参、白茯苓、白术、山药、甘草炒各二斤，炒白扁豆一斤半，莲子肉、薏苡仁、缩砂仁、炒桔梗各一斤。共10味，枣汤调下	益气健脾渗湿止泻保肺	脾胃气虚夹湿证。胸脘痞闷，泄泻或水肿或肺虚久咳痰多，舌苔白腻脉虚缓
	六君子汤（《医学正传》引《局方》）	半夏、白术各一钱五分，人参、茯苓、甘草、陈皮各一钱。共6味，大枣二枚，生姜三片同煎	益气健脾燥湿化痰	痰夹气虚发呃。食少便溏，胸脘痞闷，呃逆

分析： 两方均在四君子汤基础上加味而成，能益气健脾，兼化痰湿，均可用于治疗脾胃气虚夹痰湿证，体现"培土生金"之法。

参苓白术散系四君子汤加渗湿止泻药物而成，侧重于健脾化湿以治本，常用于脾虚湿盛之泄泻，且又有保肺之功，亦可用于脾肺气虚兼痰湿之咳嗽证。六君子汤组成实乃四君子汤与二陈汤之合方，燥湿化痰之力较胜，宜于脾胃气虚兼痰湿证。主见食少便溏，胸脘痞闷，呕逆等。

6. 补中益气汤与四君子汤、参苓白术散

异同		组成	功效	方证
同		人参、白术、炙甘草	益气健脾	脾虚证
异	补中益气汤（《内外伤辨惑论》）	黄芪（病甚、劳役热甚者）一钱，炙甘草各五分，人参、白术各三分，橘皮、升麻、柴胡各二分或三分，酒当归二分。共8味	补中益气升阳举陷	①脾胃气虚证。体倦肢软，少气懒言，食少便溏，脉虚软。②气虚下陷证。脏器脱垂，久泻久痢久疟。③气虚发热证
	四君子汤（《鸡峰普济方》卷十二）	人参、白术、茯苓、炙甘草各等分。共4味	补气健脾	脾胃气虚证
	参苓白术散（《局方》）	人参、白茯苓、白术、山药、甘草（炒）各二斤，炒白扁豆一斤半，莲子肉、薏苡仁、缩砂仁、炒桔梗各一斤。共10味，枣汤调下	益气健脾渗湿止泻保肺	脾胃气虚夹湿证。胸脘痞闷，泄泻或水肿或肺虚久咳痰多，舌苔白腻脉虚缓

分析： 三方均用参术草以益气健脾，主治体倦乏力，食少便溏，舌淡脉弱之脾气虚弱证。

补中益气汤尚配伍黄芪、当归、陈皮、升麻、柴胡，长于升阳举陷，除脾气虚弱证外，更常用于脏器下垂、久泻久痢等气虚下陷证和发热汗出、渴喜温饮、面色㿠白、脉洪而虚之气虚发热证。四君子汤尚配茯苓健脾渗湿，以补气健脾为主，为治脾胃气虚的基础方。参苓白术散是在四君子汤基础上加山药、莲子、白扁豆、薏苡仁、砂仁、桔梗而成，长于益气健脾，渗湿止泻，兼能保肺，是治疗脾虚湿盛证及体现"培土生金"治法的常用方。症见胸脘痞闷，舌苔白腻，或泄泻、水肿，或肺虚久咳痰多等。

7. 参苓白术散与四君子汤

异同		组成	功效	方证
同		人参、茯苓、白术、甘草	益气健脾	脾虚证
异	参苓白术散（《局方》）	人参、白茯苓、白术、山药、甘草炒各二斤，炒白扁豆一斤半，莲子肉、薏苡仁、缩砂仁、炒桔梗各一斤。共10味，枣汤调下	益气健脾渗湿止泻保肺	脾胃气虚夹湿证。胸脘痞闷，泄泻或水肿或肺虚久咳痰多，舌苔白腻脉虚缓
	四君子汤（《鸡峰普济方》卷十二）	人参、白术、茯苓、炙甘草各等分。共4味	益气健脾	脾胃气虚证。面色萎白，食少神倦，四肢乏力，舌淡苔白，脉虚弱

分析： 参苓白术散是在四君子汤基础上加山药、莲子、白扁豆、薏苡仁、砂仁、桔梗而成，两方均有益气健脾之功。

参苓白术散兼有渗湿行气作用，并有保肺之效，是治疗脾虚湿盛证及体现"培土生金"治法的常用方剂。主见胸脘痞闷，或泄泻或水肿或肺虚久咳痰多等症而见舌苔白腻脉虚缓者。《古今医鉴》所载参苓白术散，多陈皮一味，适用于脾胃气虚兼有湿阻气滞者。四君子汤以补气为主，为治脾胃气虚的基础方。主见面色萎白，食少神倦，四肢乏力，舌淡苔白脉虚弱。

8. 参苓白术散与七味白术散

异同		组成	功效	方证
同		人参、茯苓、白术、甘草	益气健脾	脾虚证
异	参苓白术散（《局方》）	人参、白茯苓、白术、山药、甘草炒各二斤，炒白扁豆一斤半，莲子肉、薏苡仁、缩砂仁、炒桔梗各一斤。共10味，枣汤调下	益气健脾渗湿止泻保肺	脾胃气虚夹湿证。胸脘痞闷，泄泻或水肿或肺虚久咳痰多，舌苔白腻脉虚缓
	七味白术散（《小儿药证直诀》）	人参二钱五分，茯苓、炒白术、藿香叶、葛根各五钱，木香二钱，甘草一钱。共7味	健脾益气和中生津	脾胃虚弱，津虚内热证。呕吐泄泻，肌热烦渴

分析： 两方均含四君子汤组成，益气健脾和胃，用于脾胃气虚证。

参苓白术散配伍山药、莲子肉、薏苡仁、白扁豆、砂仁、大枣、桔梗，健脾渗湿化痰之力强，并可培土生金以保肺，主治脾胃气虚夹湿诸证，诸如胸脘痞闷，或泄泻或水肿或肺虚久咳痰多等症而见舌苔白腻脉虚缓者。七味白术散系四君子汤加藿香、木香、葛根而成。藿香芳香化湿，和胃止呕；木香调气畅中醒脾；葛根升阳止泻，生津止渴。全方有健脾益气，和胃生津止泻之功。适宜于小儿脾胃久虚，吐泻频作，虚热作渴。

9. 补中益气汤与升陷汤

异同		组成	功效	方证
同		黄芪、升麻、柴胡	补气升阳	气虚下陷证
异	补中益气汤（《内外伤辨惑论》）	黄芪（病甚、劳役热甚者）一钱，炙甘草各五分，人参、白术各三分，橘皮、升麻、柴胡各二分或三分，酒当归二分。共8味	补中益气升阳举陷	①脾胃气虚证。体倦肢软，少气懒言，食少便溏，脉象虚软。②气虚下陷之脏器脱垂，久泻久痢久疟。③气虚发热证
	升陷汤（《医学衷中参西录》）	生黄芪六钱，知母三钱，柴胡、桔梗各一钱五分，升麻一钱。共5味	益气升陷	胸中大气下陷证。气短不足以息或努力呼吸，有似乎喘或气息将停，危在顷刻，脉沉迟微弱，关前尤甚，甚者六脉不全或参伍不调

分析： 两方均以补气升阳的药对组方，重用黄芪配升、柴以益气升阳，用治气虚下陷证。

补中益气汤则另配参、术、草以加强补气健脾，着眼于中焦脾胃，主治中气下陷，清阳不升等证。升陷汤则另配能载药上行的桔梗，着眼于上焦肺，主治大气下陷证。

10. 补中益气汤与升阳益胃汤

异同		组成	功效	方证
同		黄芪、人参、白术、炙甘草、柴胡、橘皮	补气升阳	脾胃气虚，清阳不升证
异	补中益气汤	黄芪（病甚、劳役热甚者）一钱，炙甘草各五分，人参、白术各三分，橘皮、升麻、柴胡各二分或三分，酒当归二分。共8味	补中益气升阳举陷甘温除热	①脾胃气虚证。②气虚下陷之脏器脱垂、久泻久痢久疟。③气虚发热证
	升阳益胃汤	黄芪二两，半夏、人参、炙甘草各一两，独活、防风、白芍、羌活各五钱，橘皮四钱，茯苓、柴胡、泽泻、白术各三钱，黄连一钱。共16味，煎加生姜五片，大枣二枚	益气升阳清热除湿	脾胃虚弱，湿热滞留中焦证。怠惰嗜卧，体重节肿，口苦舌干，饮食无味，大便不调

分析： 两方均出自《内外伤辨惑论》，含有黄芪、人参、白术、炙甘草、柴胡、橘皮，均重用补脾益气药配升提举陷之品，构成补气升阳结构，用治脾胃气虚、清阳不升之证。

补中益气汤升、柴并用配黄芪以补中升阳，且用当归补血以载气，长于补中益气，升阳举陷，又能甘温除热。适用于脾胃气虚证和气虚下陷证，以及发热汗出、渴喜温饮、面色㿠白、脉洪而虚之气虚发热证。升阳益胃汤系异功散合二陈汤加黄芪、羌活、独活、防风、泽泻、白芍、黄连、生姜、大枣而成。方中重用黄芪与四君补气养胃；配柴羌独防，升举清阳，祛风除湿；二陈及泽泻、黄连除湿清热；白芍养血和营。长于益气升阳，清热除湿，适用于脾胃气虚，清阳不升，湿郁生热之证。

11. 升阳益胃汤与举元煎、升陷汤

异同		组成	功效	方证
同		黄芪	补气升阳	气虚下陷证
异	升阳益胃汤（《内外伤辨惑论》）	黄芪二两，半夏、人参、炙甘草各一两，独活、防风、白芍、羌活各五钱，橘皮四钱，茯苓、柴胡、泽泻、白术各三钱，黄连一钱。共16味，煎加生姜五片，大枣二枚	益气升阳清热除湿	脾胃虚弱，湿热滞留中焦证。怠惰嗜卧，四肢不收，体重节肿，口苦舌干，饮食无味，食不消化，大便不调
	举元煎（《景岳全书》）	人参三至五钱，炙黄芪各三至五钱，白术、炙甘草各一至二钱，升麻五至七分。共5味	益气升提	气虚下陷，血崩血脱，亡阳垂危等证
	升陷汤（《衷中参西录》）	生黄芪六钱，知母三钱，柴胡、桔梗各一钱五分，升麻一钱。共5味	益气升陷	大气下陷证。气短难续，脉沉迟微弱，甚者六脉不全或参伍不调

分析： 三方均含有黄芪，用补脾益气配升提举陷组成补气升阳之剂，用于气虚下陷证。

升阳益胃汤重用黄芪并配参术草以补气养胃；柴防羌独以升举清阳，祛风除湿；泽泻、黄连及二陈汤清热除湿，白芍养血和营。功偏益气升阳，清热除湿，宜于脾胃气虚，清阳不升，湿郁生热之证。举元煎用参芪术草配升麻，重在益气补中，摄血固脱，升阳举陷，宜于中气下陷，血失统摄之血崩、血脱证。如兼阳气虚寒者，桂附干姜俱宜佐用；如兼滑脱者加乌梅一个，或文蛤七八分。升陷汤用黄芪配升柴以补气升阳举陷，加桔梗载药上达胸中，知母凉润以济全方偏温之性。宜于胸中大气下陷证。

12. 益气聪明汤与举元煎、升陷汤

异同		组成	功效	方证
同		黄芪、升麻	益气升阳	气虚清阳不升证
异	益气聪明汤（《东垣试效方》）	黄芪、人参、甘草各半两，升麻、葛根各三钱，蔓荆子一钱半，芍药、酒黄柏各一钱。共8味	益气升阳聪耳明目	中气虚弱，清阳不升，清窍失荣证之头晕眼花，耳失聪目不明
	举元煎（《景岳全书》）	人参三至五钱，炙黄芪各三至五钱，白术、炙甘草各一至二钱，升麻五至七分。共5味	益气升提	气虚下陷，血崩血脱，亡阳垂危等证
	升陷汤（《衷中参西录》）	生黄芪六钱，知母三钱，柴胡、桔梗各一钱五分，升麻一钱。共5味	益气升陷	大气下陷证。气短难续，脉沉迟微弱，甚者参伍不调

分析： 三方均含有黄芪、升麻，补气升阳，用治气虚下陷证。

益气聪明汤以参芪草配升葛及蔓荆子，益气升清于头面而上荣清窍，宜于气虚清阳不升，清窍失荣证之头晕眼花，耳失聪目不明。举元煎用参、芪、术、草配升麻，长于升举下陷之元气以摄血固脱，宜于中气下陷，血失统摄之血崩、血脱证。升陷汤用黄芪配升柴及桔梗，补气举陷上达胸中，专治胸中大气下陷证之气短难续，脉律不齐。

13. 玉屏风散与桂枝汤

异同		组成	功效	方证
同		辛温药＋甘温药	祛风止汗	表虚自汗恶风
异	玉屏风散（《究原方》，引自《医方类聚》）	炙黄芪、白术各二两，防风一两。共3味	益气固表止汗兼以祛风	①表虚自汗。汗出恶风，面色㿠白，舌淡苔薄白，脉浮虚。②风邪易感体质
	桂枝汤（《伤寒论》）	桂枝去皮三两，芍药三两，炙甘草二两，生姜三两，大枣十二枚。共5味	解肌发表调和营卫	①外感风寒表虚证。②杂病之营卫不和证。汗出恶风，发热，脉浮缓

分析：两方组成上并无相同药味，功效各异，但所均治均为表虚自汗恶风，不可不辨。

从自汗的病机特点看，玉屏风散证之自汗，乃卫气虚弱，腠理不固所致；桂枝汤证之自汗，因外感风寒，营卫不和而致。

从功效看，玉屏风散功专益气固表止汗，兼以祛风。主治卫气虚弱，不能固表之证，除自汗恶风外，还伴有面色㿠白，舌淡苔白脉浮虚软。对虚人易感风邪之体又有益气实卫、固密腠理之功。桂枝汤功能解肌发表，调和营卫，主治外感风寒表虚营卫不和证，主见头痛发热，鼻鸣干呕，汗出恶风，脉浮缓。亦治杂病之营卫不和、阴阳不和或气血不和证，有调和营卫阴阳气血之功，总以汗出恶风，脉浮缓为要点。

14. 生脉散与竹叶石膏汤

异同		组成	功效	方证
同		人参、麦冬	益气生津	气阴两伤证
异	生脉散（《医学启源》）	人参、麦冬各五分，五味子七粒。共3味	益气生津敛阴止汗	①温热暑热，耗气伤阴证。汗多，体倦气短，咽干口渴，脉虚细。②久咳肺虚，气阴两虚证。呛咳少痰，气短自汗，口干舌燥，脉虚数或虚细
	竹叶石膏汤（《伤寒论》）	淡竹叶二把，石膏一斤，麦冬一升，人参、炙甘草各二两，半夏、粳米各半升。共7味	清热生津益气和胃	热势已衰，余热未清而气津两伤，胃气失和之证。身热不甚，舌红苔少，脉虚数者

分析：两方均含有人参、麦冬，有益气生津养阴之功，用于气阴两伤之证。

生脉散配五味子酸温敛阴止汗、固表生津，如此补、清、敛三法并举，益气生津，敛阴止汗，但并无清暑热的作用，适用于温热暑热耗伤气津而暑热已去者，亦可治疗久咳肺虚，气阴两虚证。总以热伤气阴之汗多，咽干口渴，体倦气短，舌红脉虚或虚细为用要点，如兼邪实则在所不宜。竹叶石膏汤乃白虎汤去知母，加人参、麦冬、淡竹叶、半夏而成，清热泻火之力稍逊之，但增益气滋阴、和胃止呕之功，用于热势已衰，余热未清而气津两伤，胃气失和之证，症见身热不甚，舌红苔少，脉虚数者。

15. 生脉散与清暑益气汤

异同		组成	功效	方证
同		人参、麦冬	益气生津	暑热耗伤气阴证
异	生脉散（《医学启源》）	人参、麦冬各五分，五味子七粒。共3味	益气生津敛阴止汗	①温热暑热，耗气伤阴证。②久咳肺虚，气阴两虚证。体倦气短咽干，舌红脉虚
	清暑益气汤（《温热经纬》）	西洋参、石斛、麦冬、黄连、淡竹叶、荷梗、知母、甘草、粳米、西瓜翠衣，共10味	清暑益气养阴生津	暑热耗伤气阴之证。身热汗多，心烦口渴，体倦少气，小便短赤，脉象虚数

分析： 两方均含有人参、麦冬，有益气养阴生津之功，主治暑热耗伤气阴之证，症见汗多口渴、体倦少气，脉虚等。

生脉散中人参甘温大补元气、益肺生津，麦冬甘寒滋阴清热、润燥生津，五味子酸温敛阴止汗、固表生津，如此补、清、敛三法并举，益气生津，敛阴止汗，适用于温热暑热耗伤气津而暑热已去者，亦治久咳肺虚，气阴两虚证。总以热伤气阴之汗多、咽干口渴，体倦气短，舌红脉虚或虚细为用方要点，如兼邪实则在所不宜。清暑益气汤除用西洋参、麦冬、石斛、粳米、甘草益气生津外，还用黄连、淡竹叶、西瓜翠衣、荷梗、知母清热泻火，祛暑除烦，是益气生津与清热祛暑并用，其益气生津之力较生脉散为强，又专司清暑热作用，适用于暑热耗伤气津而暑热之邪未清者。主见身热汗多，心烦口渴，体倦少气，小便短赤，脉象虚数。但对于暑病夹湿者不宜使用。

16. 蛤蚧散与人参胡桃汤

异同		组成	功效	方证
同		人参	补虚定喘	肺肾不足之虚喘
异	蛤蚧散（《博济方》）	蛤蚧、人参、茯苓、知母、贝母、桑白皮各二两，炙甘草五两，大杏仁六两。共8味，为末，生姜二片，酥少许煎服	补肺益肾止咳定喘	肺肾虚衰，兼有痰热，气逆不降之证。久咳气喘，痰稠色黄，身体羸瘦，脉浮虚
	人参胡桃汤（《百一选方》引《夷坚己志》）	新罗人参一寸许，胡桃肉（去壳，不剥皮）一个。共2味	补肺肾定喘逆	肺肾两虚，气促痰喘者

分析： 两方均以人参为主药组方，肺肾两补，纳气定喘，主治肺肾不足之虚喘。

蛤蚧散又名人参蛤蚧散，由"参蛤散"合"二母散"加杏仁、桑白皮、茯苓、甘草、生姜、酥而成。人参配蛤蚧补肺肾止喘嗽，是补益肺肾，纳气定喘，肃肺平喘，清肺润肺，化痰止咳诸法并用之方，方偏寒凉，原"治肺痿咳嗽，即肺壅嗽"，适宜于肺肾气虚兼痰热内蕴咳喘证，证情偏热者。人参胡桃散方简药专，人参配胡桃益气补肾敛肺，补虚定喘，方偏温热，适宜于肺肾两虚，气促痰喘，证偏寒者。

若因痰饮或外邪袭肺所致咳喘，则即便有气虚见证，两方也不可用。

17. 四物汤与逍遥散

异同		组成	功效	方证
同		当归、芍药	养血调经	月经不调
异	四物汤（《仙授理伤续断秘方》）	当归、川芎、白芍、地黄各等分。共 4 味	补血和血	①营血虚滞证。②冲任虚损证。面色无华，唇甲色淡，月经不调，舌淡脉细或细涩
	逍遥散（《局方》）	柴胡、当归、白芍、白术、茯苓各一两，甘草半两。共 6 味，烧生姜、薄荷少许	疏肝解郁养血健脾	肝郁血虚脾弱证。两胁作痛，头痛目眩，口燥咽干，神疲食少，月经不调，乳房胀痛

分析： 四物汤与逍遥散均配归、芍以养血调经，同为妇科调经常用方，治疗月经不调。

四物汤中归、芍养血和营，配有熟地黄、川芎，除补血之外，又有调血和血作用，主治营血虚滞，冲任虚损所致的月经不调，主见量少色淡，面色无华，脉细或细涩。逍遥散中归芍养血柔肝，尚有柴胡、煨姜、薄荷及术、苓、草，长于疏肝解郁健脾，主治肝郁血虚脾弱证之月经不调，两胁疼痛，乳房作胀，神疲食少，脉弦而虚。

18. 胶艾汤与四物汤、桃红四物汤、圣愈汤

异同		组成	功效	方证
同		地黄、当归、白芍、川芎	补血和血	血虚证
异	胶艾汤（芎归胶艾汤《金匮要略》）	川芎、阿胶、甘草各二两，艾叶、当归各三两，芍药四两，干地黄六两。共 7 味，清酒与水合煎	养血止血调经安胎	妇人冲任虚损之崩漏带下，月经过多，淋漓不止等
	四物汤（《仙授理伤续断秘方》）	当归、川芎、白芍、地黄各等分。共 4 味	补血和血	①营血虚滞证；②冲任虚损证
	桃红四物汤（《玉机微义》引《医垒元戎》）	四物汤加桃仁、红花。共 6 味	养血活血	血虚血瘀证。瘀血腰痛，月经不调，跌打损伤
	圣愈汤（《医宗金鉴》）	熟地黄、白芍、川芎、人参各七钱五分，酒当归、炙黄芪各五钱。共 6 味	补气补血摄血	气血虚弱，气不摄血证。月经先期，量多色淡，四肢乏力，体倦神衰

分析： 以上三方组成中均含有四物汤。

胶艾汤比四物汤多阿胶、艾叶、甘草三味药，阿胶养血止血，艾叶暖宫止血，合归、芎、地、芍而兼调经安胎。适用于冲任虚损之崩漏带下，月经过多或产后下血不止。

四物汤系从胶艾汤去阿胶、艾叶、甘草而得。补血而能活血，长于调血和血，适用于营血虚滞及冲任虚损证。桃红四物汤原名"加味四物汤"，《玉机微义》引用为"元戎加味四物汤"，用"治瘀血腰痛"，桃仁、红花加入四物汤后活血化瘀作用增强，故适用于血虚兼血瘀诸证。圣愈汤系四物汤加人参、黄芪而成，故长于补气益血，补气摄血，适用于气血两虚证及气虚而血失所统导致的出血证。

19. 当归补血汤与圣愈汤

异同		组成	功效	方证
同		黄芪、当归	益气补血	气虚血弱,月经不调
异	当归补血汤(《内外伤辨惑论》)	黄芪一两,当归二钱。共2味	补气生血	①血虚阳浮发热证。肌热面赤,烦渴欲饮,脉洪大而虚,重按无力。②妇人经期、产后血虚发热头痛。③疮疡溃后久不生肌收口者
	圣愈汤(《医宗金鉴》)	熟地黄、白芍、川芎、人参各七钱五分,酒当归、炙黄芪各五钱。共6味	补气补血摄血	气血虚弱,气不摄血证。月经先期而至,量多色淡,四肢乏力,体倦神衰

分析: 两方均含有黄芪、当归,有补气生血之功,均可用于气虚血弱,月经不调。

圣愈汤系四物汤加人参、黄芪而成,组成中含有当归补血汤,因而其功效除了补气生血,气血双补之外,又能补气摄血,适用于气血两虚而血失所统的月经先期量多等证。当归补血汤本为血虚阳浮发热证而设。原方黄芪五倍于当归用量,意在大补脾肺之气以固浮阳,气旺血生,阳生阴长,阴平阳秘,浮阳有根,其虚热自退。亦可用于妇人经期及产后血虚发热头痛,或疮疡溃后久不生肌收口者。

20. 四物汤与当归补血汤

异同		组成	功效	方证
同		当归	补血	血虚证
异	四物汤(《仙授理伤续断秘方》)	当归、川芎、白芍、地黄各等分。共4味	补血和血	①营血虚滞证。②冲任虚损证。面色无华,唇甲色淡,舌淡脉细或细涩
	当归补血汤(《内外伤辨惑论》)	黄芪一两,当归二钱。共2味	补气生血	①血虚阳浮发热证。肌热面赤,烦渴欲饮,脉洪大而虚,重按无力。②妇人经期、产后血虚发热。③疮疡溃后久不生肌收口者

分析: 两方均含有当归,有养血作用,主治血虚证,

四物汤组成为纯血分药,以滋补肝肾精血的熟地黄为主,配伍当归、芍药、川芎,不仅有养血作用,还有活血化瘀作用,为调血之方。常用于营血虚滞及冲任虚损证。当归补血汤本为血虚阳浮发热证而设。重用黄芪大补脾肺之气以固浮阳,寓气旺血生,阳生阴长之理,俾阴平阳秘,浮阳有根,其虚热自退。故为补气生血之剂,适用于劳倦内伤、元气亏损而阴血化生不足者,对于急性失血者有益气固脱作用;亦可用于妇人经期及产后血虚发热头痛,或疮疡溃后久不生肌收口者。

四物汤补肾益精以生血,而以治血虚血滞、血热血燥为主,当归补血汤补气以生血,以治气虚、气血两虚、血虚发热、疮疡不敛为主;四物汤补血又能活血,当归补血汤补血又能益气固脱。

21. 当归补血汤与白虎汤

异同		组成	功效	方证
同			退热	发热证
异	当归补血汤（《内外伤辨惑论》）	黄芪一两，当归二钱。共 2 味	补气生血	①血虚阳浮发热证。肌热面赤，烦渴欲饮，脉洪大而虚重按无力。②妇人经期、产后血虚发热。③疮疡溃后久不生肌收口者
	白虎汤（《伤寒论》）	石膏一斤，知母六两，甘草二两，粳米六合。共 4 味	清热生津	气分热盛证。邪热弥漫气分，正盛邪实，热盛伤津。壮热烦渴，大汗恶热，脉洪大有力

分析： 当归补血汤所治血虚发热证与白虎汤所治阳明气分热盛证的热像颇为相似，向有"血虚发热，证象白虎"（《内外伤辨惑论》）一说，不可不辨。

白虎汤证是因于外感六淫之邪所所致，为热盛津伤，病性属实；当归补血汤证则因于劳倦内伤，为血虚阳浮，病性属虚。故白虎汤证大渴而喜冷饮，身大热而大汗出，脉洪大而有力；而当归补血汤证口渴而喜温饮，身虽热而无汗，脉大而虚，重按无力，"惟脉不长实，有辨耳，误服白虎汤必死"（东垣）。

22. 归脾汤与四物汤

异同		组成	功效	方证
同		当归	补血	血虚证
异	归脾汤（《正体类要》）	当归、人参、白术、白茯苓、炒黄芪、远志、龙眼肉、炒酸枣仁各一钱，木香五分，炙甘草三分。共 10 味，煎加生姜、大枣	益气补血健脾养心	①心脾气血两虚证。心悸失眠，食少体倦，面色萎黄。②脾不统血证。便血，皮下紫癜，崩漏，月经超前，量多色淡，舌淡脉细弱
	四物汤（《仙授理伤续断秘方》）	当归、川芎、白芍、地黄各等分。共 4 味	补血和血	①营血虚滞证。②冲任虚损证。面色无华，唇甲色淡，舌淡脉细或细涩

分析： 两方虽然同属养血之剂，治疗血虚之证，但在组成上仅有当归一味相同药，其立意、药法、功效、主治诸多方面都有很大不同。

归脾汤以四君与黄芪配当归、龙眼肉、酸枣仁、远志、木香组方，补气药占比大，立意重在健脾益气以生血，养心安神；又益气补血，气血并补；健脾养心，心脾两调之功。主治思虑过度，劳伤心脾，心脾气血两虚之心悸怔忡，健忘失眠者，体倦食少，舌淡脉细弱等，及脾不统血之各种出血证。四物汤用药为纯血分之药，地、归、芍主入肝肾滋阴养血和营，归、芎活血行气，立意重在补肾益精以生血，补血与活血行滞并用，补而不滞，温而不燥，补血和血，主治营血虚滞及冲任虚损证之面色无华，唇甲色淡，舌淡脉细或细涩。四物汤偏入肝肾，以治血虚、血热、血燥为主，归脾汤偏入心脾，以治思虑过度，劳伤心脾，心脾气血两虚为主；四物汤单纯补血，归脾汤则气血双补。

23. 归脾汤与四物汤、逍遥散

异同		组成	功效	方证
同		当归	养血调经	血虚之月经不调证
异	归脾汤（《正体类要》）	当归、人参、白术、白茯苓、炒黄芪、远志、龙眼肉、炒酸枣仁各一钱，木香五分，炙甘草三分。共10味，煎加姜、枣	益气补血健脾养心	①心脾气血两虚证。心悸失眠，食少体倦，面色萎黄。②脾不统血证之各种出血，量多色淡，舌质淡脉细弱
	四物汤（《仙授理伤续断秘方》）	当归、川芎、芍药、地黄各等分。共4味	补血和血	①营血虚滞证；②冲任虚损证
	逍遥散（《局方》）	柴胡、当归、白芍、白术、茯苓各一两，甘草半两。共6味，烧生姜、薄荷少许	疏肝解郁养血健脾	肝郁血虚脾弱证。胁痛乳房胀痛，头痛目眩，口燥咽干，神疲食少，月经不调

分析：三方均配当归，以养血调经，同为妇科调经常用方，治疗月经不调。

归脾汤以四君与黄芪配龙眼肉、酸枣仁、远志、当归、木香组方，长于健脾益气生血，养心安神；宜于心脾气血两虚及脾不统血之月经不调，其量多色淡，舌淡脉细弱，多为思虑过度，劳伤心脾者，常伴心悸怔忡，健忘失眠，体倦食少及其他各种出血证。四物汤以地、芍配归、芎，补血而不滞血，行血而不伤血，补血调血，致于和血；宜于营血虚滞，冲任虚损之月经不调，其量少色淡，面色无华，脉细或细涩。逍遥散中归、芍养血柔肝，并配柴胡、煨姜、薄荷疏肝，术、苓、草健脾，功偏疏肝健脾养血，宜于肝郁血虚，脾失健运之月经不调，其胁痛乳房作胀，神疲食少，脉弦而虚。

24. 归脾汤与妙香散

异同		组成	功效	方证
同		黄芪、人参、甘草、茯神、远志、木香	补脾养心安神	心脾两虚之神志不安证
异	归脾汤（《正体类要》）	当归、人参、白术、白茯苓、炒黄芪、远志、龙眼肉、炒酸枣仁各一钱，木香五分，炙甘草三分。共10味，煎加姜、枣	益气补血养心安神	①心脾气血两虚证之心悸失眠健忘，伴食少体倦，面色萎黄。②脾不统血证
	妙香散（《局方》）	木香二两半，黄芪、山药、茯神、茯苓、远志各一两，人参、桔梗、炙甘草各半两，朱砂三钱，麝香一钱。共11味	益气补虚镇心安神	心脾气虚，心神烦乱证之志意不定，惊悸恐怖，悲忧惨戚，虚烦少睡，饮食无味，头目昏眩

分析：两方均含芪参草神远及木香等6药，功能益气补脾，宁心安神，治心气不足证。

归脾汤尚有白术、当归、龙眼肉、酸枣仁及姜、枣，益气补血而长于养心安神，宜于心脾气血两虚证。妙香散尚有茯苓、山药、桔梗、麝香、朱砂，专于补气而长于镇心安神，宜于心脾气虚，心神烦乱之证。

25. 归脾汤与补中益气汤

异同		组成	功效	方证
同		人参、黄芪、白术、甘草、当归	益气补脾	脾气虚弱见证
异	归脾汤（《正体类要》）	当归、人参、白术、白茯苓、炒黄芪、远志、龙眼肉、炒酸枣仁各一钱，木香五分，炙甘草三分。共 10 味，煎加姜、枣	益气补血健脾养心	①心脾气血两虚证。心悸失眠，食少体倦，面色萎黄。②脾不统血证之各种出血，量多色淡，舌质淡脉细弱
	补中益气汤（《内外伤辨惑论》）	黄芪（病甚、劳役热甚者）一钱，炙甘草五分，人参、白术各三分，橘皮、升麻、柴胡各二分或三分，酒当归二分。共 8 味	补中益气升阳举陷	①脾胃气虚证。体倦肢软，少气懒言，食少便溏，脉虚软。②气虚下陷之脏器脱垂，久泻久痢久疟。③气虚发热证

分析： 两方组成均含有参、芪、术、草、归 5 药，能健脾益气养血，所治均有脾气虚弱的表现。

归脾汤尚配龙眼肉、茯神、酸枣仁、远志、木香，功善养血安神，乃补气健脾与养心安神合法，旨在益气补血，健脾养心，以复心脾二脏生血、统血之职，主治心脾气血两虚之心悸怔忡、健忘失眠、体倦食少，以及脾不统血之便血、崩漏等证。补中益气汤配伍升麻、柴胡、陈皮，功偏升清举陷，乃补气健脾与升阳举陷合法，意在补气升提，以复脾胃升清降浊之能，主治脾胃气虚之食少、倦怠、便溏，气虚下陷之脏器脱垂、久泻久痢久疟以及气虚发热之身热自汗、渴喜热饮、气短乏力、脉虚大等症。

26. 八珍汤与当归补血汤

异同		组成	功效	方证
同		当归	补气血	气虚血弱证
异	八珍汤（《瑞竹堂经验方》）	人参、白术、白茯苓、当归、川芎、白芍、熟地黄、炙甘草各一两。共 8 味，煎加生姜五片，大枣一枚	补益气血	气血两虚证。面色无华，头晕目眩，气短乏力，心悸失眠，舌淡脉细无力
	当归补血汤（《内外伤辨惑论》）	黄芪一两，当归二钱。共 2 味	补气生血	①血虚阳浮发热证。肌热面赤，烦渴欲饮，舌淡，脉洪大而虚重按无力。②妇人经期、产后血虚发热。③疮疡溃后不敛

分析： 两方均有气血双补之功，用治气虚血弱证。但配伍立意及功效、主治不尽相同。

八珍汤系四君子汤与四物汤合方再加姜、枣而成，剂量均等，意在益气养血并重，主治气血两虚证。当归补血汤原为血虚阳浮之虚热证而设，黄芪五倍于当归用量，着意于大补脾肺之气以固摄浮阳，并使气旺血生，阳生阴长，阴平阳秘，则浮阳有根而虚热自退。主治血虚阳浮发热证，或疮疡不敛。

27. 八珍汤与十全大补汤、人参养荣汤

异同		组成	功效	方证
同		参、术、苓、草、归、地、芍、姜、枣	补气血	气血两虚证
异	八珍汤（《瑞竹堂经验方》）	人参、白术、白茯苓、当归、川芎、白芍、熟地黄、炙甘草各一两。共8味，煎加生姜五片，大枣一枚	补益气血	气血两虚证。面色无华，头晕目眩，气短乏力，心悸失眠，舌淡脉细无力
	十全大补汤（《局方》）	人参、肉桂、川芎、干熟地黄、茯苓、白术、甘草、黄芪、当归、白芍各等分。共10味，煎加生姜三片，大枣二枚	温补气血	气血两虚而偏寒之证。头晕目眩，倦怠食少，心悸气短自汗，四肢不温，舌淡脉细弱；疮疡不敛
	人参养荣汤（原名养荣汤《三因极一病证方论》）	黄芪、当归、桂心、炙甘草、橘皮、白术、人参各一两，白芍三两，熟地黄、五味子、茯苓各三分，远志半两。共12味，煎加生姜三片，大枣二枚	益气补血养心安神	心脾气血两虚而兼内热之证。积劳虚损，气血不足，咽干唇燥，饮食无味，形体瘦削等

分析： 三方均含有参、术、苓、草、归、地、芍、姜、枣等，补益气血，用治气血不足之证。

八珍汤系四君合四物加姜、枣而成，剂量均等，意在益气养血并重，主治气血两虚证。十全大补汤系八珍汤加黄芪及少量肉桂而成，若不算引药姜、枣共10味而得名。故于益气养血之中尤长于温阳散寒，属于温补之剂，适于气血两虚较重而阳气不足偏寒之证。人参养荣汤即十全大补汤去川芎，加橘皮、远志、五味子而成，故于益气补血之中，又长于宁心安神，但方中白芍用量独重，其性苦甘酸寒，其方性不平和中略带偏凉，适于心脾气血两虚而兼内热之证，亦治疮疡不敛。

28. 十全大补汤与人参养荣汤

异同		组成	功效	方证
同		芪、参、术、苓、草、归、地、芍、姜、枣	补气血	气血两虚证
异	十全大补汤（《局方》）	人参、肉桂、川芎、干熟地黄、茯苓、白术、甘草、黄芪、当归、白芍各等分。共10味，生姜三片，大枣二枚	温补气血	气血两虚而偏寒证。倦怠食少，四肢不温，舌淡脉细弱
	人参养荣汤（《三因极一病证方论》）	黄芪、当归、桂心、炙甘草、橘皮、白术、人参各一两，白芍三两，熟地黄、五味子、茯苓各三分，远志半两。共12味，煎加生姜三片，大枣二枚	益气补血养心安神	心脾气血两虚而兼内热之证。咽干唇燥，饮食无味，形体瘦削等

分析： 两方均由八珍汤加减而成，皆能益气补血而治气血两虚之证。

十全大补汤系八珍汤加黄芪及少量肉桂而成，补气血又兼温阳散寒，为温补气血之剂，适于气血两虚较重而偏寒之证。人参养荣汤即十全大补汤去川芎，加橘皮、远志、五味子而成，益气补血又善宁心安神，但方中白芍用量独重，其苦甘酸寒，故方性平和而略偏凉，适于心脾气血两虚而兼内热之证及疮疡不敛。

29. 十全大补汤与人参养荣汤、泰山磐石散

异同		组成	功效	方证
同		芪、参、术、草、归、地、芍	补气血	气血两虚证
异	十全大补汤（《局方》）	人参、肉桂、川芎、干熟地黄、茯苓、白术、甘草、黄芪、当归、白芍各等分。共 10 味，煎加生姜三片，大枣二枚	温补气血	气血两虚而偏寒之证。倦怠食少，心悸，四肢不温，舌淡脉细弱；月经不调，疮疡不敛
	人参养荣汤（《三因极一病证方论》）	黄芪、当归、桂心、炙甘草、橘皮、白术、人参各一两，白芍三两，熟地黄、五味子、茯苓各三分，远志半两。共 12 味，煎加生姜三片，大枣二枚	益气补血养心安神	心脾气血两虚之心神不宁证。四肢沉滞，骨肉酸疼，行动喘咳，小便拘急，腰背强痛，惊悸健忘，夜寐不安，咽干唇燥，饮食无味，形体瘦削
	泰山磐石散（《古今医统大全》）	当归、白术各二钱，黄芩、续断、人参、黄芪各一钱，川芎、白芍、熟地黄各八分，砂仁、炙甘草各五分，糯米一撮。共 12 味	益气健脾养血安胎	气血虚之堕胎、滑胎。胎动不安，或屡有堕胎宿疾，倦怠乏力，不思饮食，面色淡白，舌淡苔薄白，脉滑无力

分析： 以上三方组成均含有人参、白术、甘草、当归、熟地黄、白芍、黄芪等药，可看作由八珍汤加减而成，具益气补血之功，主治气血两虚之证。

十全大补汤系八珍汤加黄芪及少量肉桂而成，补益气血温阳散寒，故偏于温补，适于气血两虚较重而偏寒之证。人参养荣汤亦即十全大补汤去川芎，加橘皮、远志、五味子而成，故能益气补血而善宁心安神，但方中白芍用量独重，其性酸寒泄热抑阳，又去川芎之辛窜耗气助火，故本方药性平和，若寒药用量大则能补中有清，适于心脾气血两虚心神不安之证之兼内有微热者。泰山磐石散系八珍汤去茯苓及姜、枣，加续断、黄芪、砂仁、糯米、黄芩而成。续断补肝肾又益冲任，黄芪益气升阳以固胎元，砂、糯、芩清热养胃安胎，为养胎之专方。

30. 十全大补汤与内补黄芪汤、薯蓣丸

异同		组成	功效	方证
同		桂、参、苓、草、归、地、芎、芍、姜、枣	温补气血	气血两虚证
异	十全大补汤（《局方》）	人参、肉桂、川芎、干熟地黄、茯苓、白术、甘草、黄芪、当归、白芍各等分。共10味，煎加生姜三片，大枣二枚	温补气血	气血两虚而偏寒之证。晕眩倦怠食少，心悸征忡气短，自汗盗汗，四肢不温，舌淡脉细弱。月经不调，疮疡不敛
	内补黄芪汤（《外科发挥》）	黄芪、麦冬、熟地黄、人参、茯苓各一钱，炙甘草二分，白芍、川芎、官桂、远志、酒当归各五分。共11味，煎加生姜三片，大枣一枚	温补气血生肌敛疮	痈疽溃后气血两虚证。溃处作痛，倦怠懒言，间或发热，经久不退，舌淡苔薄脉细弱
	薯蓣丸（《金匮要略》）	薯蓣三十分，甘草二十八分，当归、桂枝、干地黄、神曲、豆黄卷各十分，人参、阿胶各七分，芎穷、麦冬、芍药、白术、防风、杏仁各六分，柴胡、桔梗、茯苓各五分，干姜三分，白敛二分，大枣百枚为膏。共21味	益气养血补虚祛风	虚劳，气血俱虚，外兼风邪。头晕目眩，倦怠乏力，心悸气短，肌肉消瘦，不思饮食，微有寒热，肢体沉重，骨节痠痛

分析： 三方组成中同含桂、参、苓、草、归、地、芎、芍及姜、枣，但前两方为肉桂、生姜、大枣，薯蓣丸为桂枝、干姜、大枣。均有补益气血之功，用于气血不足之证。

十全大补汤尚有黄芪、白术，方偏温补且健脾补气之力尤强，适于气血两虚较重而偏寒之证。

内补黄芪汤尚有黄芪、麦冬、远志而无白术之温燥，麦冬甘寒养阴，远志善于宣通壅滞而治痈疽，故其温性不及十全大补，而能养阴敛阴，生肌敛疮，宜于痈疽溃后气血两虚难愈之证。

薯蓣丸含八珍、理中、桂枝诸方及祛风除湿药。原为疗"虚劳诸不足，风引百疾"而设，方中重用薯蓣（即山药）及甘草补脾益气以滋生化之源，参、术、苓、草、姜、枣及神曲、大豆黄卷等健脾益气除湿；归、芎、芍、地、阿、冬养血滋阴；柴、桂、防祛风散邪；白敛"辛凉散结以解风气百疾"；杏、桔疏利气机，共奏补虚祛风，扶正祛邪之功。

要之，前两方专事培补，方证当属纯虚无实之证。薯蓣丸则补气之功大于补血，又兼祛风散邪，宜于诸虚不足，复感风邪之虚实夹杂症。

31. 十全大补汤与内补黄芪汤

异同		组成	功效	方证
同		桂、芪、参、苓、草、归、地、芎、芍、姜、枣	温补气血	气血两虚之证
异	十全大补汤（《局方》）	人参、肉桂、川芎、干熟地黄、茯苓、白术、甘草、黄芪、当归、白芍各等分。共 10 味，煎加生姜三片，大枣二枚	温补气血	气血两虚而偏寒之证。晕眩倦怠食少，心悸征忡气短，自汗盗汗，四肢不温，舌淡脉细弱。月经不调，疮疡不敛
	内补黄芪汤（《外科发挥》）	黄芪、麦冬、熟地黄、人参、茯苓各一钱，甘草二分，白芍、川芎、官桂、远志、酒当归各五分。共 11 味，生姜三片，大枣一枚	温补气血生肌敛疮	痈疽溃后气血两虚证。溃处作痛，倦怠懒言，间或发热，经久不退，舌淡苔薄脉细弱。

分析： 两方组成相同者有肉桂、黄芪、人参、茯苓、甘草、当归、熟地黄、川芎、白芍及姜、枣等药，有温阳益气补血之功，治疗气血两虚之证。

十全大补汤尚有白术，温补之力更强，故方偏于温补，适于气血两虚较重而偏寒之证。内补黄芪汤乃十全大补汤去白术加麦冬、远志而成。方中无白术之温，而有远志宣通壅滞治痈疽，麦冬甘寒滋阴清热，故其温补之力不及十全大补，为补中兼清之剂，主要用于疮疡外科之补虚敛疮，宜于痈疽溃后气血两虚难愈之证。

32. 保产无忧散与泰山磐石散

异同		组成	功效	方证
同		黄芪、当归、川芎、芍药、甘草	益气养血安胎	堕胎，滑胎
异	泰山磐石散（《古今医统大全》）	当归、白术各二钱，黄芩、续断、人参、黄芪各一钱，川芎、白芍、熟地黄各八分，砂仁、炙甘草各五分，糯米一撮。共 12 味	益气健脾养血安胎	堕胎、滑胎。胎动不安，面色淡白，倦怠乏力，不思饮食，舌淡苔薄白脉滑无力
	保产无忧散（《傅青主女科》）	酒当归、川芎各钱半，酒炒菟丝子四分，酒白芍钱二分，川贝母一钱，炙黄芪、炒黑芥穗各八分，炒艾叶、姜厚朴各七分，面炒枳壳六分，羌活、甘草各五分，姜三片。共 13 味	益气养血理气安胎顺产	妊娠胎动，腰疼腹痛，势欲小产，或临产时，交骨不开，横生逆下，或子死腹中

分析： 两方均含有黄芪、当归、川芎、芍药、甘草，有益气养血安胎之功，治疗堕胎。

泰山磐石散系八珍汤去茯苓及姜枣，加续断、黄芪、砂仁、糯米、黄芩而成。续断配熟地黄补肝肾益冲任而保胎元，黄芪益气升阳以固胎元，砂、糯、芩清热养胃安胎，白术配黄芩药对健脾清热，止血安胎。重在补气养血，兼能清热和胃，为健脾益气养血安胎之方。主治屡有堕胎之滑胎。保产无忧散尚加用艾、荆、羌、枳、朴、芎以温通理气活血；川贝母、菟丝子以运胎顺产，其益气补血之力较逊，但有理气顺产之功，既能保胎又能催产。用于妊娠胎动势欲小产，或临产时交骨不开，有未产能安，临产能催之用。

33. 泰山磐石散与补肾固胎散

异同		组成	功效	方证
同		川续断	安胎	堕胎、滑胎
异	泰山磐石散（《古今医统大全》）	当归、白术各二钱，黄芩、续断、人参、黄芪各一钱，川芎、白芍、熟地黄各八分，砂仁、炙甘草各五分，糯米一撮。共12味	益气健脾养血安胎	堕胎、滑胎。胎动不安，面色淡白，倦怠乏力，不思饮食，舌淡苔薄白脉滑无力
	补肾固胎散（《刘奉五妇科经验》）	桑寄生、川续断、阿胶块、菟丝子各一两半，椿根白皮五钱。共5味，每服3钱，每月逢1、2、3日，11、12、13日，21、22、23日各服1次	补肾安胎	习惯性流产属于肾虚者

分析： 两方均含有续断，有安胎之功，用于滑胎之保胎。

泰山磐石散系八珍汤去茯苓及姜、枣，加续断、黄芪、砂仁、糯米、黄芩而成。续断配熟地黄补肝肾益冲任而保胎元，黄芪益气升阳以固胎元，砂、糯、芩清热养胃安胎，白术配黄芩药对健脾清热，止血安胎。重在补气养血，兼能清热和胃，为健脾益气安胎之方。主治屡有堕胎之滑胎。补肾固胎散则以续断配桑寄生、菟丝子补肾安胎，阿胶养血止血安胎，椿根皮凉血固涩止血，其功重在补肾安胎，兼凉血固涩止血，妊娠时保胎，分娩时保产，服用时间次第有序，主治习惯性流产之属于肾虚者。

34. 人参养荣汤与内补黄芪汤

异同		组成	功效	方证
同		肉桂、远、芪、参、苓、草、归、地、芍、姜、枣	补气血	气血不足证
	人参养荣汤（原名养荣汤《三因极一病证方论》）	黄芪、当归、桂心、甘草、橘皮、白术、人参各一两，白芍三两，远志半两，熟地黄、五味子、茯苓各三分。共12味，生姜三片，大枣二枚	益气补血养心安神	心脾气血两虚而兼内热之证。积劳虚损，气血不足，咽干唇燥，饮食无味，形体瘦削等
	内补黄芪汤（《外科发挥》）	黄芪、麦冬、熟地黄、人参、茯苓各一钱，炙甘草二分，白芍、川芎、官桂、远志、酒当归各五分。共11味，生姜三片，大枣一枚	温补气血生肌敛疮	痈疽溃后气血两虚证。溃处作痛，倦怠懒言，间或发热，经久不退，舌淡苔薄脉细弱

分析： 两方组成均有肉桂、远、芪、参、苓、草、归、地、芍、姜、枣等11味药，补益气血，用于气血两虚及疮疡不敛等症。

人参养荣汤尚含有白术、橘皮、五味子而无川芎、麦冬。但方中白芍用量独重，苦甘酸寒，其养血和营，敛阴抑阳作用更强，去川芎加白术则加强健脾益气，加远志、五味子宁心安神，故本方益气补血，益脾宁心而安神作用较好，适于心脾气血两虚而热扰心神之证及疮疡不敛。内补黄芪汤方中无白术、五味子，故而补气健脾安神之功均不及人参养荣汤，有麦冬之甘寒养阴敛阴，宜于痈疽溃后气血两虚难愈之证。两方均为补中兼清之剂，但内补黄芪汤主要用于疮疡外科之补虚敛疮。

35. 资生丸与泰山磐石散、保产无忧散、补肾固胎散

异同		组成	功效	方证
同		固胎药配伍	安胎	堕胎、滑胎
异	资生丸（《先醒斋医学广笔记》）	人参、白术各三两，广陈皮、山楂肉各二两，白茯苓、炒怀山药、莲肉、炒薏苡仁、白扁豆、芡实粉各一两半，炒麦芽一两，桔梗、藿香叶、甘草各五钱，白豆蔻仁三钱五分，泽泻三钱半，川黄连三钱。共17味	益气健脾和胃渗湿消食理气	①妊娠三月，阳明脉衰，胎元不固。②亦治脾胃虚弱，食少便溏，脘腹作胀，恶心呕吐，消瘦乏力等证
	泰山磐石散（《古今医统大全》）	当归、白术各二钱，黄芩、续断、人参、黄芪各一钱，川芎、白芍、熟地黄各八分，砂仁、炙甘草各五分，糯米一撮。共12味	益气健脾养血安胎	堕胎、滑胎。胎动不安，面色淡白，倦怠乏力，不思饮食，舌淡苔薄白脉滑无力
	保产无忧散（《傅青主女科》）	酒当归、川芎各钱半，酒炒菟丝子钱四分，酒白芍钱二分，川贝母一钱，炙黄芪、炒黑芥穗各八分，炒艾叶、姜厚朴各七分，面炒枳壳六分，羌活、甘草各五分，姜三片。共13味	益气养血理气安胎转胎顺产	妊娠胎动，腰疼腹痛，势欲小产，或临产时，交骨不开，横生逆下，或子死腹中
	补肾固胎散（《刘奉五妇科经验》）	桑寄生、川续断、阿胶块、菟丝子各一两半，椿根白皮五钱。共5味，每服3钱，每月逢1、2、3日，11、12、13日，21、22、23日各服1次	补肾安胎	习惯性流产属于肾虚者

分析： 以上四方均有安胎之功，用于滑胎之保胎。

资生丸原为妊娠三月，阳明脉衰，胎元不固而设。其组成系参苓白术散去砂仁加藿香、白蔻仁、泽泻、黄连、山楂肉、麦芽、芡实而成。方中参苓白术散益气健脾渗湿，加藿、蔻、泽、连、楂、麦、芡等七味药，故有清化湿热、理气和胃、消食化积之功。适于脾胃气虚夹食积化热之证。对妊妇有调理脾胃，益气保胎之功

泰山磐石散系八珍汤去茯苓及姜枣，加续断、黄芪、砂仁、糯米、黄芩而成。续断配熟地黄补肝肾益冲任而保胎元，黄芪益气升阳以固胎元，砂、糯、芩清热养胃安胎，白术配黄芩之药对能健脾清热，止血安胎。重在补气养血，兼能清热和胃，为健脾益气安胎之方。主治屡有堕胎之滑

保产无忧散由四物汤去熟地黄加芪、草、菟、贝、艾、荆、羌、枳、朴、姜而成。其主要功效是转胎顺产，后世认为亦能保胎。但其方性偏温，温通之力较强，其益气补血之力稍逊，但有理气顺产之功，既能保胎又能催产。用于妊娠胎动势欲小产，或胎位不正或临产时交骨不开，有未产能安，临产能催之用。

补肾固胎散以续断配桑寄生、菟丝子补肾安胎，阿胶养血止血，椿根皮凉血固涩止血，其功重在补肾安胎，兼凉血固涩止血，妊娠时保胎，分娩时保产，主治习惯性流产之属于肾虚者。

36. 八珍汤与十全大补汤、人参养荣汤、内补黄芪汤、泰山磐石散

异同		组成	功效	方证
同		参、草、归、地、芍	益气养血	气血两虚之证
异	八珍汤（《瑞竹堂经验方》）	人参、白术、白茯苓、当归、川芎、白芍、熟地黄、炙甘草各一两。共8味，煎加生姜五片，大枣一枚	补益气血	气血两虚证。面色无华，头晕目眩，气短乏力，心悸失眠，舌淡，脉细无力
	十全大补汤（《局方》）	人参、肉桂、川芎、干熟地黄、茯苓、白术、甘草、黄芪、当归、白芍各等分。共10味，煎加生姜三片，大枣二枚	温补气血	气血两虚而偏寒之证。头晕目眩，心悸怔忡，倦怠食少，气短，自汗盗汗，四肢不温，舌淡脉细弱；月经不调，疮疡不敛等
	人参养荣汤（《三因极一病证方论》）	白芍三两，黄芪、当归、桂心、炙甘草、橘皮、白术、人参各一两，远志半两，熟地黄、五味子、茯苓各三分。共12味，煎加生姜三片，大枣二枚	益气补血养心安神	心脾气血两虚而兼内热之证。积劳虚损，气血不足，咽干唇燥，饮食无味，形体瘦削等
	内补黄芪汤（《外科发挥》）	黄芪、麦冬、熟地黄、人参、茯苓各一钱，炙甘草二分，白芍、川芎、官桂、远志、酒当归各五分，共11味，煎加生姜三片，大枣一枚	温补气血生肌敛疮	痈疽溃后气血两虚证。溃处作痛，倦怠懒言，间或发热，经久不退，舌淡苔薄脉细弱
	泰山磐石散（《古今医统大全》）	当归、白术各二钱，黄芩、续断、人参、黄芪各一钱，川芎、白芍、熟地黄各八分，砂仁、炙甘草各五分，糯米一撮。共12味	益气健脾养血安胎	气血虚弱之堕胎、滑胎。胎动不安，或屡有堕胎史，倦怠乏力，不思饮食，面色淡白，舌淡苔薄白脉滑无力

分析： 以上五方均由四君合四物两方变化而成。气血双补，治气血两虚之证。

八珍汤系四君合四物加姜枣而成，原方除甘草之外，剂量均等，意在益气养血并重，是气血双补的代表方和基础方。

十全大补汤系八珍汤加黄芪及少量肉桂而成，若不算引药姜、枣，共10味而得名。加黄芪补气，肉桂温阳散寒，故方偏于温补，适于气血两虚较重而偏寒之证。

人参养荣汤系八珍汤去川芎，加黄芪、肉桂、橘皮、远志、五味子而成，故在益气补血之外，宁心安神之功更好，但方中白芍用量独重，其性苦甘酸寒，养血和营，敛阴止汗，泄热抑阳，又去川芎之辛窜耗气助火，故方性偏凉，属补中有清之剂，适于心脾气血两虚而兼内热之证，亦治疮疡不敛。

内补黄芪汤可看作是八珍汤去白术加黄芪、肉桂、麦冬、远志而成。方中无白术之温，而有远志宣通壅滞治痈疽，麦冬甘寒养阴敛阴及清热，故其补气健脾之力稍逊，而增养阴清热之效，为补中兼清之剂，专于疮疡外科之补虚敛疮。

泰山磐石散系八珍汤去茯苓及姜、枣，加续断、黄芪、砂仁、糯米、黄芩而成。续断补肝肾又益冲任，黄芪益气升阳以固胎元，砂、糯、芩清热养胃安胎，为养胎专方。

37. 人参养荣汤与归脾汤

异同		组成	功效	方证
同		参、苓、术、草、芪、归、姜、枣、远志	益气补血安神	心脾气血两虚之心神不安证
异	人参养荣汤（《三因极一病证方论》）	黄芪、当归、桂心、炙甘草、橘皮、白术、人参各一两，白芍三两，熟地黄、五味子、茯苓各三分，远志半两。共12味，煎加生姜三片，大枣二枚	益气补血养心安神	心脾气血两虚而兼内热之心神不安证。积劳虚损，咽干唇燥，饮食无味，形体瘦削
	归脾汤（《正体类要》）	当归、人参、白术、白茯苓、炒黄芪、远志、龙眼肉、炒酸枣仁各一钱，木香五分，炙甘草三分。共10味，煎加姜、枣	益气补血健脾养心	①心脾气血两虚证。心悸失眠，食少体倦，面色萎黄。②脾不统血之各种出血。舌淡脉细弱

分析： 两方同含芪、参、苓、术、草、归、姜、枣及远志等药，补养安神，用治心脾气血两虚证。

人参养荣汤即十全大补汤去川芎加橘皮、远志、五味子而成。其去川芎之辛窜耗气助火，所增志、味乃静养血分、宁心安神之品，故有益气补血，宁心安神之功，但方中安神药比重较小，主要在于大补气血，且白芍用量独重，其性酸寒，故方性平和而略偏凉，适于心脾气血两虚而兼内热之心神不安证，亦常用治疮疡不敛。归脾汤以四君与黄芪配龙眼肉、酸枣仁、远志、当归、木香组方，专于益气补血，健脾养心，虽亦是气血并补，心脾两调之剂，但补气药及养心安神药占比大，知其立意重在补气生血，益脾宁心，养心安神，且能益气摄血，故宜于思虑过度，劳伤心脾，心脾气血两虚证之心悸怔忡，健忘失眠，体倦食少，舌淡脉细弱者以及脾不统血之各种出血证。

38. 炙甘草汤与生脉散

异同		组成	功效	方证
同		人参、麦冬	益气养阴	气阴两虚，久咳不已
异	炙甘草汤（《伤寒论》）	生地黄一斤，甘草四两，生姜、桂枝各三两，人参、阿胶各二两，麦冬、麻仁各半升，大枣三十枚，清酒七升。共10味	滋阴养血益气通阳复脉定悸润燥补肺宁嗽	①阴血不足，阳气虚弱证。心动悸脉结代，虚羸少气，舌光少苔或质干瘦小者。②虚劳肺痿。咳嗽涎唾多，形瘦短气，虚烦不眠，自汗盗汗，咽干舌燥大便干结，脉虚数
	生脉散（《医学启源》）	人参、麦冬各五分，五味子七粒。共3味	益气生津敛阴止汗	①暑热汗多，耗气伤阴证。②久咳肺虚，气阴两伤证。呛咳少痰，气短自汗，口干舌燥，脉虚数或虚细

分析： 两方均含有人参、麦冬，有益气养阴之功，可用于气阴两虚之证。

炙甘草汤尚有炙甘草、大枣、生地黄、阿胶、麻仁、桂枝、生姜、清酒等，重用生地黄配阿胶、麦冬、麻仁、大枣滋养阴血，桂枝、生姜清酒辛温通阳，合人参、甘草温阳益气复脉。全方重在滋阴养血以治其本，又能益气温阳，复脉止悸，故阴虚肺燥较著或兼内热者不宜。生脉散益气养阴之力虽不及炙甘草汤，但配伍了收敛的五味子而又能敛阴止汗，且方性偏于清补，适用于热伤气阴之证。

39. 炙甘草汤与归脾汤

异同		组成	功效	方证
同		炙甘草、人参、生姜、大枣	补益气血	气血不足之心神失养证
异	炙甘草汤（《伤寒论》）	生地黄一斤，炙甘草四两，麦冬、麻仁各半升，生姜、桂枝各三两，人参、阿胶各二两，大枣三十枚，清酒七升。共10味	滋阴养血益气温阳复脉止悸	①虚劳心悸。脉结代，心动悸，虚羸少气，舌光少苔或质干而瘦小者。②虚劳肺痿。咳嗽，涎唾多，形瘦短气，虚烦不眠，自汗盗汗，咽干舌燥，大便干结，脉虚数
	归脾汤（《正体类要》）	当归、人参、白术、白茯苓、炒黄芪、远志、龙眼肉、炒酸枣仁各一钱，木香五分，炙甘草三分。共10味，煎加生姜、大枣	益气补血健脾养心	①心脾气血两虚证。心悸失眠，食少体倦，面色萎黄，舌质淡，脉细弱。②脾不统血证。便血，皮下紫癜，崩漏，月经超前，量多色淡，舌淡脉细弱

分析： 两方组成中均含有参、草、姜、枣，补益气血，主治气血不足，心神失养之心悸。

炙甘草汤重用生地黄与炙甘草配人参补益气血，配麦冬、阿胶、麻仁甘润滋养阴血，配桂枝、生姜、清酒辛温通阳复脉。从方中药量比重来看，本方主要功效在充心养脉，通阳复脉，能益气养血但偏于滋阴养血。用于虚劳心悸者能滋阴养血益气，温阳复脉定悸；用于虚劳肺痿者能润燥补肺宁嗽。归脾汤参、芪、术并用而补脾益气力强；又配以大队养心安神药物；故既能补心安神，又能益气摄血，故宜于心脾气血两虚，神失所养的心悸、失眠、健忘证，及脾气虚弱，血失统摄之出血证。

40. 炙甘草汤与加减复脉汤

异同		组成	功效	方证
同		炙甘草、生地黄、麦冬、阿胶、麻仁	滋阴养血	阴虚血少之证
异	炙甘草汤（《伤寒论》）	生地黄一斤，炙甘草四两，生姜、桂枝各三两，人参、阿胶各二两，麦冬、麻仁各半升，大枣三十枚，清酒七升。共10味	滋阴养血益气温阳复脉定悸润燥补肺宁嗽	①虚劳心悸。脉结代，心动悸，虚羸少气，舌光少苔或质干而瘦小者。②虚劳肺痿。咳嗽涎唾多，形瘦短气，虚烦不眠，自汗盗汗，咽干舌燥便结，脉虚数
	加减复脉汤（《温病条辨》）	炙甘草、干地黄、生白芍各六钱，麦冬（不去心）五钱，阿胶、麻仁各三钱。共6味	滋阴养血生津润燥	温热病后期，邪热久羁，阴液亏虚，身热面赤，口干舌燥，手足心热甚于手足背者，脉虚大

分析： 两方均含炙甘草、生地黄、麦冬、阿胶、麻仁，功能滋养阴血，用于阴虚血少证。

加减复脉汤由炙甘草汤（又名复脉汤）去参、桂、姜、枣，加白芍而成。本为温热病后期，邪热久羁，阴液亏虚证而设，病属热灼阴伤，故于原方中去辛温之参、桂、姜、枣而加酸寒敛阴之白芍，与甘草成酸甘化阴之配，与地、冬、胶、麻等甘寒凉润之品养阴清热，滋液生津，从而使阴阳气血并补之炙甘草汤一变而成为滋阴养血生津之方。

41. 复脉汤类方

异同		组成	功效	方证
同		炙甘草、生地黄、麦冬、阿胶	滋阴养血	阴血亏耗
异	炙甘草汤	生地黄一斤，炙甘草四两，生姜、桂枝各三两，人参、阿胶各二两，麦冬、麻仁各半升，大枣三十枚，清酒七升。共10味	滋阴养血益气温阳复脉定悸润燥补肺宁嗽	①虚劳心悸。心动悸脉结代，虚羸少气，舌光少苔或质干而瘦小。②虚劳肺痿。脉虚数
	加减复脉汤	炙甘草、干地黄、生白芍各六钱，麦冬（不去心）五钱，阿胶、麻仁各三钱。共6味	滋阴养血生津润燥	温病后期阴虚内热证。身热面赤，口干舌燥，脉虚大
	救逆汤	加减复脉汤内去麻仁，加生龙骨四钱，生牡蛎八钱。共7味	滋阴潜阳镇摄心气	温病误表，心气心液两伤，阴阳欲脱之证
	一甲复脉汤	即于加减复脉汤内，去麻仁加牡蛎一两。共6味	滋阴固涩	下焦温病。热邪伤阴，但大便溏者
	二甲复脉汤	即于加减复脉汤内，加生牡蛎五钱，生鳖甲八钱。共8味	咸寒甘润镇摄虚风	虚风内动证。热入下焦，脉沉数，舌干齿黑，手指蠕动
	三甲复脉汤	即于二甲复脉汤内，加生龟甲一两。共9味	急救阴绝交通心肾	热深厥甚，脉细促，心悸怔忡甚则心中痛者
	大定风珠	生白芍、麦冬（连心）、干地黄各六钱，生牡蛎、生龟甲、生鳖甲、炙甘草各四钱，阿胶三钱，麻仁、五味子各二钱，鸡子黄生二枚。共11味	滋阴息风	温病后期，真阴大亏，虚风内动证。神倦瘛疭，舌绛苔少脉虚弱

分析： 以上诸方均出自吴瑭《温病条辨》，由张仲景的炙甘草汤（又名复脉汤）加减而来，组成中皆去参、桂、姜、枣，而保留草、地、冬、阿等以滋阴养血，用于阴血亏耗之证。

复脉汤重用生地黄与炙甘草配人参补益气血，配冬、胶、麻、甘润滋养阴血，配桂、姜、酒辛温通阳复脉。充心养脉，通阳复脉，气血阴阳并补但滋阴养血之力更强。用于虚劳心悸者有滋阴养血益气，温阳复脉定悸之功。用于虚劳肺痿者，有润燥补肺宁嗽之效。加减复脉汤由复脉汤去参、桂、姜、枣加白芍而成，白芍合甘草成酸甘化阴，配地、冬、胶、麻等甘寒凉润以养阴清热，滋液生津，主治温热病后期，邪热久羁，阴液亏虚证。救逆汤即加减复脉汤内去麻仁，加生龙骨、生牡蛎而成，若脉虚大欲散者加人参。功能滋养阴液，镇摄心气，用于温病误表，心气心液两伤，阴阳欲脱之心中震震，舌强神昏，汗自出，中无所主者。一甲复脉汤即于加减复脉汤内去麻仁，加牡蛎而成，针对热邪伤阴便溏，故去麻仁之滋腻，加牡蛎一物三用，既能存阴又涩大便且清在里之余热，故有滋阴涩肠之功。二甲复脉汤即于加减复脉汤内加生牡蛎、生鳖甲而成，镇摄虚风，用于虚风内动证。三甲复脉汤即于加减复脉汤内加生牡蛎、生鳖甲、生龟甲而成，急救阴绝，交通心肾，用治热深厥甚，脉细促，心悸怔忡甚则心中痛者。大定风珠即加减复脉汤加生牡蛎、生鳖甲、生龟甲、五味子、鸡子黄而成，以大队浓浊填阴塞隙，介属潜阳镇定，滋阴息风，主治虚风内动证之神倦瘛疭，舌绛苔少脉虚弱。

42. 六味地黄丸类方

异同		组成	功效	方证
同		六味地黄丸	滋阴补肾	肾阴不足之证
异	六味地黄丸（《小儿药证直诀》）	熟地黄八钱，山茱萸、干山药各四钱，泽泻、牡丹皮、茯苓各三钱。共6味	滋补肝肾	肝肾阴虚之有热证。腰膝酸软，头晕目眩，口燥咽干，舌红少苔，脉沉细数
	知柏地黄丸（《医方考》）	六味地黄丸原方原量加盐炒知母、盐炒黄柏各二两。共8味	滋阴降火	肝肾阴虚兼下焦湿热证，或虚火上炎证
	杞菊地黄丸（《麻疹全书》）	六味地黄丸加枸杞子、白菊花各三两。共8味	滋肾养肝明目	肝肾阴虚之两目昏花、视物模糊证
	麦味地黄丸（《医部全录》引《体仁汇编》）	六味地黄丸加麦冬、五味子各五钱。共8味	滋补肺肾	肺肾阴虚证。虚烦劳热，咳嗽吐血，潮热盗汗
	都气丸（《症因脉治》）	六味地黄丸加北五味子。共7味	滋肾纳气	肺肾阴虚之喘逆证。咳嗽气喘，呃逆滑精，腰痛
	耳聋左慈丸（《饲鹤亭集方》）	六味地黄丸加磁石三两，柴胡一两一钱。共8味	滋肾平肝潜阳通窍	肾水不足，虚火上升之头眩目晕，耳聋耳鸣
	耳聋左慈丸（《重订广温热论》）	六味地黄丸加磁石二两，石菖蒲一两半，北五味子五钱。共9味	滋阴益肾潜阳通窍	肝肾阴亏，虚阳上扰之耳鸣耳聋，头晕目眩

分析： 六味地黄丸是钱乙从《金匮要略》之肾气丸去附、桂而成，原为肾怯失音诸证而设。后世发展为滋补肾阴的基本方。由此加减衍化成众多名方。

知柏地黄丸又名六味地黄丸加黄柏知母方，即六味地黄丸加盐炒知母、盐炒黄柏各二钱而成。偏于滋阴降火，适用于阴虚火旺、骨蒸潮热、遗精盗汗之证。杞菊地黄丸原名杞菊六味丸，即六味地黄丸加枸杞子、白菊花各三两而成，功擅清肝肺，明耳目，适用于肝肾阴虚之两目昏花、视物模糊或眼睛干涩、迎风流泪等。麦味地黄丸原名八味地黄丸，后世又名加味地黄丸、八仙长寿丸（《痘疹传心录》）、麦味丸（《全国中药成药处方集》），即六味地黄丸加麦冬、五味子各五钱而成，亦即都气丸加麦冬。功偏滋肾纳气敛肺，适用于肺肾阴虚之喘嗽，潮热盗汗。都气丸即六味地黄丸加五味子二钱而成，偏于滋肾纳气，适用于肾阴亏虚、肾不纳气之气喘或呃逆证。

《饲鹤亭集方》耳聋左慈丸即六味地黄丸加磁石三两，柴胡一两一钱而成。滋肾平肝，潜阳通窍，治肾水不足，虚火上升，头眩目晕，耳聋耳鸣等症。《重订广温热论》耳聋左慈丸由六味地黄丸加磁石二两，石菖蒲一两半，北五味子五钱组成。功能滋补肝肾，潜阳通窍，主肾虚精脱，耳鸣耳聋。两方均给予六味地黄滋补肾阴加磁石镇逆，但前者配少量柴胡为使且与磁石升降并用，而重在镇降；后者视柴胡为敌，认为耳鸣耳聋"此二症，不关少阳，皆禁用柴胡升提"。可见两方的组成虽差别不大，但药法立意则有较大不同，个中蕴含各自临床经验及教训，值得留意。

43. 六味地黄丸与肾气丸

异同		组成	功效	方证
同		熟地黄、山茱萸、山药、泽泻、牡丹皮、茯苓	补肾	肾虚证
异	六味地黄丸（《小儿药证直诀》）	熟地黄八钱，山茱萸、干山药各四钱，泽泻、牡丹皮、茯苓各三钱。共6味	滋补肾阴	肾阴虚证
	肾气丸（《金匮要略》）	干地黄八两，薯蓣、山茱萸各四两，泽泻、茯苓、牡丹皮各三两，桂枝、附子炮各一两。共8味	温补肾阳	肾阳不足失于温煦之水液代谢失常诸证

分析： 六味地黄丸系宋代钱乙从《金匮要略》肾气丸减去桂枝、附子而成，原名"地黄丸"，用治肾怯诸证。《小儿药证直诀笺正》说："仲阳意中，谓小儿阳气甚盛，因去桂附而创立此丸，以为幼科补肾专药。"两方在组成上均用地黄、山茱萸、山药、泽泻、牡丹皮、茯苓，均可补肾以治肾虚。

六味地黄丸以"熟、山、山"三阴并补，配泽、丹、苓"三泄"，补泻药量之比为16:9，且熟地黄用量独重，故长于滋补肾阴，主肾阴不足，虚热内生之证，症见头晕目眩，耳鸣耳聋，潮热盗汗，口燥咽干，舌红少苔，脉象细数。其药法为"壮水之主以制阳光"。肾气丸以大队补阴药配小量桂枝、附子，于水中生火，少火生气，温阳化气，长于温补肾阳，主治肾阳不足失于温煦之水液代谢失常诸证，症见身半以下常有冷感，少腹拘急，小便不利或小便反多，阳痿早泄，舌淡而胖，脉虚尺部沉细等。其药法是"益火之原以消阴翳"。

44. 六味地黄丸与左归丸

异同		组成	功效	方证
同		熟地黄、山茱萸、山药	滋阴补肾	肾阴不足证
异	六味地黄丸（《小儿药证直诀》）	熟地黄八钱，山茱萸、干山药各四钱，泽泻、牡丹皮、茯苓各三钱。共6味	滋补肾阴	肾阴虚证
	左归丸（《景岳全书》）	大怀熟地黄八两，炒山药、枸杞子四两，山茱萸、鹿角胶（敲碎炒珠）、龟甲胶（切碎炒珠）、菟丝子（制）各四两，川牛膝（酒洗蒸熟）三两。共8味	滋阴补肾填精益髓	真阴不足证。头目眩晕，腰酸腿软，舌光少苔，脉细

分析： 两方组成上均有熟地黄、山茱萸、山药等"三补"，滋补肾阴，治疗肾阴亏虚证。

六味地黄丸以补肾阴为主，且配"三泻"，有泻有补，寓泻于补，补力平和，适用于肾阴不足而兼内热之证。故其药法是"壮水之主，以制阳光"。左归丸由六味地黄丸去"三泻"加枸牛龟鹿菟而成。景岳认为："补阴不利水，利水不补阴，而补阴之法不宜渗"（《景岳全书·新方八阵》），故去"三泻"（泽、苓、丹），而加入枸杞子、牛膝、龟甲加强滋补肾阴之力；又加人鹿角胶、菟丝子温润之品补阳益阴，于阳中求阴，即张介宾所谓："善补阴者，必于阳中求阴，则阴得阳升而泉源不竭。"（《景岳全书·新方八略》）。属纯甘壮水，纯补无泻，阳中求阴，补力较峻，适用于真阴不足，精髓亏损之证。论其药法，"左归是育阴以涵阳，不是壮水以制火"（《医方证治汇编歌诀》）。

45. 左归丸与左归饮

异同		组成	功效	方证
同		熟地黄、山药、山茱萸、枸杞子	滋肝肾	肝肾阴虚证
异	左归丸	大怀熟地黄八两，炒山药、枸杞子四两，山茱萸、鹿角胶（敲碎炒珠）、龟甲胶（切碎炒珠）、菟丝子（制）各四两，川牛膝（酒洗蒸熟）三两。共8味	滋阴补肾填精益髓	真阴不足证。头目眩晕，腰酸腿软，舌光少苔，脉细
	左归饮	熟地黄二三钱，或加之一二两，山药、枸杞子各二钱，炙甘草一钱，茯苓一钱半，山茱萸一二钱。共6味	补益肾阴	真阴不足之轻证。腰酸遗泄盗汗，口燥咽干，舌尖红脉细数

分析： 两方均出自《景岳全书》，均含有熟地黄、山药、山茱萸、枸杞子，同治肾阴不足证。

左归丸另配有龟、鹿、牛、菟，于滋阴之中又配以血肉有情之味及助肾阳之品，补力较峻，且为纯补无泻之剂，常用于肾阴亏损较重者，以丸剂意在缓图之。左归饮则另配茯苓、甘草益脾和中助运，补力较缓，适宜于肾阴不足较轻之证，用饮以取其急治。

46. 左归丸与夜光丸

异同		组成	功效	方证
同		熟地黄、山药、枸杞子、牛膝、菟丝子	滋肾阴	肝肾阴虚
异	左归丸（《景岳全书》）	大怀熟地黄八两，炒山药、枸杞子四两，山茱萸、鹿角胶（敲碎炒珠）、龟甲胶（切碎炒珠）、菟丝子（制）各四两，川牛膝（酒洗蒸熟）三两，共8味	滋阴补肾填精益髓	真阴不足证。头目眩晕，腰酸腿软，舌光少苔脉细
	夜光丸（《瑞竹堂经验方》）	天冬、麦冬、生地黄、熟地黄、新罗参、白茯苓、干山药各一两，枸杞子、牛膝、金钗石斛、草决明、杏仁、甘菊、菟丝子、羚羊角各七钱半，肉苁蓉、五味子、防风、甘草、沙苑、蒺藜、黄连、枳壳、川芎、生乌犀、青葙子各半两。共25味	降心火益肾水明目除障	肝肾两亏，阴虚火旺，内障目暗，视物昏花

分析： 三方均含有熟地黄、山药、枸杞子、牛膝、菟丝子，滋阴补肾，治肾阴亏虚之证。

左归丸为纯甘壮水之剂，用于真阴不足之证。夜光丸（《原机启微》又名石斛夜光丸）为"治肾虚血弱风毒上攻眼目，视物昏花不明，久而渐变内障"而设。有"常服降心火，益肾水，明目除昏，夜可读细字"之功。是方以二冬、二地、菟丝子、枸杞子、五味子、牛膝、肉苁蓉之群队滋阴填精，敛气安神养血，即所谓补肾水也；复以人参、炙甘草、茯苓、山药益气健脾，使调合阴阳；配黄连、乌犀、羚羊角清降心肝之火；佐之以蒺藜、甘菊、川芎、枳壳、防风疏风散热，舒达肝气；合青葙子、决明子清肝明目，解结散滞；妙在石斛养阴清热，明目强腰。适于肝肾精血不足，虚火上扰，风毒上攻眼目，内障目暗，视物昏花之证。

47. 大补阴丸与六味地黄丸

异同		组成	功效	方证
同		熟地黄	滋补肾阴	真阴不足证
异	大补阴丸 （《丹溪心法》）	熟地黄（酒蒸）、龟甲（酥炙）各六两，黄柏（炒）、知母（酒浸炒）各四两，共 4 味。为末以猪脊髓蜜丸	滋阴降火	阴虚火旺证。骨蒸潮热，舌红少苔，尺脉数而有力
	六味地黄丸 （《小儿药证直诀》）	熟地黄八钱，山茱萸、干山药各四钱，泽泻、牡丹皮、茯苓各三钱。共 6 味	滋补肾阴	肾阴虚证

分析：大补阴丸与六味地黄丸均能滋阴降火。

大补阴丸滋阴药与清热降火药相配，培本清源，两相兼顾。其中龟甲、熟地黄用量较重，龟、地与知、柏的比例为 3∶2，是以滋阴培本为主，降火清源为辅。本方"能骤补真阴，承制相火，较之六味功效尤捷"（《删补名医方论》），很好体现了朱丹溪培本清源的治法理念。但其用药滋阴与降火之力均较六味为强，宜于阴虚而火旺明显者。六味地黄丸以"三补"配"三泻"组方，牡丹皮可清泄血中伏火郁热，体现了"壮水之主以制阳光"的思想，但用药重在补肾阴，清热之力不足。故宜于肾阴不足而兼内热之证。

48. 大补阴丸与知柏地黄丸

异同		组成	功效	方证
同		熟地黄、知母、黄柏	滋阴降火	阴虚火旺证
异	大补阴丸 （《丹溪心法》）	熟地黄（酒蒸）、龟甲（酥炙）各六两，黄柏（炒）、知母（酒浸炒）各四两。共 4 味，为末以猪脊髓蜜丸	滋阴降火	阴虚火旺证。骨蒸潮热，舌红少苔，尺脉数而有力
	知柏地黄丸 （《医方考》）	即六味地黄丸原方原量加盐炒知母、盐炒黄柏各二两。共 8 味	滋阴降火	肝肾阴虚兼下焦湿热证，或虚火上炎证

分析：两方均以滋补肝肾的熟地黄为君，配伍善清下焦相火的知柏，滋阴降火，治阴虚火旺证。

大补阴丸是君熟地黄配龟甲、猪脊髓等血肉有情之品峻补真阴，益髓填精，滋补精血之功略胜，但亦因其过于滋腻而易于碍胃，主治阴虚火旺证之骨蒸潮热，舌红少苔，尺脉数而有力者。知柏地黄丸君熟地黄配山药、山茱萸，滋阴力稍逊，但三阴并补，补性平和，且以泽、苓、丹三泻而有清热利湿泄浊之功，主治肝肾阴虚兼下焦湿热或虚火上炎证，症见肾劳，背难俯仰，小便不利，有余沥，囊湿生疮，小腹里急，便赤黄者；或目昏眩，耳鸣耳聋，虚火牙痛，五心烦热；或肾气热，则腰脊不举，骨枯而髓减，发为骨痿；或肾虚淋沥，茎中涩痛，或时作痒；甚或腰膝酸痛，血淋尿痛，遗精梦泄，骨蒸潮热，盗汗颧红，咽干口燥，舌质红脉细数者。

49. 虎潜丸与大补阴丸

异同		组成	功效	方证
同		熟地黄、龟甲、黄柏、知母	滋肝肾清虚火	肝肾阴虚火旺证
异	虎潜丸	酒炒黄柏半斤，酒炙龟甲四两，酒炒知母二两，熟地黄、陈皮、白芍各二两，锁阳一两半，炙虎骨一两，干姜半两。共9味	滋阴降火强壮筋骨	肝肾不足，阴虚内热之痿证。腰膝酸软，筋骨痿弱，腿足消瘦，步履乏力，或眩晕耳鸣，遗精遗尿，舌红少苔脉细弱
	大补阴丸	熟地黄（酒蒸）、龟甲（酥炙）各六两，黄柏（炒）、知母（酒浸炒）各四两。共4味，为末以猪脊髓蜜丸	滋阴降火	阴虚火旺证。骨蒸潮热，舌红少苔，尺脉数而有力

分析： 两方均出自《丹溪心法》，均含有熟地黄、龟甲、黄柏、知母，功能滋补肝肾，清降虚火，用治肝肾阴虚火旺证。

大补阴丸以猪脊髓、蜂蜜为丸，以属血肉有情之品峻补真阴，益髓填精，滋补精血之功略胜，但方性滋腻，易于碍胃；主治阴虚火旺证之骨蒸潮热，舌红少苔，尺脉数而有力者。虎潜丸系由大补阴丸去猪脊髓及蜂蜜，加锁阳、虎骨、白芍、干姜、陈皮而成（《医方集解》所载虎潜丸尚多当归、牛膝、羊肉三味）。故补血养肝、强筋壮骨之力较佳，兼理气和中，补而不滞，是有滋补精血强筋壮骨之功而无滋腻碍胃之弊，为治肝肾不足，阴虚内热痿证之专方。

50. 二至丸与大补阴丸

异同		组成	功效	方证
同		滋补肾阴药	滋肾阴	肾阴虚之证
异	二至丸（《扶寿精方》）	冬青子（去梗叶，酒浸一昼夜，粗布袋擦去皮，晒干为末），墨旱莲（待出时，采数担捣汁熬浓），与前末为丸。共2味	补肝益肾乌发止血	肝肾阴虚证。眩晕耳鸣，咽干鼻燥，腰膝痠痛，须发早白，月经量多
	大补阴丸（《丹溪心法》）	熟地黄（酒蒸）、龟甲（酥炙）各六两，黄柏（炒）、知母（酒浸炒）各四两。共4味，为末以猪脊髓蜜丸	滋阴降火	阴虚火旺证。骨蒸潮热，舌红少苔，尺脉数而有力

分析： 两方同属补阴之剂，有滋补肾阴之功，用于肾阴不足证。

二至丸原名"女贞丹"，因方中二药的采收最佳之时在二至而得改名。原方针对肝肾阴虚证而设，有"乌发强腰膝，强阴不足""清上补下"之功。方中女贞子甘苦而凉，隆冬不凋，冬至采收为佳，其色青黑，集少阴之精，滋补肝肾，聪耳明目，乌须黑发；墨旱莲甘酸而寒，夏至采收为佳，汁黑入肾补精，养阴益髓，凉血止血。二药相须为用成对药方，方性凉而不寒，药力平和，滋而不腻，为平补肝肾之阴的代表方。大补阴丸以熟地黄为君，配龟甲、猪脊髓及蜂蜜等血肉有情之品峻补真阴，益髓填精，滋补精血之功强，方偏滋腻，易于碍胃；主治阴虚火旺较甚之证。

51. 二至丸与桑麻丸

异同		组成	功效	方证
同		补阴药	滋补肝肾	肝肾阴血不足证
异	二至丸（《扶寿精方》）	冬青子（酒浸一昼夜，粗布袋擦去皮，晒干为末），墨旱莲（待出时，采数担捣汁熬浓），与前末为丸。共2味	补肝益肾乌发止血	肝肾阴虚证。眩晕耳鸣，咽干鼻燥，腰膝痠痛，须发早白，月经量多
	桑麻丸（《寿世保元》引胡僧方）	嫩桑叶一斤，黑芝麻四两，共2味（原书未注用量，据《医方集解》补）	滋肝肾清头目除风痹	阴虚血燥证。头晕眼花，久咳不愈，津枯便秘，风邪久羁，肢体麻痹，肌肤干燥

分析：两方均药少力专，有滋补肝肾之功，治疗肝肾阴血不足证。

二至丸中女贞子甘苦而凉，滋补肝肾，聪耳明目，乌须黑发；墨旱莲甘酸而寒，养阴益髓，凉血止血。药力平和，为平补肝肾之阴的代表方，其滋阴力强，且有凉血止血乌发作用，适于肝肾阴虚证之头眩晕耳鸣，须发早白。桑麻丸中桑叶清利头目，祛风明目；芝麻滋补肝肾，润燥益精。其养血力优，并兼祛风明目润燥之效，适于阴虚血燥证之头晕眼花，肌肤干燥。

52. 一贯煎与逍遥散

异同		组成	功效	方证
同		当归	疏肝养血	肝郁气滞之胁痛
异	一贯煎（《续名医类案》）	北沙参、麦冬、当归各三钱，生地黄六钱至一两五钱，枸杞子三钱至六钱，川楝子一钱半（原书未著用量，据《方剂学》补）。共6味	滋阴疏肝	肝肾阴虚，血燥气郁证。胸脘胁痛，吞酸吐苦，咽干口燥，舌红少津脉细弱或虚弦。亦治疝气瘕聚
	逍遥散（《局方》）	柴胡、当归、白芍、白术、茯苓各一两，甘草半两。共6味，烧生姜、薄荷少许	疏肝解郁养血健脾	肝郁血虚脾弱证。胁痛，头痛目眩，口燥咽干，神疲食少，月经不调，乳房胀痛

分析：两方均含有当归，都有疏肝养血之功，皆可治肝郁气滞之胁痛。

一贯煎以生地黄为君，配伍枸杞子滋养肝肾，滋水涵木，配沙参、麦冬滋养肺胃，培土生金，佐金平木，寓五行生克制化之理并一以贯之，故其滋阴之力尤强；配当归滋养肝血又兼调血；佐少量川楝子疏肝理气，是以补肝体又助肝用。主治阴虚肝郁证，尤其适于肝肾阴虚，血燥气郁，肝胃不和之证，临证以脘胁疼痛，吞酸吐苦，舌红少津脉虚弦为用方要点。逍遥散以疏肝养血健脾药法组方，属调和肝脾之剂，是疏肝健脾的代表方，又是妇科调经的常用方。方中柴胡为君，配薄荷疏肝，伍苓、术、草及煨姜健脾和中，归、芍养血柔肝。其疏肝健脾之力强，主治肝郁血虚脾弱证，临证以两胁胀痛、神疲食少、月经不调、舌质淡红、脉弦而虚为用方要点。

53. 肾气丸与十补丸

异同		组成	功效	方证
同		肾气丸	温补肾阳	肾阳虚之证
异	肾气丸（《金匮要略》）	干地黄八两，薯蓣、山茱萸各四两，泽泻、茯苓、牡丹皮各三两，桂枝、附子（炮）各一两。共8味	温补肾阳 温阳化气	肾阳不足证。腰痛脚软，身半以下常有冷感，少腹拘急，小便不利或反多，入夜尤甚，舌淡而胖，脉虚弱而尺部沉细
	十补丸（《济生方》）	附子炮、五味子各二两，鹿茸、肉桂、熟地黄、山茱萸、山药、牡丹皮、白茯苓、泽泻各一两。共10味	补肾阳 益精血 强筋骨 纳气平喘	肾阳虚损，精血不足证。面色黧黑，足冷足肿，耳鸣耳聋，肢体羸瘦，足膝软弱，小便不利，腰脊疼痛

分析： 两方均含有肾气丸药味组成，均有温补肾阳之功，用于肾阳虚之证。

肾气丸又名"崔氏八味丸"，后世又称为"金匮肾气丸"。原治肾阳不足之虚劳腰疼、痰饮、消渴、脚气、转胞等病证。方中以大队滋阴益精药配小量桂枝、附子温阳补火，相兼为用，是于水中生火，少火生气，阴中求阳，精中求气，主以温补，辅以通利，使肾阳振奋，气化复常，体现了"益火之原以消阴翳"的治疗思想。功偏温补肾阳，温阳化气。适用于肾阳不足失于温煦之水液代谢失常诸证。十补丸系将肾气丸中桂枝改用肉桂、干地黄改用熟地黄并加大附子用量，再加鹿茸、五味子而成，鹿茸温肾壮阳，益精血，强筋骨，合熟地黄益精壮骨，五味子敛气固精，纳气平喘。故其温壮肾阳与滋补精血之力均强于肾气丸，且有强筋骨、纳气平喘之功。适用于肾阳虚损，精血不足证。其证阴阳两虚较著，或兼肾不纳气之喘嗽。

54. 加味肾气丸与十补丸

异同		组成	功效	方证
同		肾气丸	温补肾阳	肾阳不足之证
异	加味肾气丸	炮附子二枚，白茯苓、泽泻、山茱萸、山药、车前子、牡丹皮各一两，官桂、川牛膝、熟地黄各半两。共10味	温肾化气 利水消肿	肾虚水肿。腰重脚肿，小便不利
	十补丸	炮附子、五味子各二两，鹿茸、肉桂、熟地黄、山茱萸、山药、牡丹皮、白茯苓、泽泻各一两。共10味	补肾阳 益精血 强筋骨	肾阳虚损，精血不足证。面色黧黑，足冷足肿，耳鸣耳聋，肢体羸瘦，足膝软弱，小便不利，腰脊疼痛

分析： 两方均出自《严氏济生方》，均由肾气丸中桂枝改为肉桂，干地黄改用熟地黄再加味而成。皆具温补肾阳之功。

加味肾气丸（又名济生肾气丸）增入牛膝、车前子，配泽、苓渗下行水，故长于温肾化气，利水消肿而补肾之力稍逊，适用于肾虚腰重脚肿，小便不利。十补丸则加鹿茸、五味子，鹿茸合熟地黄益精壮骨，五味子敛气固精，纳气平喘。故长于温肾壮阳，补养精血且有纳气平喘之功，而利水消肿之力远逊。适用于肾阳虚损，精血不足之证，其证阴阳两虚较著，或兼肾不纳气之喘嗽。

55. 肾气丸与加味肾气丸

异同		组成	功效	方证
同		附子、地黄、山茱萸、山药、泽泻、牡丹皮、茯苓	温肾化气	肾虚水泛之证
异	肾气丸（《金匮要略》）	干地黄八两，薯蓣、山茱萸各四两，泽泻、茯苓、牡丹皮各三两，桂枝、附子（炮）各一两，共8味	温补肾阳	肾阳不足证。腰痛脚软，下半身常有冷感，小便不利或反多，舌淡而胖，脉虚弱而尺部沉细
	加味肾气丸（《严氏济生方》）	炮附子二枚、白茯苓、泽泻、山茱萸、山药、车前子、牡丹皮各一两，官桂、川牛膝、熟地黄各半两。共10味	温肾化气利水消肿	肾（阳）虚水肿。腰重脚肿，小便不利

分析： 两方含有较多共同组成，均有温补肾阳、化气行水之功，用于肾虚水泛之证

肾气丸以大队滋阴益精（地、山、山、泽、苓、丹）与小量温阳补火（桂、附）相兼为用，是于水中补火，少火生气，于阴中求阳，精中求气，主以补虚，辅以通利，"益火之原，以消阴翳"。如是则肾阳振奋，肾气升腾，气化复常。故其功能温补肾阳，功偏温阳化气。主治肾阳不足失于温煦之虚劳腰疼、痰饮、消渴、脚气、转胞诸病证。加味肾气丸原为治水肿而设，后世又名济生肾气丸，系肾气丸中桂改用肉桂，干地黄改用熟地黄，再增入牛膝、车前子而成。方中滋阴药用量配比减少，附、桂配比相对增大，且泽、苓、熟地黄、牛膝相配，渗下行水之力更强强，故其温肾化气，利水消肿作用较肾气丸大，而补肾作用不及肾气丸，用治肾虚腰重脚肿，小便不利。

56. 肾气丸与右归丸

异同		组成	功效	方证
同		附子、地黄、山茱萸、山药	温肾阳	肾阳不足证
异	肾气丸（《金匮要略》）	干地黄八两，薯蓣、山茱萸各四两，泽泻、茯苓、牡丹皮各三两，桂枝、附子（炮）各一两。共8味	温补肾阳	肾阳不足证。腰痛脚软，下半身常有冷感，小便不利或反多，舌淡而胖，脉虚弱而尺部沉细
	右归丸（《景岳全书》）	熟地黄八两，山药、枸杞子、鹿角胶（炒珠）、菟丝子、杜仲（姜炒）各四两，当归（便溏勿用）、山茱萸（微炒）各三两，肉桂二两渐可加至四两，制附子自二两渐可加至五六两。共10味	温补肾阳填精益髓	肾阳不足，命门火衰证。神疲乏力，畏寒肢冷，腰膝酸软，舌淡苔白脉沉迟

分析： 两方均有附子、地黄、山茱萸、山药，温补肾阳，治疗肾阳不足证。

肾气丸尚配有"三泻"（泽丹苓），补中有泻，适用于肾阳亏虚较轻而兼有水湿及痰饮者。右归丸乃是肾气丸去掉"三泻"加枸杞子、菟丝子、鹿胶、当归、杜仲而成，是温阳补火与填精补血并用，于"阴中求阳"之法，去"三泻"以免妨补，乃属纯补无泻之剂。故其功偏温补肾阳，填精益髓，适于肾阳虚损较甚，精气具亏，命门火衰者。因"左肾属水，右肾属火"，右肾为元阳之宅，温补肾阳使元阳归于肾，故名。

57. 右归丸与右归饮

异同		组成	功效	方证
同		附子、地黄、山茱萸、山药、杜仲、枸杞子	温补肾阳	肾阳不足证
异	右归丸	熟地黄八两，山药、枸杞子、鹿角胶（炒珠）、菟丝子、杜仲（姜炒）各四两，当归（便溏勿用）、山茱萸（微炒）各三两，肉桂二两渐可加至四两，制附子自二两渐可加至五六两。共10味	温补肾阳 填精益髓	肾阳不足，命门火衰证。神疲乏力，畏寒肢冷，腰膝酸软，舌淡苔白脉沉迟
	右归饮	熟地黄二三钱或加至一二两，山药（炒）、枸杞子、姜杜仲各二钱，制附子一二三钱，肉桂、甘草（炙）各一二钱，山茱萸一钱。共8味	温补肾阳 填精补血	肾阳不足，阳衰阴盛之轻证。或阴盛格阳，真寒假热之证

分析： 两方均出自《景岳全书》，均属温补肾阳，纯补无泻之剂。

右归丸较右归饮多出鹿角胶、菟丝子、当归，而不用甘草，集温阳补火与滋补精血于一方，加强补益肾中阴阳的作用，减少"三泻"以免妨补，长于温补肾阳，填精补血，且丸以缓图。适于肾阳虚损较甚，精气具亏，命门火衰者。右归饮尚有甘草，兼能补脾和中，且用汤以求速效。实乃肾气丸去"三泻"加杜仲、枸杞子、甘草而成。适用于肾阳不足证较轻者。

58. 赞育丹与右归丸、右归饮

异同		组成	功效	方证
同		附子、肉桂、地黄、山茱萸、杜仲、枸杞子	温补肾阳	肾阳不足
异	赞育丹	熟地黄、白术（用冬术）各八两，当归、枸杞子各六两，杜仲、仙茅、巴戟肉、山茱萸、淫羊藿、肉苁蓉、韭子各四两，蛇床子、附子制、肉桂各二两。共14味。	温壮元阳 填精补血	肾阳不足，阳痿精衰，虚寒无子
	右归丸	熟地黄八两，山药、枸杞子、鹿角胶（炒珠）、菟丝子、杜仲（姜炒）各四两，当归（便溏勿用）、山茱萸（微炒）各三两，肉桂二两渐可加至四两，制附子自二两渐可加至五六两。共10味	温补肾阳 填精益髓	肾阳不足，命门火衰证。神疲乏力，畏寒肢冷，腰膝酸软，舌淡苔白脉沉迟
	右归饮	熟地黄二三钱或加至一二两，山药、枸杞子、杜仲各二钱，制附子一二三钱，肉桂、甘草炙各一二钱，山茱萸一钱。共8味	温补肾阳 填精补血	肾阳不足证较轻者。或阴盛格阳，真寒假热之证

分析： 三方均出自《景岳全书》，组成中均含有附子、肉桂、地黄、萸肉、杜仲、枸杞子6味药，功能温补肾阳，填精补血，均属纯补无泻之剂，用治肾阳不足之证。

赞育丹尚配有当归、白术、仙茅、巴戟肉、淫羊藿、肉苁蓉、韭菜子、蛇床子等辛热入肾之品，温壮元阳，补益命火，又有地黄、当归、山茱萸及枸杞子填精补血，白术益气健脾，故其温壮元阳之功较强，适用于阳痿精衰，下元虚寒无子之证。右归丸又有山药、鹿角胶、菟丝子及当归四味，亦是温阳补火配滋补精血，双补肾中阴阳，故其温补肾阳，填精补血之力较强，且丸以缓图。适于肾阳虚损较甚，精气俱亏，命门火衰者。右归饮尚有甘草，兼能补脾和中，且用汤以求速效。适用于肾阳不足证较轻者。

59. 地黄饮子与地黄饮

异同		组成	功效	方证
同		地黄饮	补肾开窍化痰	肾虚喑痱
异	地黄饮（《圣济总录》）	熟干地黄、巴戟天、山茱萸、肉苁蓉、炮附子、石斛、五味子、桂、白茯苓各一两，麦冬、远志、石菖蒲各半两，共 12 味，锉如麻豆，每服三钱匕，煎加生姜三片，枣二枚	滋肾阴补肾阳开窍化痰	肾虚喑痱。"肾气虚厥，语声不出，足废不用"
	地黄饮子（《宣明论方》）	熟干地黄、巴戟、山茱萸、石斛、肉苁蓉、附子（炮）、五味子、官桂、白茯苓、麦冬、石菖蒲、远志各等分。共 12 味为末，每服三钱，加生姜五片，枣一枚，薄荷同煎至八分，不计时候	补肾开窍化痰	"喑痱，肾虚弱厥逆，语声不出，足软不用"

分析： 两方主治均为肾虚喑痱，剂型均为煮散为饮，显然刘完素的地黄饮子来自于《圣济总录》。但两方在剂量配比及药引上有些微不同，因而其功效也有微妙差异。

一是药味上基本相同，只是地黄饮用桂，地黄饮子用官桂；而药引稍异，地黄饮子增加了一味薄荷为引。二是在剂量上不同，地黄饮除了麦冬、远志、石菖蒲各半两以外，其余都是一两，可见其重点在补肾，而化痰开窍作用稍逊。地黄饮子则是 12 味药各等分，并且加用薄荷，加重生姜用量，薄荷疏郁而轻清上行，清利咽喉窍道，生姜化痰涎，故其化痰开窍作用更强，对痰阻窍道更为合拍。

60. 地黄饮子与龟鹿二仙胶

异同		组成	功效	方证
同		滋肾阴药 + 补肾阳药	阴阳并补	肾之阴阳两虚证
异	地黄饮子（《宣明论方》）	熟干地黄、巴戟、山茱萸、石斛、肉苁蓉、附子炮、五味子、官桂、白茯苓、麦冬、石菖蒲、远志各等分。共 12 味为末，每服三钱，加生姜五片，枣一枚，薄荷同煎至八分	滋肾阴补肾阳开窍化痰	喑痱。舌强不能言，足废不能用，口干不欲饮，足冷面赤，脉沉细弱
	龟鹿二仙胶（《医便》）	鹿角（净用）十斤，龟板（去弦）五斤，人参十五两，枸杞子三十两。共 4 味，文火熬至滴水成珠不散，乃成胶也	滋阴填精益气壮阳	真元虚损，精血不足证。全身瘦削，阳痿遗精，两目昏花、腰膝酸软，久不孕育

分析： 两方同属阴阳并补之剂，用治肾之阴阳两虚证。

地黄饮子以熟、山、斛、麦、味滋阴补肾，以辛热之附、桂、戟、蓉温补肾阳，故其补火助阳之力强，且有菖、苓、远志及薄荷而有开窍化痰之功，故适于治疗肾之阴阳两虚、痰浊闭窍之喑痱厥逆证。龟鹿二仙胶则重用血肉有情之品峻补精髓，又配人参益气壮阳，阳生阴长，枸杞子益精养血，精血互生，故其填精补髓之功强，方性温润，专于补虚，为治真元不足，肾中阴阳两虚，任督精血亏损之"精极"证之要方。亦可用于生精种子，抗衰防老，延年益寿。

61. 龟鹿二仙胶与左归丸

异同		组成	功效	方证
同		龟胶、鹿胶、枸杞子	温肾填精	真元虚损之证
异	龟鹿二仙胶（《医便》）	鹿角（净用）十斤，龟板（去弦）五斤，人参十五两，枸杞子三十两。共4味，文火熬至滴水成珠不散，乃成胶也	滋阴填精益气壮阳	真元虚损，精血不足证。全身瘦削，阳痿遗精，两目昏花、腰膝酸软，久不孕育
	左归丸（《景岳全书》）	大怀熟地黄八两，炒山药、枸杞子四两，山茱萸、鹿角胶、龟甲胶（切碎炒珠）、菟丝子各四两，川牛膝三两。共8味	滋阴补肾填精益髓	真阴不足证。头目眩晕，腰酸腿软，舌光少苔，脉细

分析： 两方均含有龟胶、鹿胶、枸杞子三药，温肾填精益髓，阴阳并补，治疗真元虚损之证。

龟鹿二仙胶原为治"精极"而设，方中重用分主一身之阴阳的龟、鹿两种血肉有情之品为君，配人参大补元气以阳生阴长，枸杞子补肾益精，养肝明目，共奏峻补精髓、益气壮阳之功，其温肾壮阳，填精益髓之力均比左归丸强，用于肾中阴阳两虚，任督精血不足之证。亦可用于抗衰防老，延年益寿之治未病。左归丸重用熟地黄为君，龟、鹿二胶为臣，重在滋阴，而其填精补髓和益气壮阳之功不及龟鹿二仙胶，故宜于真阴不足之证。

62. 七宝美髯丹与龟鹿二仙胶

异同		组成	功效	方证
同		枸杞子	阴阳并补	养生抗老防衰
异	七宝美髯丹（《本草纲目》引《积善堂方》）	赤、白何首乌各一斤，赤、白茯苓各一斤，牛膝、当归、枸杞子、菟丝子各八两，补骨脂四两。共9味为末蜜丸，清晨温酒送下，午时姜汤送下，卧时盐汤送下	补益肝肾乌发壮骨	肝肾不足证。须发早白，脱发，齿牙动摇，腰膝酸软，梦遗滑精，肾虚不育
	龟鹿二仙胶（《医便》）	鹿角十斤，龟板（去弦）五斤，人参十五两，枸杞子三十两。共4味，文火熬至滴水成珠不散，胶乃成。	滋阴填精益气壮阳	真元虚损，精血不足证。全身瘦削，阳痿遗精，两目昏花、腰膝酸软，久不孕育

分析： 两方均为阴阳并补，养生抗老防衰之剂。

七宝美髯丹重用何首乌益精血，乌须发，配苓、牛、归、枸、菟及补骨脂补益肝肾，其滋补之力不及龟鹿二仙胶，但其用药滋而不腻，温而不燥，且配渗利之茯苓而能补中寓通，补而不滞，为平补肝肾精血之剂，久服当无偏盛之弊。龟鹿二仙胶则重用血肉有情之品峻补精髓，又配人参益气壮阳，阳生阴长，枸杞子益精养血，精血互生，故其填精益髓之功强，专于补虚，用治肾中阴阳两虚，任督精血不足之"精极"证。亦可用于抗衰防老，延年益寿之治未病。

第9章 固涩剂

1. 玉屏风散与桂枝汤

异同		组成	功效	方证
同		祛风散邪药	固表止汗	自汗
异	玉屏风散（《医方类聚》）	黄芪（蜜炙）、白术各二两，防风一两。共3味，煎加大枣一枚	益气固表止汗御风	①气虚卫表不固之自汗证。自汗恶风，面色㿠白，舌淡苔白脉浮缓。②虚人易感风邪者
	桂枝汤（《伤寒论》）	桂枝、芍药各三两，炙甘草二两，生姜三两，大枣十二枚。共5味	解肌发表调和营卫	①外感风寒表虚证；②亦治病后、产后体弱而致营卫不和者

分析： 两方均有固表止汗之功，治自汗恶风。

玉屏风散中芪术益气固表止汗，配防风异类相使，相反相成，御风散邪，扶正祛邪，功专益气固表止汗兼以祛风，主治气虚卫表不固之证。其自汗乃卫气虚弱，腠理不固所致。以自汗恶风，面色㿠白，舌淡苔白脉浮虚软为特征。亦治体虚易感风邪之证。桂枝汤以桂、芍及姜、枣药对功擅解肌发表，调和营卫。主治外感风寒表虚证及杂症中阴阳气血营卫不和证。其自汗乃因外感风寒伤及营卫，腠理不固，营卫不和所致。以汗出、恶风、脉浮缓为特征，或伴有头痛发热等外感风寒表证。

2. 玉屏风散与牡蛎散

异同		组成	功效	方证
同		黄芪	固表止汗	自汗
异	玉屏风散（《医方类聚》）	黄芪（蜜炙）、白术各二两，防风一两。共3味，煎加大枣一枚	益气固表止汗御风	①气虚卫表不固之自汗证。自汗恶风，面色㿠白，舌淡苔白脉浮缓。②虚人易感风邪者
	牡蛎散（《局方》）	黄芪、麻黄根、牡蛎各一两，上三味为粗散，每服三钱，小麦百余粒同煎。共4味	益气固表敛阴止汗	诸虚不足之自汗盗汗，伴心虚心阳不潜之心悸惊惕、短气证

分析： 两方均含有黄芪，均有益气固表止汗之功，以治自汗为主。

玉屏风散重用甘温益气、大补脾肺之黄芪与健脾益气、固表止汗之白术，配伍走表祛风御邪之防风，补散并用，益气固表止汗，兼可散邪御风，但以补气扶正固本为主，是以补为固，为益气固表实卫的代表方，善治素体肺卫气虚，腠理不固之自汗或虚人易感风邪者。牡蛎散以咸涩微寒，敛阴潜阳，固涩止汗之牡蛎配伍味甘微温，益气固表止汗之黄芪，补敛并用，固表敛汗，兼可益气养阴，但以收敛固涩治标为主，为收敛止汗的代表方，善治体虚卫外不固之自汗及盗汗，久而不止又复心阳不潜之心悸、惊惕、短气者。《医方集解》牡蛎散方将小麦改为浮小麦，则止汗之力更强，而养心之功稍逊。

3. 牡蛎散同名二方

异同		组成	功效	方证
同		牡蛎	固表止汗	自汗、盗汗
异	牡蛎散《局方》	麻黄根、黄芪、牡蛎各一两，上三味为粗散，每服三钱，小麦百余粒同煎。共4味	益气固表敛阴止汗	诸虚不足之自汗盗汗，伴心虚心阳不潜之心悸惊惕、短气
	牡蛎散《千金方》	牡蛎、白术、防风各三两。共3味为末，每服方寸匕日2次酒调下	固涩止汗兼能疏风	自汗盗汗，体虚外感风邪头痛

分析： 两方均以咸涩微寒、敛阴潜阳、固涩止汗的牡蛎为君，固表止汗治自汗、盗汗。

《局方》牡蛎散又配伍黄芪及麻黄根，前者味甘微温，益气固表止汗，麻黄根专事止汗，为补敛并用，固表敛汗，善治体虚卫外不固之自汗及盗汗，久而不止又复心阳不潜之心悸、惊惕、短气者。《千金要方》牡蛎散则配伍白术及防风，前者健脾固涩止汗，后者祛风散邪，为散敛并用，固涩止汗兼能疏风，善治"卧即盗汗，风虚头痛"，且"止汗之验，无出于此方，一切泄汗服之三日皆愈，神验"。

4. 玉屏风散与牡蛎散、当归六黄汤

异同		组成	功效	方证
同		黄芪	止汗	自汗、盗汗
异	玉屏风散（《医方类聚》）	黄芪（蜜炙）、白术各二两，防风一两。共3味，煎加大枣一枚	益气固表止汗御风	①气虚卫表不固之自汗证。自汗恶风，面色㿠白，舌淡苔白脉浮缓。②虚人易感风邪者
	牡蛎散（《局方》）	黄芪、麻黄根、牡蛎各一两，上三味为粗散，每服三钱，小麦百余粒同煎。共4味	益气固表敛阴止汗	诸虚不足之自汗盗汗。伴心虚心阳不潜之心悸惊惕短气
	当归六黄汤（《兰室秘藏》）	当归、生地黄、黄芩、黄柏、黄连、熟地黄各等分，黄芪加一倍。共7味	滋阴泻火固表止汗	阴虚火旺之盗汗。发热盗汗，面赤心烦，口干唇燥，大便干结小便黄赤，舌红苔黄脉数

分析： 三方均用黄芪，有止汗之功，为治疗自汗、盗汗的常用方。

玉屏风重用黄芪与白术，大补脾肺，益气实卫，固表止汗，配防风走表祛风御邪，补散并用，功能益气固表止汗，兼可散邪御风，但以补气扶正固本为主，是以补为固，为益气固表实卫的代表方，善治素体肺卫气虚，腠理不固之自汗或虚人易感风邪者。若阴虚盗汗者不宜。牡蛎散以咸涩微寒，敛阴潜阳，固涩止汗之牡蛎配伍味甘微温，益气固表止汗之黄芪，又集小麦及麻黄根等止汗药为一方，补敛并用，兼顾益气固表，敛阴潜阳，收涩止汗，但滋阴清热之力不足，以收敛固涩治标为主，为收敛止汗的代表方，善治体虚卫外不固之自汗及盗汗，久而不止又复心阳不潜之心悸、惊惕、短气者。若阴虚火旺盗汗或阳气欲脱大汗淋漓者均非所宜。当归六黄汤由归、芪、二地、三黄组成。其中当归、二地黄共为君药滋阴养血，芩、连、柏三黄清热泻火，倍用黄芪益气实卫固表止汗，但以滋阴泻火为主，固表止汗为辅，属于清热剂。适于阴虚火旺之盗汗证而中气未伤者。若脾胃虚弱，纳减便溏者不宜使用。

5. 九仙散与补肺阿胶汤

异同		组成	功效	方证
同		阿胶	养肺阴	肺阴不足之咳喘
异	九仙散（《卫生宝鉴》引王子昭方）	人参、款冬花、桑白皮、桔梗、五味子、阿胶、乌梅各一两，贝母半两，罂粟壳八两。共 9 味	敛肺止咳益气养阴	久咳肺虚，气耗阴伤之证。久咳不止，咳甚则气喘自汗，脉虚数
	补肺阿胶汤（《小儿药证直诀》）	阿胶一两五钱，糯米一两，马兜铃五钱，鼠粘子、炙甘草各二钱五分，杏仁七个。共 6 味	养阴补肺镇咳止血	阴虚肺热喘嗽证。咳嗽气喘，咽喉干燥，咳痰不多或痰中带血，舌红少苔，脉浮细数

分析： 两方均含有阿胶，有益肺养阴止咳喘之功，均可用于咳喘。

九仙散重用罂粟壳为君，与五味子、乌梅等酸涩之品相须为用，功偏益气养阴，敛肺止咳，为敛肺止咳之剂，宜于久咳肺虚之气阴两虚证，痰多或表邪未解者不宜使用。补肺阿胶散重用阿胶滋阴养血，润肺止血，马兜铃、杏仁、牛蒡子清热化痰，降逆止咳。功偏养阴清热，为滋阴止咳之剂，宜于阴虚肺热喘嗽证，外有表寒或内有痰浊者忌用。且马兜铃因其内含马兜铃酸的肾毒性而现已被弃用，故用方时须行化裁。

6. 真人养脏汤与四神丸

异同		组成	功效	方证
同		肉豆蔻	温补涩肠	脾肾虚寒之久泻
异	真人养脏汤（《局方》）	人参、当归、白术各六钱，肉豆蔻（面裹煨）半两，肉桂、甘草（炙）各八钱，白芍一两六钱，木香一两四钱，诃子一两二钱，罂粟壳（去蒂萼蜜炙）三两六钱。共 10 味	涩肠固脱温补脾肾	久泻久痢，脾肾虚寒。大便滑脱不禁，腹痛喜温喜按，食少神疲，舌淡苔白，脉迟细
	四神丸（《内科摘要》）	肉豆蔻二两，补骨脂四两，五味子二两，吴茱萸一两。共 4 味，煮生姜四两，红枣五十枚，水干取枣肉为丸	温补脾肾涩肠止泻	脾肾虚寒之五更泄泻证。有规律的五更泻或久泻，舌淡苔白，脉沉迟无力

分析： 两方同为涩肠固脱之剂，均用肉豆蔻，以温补与固涩同施为法，其功皆可温补脾肾，涩肠止泻，主治脾肾虚寒之久泻。

真人养脏汤重用罂粟壳为君以涩肠固脱，辅以温补脾肾（肉桂、肉豆蔻、诃子），调和气血（参、术、归、芍、木香）之法，其涩肠固脱、益气健脾之功较强，并可调和气血，为治脾肾虚寒、久泻久痢、大便滑脱不禁之常用方。四神丸重用补骨脂为君药，长于温补肾阳，配有吴茱萸、五味子兼以暖脾涩肠，其组方体现的是补火暖土法，是主治命门火衰，火不暖土之五更泻的代表方。

7. 真人养脏汤与桑螵蛸散

异同		组成	功效	方证
同		人参、当归	温肾固涩	滑脱不禁之证
异	真人养脏汤（《局方》）	罂粟壳三两六钱，肉豆蔻、肉桂、炙甘草各八钱，诃子一两二钱，人参、白术、当归各六钱，白芍一两六钱，木香一两四钱。共10味	涩肠固脱温补脾肾	脾肾虚寒之久泻久痢。大便滑脱不禁，腹痛喜温喜按，食少神疲，舌淡苔白脉迟细
	桑螵蛸散（《本草衍义》）	桑螵蛸、远志、石菖蒲、龙骨、人参、茯神、当归、龟甲（酥炙）各一两为末，夜卧人参汤调下二钱。共8味	调补心肾涩精止遗	心肾两虚之尿频、遗尿、遗精证

分析： 两方同为固涩剂，均有人参、当归，功能温肾固涩，治疗滑脱不禁之证。

真人养脏汤侧重脾肾同调，重用罂粟壳以涩肠固脱，又配伍肉桂、肉豆蔻、诃子以温涩脾肾，参、术、归、芍及木香以补气健脾，调和气血，故其功效重在温补脾肾，涩肠固脱，而又兼益气补脾，适于脾肾虚寒，不能固涩之久泻久痢证，大便滑脱不禁而兼腹痛喜按喜温，倦怠食少者。桑螵蛸散侧重心肾同调，重用桑螵蛸以涩精止遗，配伍龟甲、石菖蒲、远志交通心肾，安神定志，功偏调补心肾，涩精止遗，又兼安神，适于心肾两虚，水火不济之尿频、遗尿、遗精而兼伴心神恍惚，健忘食少者。

8. 四神丸与桃花汤、真人养脏汤

异同		组成	功效	方证
同		温涩药	涩肠	虚寒泻利日久，滑脱不禁证
异	四神丸（《内科摘要》）	补骨脂四两，肉豆蔻、五味子各二两，吴茱萸一两。共4味，生姜四两，枣肉五十枚为丸	温补脾肾涩肠止泻	脾肾虚寒之五更泄泻证。有规律的五更泻或久泻，舌淡苔白，脉沉迟无力
	真人养脏汤（《局方》）	罂粟壳三两六钱，肉豆蔻、肉桂、炙甘草各八钱，诃子一两二钱，人参、白术、当归各六钱，白芍一两六钱，木香一两四钱。共10味	涩肠固脱温补脾肾	久泻久痢，脾肾虚寒。大便滑脱不禁，腹痛喜温喜按，食少神疲，舌淡苔白脉迟细
	桃花汤（《伤寒论》）	赤石脂一斤（一半全用，一半筛末）、干姜一两，粳米一斤。共3味	温中祛寒涩肠止痢	虚寒血痢证。下痢日久不愈，便脓血，色暗不鲜，腹痛喜温喜按，小便不利，舌淡苔白，脉迟弱或微细

分析： 三方均有温涩之性，涩肠固脱之功，治虚寒泻利日久，滑脱不禁之证。

四神丸重用补骨脂温补肾阳为君，配吴茱萸、五味子以暖脾涩肠，功偏补火暖土，温补脾肾而以温补肾阳为主，主治命门火衰，火不暖土之五更泻。真人养脏汤重用罂粟壳涩肠固脱为君，辅以温补脾肾（肉桂、肉豆蔻、诃子），调和气血（参、术、归、芍、木香），重在涩肠固脱，益气健脾，兼调气血，适于脾肾虚寒而以脾虚为主之久泻久痢，大便滑脱不禁者。桃花汤重用赤石脂为君，质重温涩，攻专温中涩肠而兼止血，适于脾胃虚寒之下痢脓血者，属湿热者忌用，泻痢初起有积滞者不宜。

9. 驻车丸与桃花汤

异同		组成	功效	方证
同		干姜	止痢	久痢
异	驻车丸（《外台秘要》引《延年秘录》）	黄连六两，干姜二两，当归、阿胶各三两。共4味	清热燥湿养阴止痢	久利赤白，休息痢
	桃花汤（《伤寒论》）	赤石脂一斤（一半全用，一半筛末）、干姜一两，粳米一斤。共3味	温中涩肠止痢	虚寒血痢证。下痢日久不愈，便脓血，色暗不鲜，腹痛喜温喜按，小便不利，舌淡苔白，脉迟弱或微细

分析：两方均配干姜，均用于久痢之治，对痢疾初起者不宜。

驻车丸重用止痢要药黄连为君以苦寒清热燥湿，配阿胶滋阴养血而疗肠风下血，当归养血和血又止热痢腹痛，故其功重在清热燥湿，兼能滋阴养血，适于久痢湿热未尽而阴血已伤之证。桃花汤重用赤石脂为君，长于温中涩肠兼止血，适于脾肾阳虚之虚寒久痢。

10. 四神丸类方

异同		组成	功效	方证
同		固涩止遗药	固涩止遗	小便频数或遗尿
异	二神丸（《普济本事方》）	炒补骨脂四两，肉豆蔻二两，大枣四十九个，生姜四两。共4味	补脾肾涩肠止泻	脾肾虚弱，五更作泻，不思饮食
	五味子散（《普济本事方》）	五味子二两，吴茱萸五钱。共2味，同炒香为末，每服二钱，陈米汤送下	止泻温中	五更泄泻
	四神丸（《内科摘要》）	肉豆蔻二两，补骨脂四两，五味子二两，吴茱萸一两。共4味，煮生姜四两，红枣五十枚，水干取枣肉为丸	温补脾肾涩肠止泻	脾肾虚寒之五更泄泻证。有规律的五更泻或久泻，舌淡苔白，脉沉迟无力
	澹寮四神丸（《证治准绳》）	肉豆蔻（生）二两，破故纸（炒）四两，茴香（炒）一两，木香半两。共4味为末，生姜煮枣肉为丸	温补脾肾涩肠止泻	脾肾泄。清晨唐泻兼见少腹痛甚者

分析：四方均有温补涩肠作用，治五更泄泻。

二神丸偏于温补脾肾，涩肠止泻，用治脾肾虚弱之五更泻。五味子散偏于温中止泻，用治中焦虚寒之五更泻。四神丸则是四神丸与五味子散合方而成，功兼二方之长，温肾暖脾，固涩止泻之力更强，主治脾肾虚寒之五更泻。澹寮四神丸系四神丸去五味子、吴茱萸，加茴香、木香而成，实乃二神丸加茴香一两，木香半两组成，故其功偏行气止痛，而散寒止泻之力稍逊于四神丸，适用于脾肾虚寒兼少腹痛甚之五更泄泻者。

11. 桑螵蛸散与金锁固精丸

异同		组成	功效	方证
同		龙骨	补肾固精	肾虚遗精
异	桑螵蛸散（《本草衍义》）	桑螵蛸、远志、石菖蒲、龙骨、人参、茯神、当归、龟甲（酥炙）各一两为末，夜卧人参汤调下二钱。共8味	调补心肾涩精止遗	心肾两虚之尿频、遗尿、遗精证
	金锁固精丸（《医方集解》）	沙苑蒺藜（炒）、芡实、莲须各二两，龙骨（酥炙）、煅牡蛎各一两。共5味，莲子粉糊为丸，盐汤下	补肾涩精	肾虚精关不固之遗精证

分析： 两方均含龙骨，均可补肾固精，治疗肾虚遗精。

金锁固精丸以补肾固精药对沙苑子、蒺藜与芡实为主，配伍莲子及龙、牡组方，皆为专事补肾涩精之品，功专补肾固精，主治肾虚精关不固之遗精滑泄。桑螵蛸散则用涩精止遗之桑螵蛸配伍石菖蒲、远志交通心肾，乃涩精止遗与调补心肾兼顾之方，主治心肾两虚，水火不交之尿频、遗尿、遗精之证而兼见恍惚健忘者。

12. 桑螵蛸散类方

异同		组成	功效	方证
同		远志、石菖蒲	调心	心神不宁心肾不交之证
异	桑螵蛸散（《本草衍义》）	桑螵蛸、远志、石菖蒲、龙骨、人参、茯神、当归、龟甲（酥炙）各一两为末，夜卧人参汤调下二钱。共8味	调补心肾涩精止遗	心肾两虚之健忘，小便频数，遗尿、遗精证
	茯神丸（《外台》引《古今录验》陈明进方）	石菖蒲、远志（去心）、茯苓各二分，人参三分。共4味，加茯神为茯神丸，不加茯神为定志丸	养心定志	治心气不定，五脏不足，甚者忧愁悲伤不乐，忽忽喜忘，朝瘥暮剧，暮瘥朝发，发则狂眩
	孔子大圣智枕中方（《千金方》）	龟甲、龙骨、远志、石菖蒲等分。共4味	补肾宁心益智安神	治健忘，常服令人大聪

分析： 三方均含远志、石菖蒲，均可安神定志，交通心肾，用治心神不宁心肾不交之证。

桑螵蛸散实乃《外台秘要》引《古今录验》陈明进方之茯神丸（人参、茯神、远志、石菖蒲）和《备急千金要方》之孔子大圣智枕中方（龟甲、龙骨、远志、石菖蒲）合方再加桑螵蛸和当归而成。善调心肾，加桑螵蛸甘咸平而补肾涩精止遗，且重用人参，合当归补益气血，乃涩精止遗与调补心肾兼顾之方，主治心肾两虚，水火不交之尿频、遗尿、遗精之证而兼见恍惚健忘者。茯神丸长于补养心气，安神定志，治心气不足之七情异常之证。孔子大圣智枕中方又名孔圣枕中丹，善通心窍，加龟甲补肾，故长于补肾宁心，益智安神而善治健忘。

13. 缩泉丸与桑螵蛸散

异同		组成	功效	方证
同		固涩止遗药	固涩止遗	小便频数或遗尿
异	缩泉丸（原名固真丹《魏氏家藏方》）	天台乌药、炒益智子各等分为末，山药打糊为丸，嚼茴香数十粒，盐汤或盐酒下。共 4 味	温肾祛寒缩尿止遗	肾气不足，膀胱虚冷之尿频遗尿证（一说膀胱虚寒证）
	桑螵蛸散（《本草衍义》）	桑螵蛸、远志、石菖蒲、龙骨、人参、茯神、当归、龟甲（酥炙）各一两为末，夜卧人参汤调下二钱。共 8 味	调补心肾涩精止遗	心肾两虚之尿频、遗尿、遗精证

分析：两方均有固涩止遗之功，用治尿频、遗尿等症。

缩泉丸用益智仁配伍乌药，重在温肾祛寒，宜于下元虚冷所致；桑螵蛸散则用涩精止遗之桑螵蛸配伍龟甲、石菖蒲、远志交通心肾，偏于调补心肾，宜于心肾两虚、水火不济之尿频、遗尿、遗精之证而兼见恍惚健忘者。

14. 固经丸与固冲汤

异同		组成	功效	方证
	同	配伍收涩药	固涩止血	崩漏下血
异	固经丸（《丹溪心法》）	黄芩（炒）、白芍（炒）、龟甲（炙）各一两，椿树根皮七钱半，黄柏（炒）三钱，香附二钱半，共 6 味	滋阴清热固经止血	阴虚血热之月经过多及崩漏。血色深红甚或紫黑稠黏，舌红脉弦数
	固冲汤（《医学衷中参西录》）	炒白术一两，煅龙骨、煅牡蛎、萸肉各八钱，生黄芪、生杭芍、海螵蛸各四钱，茜草三钱，棕边炭二钱，五倍子五分轧细药汁送服。共 10 味	固冲摄血益气健脾	脾肾亏虚，冲脉不固之血崩、月经过多。出血量多色淡质稀，腰膝酸软，舌淡脉微弱

分析：两方同属固崩止带剂，组成中含收涩药，有固涩止血之功，可用治崩漏下血。

固经丸以龟甲补肾滋阴降火，白芍敛阴益血，黄芩清热止血，重用三药共成滋阴清热止血之常用组合；椿根皮苦涩而凉，清热固经止血；黄柏加强清热而坚阴；香附调和气血而生新。功偏滋阴清热，兼以收涩止血。适于阴虚血热之崩漏下血证。固冲汤重用白术、黄芪健脾益气以摄血，配山茱萸、煅龙骨、煅牡蛎以"收敛元气，固涩滑脱"；白芍、棕榈炭、五倍子收敛止血又敛阴；海螵蛸、茜草固摄止血而不留瘀。其用药以补气健脾与收涩止血并用为主，以补气固冲，适于脾气虚弱，冲脉不固之崩中漏下急暴之证。血热者不宜，或"脉象热者加大生地一两"。

15. 固经丸与固冲汤、震灵丹

异同		组成	功效	方证
同		固涩止血药	固涩止血	崩漏下血
异	固经丸（《丹溪心法》）	黄芩（炒）、白芍（炒）、龟甲（炙）各一两，椿树根皮七钱半，黄（柏）炒三钱，香附二钱半。共6味	滋阴清热止血固经	阴虚血热之月经过多及崩漏
	固冲汤（《医学衷中参西录》）	炒白术一两，煅龙骨、煅牡蛎、萸肉各八钱，生黄芪、生杭芍、海螵蛸各四钱，茜草三钱，棕边炭二钱，五倍子五分。共10味	补气健脾固冲摄血	脾气虚弱，脾不统血，冲脉不固证之崩漏下血
	震灵丹（《局方》）	禹余粮、紫石英、赤石脂、丁头代赭石各四两，滴乳香、没药、五灵脂各二两，水飞朱砂一两。共8味，糯米糊丸	收涩止血化瘀	冲任虚寒，瘀阻胞宫之崩漏下血

分析： 三方均有固涩止血之功，属固崩止带剂，可用治妇人崩漏下血之证。

固经丸以龟甲补肾滋阴降火，白芍敛阴益血，黄芩清热止血，重用三药共成滋阴清热止血之常用组合；椿根皮苦涩而凉，清热固经止血；黄柏清热坚阴；香附调和气血而生新。本方药多苦寒，功偏滋阴清热，兼以收涩止血，为治本之剂，适于阴虚血热之崩漏下血证及赤白带下。固冲汤重用白术、黄芪健脾益气以摄血，配山茱萸、煅龙骨、煅牡蛎以"收敛元气，固涩滑脱"；白芍、棕榈炭、五倍子收敛止血又敛阴；海螵蛸、茜草固摄止血而不留瘀。是补气健脾与收涩止血并用药法，功偏补气固冲，是标本兼顾急则治标之剂，适于脾气虚弱，统摄无权，冲脉不固之崩中漏下急暴之证。血热者不宜。震灵丹系赤石脂禹余粮汤加味而成。重用禹余粮、赤石脂、赭石、紫石英四味金石药以温涩止血，固脱镇怯；配少量乳没及五灵脂化瘀止痛，使止血而不留瘀。功偏收涩止血而兼化瘀，适于冲任虚寒，瘀阻胞宫，阴血不守之崩漏下血。

16. 金锁固精丸与水陆二仙丹

异同		组成	功效	方证
同		芡实	补肾涩精	肾虚遗精
异	金锁固精丸（《医方集解》）	沙苑蒺藜（炒）、芡实、莲须各二两，龙骨（酥炙）、煅牡蛎各一两。共5味，莲子（粉糊为丸），盐汤下	补肾益精固精止遗	肾虚精关不固之遗精证。相火内扰及湿热下注所致遗精则禁用
	水陆二仙丹（《本草图经》）	芡实（为末），金樱子（熬成稀膏），合而为丸。共2味	补肾涩精	男子遗精白浊，小便频数，女子带下，纯属肾虚不摄者

分析： 两方均含有芡实，有补肾涩精之功，治疗遗精滑泄。

金锁固精丸以补肾固精药对沙苑子、蒺藜与芡实为主，配伍莲子及龙、牡组方，皆为专事补肾涩精之品，功专补肾固精，主治肾虚精关不固之遗精滑泄。水陆丹方中芡实生于水，甘涩固肾涩精；金樱子生于陆，酸涩固精缩尿。有益肾滋阴、收敛固摄之功。但其补、涩之力均不及金锁固精丸，常合入他方用之。

17. 完带汤与易黄汤

异同		组成	功效	方证
同		山药	健脾祛湿涩带	脾虚湿邪带下
异	完带汤	土炒白术、炒山药各一两，酒炒白芍五钱，酒炒车前子三钱，人参、制苍术各二钱，甘草一钱，柴胡六分，陈皮、黑芥穗各五分。共 10 味	补脾疏肝化湿止带	脾虚肝郁，湿浊下注之白带。带下色白或淡黄，清稀如涕，肢体倦怠，舌淡苔白脉缓或濡缓
	易黄汤	山药炒、芡实炒各一两，黄柏盐水炒二钱，车前子酒炒一钱，白果十枚。共 5 味	补脾益肾清热祛湿固涩止带	脾肾两虚，湿热下注之黄带。带下色黄腥秽，舌红

分析：两方均出自《傅青主女科》，用治妇人带下证候。

完带汤重用山药、白术补气健脾兼配小量柴胡、陈皮、荆芥穗以舒肝理气，化湿止带，适合治疗脾虚肝郁，湿浊下注之白带。易黄汤重用山药、芡实健脾补肾固涩为主，配黄柏、车前子兼可清热祛湿，白果收涩止带，主治脾肾两虚、湿热下注带下之黄带。

18. 清带汤与完带汤、易黄汤

异同		组成	功效	方证
同		山药	健脾涩带	脾虚带下
异	清带汤（《衷中参西录》）	山药一两，生龙骨、生牡蛎各六钱，海螵蛸四钱，茜草三钱。共 5 味	健脾固肾涩带通滞	脾虚带下滑脱兼瘀滞
	完带汤（《傅青主女科》）	土炒白术、炒山药各一两，酒炒白芍五钱，酒炒车前子三钱，人参、制苍术各二钱，甘草一钱，柴胡六分，陈皮、黑芥穗各五分。共 10 味	补脾疏肝化湿止带	脾虚肝郁，湿浊下注之白带
	易黄汤（《傅青主女科》）	山药（炒）、芡实（炒）各一两，黄柏（盐水炒）二钱，车前子（酒炒）一钱，白果十枚。共 5 味	补脾益肾清热祛湿固涩止带	脾肾两虚，湿热下注之黄带

分析：三方均重用山药，有健脾涩带之功，治疗脾虚带下。

清带汤重用山药补脾益肾涩带，配以龙、牡、海螵蛸及茜草收涩而又兼止血化瘀，长于收涩止带，健脾固肾，兼止血化瘀，为收涩止带之剂。主治脾肾不足，带脉失约之带下滑脱而兼瘀滞者，症见带下清稀量多，连绵不断，或赤白相兼，伴腰酸乏力，面色苍白，舌淡苔白脉沉细。完带汤由益气健脾固涩、疏肝理气及祛湿药组成，用量有两大三小，重用山药、白术而轻用柴胡、陈皮、黑芥穗，又有黑芥穗祛风胜湿，苍术健脾燥湿，车前子清热利湿，故长于健脾益气兼疏肝化湿，为健脾疏肝、除湿止带之剂。主治脾虚肝郁，湿浊下注之白带，其带下色白或淡黄，清稀如涕，清稀无臭，倦怠便溏，面色无华，舌淡苔白，脉缓或濡缓。易黄汤重用山药、芡实健脾补肾固涩为主，辅以黄柏、车前子清热祛湿，白果收涩止带，为清热除湿收涩止带之剂，适用于脾肾两虚、湿热下注带下之黄带，带下色黄腥秽，舌红。

19. 易黄汤与清带汤

异同		组成	功效	方证
同		山药	健脾涩带	脾虚带下
异	易黄汤（《傅青主女科》）	山药（炒）、芡实（炒）各一两，黄柏（盐水炒）二钱，车前子（酒炒）一钱，白果十枚。共5味	补脾益肾清热祛湿固涩止带	脾肾两虚，湿热下注之带下。带下色黄，其气腥秽，舌红
	清带汤（《衷中参西录》）	山药一两，生龙骨、生牡蛎各六钱，海螵蛸四钱，茜草三钱。共5味	健脾固肾收涩止带化瘀通滞	脾虚带下赤白清稀量多者

分析： 两方均重用山药补脾益肾固涩，治带下证。

易黄汤重用山药、芡实健脾补肾固涩为主，配黄柏、车前子兼可清热祛湿，白果收涩止带，方偏清利，主治脾肾两虚，湿热下注带下之黄带。清带汤重用山药补脾益肾涩带，配以龙、牡、海螵蛸及茜草收涩而又兼止血化瘀，功偏收涩止带而兼止血化瘀，主治脾肾不足，带脉失约之带下滑脱而兼有瘀滞者，带下清稀量多，连绵不断，或赤白相兼，伴腰酸乏力，面色苍白，舌淡苔白脉沉细者。

20. 易黄汤与樗皮丸

异同		组成	功效	方证
同		山药	健脾涩带	脾虚带下
异	易黄汤（《傅青主女科》）	山药（炒）、芡实（炒）各一两，黄柏（盐水炒）二钱，车前子（酒炒）一钱，白果十枚。共5味	补脾益肾清热祛湿固涩止带	脾肾两虚，湿热下注之带下。带下色黄，其气腥秽，舌红
	樗皮丸（《医学纲目》）	樗根皮一两半，芍药五钱，良姜灰三钱，黄柏炭二钱。共4味	清利湿热收敛止带	湿热带下。赤白带下，淋漓腥臭，小便黄赤，溺时刺痛，舌红苔黄腻脉滑数

分析： 两方均重用山药补脾益肾固涩，治带下证。

易黄汤重用山药、芡实健脾补肾固涩为主，配黄柏、车前子清热祛湿，白果收涩止带，方偏清利，主治脾肾两虚，湿热下注带下之黄带。樗皮丸重用樗根皮苦涩而凉，清湿热又兼固涩，配黄柏清热燥湿，白芍疏泄和营；高良姜本辛温芳香，善温中散寒，行气止痛，在本方属反佐药，一使苦寒而不伤胃，二使涩中有散，清热而不留湿；且黄柏用炭、高良姜炒灰，其寒热之性均减，而固涩收敛之力益增。功偏清热燥湿，收敛止带，适用于带下赤白腥臭属湿热下注者。

21. 完带汤与参苓白术散

异同		组成	功效	方证
同		白术、山药、人参、陈皮、甘草	健脾益气祛湿	脾虚湿盛证
异	完带汤（《傅青主女科》）	土炒白术、炒山药各一两，酒炒白芍五钱，酒炒车前子三钱，人参、制苍术各二钱，甘草一钱，柴胡六分，陈皮、黑芥穗各五分。共 10 味	补脾疏肝化湿止带	脾虚肝郁，湿浊下注之带下证。带下色白或淡黄，清稀如涕，肢体倦怠，舌淡苔白，脉缓或濡缓
	参苓白术散（《局方》）	莲子肉、薏苡仁、缩砂仁、炒桔梗各一斤，炒白扁豆一斤半，白茯苓、人参、甘草（炒）、白术、山药各二斤。共 10 味，枣汤调下	益气健脾渗湿止泻保肺	脾胃气虚夹湿证。胸脘痞闷，或泄泻或水肿或肺虚久咳痰多等症而见舌苔白腻脉虚缓者

分析：两方均含有白术、山药、人参、陈皮、甘草，健脾益气祛湿，用治脾虚湿盛之证。

完带汤尚含有白芍、车前子、苍术、黑荆芥穗、柴胡等疏肝除湿之品，且重用山药、白术而轻用柴、陈、荆，故其功重在健脾疏肝祛湿而长于止带，适用于脾虚肝郁，湿浊下注之白带证。参苓白术散尚有茯苓、莲子肉、薏苡仁、白扁豆、砂仁、大枣、桔梗等渗湿止泻及培土生金之品，且重用参、苓、术、草、山，故其功重在健脾渗湿止泻而兼能保肺，适用于脾虚湿盛之泄泻证，或肺虚久咳痰多证。

第 10 章　安神剂

1. 朱砂安神丸与磁朱丸

异同		组成	功效	方证
同		朱砂	重镇安神	失眠心悸多梦等症
异	朱砂安神丸（《内外伤辨惑论》）	朱砂（另研水飞为衣）五钱，黄连六钱，炙甘草五钱半，当归二钱半，生地黄一钱半。共5味	清心泻火滋阴养血	心火亢盛，阴血不足之失眠、心悸。舌红脉细数
	磁朱丸（神曲丸《千金方》）	神曲四两，磁石二两，光明砂一两。共3味	重镇安神聪耳明目	心肾不交之耳鸣耳聋，视物昏花，心悸失眠。亦治癫痫

分析： 朱砂安神丸与磁朱丸均用朱砂重镇安神，以治失眠、心悸、多梦等症。

朱砂安神丸配黄连泻火，生地黄、当归补阴血，长于清心泻火、滋阴养血，主治心火亢盛，阴血不足之失眠、心悸。磁朱丸中配磁石益阴潜阳，长于潜阳明目、交通心肾，主治心肾不交之失眠心悸、耳鸣耳聋、视物昏花等，亦治癫痫。

2. 朱砂安神丸与生铁落饮

异同		组成	功效	方证
同		重镇药	重镇安神	心神不安证
异	朱砂安神丸（《内外伤辨惑论》）	朱砂（另研水飞为衣）五钱，黄连六钱，炙甘草五钱半，当归二钱半，生地黄一钱半。共5味	清心泻火滋阴养血	心火亢盛，阴血不足之失眠、心悸。舌红脉细数
	生铁落饮（《类方证治准绳》）	生铁40斤，入火烧赤沸，砧上煅之，有花出如兰如蛾纷纷坠地者，是名铁落。用水2斗，煮取1斗，入后药：石膏三两，龙齿、白茯苓、防风各一两半，玄参、秦艽各一两，入竹沥一升，和匀。共8味	坠痰镇心	狂证。痰火热狂，风气发涌所生白沫潮痰

分析： 两方均有重镇安神之功，用治心神不安证。但心神不安的类型和性质不同。

朱砂安神丸重用黄连清心泻火，配生地黄当归滋阴养血，朱砂为衣重镇安神（朱砂），长于清心泻火，滋阴养血，神志安定，适用于心火上炎、阴血不足之心悸失眠，心烦神乱者。生铁落饮以生铁落及龙齿重坠镇心安神，玄参、石膏清热泻火生津，防风、秦艽祛风，茯苓、竹沥化痰，故有泻火祛风、坠痰镇心之功，主治痰火热狂，风气发涌所生白沫潮痰。

3. 朱砂安神丸与生铁落饮、磁朱丸、珍珠母丸

异同		组成	功效	方证
同		重镇药	重镇安神	心神不安
异	朱砂安神丸（《内外伤辨惑论》）	朱砂（另研水飞为衣）五钱，黄连六钱，炙甘草五钱半，当归二钱半，生地黄一钱半。共 5 味	清心泻火滋阴养血	心火亢盛，阴血不足之失眠、心悸
	生铁落饮（《类方证治准绳》）	生铁 40 斤，入火烧赤沸，砧上煅出铁落，用水 2 斗煮取 1 斗，入后药：石膏三两，龙齿、白茯苓、防风各一两半，玄参、秦艽各一两，入竹沥一升，和匀。共 8 味	坠痰镇心	狂证。痰火热狂，风气发涌所生白沫潮痰
	磁朱丸（《千金方》原名神曲丸）	神曲四两，磁石二两，光明砂一两。共 3 味	重镇安神聪耳明目	心肾不交之耳鸣耳聋，视物昏花，心悸失眠。亦治癫痫
	珍珠母丸（《普济本事方》）	真珠母三分，当归、熟干地黄各一两半，人参、炒酸枣仁、柏子仁各一两，犀角、茯神（去木）、沉香、龙齿各半两。共 11 味，蜜丸朱砂为衣，金银薄荷汤送下	镇心安神平肝潜阳滋阴清热益气养血	心肝阳亢，阴血不足，心神不宁证。惊悸失眠，眩晕，脉细弦

分析： 四方同属重镇安神剂，均含有朱砂，有重镇安神之功，治疗心神不安。

朱砂安神丸重用黄连故以清心泻火为主，配地、归滋阴养血，以朱砂为衣重镇安神，主治心火亢盛，阴血不足之心悸失眠，心烦神乱者。生铁落饮以生铁落及龙齿重坠镇心安神，玄参、石膏清热泻火生津，防风、秦艽祛风，茯苓、竹沥化痰，故有泻火祛风，坠痰镇心之功，主治痰火热狂证，及风气发涌所生白沫潮痰。磁朱丸中配磁石益阴潜阳，长于镇心潜阳而交通心肾，有重镇安神、聪耳明目之功，主治心肾不交之失眠心悸、耳鸣耳聋、视物昏花等。珍珠母丸方用珍珠母携龙齿平肝潜阳，镇心安神为主；辅用人参、地黄、当归益气补血，养心安神；茯神、酸枣仁、柏子仁养心安神定志；犀角清心镇惊；沉香沉降引下，合重镇药摄纳浮阳，朱砂作衣入心为使，共奏镇心安神、平肝潜阳、滋阴清热、益气养血之功，适于治疗阴血不足，肝阳偏亢证。对纯属痰热、痰火为患的惊悸、少寐之症不宜。

4. 天王补心丹与柏子养心丸

异同		组成	功效	方证
同		柏子仁、玄参、地黄、麦冬、当归、茯苓（茯神）	养心安神	阴血亏虚之虚烦不眠
异	天王补心丹（《校注妇人良方》）	生地黄四两，酒当归、五味、麦冬去心、天冬、柏子仁、炒酸枣仁各一两，人参、茯苓、玄参、丹参、桔梗、远志各五钱。共13味，蜜丸朱砂为衣，临卧淡竹叶煎汤送下	滋阴养血补心安神	阴虚血少，心肾两亏，心神不安之证。心悸失眠，梦遗健忘，手足心热，舌红少苔脉细数
	柏子养心丸（《体仁汇编》）	柏子仁四两，枸杞子三两，玄参、熟地黄各二两，麦冬、当归、石菖蒲、茯神各一两，甘草五钱。共9味	养心安神滋阴补肾	阴血亏虚，心肾失调证。精神恍惚，惊悸怔忡，夜寐多梦，健忘盗汗，舌红少苔脉细数

分析： 两方同属滋养安神剂，组成中均含有柏子仁、玄参、麦冬、地黄、当归、茯苓（茯神），均有滋阴补血，养心安神之功，用于治疗阴血亏虚之虚烦不眠。

天王补心丹所用为生地黄、茯苓，生地黄用量独重，且与二冬、玄参、丹参为伍，方性相对偏凉，滋阴清热力较强，配人参、五味子益气养阴，又有酸枣仁、远志、桔梗、朱砂，故安神定志、镇心安神之力更强。故主治阴虚内热为主的心神不安，证情较重。柏子养心丸所用为熟地黄、茯神，重用柏子仁与枸杞子，故其滋阴清热力稍逊但有滋阴补肾作用，又配石菖蒲化痰开窍宁神，适用于心肾两虚而内热较轻之心神不安。

5. 孔圣枕中方与定志小丸、安神定志丸

异同		组成	功效	方证
同		远志、石菖蒲	安神	心神失养之心神不安证
异	孔圣枕中方	龟甲、龙骨、远志、石菖蒲各等分。共4味，酒服方寸匕。	补肾宁心益智安神	心肾阴亏，心阳不潜之健忘失眠，心神不安证
	定志小丸	石菖蒲、远志各二两，茯苓、人参各三两。共4味末之蜜丸，加茯神为茯神丸，散服亦佳。	养心定志	心气不定，五脏不足，甚者忧愁悲伤不乐，忽忽喜忘，朝瘥暮剧，暮瘥朝发，发则狂眩
	安神定志丸	茯苓、茯神、人参、远志各一两，石菖蒲、龙齿各五钱。共6味，朱砂为衣。	安神定志益气定惊	心胆气虚，心神不宁证。因惊恐失眠，梦中惊跳怵惕，心悸胆怯，舌淡脉弱，癫痫及遗精

分析： 三方均含远志、石菖蒲，功能安神定志，用于心神失养之心神不安证。

孔圣枕中方（原名孔子大圣知枕中方《千金方》）以龟甲、龙骨滋阴潜阳、宁神益智，远志、石菖蒲交通心肾，功偏补肾宁心，益智安神，原为"好忘"而设，"常服令人大聪"，适用于心肾阴虚、心阳不潜之健忘失眠等。定志小丸（《千金方》）配伍人参、茯神，长于养心定志，适用于心气不足、心神不宁之忧愁悲伤，喜忘及狂眩等。安神定志丸（《医学心悟》）实乃茯神丸与定志丸合方加龙齿而成。二茯并用配龙齿镇心定惊，功偏安神定志，适于心胆虚怯、心神不宁之证，亦治癫痫及遗精。

6. 天王补心丹与柏子养心丸、孔圣枕中方

异同		组成	功效	方证
同		滋补药＋安神药	养心安神	心神不安
异	天王补心丹（《妇人良方》）	生地黄四两、酒当归、五味、麦冬去心、天冬、柏子仁、炒酸枣仁各一两、人参、茯苓、玄参、丹参、桔梗、远志各五钱。共 13 味，朱砂为衣，临卧淡竹叶煎汤送下	滋阴清热补心安神	心肾阴虚，虚火上炎之心神不安证
	柏子养心丸（《体仁汇编》）	柏子仁四两，枸杞子三两，玄参、熟地黄各二两，麦冬、当归、石菖蒲、茯神各一两，甘草五钱。共 9 味	养心安神滋阴补肾	心肾两虚而内热较轻之心神不安
	孔圣枕中方（《千金方》）	龟甲、龙骨、远志、石菖蒲等分。共 4 味，酒服方寸匕。	补肾宁心益智安神	心肾阴亏，心阳不潜之心神不安健忘证

分析： 三方同属滋养安神剂，均能治阴血亏虚之虚烦不眠。

天王补心丹所用为生地黄、茯苓，生地黄用量独重，且与二冬、玄参、丹参为伍，方性相对偏凉，滋阴清热力较强，配人参、五味子益气养阴，又有酸枣仁、远志、桔梗、朱砂以安神定志，宜于阴虚内热为主的心神不安，证情较重。柏子养心丸所用为熟地黄、茯神，重用柏子仁与枸杞子，滋阴清热力稍逊但有滋阴补肾作用，配石菖蒲化痰开窍宁神，宜于心肾两虚而内热较轻之心神不安。孔圣枕中方则以滋阴潜阳、宁神益智之龟甲、龙骨与交通心肾之远志、石菖蒲相伍，宜于心肾阴虚、心阳不潜之健忘失眠等。

7. 酸枣仁汤与天王补心丹

异同		组成	功效	方证
同		酸枣仁、茯苓	养血安神	阴血不足，虚热内扰之虚烦失眠
异	酸枣仁汤（《金匮要略》）	炒酸枣仁二升、知母、茯苓、川芎各二两，甘草一两。共 5 味	养血安神清热除烦	肝血不足，虚热扰神证。虚烦失眠，咽干口燥，舌红脉细弦
	天王补心丹（《妇人良方》）	生地黄四两、酒当归、五味、麦冬去心、天冬、柏子仁、炒酸枣仁各一两，人参、茯苓、玄参、丹参、桔梗、远志各五钱。共 13 味，朱砂为衣，临卧淡竹叶煎汤送下	滋阴清热补心安神	心肾阴虚，虚火上炎之心神不安证

分析： 两方组成中均含酸枣仁、茯苓，均以滋阴补血，养心安神药物为主，配伍清虚热之品组方，以治阴血不足，虚热内扰之虚烦失眠。

酸枣仁汤重用酸枣仁养血安神，配伍调气行血之川芎，有养血调肝之妙，主治肝血不足之虚烦失眠伴头目眩晕、脉弦细等。天王补心丹重用生地黄，并与二冬、玄参等滋阴清热为伍，更与大队养血安神之品相配，主治心肾阴亏血少，虚火内扰之虚烦失眠伴手足心热、舌红少苔脉细数者。

8. 柏子养心丸与孔圣枕中方、安神定志丸

异同		组成	功效	方证
同		石菖蒲	养心安神	心神失养之心神不安证
异	柏子养心丸（《体仁汇编》）	柏子仁四两，枸杞子三两，玄参、熟地黄各二两，麦冬、当归、石菖蒲、茯神各一两，甘草五钱。共9味	养心安神 滋阴补肾	心肾两虚而内热较轻之心神不安。惊悸怔忡，夜寐多梦，健忘盗汗，舌红少苔脉细数
	孔圣枕中方（《千金方》）	龟甲、龙骨、远志、石菖蒲等分。共4味，酒服方寸匕	补肾宁心 益智安神	心肾阴亏，心阳不潜之健忘失眠，心神不安证
	安神定志丸（《医学心悟》）	茯苓、茯神、人参、远志各一两，石菖蒲、龙齿各五钱。共6味，朱砂为衣	安神定志 益气定惊	心胆气虚，心神不宁证。惊恐失眠，梦中惊跳怵惕。心悸胆怯，舌淡脉弱，癫痫及遗精

分析： 三方均含石菖蒲，均有养心安神之功，用于心神失养之心神不安证。

柏子养心丸重用柏子仁与枸杞子，配熟地黄、玄参滋阴清热，长于养心安神，适用于心肾两虚而内热较轻之心神不安。孔圣枕中方则以滋阴潜阳、宁神益智之龟甲、龙骨与交通心肾之远志、石菖蒲相伍，长于交通心肾，故主治心肾阴虚，心阳不潜之健忘、失眠等。安神定志丸二茯并用配龙齿镇心定惊，故长于安神定志，适于心胆虚怯、心神不宁之证，亦治癫痫及遗精。

9. 酸枣仁汤与定志丸

异同		组成	功效	方证
同		茯苓＋养心药	滋养安神	心神不安证
异	酸枣仁汤（《金匮要略》）	炒酸枣仁二升，知母、茯苓、川芎各二两，甘草一两。共5味	养血安神 清热除烦	肝血不足，虚热扰神证。虚烦失眠，咽干口燥，舌红脉细弦
	定志小丸（《千金方》）	石菖蒲、远志各二两，茯苓、人参各三两。共4味末之蜜丸，加茯神为茯神丸，散服亦佳	养心定志	治心气不定，五脏不足，甚者忧愁悲伤不乐，忽忽喜忘，朝瘥暮剧，暮瘥朝发，发则狂眩

分析： 两方用茯苓配养心之品，功能滋养安神，用治心神不安证。

酸枣仁汤重用酸枣仁善补肝养血安神，调气行血之川芎配伍，而有养血调肝之妙，又用知母甘寒滋液清热除烦，方性偏凉，适于肝血不足，虚热内扰证之虚烦不得眠。定志小丸配伍人参及石菖蒲、远志，功偏养心气而安神定志，方性偏温，适用于心气不足，心神不宁之忧愁悲伤，喜忘及狂眩等。

10. 酸枣仁汤与甘麦大枣汤

异同		组成	功效	方证
同		甘草	滋养安神	阴血不足之失眠不安
异	酸枣仁汤（《金匮要略》）	炒酸枣仁二升，知母、茯苓、川芎各二两，甘草一两。共5味	养血安神 清热除烦	肝血不足，虚热扰神证。虚烦失眠，咽干口燥，脉细弦
	甘麦大枣汤（《金匮要略》）	甘草三两，小麦一升，大枣十枚。共3味	养心安神 和中缓急	脏躁。精神恍惚，悲伤欲哭，不能自主，时时欠伸

分析：两方均属滋养安神剂，均可用于治疗阴血不足之失眠不安。

酸枣仁汤重用酸枣仁养血安神，配川芎舒畅肝气，合用则能养血调肝；配知母、茯苓滋阴清热，除烦安神，故功偏养血调肝，清热除烦，主治心肝血不足，虚热扰神之虚烦失眠、心悸，伴咽干口燥等。甘麦大枣汤重用小麦补心养肝，除烦安神，配甘草、人枣益气和中，润燥缓急，功偏甘润平补、养心调肝，主治心阴不足，肝气失和之脏躁、精神恍惚、喜悲伤欲哭等。

11. 酸枣仁汤与甘麦大枣汤、天王补心丹

异同		组成	功效	方证
同		滋补阴血药＋养心安神药	滋养安神	阴血不足之失眠不安
异	酸枣仁汤（《金匮要略》）	炒酸枣仁二升，知母、茯苓、川芎各二两，甘草一两。共5味	养血安神 清热除烦	肝血不足，虚热扰神证。虚烦失眠，咽干口燥，脉细弦
	甘麦大枣汤（《金匮要略》）	甘草三两，小麦一升，大枣十枚。共3味	养心安神 和中缓急	脏躁。精神恍惚，悲伤欲哭，不能自主，时时欠伸
	天王补心丹（《妇人良方》）	生地黄四两，酒当归、五味子、麦冬（去心）、天冬、柏子仁、炒酸枣仁各一两，人参、茯苓、玄参、丹参、桔梗、远志各五钱。共13味，朱砂为衣，临卧淡竹叶煎汤送下	滋阴清热 补心安神	心肾阴虚，虚火上炎之心神不安证

分析：三方均属滋养安神剂，均可用治阴血不足之失眠不安。

酸枣仁汤重用酸枣仁养血安神，配知母、茯苓滋阴清热除烦，方性偏凉，重在养血清热，除烦安神，适用于心肝血虚，虚热内扰之虚烦失眠、心悸，伴咽干口燥等。甘麦大枣汤重用小麦补心养肝，除烦安神，配草、枣益气和中，润燥缓急，方偏甘润平补而能养心调肝，主治心阴不足，肝气失和之脏躁、精神恍惚、喜悲伤欲哭等。天王补心丹重用生地黄配二冬、玄参甘寒滋阴清热力强，配人参、五味子益气养阴，更有茯苓、酸枣仁、远志、当归、丹参、桔梗养血宁心，安神定志，朱砂镇心安神，方性偏凉，主治心肾阴亏血少，虚火内扰之虚烦失眠伴手足心热、舌红少苔脉细数者。

12. 交泰丸与朱雀丸、黄连阿胶汤

异同		组成	功效	方证
同		交通心肾法	交通心肾以安神	水火失济，心肾不交证
异	交泰丸（方出《韩氏医通》，名见《四科简效方》）	川黄连五钱，肉桂心五分。共2味，空心淡盐汤送下	交通心肾	心肾不交，水火不济，心火上亢证。怔忡无寐，脉细数
	朱雀丸（《百一选方》引苏韬光方）	茯神二两，沉香半两，人参汤送服。共3味	补心安神交通心肾	心火不降，肾水不升之神志不宁证。事多健忘，心悸怔忡，或恍惚不乐，时有振跳
	黄连阿胶汤（《伤寒论》）	黄连四两，阿胶三两，鸡子黄2枚，黄芩、芍药各二两。共5味	滋阴降火交通心肾除烦安神	阴虚火旺，心肾不交之失眠证。心烦失眠，口燥咽干

分析： 三方均有交通心肾安神之功。

交泰丸黄连与肉桂十比一配伍，寒温并用，交通心肾，但重在寒降心火，适于心肾不交之心火亢盛为主者。以怔忡，不寐，脉细数为特点。朱雀丸以茯神、人参补气养心，宁心安神，沉香沉降引心火之气下交于肾水，故其功重在补心气以交肾，适于心肾不交之心气不足为主者，以健忘恍惚为特点。黄连阿胶汤系仲景为治疗"少阴病，心中烦，不得卧"而设。方中重用黄连与鸡子黄，是滋阴与降火并重，以连、芩苦寒清降心火之有余，配阿胶、鸡子黄、芍药等血肉有情之品甘润滋补肾水之不足，滋阴降火，交通心肾，除烦安神，适于心肾不交之阴虚火旺并重之失眠。

13. 黄连阿胶汤与朱砂安神丸

异同		组成	功效	方证
同		黄连+滋阴药	滋阴泻火安神	阴虚火旺失眠
异	黄连阿胶汤（《伤寒论》）	黄连四两，阿胶三两，鸡子黄2枚，黄芩、芍药各二两。共5味	滋阴降火交通心肾除烦安神	阴虚火旺，心肾不交之失眠证
	朱砂安神丸（《内外伤辨惑论》）	朱砂另研水飞为衣（五钱），黄连六钱，炙甘草五钱半，生地黄一钱半，当归二钱半。共5味	清心泻火滋阴养血	心火亢盛，阴血不足之失眠、心悸

分析： 两方同属滋阴泻火安神之剂，均有黄连配滋阴药组方，治疗阴虚火旺扰心神之证。

黄连阿胶汤重用黄连与鸡子黄，是滋阴与降火并重，以连、芩苦寒清降心火之有余，配阿胶、鸡子黄、芍药等血肉有情之品甘润滋补肾水之不足，滋阴降火，交通心肾，除烦安神，主治少阴病，心中烦而不得卧，属于心肾不交，阴虚火旺并重之失眠。朱砂安神丸重用黄连故以清心泻火为主，配地、归滋阴养血，有清心泻火及滋阴养血之功，但其药力均稍逊于黄连阿胶汤，但因含有朱砂而有重镇安神之功，故适于心火亢盛，阴血不足之心悸失眠且心烦神乱者。

14. 天王补心丹与酸枣仁汤、朱砂安神丸

异同		组成	功效	方证
同		养血药＋安神药	安神	心神不安
异	天王补心丹（《妇人良方》）	生地黄四两，酒当归、五味子、麦冬去心、天冬、柏子仁、炒酸枣仁各一两，人参、茯苓、玄参、丹参、桔梗、远志各五钱。共 13 味，朱砂为衣，临卧淡竹叶煎汤送下	滋阴清热补心安神	心肾阴虚，虚火上炎之心神不安证
	酸枣仁汤（《金匮要略》）	炒酸枣仁二升，知母、茯苓、川芎各二两，甘草一两。共 5 味	养血安神清热除烦	肝血不足，虚热扰神证。虚烦失眠，咽干口燥，脉细弦
	朱砂安神丸（《内外伤辨惑论》）	朱砂另研水飞为衣（五钱），黄连六钱，炙甘草五钱半，生地黄一钱半，当归二钱半。共 5 味	清心泻火滋阴养血	心火亢盛，阴血不足之失眠心悸

分析： 三方同属安神剂，均治心悸，失眠，多梦等心神不安之证。

酸枣仁汤和天王补心丹均为滋养安神剂，酸枣仁汤以酸枣仁为君，配伍川芎、茯苓、知母、甘草，侧重于养血调肝，清热除烦，主治肝血不足，心失所养，虚热内扰之证，其症除虚烦失眠外，尚可兼有头目眩晕，脉弦而细等血虚肝旺之象。天王补心丹以生地黄为君，配伍玄参、天冬、麦冬、当归、丹参、人参、茯苓、酸枣仁、远志、五味子、柏子仁、桔梗，偏重于滋阴清热，调补心肾，主治心肾阴虚血少，虚热内扰之证，其症可见健忘梦遗，口舌生疮，大便干结等。朱砂安神丸为重镇安神剂，方以朱砂、黄连为君，配伍生地黄、当归、炙甘草，长于重镇安神，清泻心火，兼滋补阴血，适于心火亢盛，灼伤阴血，以实为主之证，其症可见惊悸怔忡，心烦神乱等。

15. 定志小丸与桂枝甘草龙骨牡蛎汤

异同		组成	功效	方证
同		补心药＋重镇安神药	安神	心神不安证
异	定志小丸（《千金要方》）	石菖蒲、远志各二两，茯苓、人参各三两。共 4 味末之蜜丸，加茯神为茯神丸，散服亦佳。	养心定志	心气不定，五脏不足，甚者忧愁悲伤不乐，忽忽喜忘，朝瘥暮剧，暮瘥朝发，发则狂眩
	桂枝甘草龙骨牡蛎汤（《伤寒论》）	桂枝一两，甘草、龙骨、牡蛎各二两。共 4 味	温补心阳镇心敛神	心阳虚损，心神不安之心悸烦躁失眠诸症，亦治遗精、阳痿之属虚损滑脱者

分析： 两方均能治疗心神不安证。

定志小丸配伍人参茯苓及石菖蒲远志，方偏温补，长于补养心气，安神定志，适用于心气不足，心神不宁之忧愁悲伤，喜忘及狂眩等。桂甘龙牡汤原为误治后烦躁证而设，方中桂枝、甘草辛甘温通以补心阳，龙骨、牡蛎重涩潜镇安神，方偏温涩，长于温补心阳，镇心敛神。适于心阳虚损，心神不安之心悸烦躁失眠，及遗精、阳痿之属虚损滑脱者。

16. 天王补心丹与归脾丸

异同		组成	功效	方证
同		人参、当归、酸枣仁、远志	养心安神	心神失养之心悸失眠
异	天王补心丹（《妇人良方》）	生地黄四两，酒当归、五味子、麦冬（去心）、天冬、柏子仁、炒酸枣仁各一两，人参、茯苓、玄参、丹参、桔梗、远志各五钱。共13味，朱砂为衣，临卧淡竹叶煎汤送下	滋阴清热补心安神	心肾阴虚，虚火上炎之心神不安证
	归脾汤（《正体类要》）	当归、人参、白术、白茯苓、炒黄芪、远志、龙眼肉、炒酸枣仁各一钱，木香五分，炙甘草三分。共10味，煎加姜、枣	益气补血健脾养心	①心脾气血两虚证；②脾不统血证

分析： 两方均有人参、当归、酸枣仁、远志，功能养心安神，以治心神失养之心悸失眠。

天王补心丹尚配有生地黄、玄参、天冬、麦冬、丹参、茯苓、五味子、柏子仁、桔梗，滋阴清热，心肾同治，方偏甘凉，重在滋阴清热，养血安神，适用于心肾阴虚血少，虚火内扰之证，主见五心烦热，口舌生疮，遗精便结，舌红苔少脉象细数。归脾汤尚配用黄芪、白术、炙甘草、茯神、龙眼肉、木香，益气补血，心脾同调，但气药及安神药为多，方偏甘温，重在益气健脾，宁心安神，适用于心脾气血两虚证及脾不统血证，主见心悸失眠，食少体倦，面色萎黄，及各种出血证，舌质淡脉细弱。

17. 天王补心丹与炙甘草汤

异同		组成	功效	方证
同		生地黄、人参、麦冬	滋养安神	心悸失眠健忘
异	天王补心丹（《妇人良方》）	生地黄四两，酒当归、五味子、麦冬去心、天冬、柏子仁、炒酸枣仁各一两，人参、茯苓、玄参、丹参、桔梗、远志各五钱。共13味，朱砂为衣，临卧淡竹叶煎汤送下	滋阴养血补心安神	心肾阴虚，虚火上炎之心神不安证
	炙甘草汤（《伤寒论》）	生地黄一斤，甘草四两，生姜、桂枝各三两，人参、阿胶各二两，麦冬、麻仁各半升，大枣三十枚，清酒七升。共10味	滋阴养血益气通阳复脉定悸润燥补肺宁嗽	①虚劳心悸。心动悸，脉结代。②虚劳肺痿。咳嗽涎唾多

分析： 两方均含有生地黄、人参、麦冬，养心安神，治疗心悸失眠健忘之证。

天王补心丹重用生地黄，配玄参、天冬、麦冬、丹参、茯苓、五味子、柏子仁、桔梗，其功重在滋阴清热，养血安神，心肾同治，但方偏甘凉，适用于心肾阴虚，虚火上炎之心神不安证。症见虚烦少寐，心悸神疲，梦遗健忘，手足心热，口舌生疮，遗精便结，舌红少苔脉细数。炙甘草汤重用生地黄与炙甘草，配人参、麦冬、阿胶、麻仁滋阴养血补气，佐桂枝、生姜、清酒辛温通阳复脉。功能气血阴阳并补但偏重滋养阴血，以充心养脉，通阳复脉，用治虚劳心悸，有滋阴养血益气、温阳复脉定悸之功效。用于虚劳肺痿则有润燥补肺宁嗽之功效。症见虚羸少气，舌光少苔或质干而瘦少者，或形瘦短气，虚烦不眠，自汗盗汗，咽干舌燥，大便干结，脉虚数。

第11章 开窍剂

1. 凉开三宝

异同		组成	功效	方证
同		犀角、麝香、朱砂、黄金（或金箔）	清热开窍 镇心安神	热闭证。高热神昏谵语
异	安宫牛黄丸（《温病条辨》）	牛黄、郁金、犀角、黄连、朱砂、山栀子、雄黄、黄芩各一两，真珠五钱，梅片、麝香各二钱五分。共11味，脉虚者人参汤下，脉实者银花、薄荷汤下。	清热开窍 豁痰解毒	邪热内陷心包证。高热烦躁，神昏谵语，舌蹇肢厥，舌红或绛，脉数。亦治中风昏迷，小儿惊厥属邪热内闭者
	紫雪丹（《外台秘要》引苏恭方）	黄金百两，寒水石、石膏、磁石、滑石各三斤，玄参、升麻各一斤，炙甘草八两，羚羊角、犀角、青木香、沉香各五两，丁香一两，硝石四升，朴硝十斤，麝香五分，朱砂三两。共17味	清热开窍 息风止痉	温热病，热闭心包及热盛动风证。高热烦躁，神昏谵语，痉厥，口渴唇焦，尿赤便闭，舌质红绛苔黄燥，脉数有力或弦数；以及小儿热盛惊厥
	至宝丹（《灵苑方》）	生乌犀、生玳瑁、琥珀、朱砂、雄黄各一两，牛黄、龙脑、麝香各一分，安息香一两半煮取一两净、金银箔各五十片。共11味，人参汤下	清热开窍 化浊解毒	痰热内闭心包证之痰浊偏盛者。神昏谵语，身热烦躁，痰盛气粗，舌红苔黄垢腻脉滑数。亦治中风、中署、小儿惊厥属于痰热内闭者

分析： 安宫牛黄丸、紫雪丹、至宝丹是凉开剂的常用代表方，俗称"凉开三宝"。三方均含有犀角、麝香、朱砂、黄金（或金箔），功能清热开窍，镇心安神，同治热闭证。

从药物组成及配伍看，安宫以犀、连、芩、栀、郁，清三焦之火，泻肝胆之热，属苦寒之法，紫雪则用犀、羚携膏、寒、滑、硝等五石配玄、升、草，清心凉肝，清泻阳明，而又能生津、安神，属甘寒之法，至宝则以犀、牛清心解毒，三方的寒凉程度，大抵"安宫牛黄丸最凉，紫雪次之，至宝又次之"（《温病条辨》）；安宫、至宝二方均含有牛黄、雄黄、朱砂、冰片四药，至宝又有安息香，但至宝配玳瑁、琥珀以安神利小便则属其独用，是以安宫、至宝开窍力强，至宝又擅宁心安神；紫雪则用丁、沉、青"三香"以助辟秽开窍，羚羊角仅紫雪独用，故紫雪长于息风止痉。

从功效主治看，安宫牛黄丸为牛黄清心丸加味方，清热解毒力强，适用于热盛神昏谵语者；紫雪使用了大量金石重镇之品，且犀牛、羚羊两角并用重用，其清心凉肝、息风止痉力强，尤宜于热盛动风，高热痉厥者；至宝丹中芳香化浊之品较多，其开窍醒神，辟秽化浊之力强，儿清热之力不足，适用于痰浊偏盛而神昏较重，身热痰盛气粗者。有歌曰"乒乒乓乓紫雪丹，糊里糊涂牛黄丸，不声不响至宝丹"，企图概括凉开三宝方证的动静特点，颇为形象，可谓一家之言。

2. 安宫牛黄丸与牛黄清心丸

异同		组成	功效	方证
同		牛黄、朱砂、黄连、黄芩、栀子、郁金	清心开窍	热陷心包神昏谵语
异	安宫牛黄丸（《温病条辨》）	牛黄、郁金、犀角、黄连、朱砂、山栀子、雄黄、黄芩各一两，真珠五钱，梅片、麝香各二钱五分。共11味，脉虚者人参汤下，脉实者银花、薄荷汤下。	清热开窍豁痰解毒	热陷心包证。高热烦躁，神昏谵语，舌红或绛，脉数
	牛黄清心丸（《痘疹世医心法》）	黄连五钱，黄芩、栀子仁各三钱，郁金二钱，朱砂一钱半，牛黄二分半。共6味，灯心汤送下	清热解毒开窍安神	温热病热闭心包证。身热烦躁，神昏谵语，小儿高热惊厥，中风昏迷等

分析： 两方组成中均含有牛黄、朱砂、黄连、黄芩、栀子、郁金等6味药，有清心开窍之功，用于热陷心包之神昏惊风。

牛黄清心丸又称万氏牛黄清心丸、万氏牛黄丸。系黄连解毒汤去黄柏加牛黄、郁金、朱砂三味，遂由苦寒清泻三焦火毒之剂变为清心解毒开窍之剂，治温热病身热烦躁，神昏谵语，舌红绛脉弦数，小儿高热惊厥、中风昏迷等属热闭心包证者。安宫牛黄丸尚配有麝香、犀角、冰片、郁金、珍珠、雄黄、金箔衣，实由牛黄清心丸加味而成，即加犀角清心凉血解毒，麝香、郁金、冰片芳香开窍，珍珠、金箔镇心安神，雄黄助牛黄辟秽解毒。故清热解毒及芳香开窍之力均大大增强。总之，牛黄清心丸清热开窍、辟秽安神之力稍逊，适用于热闭之轻证；安宫牛黄丸较牛黄清心丸药重力宏，适于温热之邪内陷心包、痰热蒙蔽清窍之重证。

3. 黄连解毒汤与牛黄清心丸

异同		组成	功效	方证
同		栀子、黄连、黄芩	清热解毒	热盛谵语
	黄连解毒汤（方出《肘后备急方》，名见《外台秘要》引崔氏方）	黄连三两，黄芩、黄柏各二两，栀子十四枚。共4味	泻火解毒	三焦火毒热盛证
	牛黄清心丸（《痘疹世医心法》）	黄连五钱，黄芩、栀子仁各三钱，郁金二钱，朱砂一钱半，牛黄二分半。共6味，灯心汤送下	清热解毒开窍安神	温热病热闭心包证

分析： 两方组成中均含黄连、黄芩、栀子，有清热解毒之功，用于热盛谵语。

黄连解毒汤是上、中、下三焦并治，方以黄连清心解毒兼泻中焦之火；黄芩清上焦，黄柏泻下焦；栀子清泻三焦并导火热下行。全方苦寒直折，泻火解毒，主治三焦火毒热盛证。以大热烦躁，口燥咽干，谵语不眠，吐衄发斑以及外科痈肿疔毒等症，舌红苔黄，脉数有力为要点。牛黄清心丸系黄连解毒汤去黄柏加牛黄、郁金、朱砂而成。其治重在上焦清心开窍，无关下焦，故去黄柏，其功效亦由苦寒清泻三焦火毒之剂变为清热解毒、开窍安神之剂。治温热病身热烦躁，神昏谵语，舌红绛脉弦数，小儿高热惊厥，中风昏迷等属热闭心包证者。

4. 紫雪丹与小儿回春丹

异同		组成	功效	方证
同		朱砂、麝香、沉香、木香、甘草	清热开窍息风止痉	高热神昏痉厥、舌红脉实
异	紫雪丹（《外台秘要》引苏恭方）	黄金百两，寒水石、石膏、磁石、滑石各三斤，玄参、升麻各一斤，炙甘草八两，羚羊角、犀角、青木香、沉香各五两，丁香一两，硝石四升，朴硝十斤，麝香五分，朱砂三两。共 17 味	清热开窍息风止痉	温热病热闭心包及热盛动风证。小儿热盛惊厥
	小儿回春丹（《敬修堂药说》）	钩藤八两，胆南星、大黄各二两，天麻、僵蚕、全蝎、天竹黄、川贝母、法半夏、白豆蔻、枳壳、陈皮、木香、沉香、檀香各一两二钱半，甘草八钱七分半，牛黄、麝香各四钱，朱砂适量。共 19 味	开窍定惊清热化痰理气和胃	小儿痰热蒙蔽心窍之急惊风兼有肠胃不和者。发热神昏惊厥

分析： 两方均含有朱砂、麝香、沉香、木香、甘草，均能清热开窍，息风止痉，用治高热神昏痉厥、舌红脉实。

紫雪丹方用四石、四香、二角、二硝，功偏清热泻火解毒，息风止痉。主治热闭心包及热盛动风证。小儿回春丹针对外感时邪，痰热蒙蔽心窍之小儿急惊风，"热、痰、风、惊"的特点，多用牛黄、胆南星、天竹黄、川贝母、法半夏以清热豁痰；天麻、钩藤、僵蚕、全蝎以平肝息风止痉；陈皮、白豆蔻、枳壳、木香、沉香、檀香以辛芳行气开窍；大黄泻热，功偏定惊化痰兼理气和胃。

5. 至宝丹与犀珀至宝丹

异同		组成	功效	方证
同		犀角、玳瑁、琥珀、麝香、朱砂	凉开	温邪热毒内陷之神昏
异	至宝丹（《灵苑方》）	生乌犀、生玳瑁、琥珀、朱砂、雄黄各一两，牛黄、龙脑、麝香各一分，安息香一两半，金银箔各五十片。共 11 味，人参汤下	清热开窍化浊解毒	痰热内闭心包证。神昏谵语，身热烦躁，痰盛气粗，舌红苔黄垢腻，脉滑数
	犀珀至宝丹（《重订广温热论》）	白犀角、羚羊角、真玳瑁、藏红花、飞朱砂各五钱，广郁金、琥珀、连翘心、石菖蒲、血竭、粉丹皮各三钱，炒川甲、桂枝尖各二钱，当门子一钱，蟾酥五分。共 15 味，研细猪心血为丸，金箔为衣	清热解毒化痰开窍	①温热暑湿疫毒，内陷血分，毒瘀蒙蔽心窍证。神昏或痉或厥，四肢厥冷。②妇人热结血室及产后瘀血冲心。③小儿痘疹内陷，急惊暴厥，中风中恶

分析： 两方均有犀、玳、琥、麝、砂 5 味药，功能清热开窍，可治温邪热毒内陷之神昏。

至宝丹功偏豁痰化浊解毒，清热作用小，且而无化瘀之功，适宜于痰热内闭心窍证。犀珀至宝丹重用犀、羚，配连翘心、牡丹皮，又群集大队通瘀，功偏清心凉肝，息风止痉又能化瘀通络，专治热邪深入血分，热瘀互结，蒙蔽心窍之证。

6. 行军散与紫金锭

异同		组成	功效	方证
同		麝香	辟秽解毒 开窍	感受秽浊不正之气所致的吐泻腹痛。外用肿痛
异	行军散（《随息居霍乱论》）	西牛黄、当门子、真珠、梅片、硼砂各一钱，明雄黄八钱，火硝三分，飞金二十页。共8味	辟秽解毒 清热开窍	暑秽痧胀。吐泻腹痛，烦闷欲绝，头目昏晕，不省人事；以及口疮咽痛，风热障翳
	紫金锭（《百一选方》引喻良能方）	文蛤一名，五倍子三两，山慈菇二两，红芽大戟两半，续随子一两，麝香三分。共5味	辟秽解毒 消肿止痛 化痰开窍	秽恶痰浊之时疫，脘腹胀闷疼痛，呕吐泄泻。外敷疔疮疖肿，虫咬损伤，无名肿毒，以及痄腮、丹毒、喉风等

分析： 两方均有麝香，能辟秽解毒开窍，用于感受秽恶痰浊所致吐泻腹痛。外用肿痛。

行军散寒性更强，配牛黄、麝香、冰片、真珠、火硝等药，清热解毒，开窍醒神力强，尤宜于暑秽痧胀窍闭昏厥者。紫金锭原名"神仙解毒万病丸"，后世经《丹溪心法附余》及《外科精要》加入朱砂及雄黄并命名为紫金锭。方中重用五倍子消毒杀虫解风；山慈菇清热解毒；千金子、大戟驱逐走泄，化痰辟秽解毒；麝香升散开窍，能解毒疗疮利关窍，且缓下降逆，外用消肿止痛，功偏解毒辟秽、化痰消肿，而清热开窍力稍逊，适用于秽恶痰浊所致呕恶泄泻，及疮疡疖肿等。

7. 行军散与至宝丹

异同		组成	功效	方证
同		麝香、雄黄、冰片，牛黄、金箔/飞金	清热开窍	热闭神昏
异	行军散（《随息居霍乱论》）	西牛黄、当门子、真珠、梅片、硼砂各一钱，明雄黄八钱，火硝三分，飞金二十页。共8味	辟秽解毒 清热开窍	暑秽痧胀。吐泻腹痛，烦闷欲绝，头目昏晕，不省人事；口疮咽痛，风热障翳
	至宝丹（《灵苑方》）	生乌犀、生玳瑁、琥珀、朱砂、雄黄各一两，牛黄、龙脑、麝香各一分，安息香一两半，金银箔各五十片。共11味，人参汤下	清热开窍 化浊解毒	痰热内闭心包证。神昏谵语，身热烦躁，痰盛气粗，舌红苔黄垢腻，脉滑数

分析： 两方同属凉开剂，皆含麝香、雄黄、牛黄、冰片、黄金，用治热闭神昏窍闭证。

行军散是治疗暑秽痧胀的专方，重用雄黄辟秽解毒，牛黄配火硝清心泻热解毒，麝香、冰片芳香开窍醒神又能行气辟秽，真珠、飞金重镇安神，其中真珠、牛黄、硼砂、梅片外用又可清热解毒，防腐消翳。全方有清心开窍、辟秽解毒、安神之功，但从各药配比来看，雄黄剂量独重，比其余各药总和还多，故其功偏辟秽解毒，适用于暑秽痧胀吐泻腹痛，烦闷欲绝，甚者窍闭神昏者。至宝丹汇集麝香、安息香、冰片诸香而善开窍醒神，辟秽化浊，又有牛黄、雄黄豁痰解毒，犀角、玳瑁清心解毒，朱砂、琥珀及金箔、银箔镇心安神，尤宜于痰浊偏盛而神昏较重，身热痰盛气粗者。

8. 小儿回春丹与抱龙丸

异同		组成	功效	方证
同		胆南星、朱砂、麝香、天竹黄	清热化痰开窍	痰热闭窍之急惊风
异	小儿回春丹（《敬修堂药说》）	钩藤八两，胆南星、大黄各二两，天麻、僵蚕、全蝎、天竹黄、川贝母、法半夏、白豆蔻、枳壳、陈皮、木香、沉香、檀香各一两二钱半，甘草八钱七分半，牛黄、麝香各四钱，朱砂适量。共19味	开窍定惊清热化痰理气和胃	小儿急惊，痰热蒙蔽，发热神昏惊厥，吐泻痰喘
	抱龙丸（《小儿药证直诀》）	胆南星四两，天竺黄一两，雄黄一钱，朱砂、麝香各半两。共5味	清热化痰开窍宁神	痰热闭窍之小儿急惊风。亦治室女白带

分析：两方均有胆南星、朱砂、麝香、天竹黄，清热化痰开窍，用于痰热闭窍小儿急惊。

小儿回春丹系抱龙丸去雄黄，加天麻、钩藤、僵蚕、全蝎之平肝息风止痉，大黄之泻热，陈皮、木香、白豆蔻、枳壳、沉香、檀香之辛芳行气开窍，川贝母、法半夏、天竹黄之祛痰等药而成。不但清热化痰开窍之力大增，且能息风定惊，理气和胃，宜于小儿急惊风兼有肠胃不和之发热烦躁，神昏惊厥，呕吐泄泻者。而对脾肾阳虚之慢惊风则不宜使用。抱龙丸尚有雄黄能祛痰解毒，重用苦凉之胆南星以清热化痰，息风定惊，为"治小儿急惊必用"；麝香芳香开窍以除"小儿惊痫"；天竹黄清热豁痰，凉心定惊；朱砂性寒重镇，安神定惊，功偏清热化痰，开窍安神。适用于痰热闭窍之小儿急惊风，对于阳气衰微，寒痰上壅的慢惊则在所不宜。

9. 苏合香丸与冠心苏合丸

异同		组成	功效	方证
同		苏合香、冰片、乳香制、檀香	芳香开窍行气止痛	寒凝气滞、痰浊痹阻之心腹猝痛
异	苏合香丸（《外台秘要》引《广济方》）	白术、光明砂、麝香、诃梨勒皮、香附子、沉香、青木香、丁子香、安息香、白檀香、荜茇、犀角各一两，薰陆香、苏合香、龙脑香各半两。共15味	芳香开窍行气止痛	①寒闭证。突然昏倒，不省人事，牙关紧闭，苔白脉迟。②寒凝气滞心腹疼痛
	冠心苏合丸（《中国药典》2005版）	苏合香50g，冰片、制乳香各105g，檀香、土木香各210g。共5味	芳香行气活血止痛	寒凝气滞血瘀痰阻之胸痹心痛。胸闷憋气

分析：两方同属温开剂，均有芳香开窍，行气止痛的作用，可用于寒凝气滞心腹猝痛。

苏合香丸集合"十香"，辛散温通，开窍醒神、行气活血、宣郁通闭、散寒止痛、辟秽化浊之力较强，少佐补气收敛清心之品以防辛温耗散太过，广泛用于寒邪秽浊或气郁等闭阻机窍诸证，主见神昏，牙关紧闭，苔白脉迟。亦治寒凝气滞之心腹猝痛。冠心苏合丸为冠心病心绞痛而设，为苏合香丸简化方，但兼具开窍与行气活血之功，对胸闷憋气之属于寒凝气滞血瘀痰阻者，有良好的宽胸止痛效果。

10. 苏合香丸与紫金锭

异同		组成	功效	方证
同		朱砂	开窍醒神	闭证神昏
异	苏合香丸(《外台秘要》引《广济方》)	白术、光明砂、麝香、诃梨勒皮、香附子、沉香、青木香、丁子香、安息香、白檀香、荜茇、犀角各一两,薰陆香、苏合香、龙脑香各半两。共15味	芳香开窍行气止痛	寒闭证。神昏,牙关紧闭,苔白脉迟。亦治寒凝气滞之心腹猝痛,中风中气时疫霍乱等
	紫金锭(《百一选方》引喻良能方)	文蛤一名五倍子三两,山慈菇二两,红芽大戟两半,续随子一两,麝香三分。共5味	化痰开窍辟秽解毒消肿止痛	秽恶痰浊之时疫,脘腹胀闷疼痛吐泻。外敷疔疮疖肿,虫咬损伤,无名肿毒,痄腮丹毒喉风

分析:两方同属开窍剂,均含朱砂,能开窍醒神,用于窍闭神昏。

苏合香丸是温开剂的代表方,集合"十香"药物,辛散温通,开窍醒神、行气活血、宣郁通闭、散寒止痛、辟秽化浊之力较强,并少佐补气收敛清心之品以防辛温耗散太过,方性偏温,功偏温通开窍,行气止痛。用于寒闭证,亦治寒凝气滞之心腹猝痛,中风中气时疫霍乱等。紫金锭方中重用五倍子消毒杀虫,涩肠止泻,化痰解毒,千金子霜与红芽大戟荡涤肠胃积垢,攻逐痰浊秽恶,此三药药成通涩并用之配,使泻下而不滑脱,涩肠而不留邪,缓下降逆,中焦气机升降复常;山慈菇甘微辛寒,清热化痰解毒,消肿散结;麝香芳香开窍,辟秽解毒,通络散瘀,行气止痛。方性偏寒,功偏化痰开窍,辟秽解毒,消肿止痛。用于秽恶痰浊之时疫,腹痛吐泻。亦治疮疡疖肿等。既可内服亦可外用。

11. 冠心苏合丸与紫金锭

异同		组成	功效	方证
同		芳香药+	开窍止痛	痰浊气滞疼痛
异	冠心苏合丸(《中国药典》2005版)	苏合香50g,冰片、制乳香各105g,檀香、土木香各210g。共5味	芳香行气活血止痛	寒凝气滞血瘀痰阻之心绞痛,胸闷憋气
	紫金锭(《百一选方》引喻良能方)	五倍子三两,山慈菇二两,红芽大戟两半,续随子一两,麝香三分。共5味	化痰开窍辟秽解毒消肿止痛	秽恶痰浊之时疫,脘腹胀闷疼痛,呕吐泄泻。外敷疔疮疖肿,虫咬及无名肿毒,痄腮丹毒喉风等

分析:两方同属开窍剂,均含芳香药,能开窍止痛,用于痰浊气滞疼痛。

冠心苏合丸为冠心病心绞痛而设,方性辛散温通,开窍与行气活血之功兼具,对胸闷憋气之属于寒凝气滞血瘀痰阻者有良好的宽胸止痛效果。紫金锭麝香芳香开窍,辟秽解毒,行气止痛,配山慈菇清热解毒,化痰散结,消肿止痛;千金子霜与红芽大戟以毒攻毒,攻逐痰浊秽恶积垢;合五倍子通涩并用,既涩肠止泻,化痰解毒,又缓下降逆以助中焦气机升降复常。功偏解毒辟秽、化痰消肿止痛,兼清热开窍,常用于秽恶痰浊之时疫,腹痛吐泻。亦治疮疡疖肿等。既可内服亦可外用。

第 12 章　理气剂

1. 柴胡疏肝散与四逆散

异同		组成	功效	方证
同		柴胡、甘草、枳壳/枳实、芍药	疏肝理气	肝郁诸症
异	四逆散（《伤寒论》）	炙甘草、炙枳实、柴胡、芍药各十分。共4味	透邪解郁疏肝理脾	①阳郁厥逆证。手足不温，或腹痛或泄利下重，脉弦。②肝脾气郁证。胁肋胀闷，脘腹疼痛，脉弦
	柴胡疏肝散（《证治准绳》引《医学统旨》）	柴胡、陈皮各二钱，川芎、香附、枳壳、芍药各一钱半，甘草炙五分。共7味	疏肝行气活血止痛	肝气郁滞证。胁肋疼痛，胸闷善太息，情志抑郁或易怒，或嗳气，脘腹胀满，脉弦

分析： 两方系衍化关系，均有疏肝理气之功，用于肝郁诸症。

四逆散中四药等量，重在调理肝脾气机而透邪解郁，适宜于阳郁厥逆证。柴胡疏肝散由四逆散中改枳实为枳壳，加川芎、香附、陈皮而成，但方中"四逆"药量不再是各等分，而是重用柴胡、陈皮而轻用炙甘草，故其功效重点不在调和肝脾（胃）而在调畅气血，疏肝行气而又活血止痛，适用于肝气郁结，气郁血滞之胁肋疼痛诸症。

2. 金铃子散与玄胡索汤

异同		组成	功效	方证
同		延胡索	行气活血止痛	气血瘀滞之心腹作痛
异	金铃子散（《袖珍方》引《太平圣惠方》）	金铃子、玄胡各一两。共2味	疏肝泄热活血止痛	肝郁化火，气郁血滞之心腹胁肋疼痛，时发时止，舌红苔黄，脉弦数
	玄胡索汤（《严氏济生方》）	当归、玄胡索（炒）、蒲黄（炒）、赤芍、官桂各半两，片姜黄、乳香、没药、木香各三两，甘草炙二钱半，生姜七片。共11味。	行气活血调经止痛	妇人室女，七情伤感，遂使气与血并，心腹作痛，或连腰胁，或连背膂，上下攻刺，经候不调，一切血气疼痛，并可服之

分析： 两方均含有延胡索，行气活血止痛，用于治气血瘀滞之心腹作痛。

金铃子散则药少力单，方性偏寒，用治肝郁化火，气郁血滞之心腹胁肋诸痛之属热者为宜。延胡索散组成中血分药为多，活血止痛之力强，且配肉桂、当归，方性偏温，适用于气滞血瘀心腹腰背作痛之属寒者。

3. 瓜蒌薤白白酒汤与瓜蒌薤白半夏汤、枳实薤白桂枝汤

异同		组成	功效	方证
同		瓜蒌、薤白	通阳散结 行气祛痰	胸阳不振，痰阻气结之胸痹
异	瓜蒌薤白 白酒汤	瓜蒌实一枚，薤白半升，白酒 七升。共3味	通阳散结 行气祛痰	痰阻气结之胸痹轻证。胸中闷痛， 甚至胸痛彻背，喘息咳唾，短气， 舌苔白腻，脉沉弦或紧
	瓜蒌薤白 半夏汤	瓜蒌实一枚（捣），薤白三两， 半夏半斤，白酒一斗。共4味	通阳散结 祛痰宽胸	痰壅气结之胸痹。胸痛彻背，背 痛彻胸，且不能安卧者
	枳实薤白 桂枝汤	枳实四枚，厚朴四两，薤白半 升，桂枝一两，瓜蒌一枚。共 5味	通阳散结 祛痰下气	痰结气逆之胸痹。胸痹，胸满而 痛，心中痞气，气结在胸，气从 胁下上逆抢心

分析： 以上三方均出自《金匮要略》，均含瓜蒌、薤白，功能通阳散结，行气祛痰，用治痰浊痹阻，胸阳不展之胸痹。

瓜蒌薤白白酒汤专以通阳散结，行气祛痰为主，适用于胸痹而痰阻气结较轻者，是治胸阳不振，痰阻气结之胸痹证的基础方；瓜蒌薤白半夏汤较上方增半夏一味，则功偏祛痰散结，适用于胸痹而痰浊较盛者，以胸痛彻背、背痛彻胸、不能安卧为特征。枳实薤白桂枝汤无半夏、白酒，而加入枳实、厚朴、桂枝三药，长于通阳散结，下气祛痰，消痞除满，适用于胸痹而痰结气逆较甚者，以胸痹胸满，心中痞气，气结在胸，气从胁下上逆抢心为特征。

4. 厚朴温中汤与良附丸

异同		组成	功效	方证
同		温中药 + 行气药	温中行气 止痛	中寒气滞之证
异	厚朴温中汤 （《内外伤辨 惑论》）	姜厚朴、橘皮各一两，甘草 炙、茯苓、草豆蔻仁、木香各 五钱，干姜七分，生姜三片。 共8味	行气除满 温中燥湿	脾胃寒湿气滞证。脘腹胀满， 及秋冬客寒犯胃，时作疼痛， 纳呆肢倦，舌苔白腻脉沉弦
	良附丸（《良 方集腋》）	高良姜、香附子各等分。共2 味，米饮生姜汁为丸	行气疏肝 祛寒止痛	肝胃气滞寒凝证。胃脘疼痛， 胸胁胀闷，畏寒喜温，苔白脉 弦，亦治妇女痛经

分析： 两方均能温中行气止痛，用于中寒气滞之证。

厚朴温中汤行气宽中，消胀除满，温中祛寒，燥湿化浊，乃脾胃并治，适于中焦脾胃寒湿气滞证，主见脘腹胀满或疼痛，纳呆倦怠苔白腻。良附丸则行气疏肝，祛寒止痛，乃肝胃并治而以治胃为主，适于肝胃气滞寒凝证，主见胃脘疼痛，胸胁胀闷，畏寒喜温，苔白脉弦。

5. 厚朴温中汤与理中丸

异同		组成	功效	方证
同		炙甘草、干姜	温中散寒	中寒之证
异	厚朴温中汤（《内外伤辨惑论》）	姜厚朴、橘皮各一两，甘草炙、茯苓、草豆蔻仁、木香各五钱，干姜七分，生姜三片。共8味	行气除满温中燥湿	脾胃寒湿气滞证。脘腹胀满，及秋冬客寒犯胃，时作疼痛，纳呆肢倦，舌苔白腻脉沉弦
	理中丸（《伤寒论》）	人参、干姜、甘草炙、白术各三两。共4味	温中祛寒补气健脾	中焦虚寒证。①典型证为吐利冷痛。②兼变证有失血、小儿慢惊、病后多唾、霍乱、胸痹等之属中焦虚寒者

分析：两方均含干姜及炙甘草，亦即《伤寒论》之干姜甘草汤，温中散寒，用治中寒证。

厚朴温中汤重用厚朴、陈皮为君，配木香、草豆蔻，行气除满，温中燥湿，配茯苓、炙甘草健脾渗湿和中，两姜并用温中散寒，用药辛苦而温，温性较强，适于中焦脾胃寒湿气滞证，以脘腹胀满或疼痛、纳呆倦怠、苔白腻为特征，是纯属邪实之证。理中丸是干姜温中散寒为主，配人参、白术益气健脾，方性辛甘而温，主治中焦虚寒诸证，为虚实夹杂之证。

6. 厚朴温中汤与良附丸、匀气散

异同		组成	功效	方证
同		温中药+行气药	行气止痛	中寒气滞证
异	厚朴温中汤（《内外伤辨惑论》）	姜厚朴、橘皮各一两，甘草（炙）、茯苓、草豆蔻仁、木香各五钱，干姜七分，生姜三片。共8味	行气除满温中燥湿	脾胃寒湿气滞证。脘腹胀满，及秋冬客寒犯胃，时作疼痛，纳呆肢倦，舌苔白腻脉沉弦
	匀气散（《局方》）	丁香、檀香、木香、白豆蔻仁各二两，藿香叶、甘草各八两，缩砂仁四两。共8味	行气化湿降气和胃	气滞不匀，胸膈虚痞，宿食不消，脘腹刺痛，恶心呕吐等
	良附丸（《良方集腋》）	高良姜、香附子各等分。共2味，米饮生姜汁为丸	行气疏肝祛寒止痛	肝胃气滞寒凝证。胃脘疼痛，胸胁胀闷，畏寒喜温，苔白脉弦，亦治妇女痛经

分析：三方均用温中药+行气药法组方，有行气止痛之功，治疗中寒气滞之证。

厚朴温中汤重用厚朴、橘皮为君，配木香、草豆蔻，行气除满，温中燥湿，配茯苓、炙甘草健脾渗湿和中，两姜并用温中散寒，用药辛苦而温，温性较强，适于中焦脾胃寒湿气滞证，以脘腹胀满或疼痛，纳呆倦怠，苔白腻为特征，是纯属邪实之证。匀气散由四香、二仁、一草组成，重用芳香以行气化湿，降气和胃。主治湿浊伤中，脾胃气滞，气滞不匀之证，主见胸膈虚痞，宿食不消，脘腹刺痛，恶心呕吐等。良附丸则行气疏肝，祛寒止痛，肝胃并治而以治胃为主，适于肝胃气滞寒凝证，主见胃脘疼痛，胸胁胀闷，畏寒喜温，苔白脉弦。

7. 良附丸与九气拈痛丸

异同		组成	功效	方证
同		高良姜、香附子	行气止痛	气滞疼痛
异	良附丸（《良方集腋》）	高良姜、香附子各等分，共2味，米饮生姜汁为丸	行气疏肝祛寒止痛	肝胃气滞寒凝证。胃脘疼痛，胸胁胀闷，畏寒喜温，苔白脉弦，亦治妇女痛经
	九气拈痛丸（《慈禧光绪医方选议》）	香附五两，当归、良姜、五灵脂、莪术、槟榔、青皮各四两，元胡、郁金、木香、陈皮、姜黄各二两，甘草一两五钱。共13味	行气活血止痛	气滞血瘀心胃疼

分析： 两方均能行气止痛，用于气滞胃脘疼痛。

良附丸行气疏肝，祛寒止痛，肝胃并治而以治胃为主，适于肝胃气滞寒凝证。九气拈痛丸由良附丸加味而成。加木香、槟榔、青皮、陈皮行气止痛，加当归、延胡索、郁金、莪术、姜黄、五灵脂活血化瘀，较之良附丸行气之力更强，且又增加了活血止痛之功。故而胃脘痛属单纯气滞寒凝者宜良附丸，属气滞血瘀者宜九气拈痛丸。

8. 半夏厚朴汤与四七汤

异同		组成	功效	方证
同		半夏、茯苓、厚朴、紫苏、生姜	行气散结降逆化痰	痰气郁结之证
异	半夏厚朴汤（《金匮要略》）	半夏一升，生姜五两，茯苓四两，厚朴三两，紫苏叶二两。共5味	行气散结降逆化痰	痰气郁结之梅核气。咽中如有物阻，胸胁满闷，舌苔白腻，脉弦滑
	四七汤（《局方》引《易简方》）	半夏五两，茯苓四两，厚朴三两，紫苏叶二两。共4味，煎加生姜七片，枣一个	行气降逆化痰散结	喜怒悲思忧恐惊，七气为病，结成痰涎，状如破絮，或如梅核，在咽喉之间，咳不出，咽不下，或中脘痞满，气不舒快，或痰涎壅盛，上气喘急，或因痰饮中结，呕逆恶心

分析： 两方在组成上无明显区别，四七汤源自于半夏厚朴汤，只是生姜被作为药引，剂量有所减轻。故此功用、主治亦与原方基本相同，唯辛散开结、降逆化痰之力较原方略弱，且因加入大枣而和胃之功稍优。四味药治七情病故名。

9. 天台乌药散与导气汤

异同		组成	功效	方证
同		川楝子、木香、小茴香	行气疏肝 散寒止痛	寒疝疼痛
异	天台乌药散（《圣济总录》）	天台乌药、木香、小茴香（炒）、青皮、高良姜（炒）各半两，槟榔二个，巴豆炒川楝子十个。共 7 味	行气疏肝 散寒止痛	寒滞肝脉证之小肠疝气。少腹引控睾丸而痛，偏坠肿胀，苔白脉弦
	导气汤（《医方集解》）	川楝子四钱，木香三钱，茴香二钱，吴茱萸一钱。共 4 味	行气疏肝 散寒止痛	寒凝气滞之寒疝疼痛。偏坠、小肠疝痛

分析： 两方均含有川楝子、木香、小茴香，行气疏肝，散寒止痛，治寒疝疼痛。

天台乌药散以乌药为君，配青皮、小茴香、槟榔及高良姜，行气疏肝、散寒止痛力大，适用于寒滞肝脉证之小肠疝气，以少腹引控睾丸而痛，偏坠肿胀而时聚时消为特点。导气汤药简力缓，仅配用吴茱萸一味，故其行气疏肝之力不及天台乌药散，但暖肝散寒之力更强。适用于寒凝气滞之寒疝疼痛轻证。

10. 天台乌药散与导气汤、三增茴香丸

异同		组成	功效	方证
同		川楝子、木香、小茴香	温行止痛	寒疝疼痛
异	天台乌药散（《圣济总录》）	天台乌药、木香、炒小茴香、青皮、高良姜（炒）各半两，槟榔二个，巴豆炒川楝子十个。共 7 味	行气疏肝 散寒止痛	寒滞肝脉证之小肠疝气。少腹引控睾丸而痛，偏坠肿胀，苔白脉弦
	导气汤（《医方集解》）	川楝子四钱，木香三钱，茴香二钱，吴茱萸一钱。共 4 味	行气疏肝 散寒止痛	寒凝气滞之寒疝疼痛
	三增茴香丸（《百一选方》）	第一料：茴香（海盐同炒）、炮川楝子、沙参、木香各一两。共 4 味。第二料：加荜茇一两，槟榔半两。共 6 味。第三料：又加白茯苓四两，炮黑附子半两或加作一两。共 8 味	温导阳气 渐退寒邪 补虚消疝 暖养肾经	肾与膀胱俱虚，为邪气搏结之成寒疝。脐腹撮痛，阴核偏大，肤囊痈肿，重坠滋长，有妨行步，瘙痒不止，时行黄水，浸成疮疡；或长怪肉，屡治不痊，致令肾经闭结，外肾肿胀，冷硬如石，渐渐丑大

分析： 三方均含有川楝子、木香、小茴香，行气疏肝，散寒止痛，治气滞寒凝之寒疝疼痛。

天台乌药散以乌药配青皮、槟榔及高良姜，行气疏肝、散寒止痛力大，适于寒滞肝脉之小肠疝气。导气汤仅配吴茱萸，行气疏肝力小但暖肝散寒力强，适于寒凝气滞之寒疝疼痛轻症。三增茴香丸药分三料，渐次递增，第一料配沙参，意在温导；第二料便加入荜茇与槟榔，祛寒除湿散结之力增强；第三料更增入茯苓、附子，其温肾祛寒除湿之力大增。适用于疝气兼肾阳不足，寒邪较甚，脐腹疼痛，阴囊肿胀重坠。

11. 橘核丸与天台乌药散

异同		组成	功效	方证
同		川楝子、木香	行气散寒止痛	寒疝疼痛
异	橘核丸（《济生方》）	橘核（炒）、海藻、昆布、海带、炒川楝子、炒桃仁各一两，姜厚朴、木通、炒枳实、炒延胡索、桂心、木香各半两。共 12 味	行气止痛软坚散结	寒湿疝气。睾丸肿胀偏坠，或坚硬如石，或痛引脐腹，甚则阴囊肿大，轻者时出黄水，重者成脓溃烂
	天台乌药散（《圣济总录》）	天台乌药、木香、小茴香微炒、青皮、高良姜炒各半两，槟榔锉二个，巴豆炒川楝子十个。共 7 味	行气疏肝散寒止痛	寒滞肝脉证之小肠疝气。少腹引控睾丸而痛，偏坠肿胀，苔白脉弦

分析： 两方均含有川楝子、木香，均入肝经行气散寒止痛，治疝气疼痛。

橘核丸配桃仁、延胡索、海藻、昆布、海带等，功擅活血软坚散结，主治寒湿侵犯厥阴，肝经气血不和之㿗疝，以睾丸肿胀硬痛为特点。天台乌药散以乌药为君，配青皮、小茴香、槟榔及高良姜，行气疏肝、散寒止痛力大，适用于寒滞肝脉证之小肠疝气，以少腹引控睾丸而痛，偏坠肿胀而时聚时消为特点。

12. 暖肝煎与天台乌药散、橘核丸

异同		组成	功效	方证
同		行气疏肝药 + 温里药	行气止痛	疝气疼痛
异	暖肝煎（《景岳全书》）	枸杞子三钱，当归、茯苓、小茴香、乌药各二钱，肉桂、沉香各一钱，生姜三五片。共 8 味	暖肝温肾行气止痛	肝肾不足，寒滞肝脉之疝气。睾丸冷痛，或小腹疼痛，畏寒喜暖
	天台乌药散（《圣济总录》）	天台乌药、木香、小茴香（微炒）、青皮、高良姜（炒）各半两，槟榔（锉）二个，巴豆炒川楝子十个。共 7 味	行气疏肝散寒止痛	寒滞肝脉证之小肠疝气。少腹引控睾丸而痛，偏坠肿胀，苔白脉弦
	橘核丸（《济生方》）	橘核（炒）、海藻、昆布、海带、炒川楝子、炒桃仁各一两，姜厚朴、木通、炒枳实、炒延胡索、桂心、木香各半两。共 12 味	行气止痛软坚散结	寒湿疝气。睾丸肿胀偏坠，或坚硬如石，或痛引脐腹，甚则阴囊肿大，轻者时出黄水，重者成脓溃烂

分析： 三方均有行气散寒止痛之功，皆为治疝之剂。

暖肝煎行气散寒又配当归、枸杞子、肉桂、沉香而能温补肝肾，适用于肝肾不足，寒滞肝脉之疝气，以睾丸冷痛或小腹疼痛，畏寒喜暖，且每多见于年老体弱者为特点。天台乌药散以乌药为君，配青皮、小茴香、槟榔及高良姜，行气疏肝、散寒止痛力大，适用于寒滞肝脉证之小肠疝气，以少腹引控睾丸而痛，偏坠肿胀而时聚时消为特点。橘核丸以川楝子、延胡索、桃仁配海藻、昆布、海带等，功擅行气活血，软坚散结，适用于寒湿侵犯厥阴，肝经气血不和之㿗疝，以睾丸肿胀硬痛为特点。暖肝煎所治之疝气属虚实夹杂症，天台乌药散与橘核丸所治之疝气为实证。

13. 加味乌药汤与乌药汤、正气天香散

异同		组成	功效	方证
同		香附、乌药	行气调经止痛	气滞痛经
异	加味乌药汤（《奇效良方》）	乌药、缩砂、木香、玄胡索各一两，香附二两，甘草一两半。共6味，挫细末，每服七钱，生姜三片同煎	行气疏肝调经止痛	肝郁气滞之痛经。月经前或月经时小腹胀满，胀甚于痛，或连胸胁乳房胀痛
	乌药汤（《兰室秘藏》）	乌药一两，炒香附子二两，木香、当归、甘草各五钱。共5味	行气活血调经止痛	瘀血夹逆气内阻，经前或经行腹痛，血崩，溲血等
	正气天香散（《医学纲目》引河间方）	香附末八两，乌药二两，陈皮、紫苏叶、干姜各一两。共5味	行气温中调经止痛	妇人诸气作痛，或上攻心胸，或攻筑胁肋，腹中结块刺痛，月水不调

分析： 三方均含有香附、乌药，且均重用香附，行气止痛，用于调经，治疗气滞痛经。

加味乌药汤原名"加味乌沉汤"，当有沉香，但组成中仅有木香而无沉香，现多沿用《济阴纲目》所改之现名。尚配伍砂仁、木香、延胡索，行气之力增强且能活血，用治"妇人经水欲来，脐腹疼痛"，说明原是治疗经前痛的，适于肝郁气滞之痛经。乌药汤尚配当归、木香，行气和血止痛，适于肝郁气血不和之痛经。正气天香散尚配陈皮、紫苏叶、干姜，皆纯入气分之品，原治"九气"，兼能温中和胃，适于肝脾气滞寒凝之痛经。

14. 加味乌药汤与逍遥散

异同		组成	功效	方证
同		甘草/炙甘草、生姜/烧生姜	疏肝解郁	经前乳房胀痛或经行腹痛
异	加味乌药汤（《奇效良方》）	乌药、缩砂、木香、玄胡索各一两，香附二两，甘草一两半。共6味，挫细末，每服七钱，生姜三片同煎	行气疏肝调经止痛	肝郁气滞之痛经。月经前或月经时小腹胀满，胀甚于痛，或连胸胁乳房胀痛
	逍遥散（《局方》）	柴胡、当归、白芍、白术、茯苓各一两，甘草半两。共6味，烧生姜、薄荷少许	疏肝解郁养血健脾	肝郁血虚脾弱证。胁痛，头痛目眩，口燥咽干，神疲食少，月经不调，乳房胀痛

分析： 两方均含甘草（炙甘草）、生姜（烧生姜），有疏肝解郁之功，可用治妇人经前乳房胀痛或经行腹痛。

加味乌药汤以乌药、香附配砂仁、木香、延胡索，疏肝行气及活血止痛之力强，适于肝郁气滞、血行不畅之痛经。逍遥散以柴、薄疏肝解郁，归、芍养血柔肝，苓、术健脾，重在调和肝脾，而行气止痛力远不及彼方，适于肝郁血虚、脾失健运之痛经。

15. 苏子降气汤与定喘汤

异同		组成	功效	方证
同		紫苏子、半夏、甘草	降气平喘	痰气壅盛之咳喘
异	苏子降气汤（原名紫苏子汤，出《备急千金要方》卷七）	紫苏子、半夏各二两半，炙甘草二两，川当归、肉桂各一两半，前胡、姜厚朴各一两，（一方有陈皮一两半）。共11味为细末，每服二大钱，入生姜二片，大枣一个，紫苏叶五叶同煎（《医方集解》"一方无桂，有沉香"）	降气平喘祛痰止咳	上实下虚之咳喘。喘咳短气，胸膈满闷，痰多稀白，腰脚软弱，或浮肿，苔白滑或白腻
	定喘汤（《摄生众妙方》）	白果（去壳砸碎炒黄）二十一枚，麻黄、款冬花、桑白皮（蜜炙）、法半夏各三钱，苏子二钱，杏仁、黄芩（微炒）各一钱五分，甘草一钱。共9味	宣降肺气清热化痰	痰热内蕴，肺失宣降之喘咳。咳喘痰多气急，痰稠色黄，或微恶风寒，舌苔黄腻脉滑数

分析： 两方组成均含有紫苏子、半夏、甘草三味，有降气平喘之功，用治痰气壅盛之咳喘。

苏子降气汤以苏子降气平喘为主，配前胡、半夏、厚朴、橘皮以下气祛痰，肉桂、当归以温肾纳气、养血润燥，具有降气平喘、兼温肾纳气之功，主治痰涎壅盛，上实下虚而以上实为主的喘咳。定喘汤是以宣肺之麻黄配敛肺之白果，散敛并用，重在平喘；又配桑白皮、黄芩以清泄肺热，杏仁、款冬花以降气化痰，但用法中特意强调"不用姜"，可知其意不在解表，故功偏清热化痰，宣降肺气，止咳平喘，适用于痰热内蕴、肺失宣降为主的喘咳。

16. 定喘汤与小青龙汤

异同		组成	功效	方证
同		麻黄、半夏、甘草/炙甘草	宣肺解表祛痰平喘	外感风寒，内有痰浊之喘咳
异	定喘汤（《摄生众妙方》）	白果（去壳砸碎炒黄）二十一枚，麻黄、款冬花、桑白皮（蜜炙）、法半夏各三钱，苏子二钱，杏仁、黄芩（微炒）各一钱五分，甘草一钱。共9味	宣降肺气清热化痰	痰热内蕴，肺失宣降之喘咳。咳喘痰多气急，痰稠色黄，或微恶风寒，舌苔黄腻脉滑数
	小青龙汤（《伤寒论》）	麻黄、芍药、细辛、干姜、炙甘草、桂枝各三两，五味子、半夏各半升。共8味	解表散寒温肺化饮	外感风寒，寒饮内停之喘咳证。恶寒发热无汗，喘咳痰多清稀，苔白滑脉浮

分析： 两方均含有麻黄、半夏、甘草，有宣肺解表、祛痰平喘之功，皆可治外感风寒，内有痰浊之喘咳。

定喘汤以麻黄、紫苏子、白果、杏仁与黄芩、桑白皮配伍，功偏清热化痰，宣降肺气，平喘止咳，适宜于痰热蕴肺或兼外感风寒之喘咳。小青龙汤用麻黄、桂枝配干姜、细辛、五味子、半夏等，既发散风寒，又温肺化饮，适宜于外感风寒、内停寒饮之喘咳。

17. 定喘汤与葶苈大枣泻肺汤

异同		组成	功效	方证
同		降泄肺气	降气平喘	邪壅于肺之咳喘
异	定喘汤（《摄生众妙方》）	白果（去壳砸碎炒黄）二十一枚，麻黄、款冬花、桑白皮（蜜炙）、法半夏各三钱，苏子二钱、杏仁、黄芩（微炒）各一钱五分，甘草一钱。共9味	宣降肺气清热化痰	痰热内蕴，肺失宣降之喘咳。咳喘痰多气急，痰稠色黄，或微恶风寒，舌苔黄腻脉滑数
	葶苈大枣泻肺汤（《金匮要略》）	葶苈子熬令色黄，捣丸如弹子大，大枣十二枚。共2味	泻肺行水下气平喘	痰水壅实之咳喘胸满

分析： 两方均有降气平喘之功，用治邪壅于肺之咳喘。

定喘汤是以宣肺之麻黄与敛肺之白果共为君药，配伍清热化痰之桑白皮、黄芩，降气化痰之杏仁、款冬花，共奏宣肺解表、降气平喘、清热化痰之功，主治痰热内蕴，肺失宣降之喘咳。葶苈大枣泻肺汤药专力薄，葶苈子泻肺中痰水，适宜于痰水壅实之咳喘胸满证，多见于饮邪或肺痈，咳逆上气，喘满不得卧，面目浮肿，鼻塞清涕出。

18. 定喘汤与麻杏石甘汤、泻白散

异同		组成	功效	方证
同		甘草	清热平喘	热喘
异	定喘汤（《摄生众妙方》）	白果二十一枚，麻黄、款冬花、炙桑白皮、法半夏各三钱，苏子二钱、杏仁、黄芩各一钱五分，甘草一钱。共9味	宣降肺气清热化痰	痰热内蕴，肺失宣降之喘咳
	麻杏甘石汤（《伤寒论》）	麻黄四两，杏仁五十个，炙甘草二两，石膏半斤。共4味	辛凉宣泄清肺平喘	肺热壅盛证。身热喘急口渴，脉数
	泻白散（《小儿药证直诀》）	地骨皮、桑白皮（炒）各一两，炙甘草一钱，粳米一撮。共4味	泻肺清热止咳平喘	肺脏伏火郁热之咳喘。咳嗽气急，皮肤蒸热

分析： 三方均有清肺平喘之功，用治肺中有热之喘咳证。

定喘汤以麻黄、紫苏子、白果、杏仁配黄芩、桑白皮，是宣发与敛降并用，清泄肺热与降气化痰合法，适宜于痰热内蕴，肺失宣降之喘咳。麻杏甘石汤中麻、石辛寒清宣肺热，麻、杏宣降肺气而止咳平喘，功偏清泻肺热而化痰之力不足，此与定喘汤之清热化痰迥异，宜于邪热壅肺之咳喘，为纯实无虚之证，且少有痰浊之邪，主见身热喘急口渴，脉数。泻白散中桑白皮清热泻肺，降逆止咳，地骨皮泻肺中伏火而退虚热，佐甘草、粳米和胃润肺以培土生金。宜于肺脏伏火郁热之咳喘证已现伤阴之渐者，此与麻杏甘石汤证之纯实无虚有别，主见皮肤蒸热，日晡尤甚，咳嗽甚则气急欲喘，舌红苔黄脉细数。三方清肺之力以麻杏甘石汤最强，定喘汤次之，泻白散所清肺热乃肺中伏火郁热，与前二方证肺热性质不同；化痰之力以定喘汤最强，麻杏甘石汤次之；止咳平喘之力定喘汤为最；泻白散清泻肺热之中又能润肺培土生金，则以祛邪又兼扶正见长。

19. 四磨汤与柴胡疏肝散

异同		组成	功效	方证
同		疏肝行气药	疏肝解郁	肝气郁结，胸膈满闷证
异	四磨汤（《严氏济生方》）	人参、槟榔、沉香、天台乌药四味各浓磨水，和作七分盏，煎三五沸，放温服	行气降逆宽胸散结	肝郁气逆证。胸膈胀闷，上气喘急，心下痞满，不思饮食
	柴胡疏肝散（《证治准绳》引《医学统旨》）	柴胡、陈皮各二钱，川芎、香附、枳壳、芍药各一钱半，甘草（炙）五分。共7味	疏肝行气活血止痛	肝气郁滞证。胁肋疼痛，胸闷善太息，情志抑郁或易怒，或嗳气脘腹胀满，脉弦

分析： 两方均可疏肝解郁，用治肝气郁结，胸膈满闷之证。

四磨汤以乌药配沉香、槟榔，是疏肝行气与降逆并用，行中有降，且气味雄烈，行气峻猛，佐人参补气，寓补于行，又助沉香温肾纳气。宜于肝气郁滞兼气逆之证。柴胡疏肝散由四逆散中改枳实为枳壳，再加川芎、香附、陈皮而成，方中重用柴胡、陈皮而轻用炙甘草，故其重在调畅气血，疏肝行气，活血止痛，但无降逆作用，适用于肝气郁结、气郁血滞之胁肋疼痛诸症。

20. 四磨汤与五磨饮子

异同		组成	功效	方证
同		天台乌药、槟榔、沉香	行气降逆	气郁气逆证
异	四磨汤（《严氏济生方》）	人参、槟榔、沉香、天台乌药四味各浓磨水，和作七分盏，煎三五沸，放温服	行气降逆宽胸散结	肝郁气逆证。胸膈胀闷，上气喘急，心下痞满，不思饮食
	五磨饮子（《医便》）	木香、乌角沉香、槟榔、枳实、台乌药各等分。共5味，白酒磨服	行气降逆宽胸散结	七情郁结，脘腹胀痛，或走注攻冲，以及暴怒暴死之气厥证

分析： 两方组成均含有天台乌药、槟榔、沉香，均能行气降逆，同治气郁气逆证。

四磨汤以乌药配沉香、槟榔，是疏肝行气与降逆并用，行中有降，且气味雄烈，行气峻猛，佐人参补气，寓补于行，又助沉香温肾纳气。是治实防虚，邪正兼顾，宜于肝郁气逆轻证或兼体弱者。五磨饮子系四磨汤去人参加木香、枳实而成，药专力猛，其行气破结之力更大，宜于体壮气实，气结较甚之证。

21. 小半夏汤与大半夏汤

异同		组成	功效	方证
同		半夏	和胃降逆	饮停胃寒气逆之呕吐
异	小半夏汤	半夏一升，生姜半斤。共 2 味	化痰散饮和胃降逆	痰饮呕吐及胃寒呕吐、痰饮咳嗽。呕吐不渴，苔白滑
	大半夏汤	半夏二升，人参三两，白蜜一升。共 3 味	和胃降逆益气润燥	胃反证。虚寒反胃呕吐，朝食暮吐，或暮食朝吐，神疲乏力，大便燥结如羊屎状，舌淡红苔少，脉细弱

分析：两方均出自《金匮要略》，均以半夏为君组方，具有和胃降逆止呕之功，用于饮停胃寒气逆呕吐。

小半夏汤中半夏辛温而燥，燥湿化痰，散结蠲饮，降逆和胃止呕；生姜辛散温中，为止呕圣药。常用于饮停呕吐、胃寒呕吐或痰饮咳嗽之证，以呕吐不渴，苔白滑为特点。大半夏汤方中半夏降逆止呕，人参补虚益胃，白蜜甘润缓中。适于脾胃虚弱、饮停气逆之反胃，证属虚寒。

22. 大半夏汤与旋覆代赭汤

异同		组成	功效	方证
同		半夏、人参	益气和胃降逆	脾胃虚弱，胃气上逆之反胃呕吐
异	大半夏汤（《金匮要略》）	半夏二升，人参三两，白蜜一升。共 3 味	和胃降逆益气润燥	胃反证。虚寒反胃呕吐，朝食暮吐，或暮食朝吐，神疲乏力，大便燥结如羊屎状，舌淡红苔少，脉细弱
	旋覆代赭汤（《伤寒论》）	旋覆花、甘草（炙）各三两，人参二两，生姜五两，代赭石一两，半夏半升，大枣十二枚。共 7 味	降逆化痰益气和胃	胃虚痰阻气逆证。胃脘痞闷或胀满，按之不痛，频频嗳气，或见纳差、呃逆、恶心甚或呕吐，舌苔白腻，脉缓或滑

分析：两方均含有人参、半夏，有益气补虚、和胃降逆之功，用治脾胃虚弱、胃气上逆之反胃呕吐。

大半夏汤降逆和胃之力稍逊，但诸药与白蜜合煎，有益气生津润燥之功，适宜于脾胃虚弱，气津不足，胃气上逆之反胃呕吐。旋覆代赭汤重用旋覆花并配赭石、半夏、生姜等镇降要药，故降逆止呕之力强，兼可化痰，适宜于胃虚痰阻呕吐较甚或痰饮中阻者。

23. 小半夏汤与旋覆代赭汤、干姜人参半夏丸

异同		组成	功效	方证
同		小半夏汤	化痰降逆止呕	胃气上逆之症
异	小半夏汤（《金匮要略》）	半夏一升，生姜半斤。共2味	化痰散饮和胃降逆	痰饮呕吐及胃寒呕吐、痰饮咳嗽。呕吐不渴，苔白滑
	旋覆代赭汤（《伤寒论》）	旋覆花、甘草炙各三两，人参二两，生姜五两，代赭石一两，半夏半升，大枣十二枚。共7味	降逆化痰益气和胃	胃虚痰阻气逆证。胃脘痞闷或胀满，按之不痛，频频嗳气，或见纳差、呃逆、恶心甚或呕吐，舌苔白腻，脉缓或滑
	干姜人参半夏丸（《金匮要略》）	干姜、人参各一两，半夏二两。共3味，生姜汁糊为丸	益气温中和胃降逆	妊娠呕吐不止及脾胃虚寒之呕吐

分析： 三方均含有小半夏汤。亦即半夏、生姜二味，化痰降逆止呕，用治胃气上逆之症。

小半夏汤以半夏辛温而燥，燥湿化痰蠲饮散结，降逆和胃止呕；生姜辛散温中为止呕圣药，方简药专力宏，攻专化痰蠲饮降逆，主治饮停呕吐、胃寒呕吐或痰饮咳嗽之证，以呕吐不渴，苔白滑为特点。是其他二方的基础方。旋覆代赭汤重用旋覆花、赭石降逆下气，配小半夏汤降逆化痰、和胃止呕，又有人参、甘草、大枣益气和中，其降逆化痰、除噫止呕及补虚之力均强，适宜于中虚痰阻气逆较甚之呃逆呕哕嗳气诸症。干姜人参半夏丸本为妊娠呕吐而设，配益气补虚，配入干姜，又以生姜汁糊为丸，故长于温中祛寒，宜于呕吐证属中焦虚寒，而呕吐不甚者。

24. 大半夏汤与干姜人参半夏丸

异同		组成	功效	方证
同		半夏、人参	益气和胃降逆	胃虚呕吐
异	大半夏汤	半夏二升，人参三两，白蜜一升。共3味	和胃降逆益气润燥	胃反证。虚寒反胃呕吐，朝食暮吐，或暮食朝吐，神疲乏力，大便燥结如羊屎状，舌淡红苔少，脉细弱
	干姜人参半夏丸	干姜、人参各一两，半夏二两。共3味，生姜汁糊为丸	益气温中和胃降逆	妊娠呕吐不止

分析： 两方均出自《金匮要略》，均含有半夏、人参二药，有和胃降逆，益气补中之功，用治胃虚呕吐。

大半夏汤温中祛寒之力稍逊，但诸药与白蜜合煎，有益气生津润燥之功，适宜于脾胃虚弱，气津不足，胃气上逆之反胃呕吐。干姜人参半夏丸又配入干姜，兼可温中祛寒，宜于脾胃虚寒，痰饮内停，胃气上逆之妊娠呕吐。

25. 旋覆代赭汤与半夏泻心汤

异同		组成	功效	方证
同		半夏、人参、炙甘草、大枣	益气和胃	虚实夹杂之痞证
异	旋覆代赭汤	旋覆花、甘草（炙）各三两，人参二两，生姜五两，代赭石一两，半夏半升，大枣十二枚。共7味	降逆化痰益气和胃	胃虚痰阻气逆证。胃脘痞闷或胀满，按之不痛，频频嗳气，或见纳差、呃逆、恶心甚或呕吐，舌苔白腻，脉缓或滑
	半夏泻心汤	半夏半升，干姜、人参、炙甘草、黄芩各三两，黄连一两，大枣十二枚。共7味	平调寒热散结除痞	寒热互结之痞证。心下痞满，满而不痛，呕吐，肠鸣下痢，舌苔腻而微黄

分析： 两方均出自《伤寒论》，均含有半夏、人参、甘草、大枣四味药，有益气和胃之功，用治虚实夹杂之痞证。

旋覆代赭汤重用旋覆花、赭石降逆下气配小半夏汤降逆化痰，和胃止呕，人参、甘草、大枣益气和中，虽重在降逆化痰以治实，但治实顾虚，为其组方特点，适宜于中虚痰阻气逆所致之呃逆呕哕嗳气诸症。半夏泻心汤则以苦寒沉降之芩、连泄热，配伍辛温通降之干姜、半夏以开痞散结，佐参、草、枣益气补虚，以平调寒热、虚实兼顾、辛开苦降为组方特点，适用于寒热互结心下之呕利痞证

26. 旋覆代赭汤与干姜人参半夏丸

异同		组成	功效	方证
同		人参、半夏、生姜（干姜）	降逆化痰益气和胃	胃虚气逆之呕吐
异	旋覆代赭汤（《伤寒论》）	代赭石一两，旋覆花、甘草炙各三两，生姜五两，半夏半升，人参二两，大枣十二枚。共7味	降逆化痰益气和胃	胃虚痰阻气逆证。胃脘痞闷或胀满，按之不痛，频频嗳气，或见纳差、呃逆、恶心甚或呕吐，舌苔白腻，脉缓或滑
	干姜人参半夏丸（《金匮要略》）	干姜、人参各一两，半夏二两。共3味，生姜汁糊为丸	益气温中和胃降逆	妊娠呕吐不止及脾胃虚寒之呕吐

分析： 两方均含有人参、半夏、生姜（干姜）等药，均有降逆化痰、益气和胃之功，用治胃虚气逆之呕吐。

旋覆代赭汤重用旋覆花、赭石降逆下气，配小半夏汤降逆化痰，和胃止呕，又有人参、甘草、大枣益气和中，其降逆化痰、除噫止呕及补虚之力均强，适宜于中虚痰阻气逆较甚之呃逆呕哕嗳气诸症。干姜人参半夏丸本为妊娠呕吐而设，配入干姜，且以生姜汁糊为丸，故偏于温中祛寒，而降逆止呕及益气补虚之力均稍逊于彼方，宜于呕吐证属中焦虚寒，而呕吐不甚者。

27. 橘皮竹茹汤与济生橘皮竹茹汤、新制橘皮竹茹汤

异同		组成	功效	方证
同		橘皮、竹茹、生姜	理气和胃 清热止呃	胃热气逆之呕、呃诸症
异	橘皮竹茹汤 (《金匮要略》)	橘皮、竹茹各二升，大枣三十枚，生姜半斤，甘草五两，人参一两。共6味	降逆止呃 益气清热	胃虚有热气逆证。呃逆或干呕，舌嫩红脉虚数
	济生橘皮竹茹汤《严氏济生方》	橘皮、青竹茹、枇杷叶、麦冬、赤茯苓、半夏各一两，人参、炙甘草各半两。共9味	降逆止呕 和胃清热 益气养阴	胃热多渴，呕哕不食
	新制橘皮竹茹汤(《温病条辨》)	橘皮、竹茹三钱，柿蒂七枚，姜汁三茶匙（冲）。共4味	理气降逆 清热止呃	胃热呃逆，胃气不虚者

分析： 以上三首橘皮竹茹汤出处不同，但均含有橘皮、竹茹、生姜三味，有理气和胃、清热止呃之功，用治胃热气逆之呕吐、呃逆诸症。

橘皮竹茹汤降逆止呃，益气清热，适用于胃虚夹热之呃逆或。济生橘皮竹茹汤系橘皮竹茹汤去大枣加赤茯苓、半夏、麦冬、枇杷叶而成，故兼有益气养阴及化痰作用，适用于胃热呃逆而气阴两虚夹痰者。新制橘皮竹茹汤出自《温病条辨》，系橘皮竹茹汤去参、草、枣，加柿蒂而成，体现吴瑭"湿热壅遏胃气致哕，不宜用参、甘峻补，故改用柿蒂"，故而本方无补益作用，适用于胃热呃逆而胃气不虚者。

28. 橘皮竹茹汤与旋覆代赭汤

异同		组成	功效	方证
同		人参、甘草、生姜、大枣	降逆益气 和中	胃气虚弱，气机上逆之证。
异	橘皮竹茹汤 (《金匮要略》)	橘皮、竹茹各二升，大枣三十枚，生姜半斤，甘草五两，人参一两。共6味	降逆止呃 益气清热	胃虚有热气逆证。呃逆或干呕，舌嫩红脉虚数
	旋覆代赭汤 (《伤寒论》)	旋覆花、甘草（炙）各三两，人参二两，生姜五两，代赭石一两，半夏半升，大枣十二枚。共7味	降逆化痰 益气和胃	胃虚痰阻气逆证。胃脘痞闷或胀满，按之不痛，频频嗳气，或见纳差、呃逆、恶心甚或呕吐，舌苔白腻脉缓或滑

分析： 两方同用参草姜枣，功能降逆益气和中，用于胃气虚弱，气机上逆之证。

橘皮竹茹汤以橘皮配竹茹为主，能清胃降逆，其降逆之力稍逊，主治胃虚有热气逆证，以呃逆或干呕，舌嫩红脉虚数为主证。旋覆代赭汤以旋覆花配赭石、半夏为主，且降逆之力较强，又能化痰，故主治胃气痰阻，气机上逆证，以心下痞硬、噫气不除为主症。

29. 丁香柿蒂汤与橘皮竹茹汤、旋覆代赭汤

异同		组成	功效	方证
同		人参、生姜	降逆益气和中	胃气虚弱，气机上逆之证
异	丁香柿蒂汤（《症因脉治》）	丁香、柿蒂、人参、生姜（原书未注用量），共4味	降逆止呕温中补虚	胃气虚寒之呃逆。呃逆不已，胸痞脉迟
	橘皮竹茹汤（《金匮要略》）	橘皮、竹茹各二升，大枣三十枚，生姜半斤，甘草五两，人参一两。共6味	降逆止呃益气清热	胃虚有热气逆证。呃逆或干呕，舌嫩红脉虚数
	旋覆代赭汤（《伤寒论》）	旋覆花、甘草（炙）各三两，人参二两，生姜五两，代赭石一两，半夏半升，大枣十二枚。共7味	降逆化痰益气和胃	胃虚痰阻气逆证。胃脘痞闷或胀满，按之不痛，频频嗳气，或见纳差、呃逆、恶心甚或呕吐，舌苔白腻脉缓或滑

分析：三方同用生姜、人参，功能降逆益气和中，用于胃气虚弱，气机上逆之证。

丁香柿蒂汤以丁香配柿蒂，散寒降逆而止呃，主治胃虚呃逆偏于寒者。橘皮竹茹汤以橘皮配竹茹为主，理气清胃而降逆止呕呃，主治胃虚有热气逆证，主见呃逆或干呕，舌嫩红脉虚数。旋覆代赭汤方中以旋覆花配赭石、半夏为主，能化痰降逆，且降逆之力较强，故主治胃气虚弱，痰浊内阻，气机上逆证，主见心下痞硬、噫气不除。

30. 丁香柿蒂汤与吴茱萸汤

异同		组成	功效	方证
同		人参、生姜	温中降逆	虚寒胃气上逆之呕呃
异	丁香柿蒂汤（《症因脉治》）	丁香、柿蒂、人参、生姜（原书未注用量）。共4味	降逆止呕温中补虚	胃气虚寒之呃逆。呃逆不已，胸痞脉迟
	吴茱萸汤（《伤寒论》）	吴茱萸一升，人参三两，生姜六两，大枣十二枚。共4味	温中补虚降逆止呕	①胃中虚寒。食谷欲呕，胸膈满闷，或胃脘疼痛，吞酸嘈杂。②厥阴头痛，干呕吐涎沫。③少阴吐利，手足逆冷，烦躁欲死

分析：两方均含有人参、生姜，同具温中降逆之功，用治虚寒胃气上逆之呕呃。

丁香柿蒂汤以丁香配柿蒂，温中散寒，降逆止呃，主治胃中虚寒，逆气上冲，以呃逆为主症。吴茱萸汤以吴茱萸为君，温脾胃暖肝肾，散寒降浊，配生姜温胃降逆止呕，参、枣益气和胃。为温降并用，其降逆止呕之力强。主治阳明寒呕、厥阴头痛、少阴吐利，以肝胃虚寒、浊阴上逆之干呕、吐涎沫为主症。

31. 丁香柿蒂汤与柿蒂汤、柿钱散

异同		组成	功效	方证
同		丁香、柿蒂	温中降逆止呃	胃寒气逆之呃逆
异	丁香柿蒂汤（《症因脉治》）	丁香、柿蒂、人参、生姜。共4味	降逆止呕温中补虚	胃气虚寒之呃逆。呃逆不已，胸痞脉迟
	柿蒂汤（《济生方》）	丁香、柿蒂各一两，姜五片。共3味	温胃降逆止呃	①胸满咳逆不止；②胃寒呃逆
	柿钱散（《证类本草》引《简要济众方》，名见《洁古家珍》）	丁香、干柿蒂各一两，每服一钱，煎人参汤下。共3味	温中补虚降逆止呃	伤寒咳噫不止及哕逆不定

分析： 三方均含有丁香、柿蒂，有温中降逆止呃之功，用治胃寒气逆之呃逆不止。

丁香柿蒂汤与柿蒂汤两者方证的区别在于虚寒与实寒之别。丁香柿蒂汤有人参、生姜，降逆止呕力强且有益气补虚之功，主治胃气虚寒之呃逆；柿蒂汤不用人参，故无补虚作用，原治"胸满，咳逆不止"，亦治"气不顺"，现多用于胃寒呃逆而正气不虚者。柿钱散无生姜故降逆止呕呃之力稍逊之，用人参汤送下故能补虚，适用于中虚而胃寒气逆不甚著者。

32. 丁香柿蒂汤与丁香柿蒂散

异同		组成	功效	方证
同		丁香、柿蒂	温中降逆	胃寒呃逆
异	丁香柿蒂汤（《症因脉治》）	丁香、柿蒂、人参、生姜。共4味	降逆止呕温中补虚	胃气虚寒之呃逆。呃逆不已，胸痞脉迟
	丁香柿蒂散（《卫生宝鉴》）	丁香、柿蒂、青皮、陈皮各等分。共4味	温中降逆行气和胃	诸种呃逆，呕吐痰涎

分析： 两方均含有丁香、柿蒂，有温中降逆之功，用治胃寒呃逆。

丁香柿蒂汤有人参及生姜，降逆止呕作用强，且又益气补虚，适用于胃气虚寒之呃逆，呃逆不已，胸痞脉迟。而丁香柿蒂散则有青皮、陈皮同用，行气和胃作用强，不用人参，故无补虚作用，无生姜故降逆止呕之力稍逊，适用于呃逆属胃寒气滞而不虚者。

第 13 章　活血祛瘀剂

1. 桃核承气汤与抵当汤、抵当丸、下瘀血汤

异同		组成	功效	方证
同		桃仁、大黄	破血下瘀	瘀热在里，互结于下焦之证
异	桃核承气汤（《伤寒论》）	桃仁五十个，大黄四两，桂枝、炙甘草、芒硝各二两。共5味	逐瘀泻热	瘀热互结，下焦蓄血证。少腹急结，小便自利，谵语甚或神昏如狂，至夜发热，脉沉实或涩
	抵当汤（《伤寒论》）	水蛭、虻虫各三十个，桃仁二十个，大黄三两。共4味	破血逐瘀泻热	下焦蓄血证。少腹硬满，小便自利，大便硬而色黑易解，发狂或喜忘，或身发黄，或经水不利，脉沉涩
	抵当丸（《伤寒论》）	水蛭二十个，虻虫二十五个，桃仁二十个，大黄三两。共4味	破血下瘀	下焦蓄血之少腹满，小便自利者，脉沉结
	下瘀血汤（《金匮要略》）	大黄二两，桃仁、䗪虫各二十枚。共3味	逐瘀泻热	产妇腹痛，因干血内结，著于脐下者；亦主血瘀经闭

分析： 上四方组成中均含有桃仁及大黄，皆为活血药与泻下药并用组方，体现破血逐瘀泻热之药法，有破血下瘀泻热之功；治疗瘀热互结于下焦之病证，以少腹胀满、如狂、喜忘、小便自利、脉涩等为特征。

桃核承气汤为逐瘀缓剂，所治证为瘀热初结。其症以少腹急结（自觉症）、如狂等为特点，病势轻而浅，尚有下通之机，故缓攻瘀血即可；方以活血之桃仁、桂枝与泻下之大黄、芒硝配合，并辅以甘缓之甘草、白蜜，服后微利，不一定下血。

抵当汤为逐瘀峻剂，所治证为瘀热已结之后，症以少腹硬满（兼他觉症）、发狂、大便硬而色黑易解为特点。其病势重而深，全无下通之机，治当峻攻瘀血，故方用水蛭、虻虫等破血峻药与大黄、桃仁合用，服后当下瘀血。

抵当丸将水蛭、虻虫减量至汤药的三分之一，药力介于桃核承气汤与抵当汤之间，服后晬时当下血，用于瘀血虽深但病势较缓之证。

下瘀血汤方中大黄泻热逐瘀，桃仁活血化瘀润燥，䗪虫逐瘀破结，破血下瘀之力尤甚。炼蜜为丸再行酒煎则引药入血分，故在破血下瘀之中兼有润燥缓急之功，用治干血著于脐下之少腹瘀血证及血瘀经闭。

2. 膈下逐瘀汤与复元活血汤

异同		组成	功效	方证
同		当归、桃仁、红花、甘草	祛瘀疏肝	瘀血胁痛
异	复元活血汤（《医学发明》）	酒大黄一两，桃仁（酒浸）五十个，柴胡半两，栝楼根、当归各三钱，红花、甘草、穿山甲（炮）各二钱，水盏半酒半盏煎，共9味	活血祛瘀疏肝通络	跌打损伤，瘀血留于胁下，痛不可忍
	膈下逐瘀汤（《医林改错》）	桃仁、红花、当归、甘草各三钱，川芎、炒五灵脂、牡丹皮、赤芍、乌药各二钱，香附、枳壳各一钱半，延胡索一钱，共12味	活血祛瘀疏肝行气	瘀阻膈下，肝郁气滞之两胁及腹中胀痛

分析： 两方组成中均含有桃、红、归、草四味，活血祛瘀又能疏肝，均可治瘀血胁痛。

复元活血汤又配大剂大黄及柴胡，合穿山甲、栝楼根以直达胁下病所疏肝通络，又善用酒以助行血散瘀，故其祛瘀止痛力强；善治跌打损伤，瘀留胁下及各种外伤、劳损之积瘀疼痛。膈下逐瘀汤又有五灵脂、牡丹皮、赤芍以加强祛瘀，更配有香附、乌药、枳壳、延胡索等药而长于疏肝行气止痛；主治瘀阻膈下，肝郁气滞之两胁及腹中胀痛有痞块者。

3. 桃核承气汤与下瘀血汤、大黄䗪虫丸

异同		组成	功效	方证
同		大黄、桃仁	破血下瘀	瘀血留滞
异	桃核承气汤（《伤寒论》）	桃仁五十个，大黄四两，桂枝、炙甘草、芒硝各二两。共5味	逐瘀泻热	瘀热互结，下焦蓄血证。少腹急结，小便自利，其人如狂，至夜发热，脉沉实或涩
	下瘀血汤（《金匮要略》）	大黄二两，桃仁、䗪虫各二十枚。共3味	逐瘀泻热	产妇瘀血腹痛，干血内结，著于脐下者；亦主血瘀经水不利证
	大黄䗪虫丸（《金匮要略》）	大黄（蒸）十分，䗪虫半升，水蛭百枚，虻虫、蛴螬、桃仁、杏仁各一升，干地黄十两，芍药四两，甘草三两，黄芩二两，干漆一两。共12味	活血消癥祛瘀生新	五劳虚极，干血内停证。形体羸瘦，少腹挛急，腹痛拒按，或按之不减，腹满食少，肌肤甲错，两目无神，目眶暗黑，舌有瘀斑，脉沉涩或弦

分析： 以上三方均以大黄、桃仁为主药，都有破血下瘀之功用，均治瘀血留滞的病证。

桃核承气汤主治下焦蓄血证，症见少腹急结、其人如狂、至夜发热、经闭，乃瘀热互结下焦所致。故在桃、黄逐瘀泻热的同时，又以硝、黄通便泻热于下，复佐桂枝温通血脉并防寒凉遏邪凝瘀，为逐瘀泻热法。下瘀血汤主治产妇瘀血腹痛，亦即所谓"干血著于脐下"，腹痛拒按，按之有块，以及血瘀所致经水不利者，故配䗪虫，是攻下血瘀法。大黄䗪虫丸则主治五劳虚极，干血内停，形体羸瘦，肌肤甲错者，故又加水蛭、䗪虫及地黄、芍药、甘草等破瘀之力增，并微有补益之功。是攻补兼施，消坚磨积，渐消缓散之药法。

4. 王清任五逐瘀汤

异同		组成	功效	方证
同		川芎	活血祛瘀止痛	瘀血所致病证
异	血府逐瘀汤	桃仁四钱，红花、当归、生地黄、牛膝各三钱，赤芍、枳壳各二钱，桔梗、川芎各一钱半，柴胡一钱，甘草二钱。共 11 味	活血化瘀宽胸行气	胸中瘀阻证
	通窍活血汤	桃仁泥、红花各三钱，赤芍、川芎各一钱，老葱三根，鲜姜三钱，红枣去核七个，麝香（绢包）五厘，黄酒半斤。共 9 味	活血通窍	瘀阻头面
	膈下逐瘀汤	桃仁泥、红花、当归、甘草各三钱，川芎、炒五灵脂、牡丹皮、赤芍、乌药各二钱，香附一钱半，枳壳一钱半，延胡索一钱。共 12 味	活血祛瘀疏肝行气	瘀阻膈下，肝郁气滞之两胁及腹中胀痛
	少腹逐瘀汤	当归、蒲黄各三钱，五灵脂（炒）、没药、川芎、赤芍各二钱，官桂、延胡索各一钱，小茴香（炒）七粒，干姜炒二分。共 10 味	活血化瘀温经止痛	血瘀少腹、月经不调、痛经
	身痛逐瘀汤	当归、桃仁、红花、牛膝各三钱，甘草、川芎、没药、地龙、五灵脂（炒）各二钱，香附、秦艽、羌活各一钱。共 12 味	祛瘀通络祛风除湿宣痹止痛	瘀血痹阻经络所致的肢体痹痛或周身疼痛

分析： 以上五方均出自《医林改错》，常被称为王清任五逐瘀汤。五方组成中均含有川芎，各方又多以当归、川芎、赤芍、桃仁、红花为基础药物进行加减组方；有活血祛瘀止痛之功，主治瘀血所致病证。

血府逐瘀汤配有行气宽胸的枳壳、桔梗、柴胡以及引血下行的牛膝，故其宣通胸胁气滞，引血下行之力较好，适用于胸中血瘀兼气滞之证。通窍活血汤配有麝香、老葱、生姜等辛香通阳开窍之品，故长于活血通窍，善治瘀阻头面之证。膈下逐瘀汤配有肝经理气之香附、乌药、枳壳、延胡索等药；故长于疏肝行气止痛，主治瘀阻膈下、肝郁气滞之两胁及腹中胀痛有痞块者。少腹逐瘀汤配有温通下气之小茴香、官桂、干姜，故温经止痛作用较优，主治血瘀少腹之积块、月经不调、痛经等。身痛逐瘀汤配有通络宣痹止痛之秦艽、羌活、地龙及没药、五灵脂等，故长于祛瘀通络、祛风除湿、宣痹止痛，适用于瘀血痹阻经络所致的肢体痹痛或周身疼痛等。

5. 补阳还五汤与血府逐瘀汤

异同		组成	功效	方证
同		桃仁、红花、当归、川芎、赤芍	活血祛瘀	瘀血证
异	补阳还五汤	生黄芪四两，当归尾二钱，赤芍一钱半，桃仁、红花、地龙、川芎各一钱。共7味	补气活血通络	气虚血瘀之半身不遂，口眼歪斜，苔白脉缓
	血府逐瘀汤	桃仁四钱，红花、当归、生地黄、牛膝各三钱，赤芍、枳壳各二钱，桔梗、川芎各一钱半，柴胡一钱，甘草二钱。共11味	活血化瘀宽胸行气	胸中血瘀气滞证。胸痛，痛有定处，或急躁易怒，舌暗红或有瘀斑

分析： 两方均出自《医林改错》，为王清任所创，组成皆含有桃仁、红花、当归、赤芍、川芎，用治瘀血证。

补阳还五汤系桃红四物汤去地黄，加地龙、生黄芪而成。方中生黄芪用量独重，超过其余各药总量的五倍，意在大补元气以补阳还五，气旺血行，辅以小量化瘀通络，为补气化瘀代表方。主治气虚血瘀之半身不遂，口眼歪斜，苔白脉缓。其证气虚血瘀，瘀阻脑络，本虚标实。

血府逐瘀汤系桃红四物汤合四逆散（芍药为赤芍、枳实易为枳壳）再加桔梗、牛膝而成。方中主以桃红四物汤活血化瘀，辅以四逆散疏肝解郁以行气滞，妙在配伍桔梗与牛膝升降相因，调畅气机以行气滞，牛膝性善下行，桔梗乃升浮之性，为舟楫之剂，善引药留驻胸中血府，且桔梗合四逆散又善理气宽胸，为行气化瘀常用方，主治胸中血瘀气滞证。其证气滞血瘀，瘀阻胸中，标本皆实。

6. 血府逐瘀汤与复元活血汤

异同		组成	功效	方证
同		桃仁、红花、当归、柴胡、甘草	化瘀疏肝	胸胁瘀积疼痛
异	血府逐瘀汤（《医林改错》）	桃仁四钱，红花、当归、生地黄、牛膝各三钱，赤芍、枳壳各二钱，桔梗、川芎各一钱半，柴胡一钱，甘草二钱。共11味	活血化瘀宽胸行气	胸中瘀阻证
	复元活血汤（《医学发明》）	酒大黄一两，桃仁（酒浸）五十个，柴胡半两，栝楼根、当归各三钱，红花、甘草、穿山甲（炮）各二钱，水盏半酒半盏同煎。共9味	活血祛瘀疏肝通络	跌打损伤，瘀血留于胁下，痛不可忍

分析： 两方组成均有桃仁、红花、当归、柴胡、甘草等5味药，组方均为活血化瘀药配疏肝理气药，以祛瘀为主，理气为辅，属气血同治之方，均为治疗胸胁瘀积疼痛要方。

血府逐瘀汤以活血化瘀为主，又配有行气宽胸的枳壳、桔梗、柴胡及引血下行的牛膝，故其宣通胸胁气滞，调畅气血之力较好；主治血瘀气滞，留结胸中之胸中血瘀兼气滞之证。亦用于其他瘀血证。复元活血汤又配有大黄、山甲、栝楼根，且重用柴胡及大黄，以酒水同煎，故其祛瘀止痛力强，以治跌打损伤，瘀留胁下为主，亦用于各种外伤、劳损之积瘀疼痛。

7. 复元活血汤与七厘散

异同		组成	功效	方证
同		红花 + 化瘀续伤药	活血消肿止痛	跌打损伤，血瘀气滞之肿痛
异	复元活血汤（《医学发明》）	酒大黄一两，桃仁（酒浸）五十个，柴胡半两，栝楼根、当归各三钱，红花、甘草、穿山甲（炮）各二钱，水盏半酒半盏同煎。共 9 味	活血祛瘀疏肝通络	跌打损伤，瘀血留于胁下，痛不可忍
	七厘散（《同寿录》）	爪儿血竭一两，粉口儿茶二钱四分，红花、净乳香、明没药各一钱五分，朱砂一钱二分，真麝香、梅花冰片各一分二厘。共 8 味，伤轻者只需外敷，不必服	散瘀消肿定痛止血	跌打损伤，筋断骨折之瘀血肿痛，或刀伤出血；无名肿毒，烧伤烫伤

分析：两方均含有红花配化瘀续伤药，有活血行气、消肿止痛之功，治跌打损伤、血瘀气滞之肿痛。

复元活血汤长于活血祛瘀，疏肝通络；主治瘀血留于胁下，痛不可忍者。而七厘散长于活血散瘀，止血生肌；故善治外伤瘀血肿痛或刀伤出血，为既可外敷，又可内服之剂。

8. 温经汤类方

异同		组成	功效	方证
同		川芎、芍药	温经补虚活血	虚寒兼瘀血性月经不调（冲任虚寒，瘀血内阻）
异	温经汤《金匮要略》	吴茱萸三两，当归、芍药、川芎、人参、桂枝、阿胶、牡丹皮、生姜、甘草各二两，半夏半升，麦冬去心一升。共 12 味	温经散寒祛瘀养血	冲任虚寒，瘀血阻滞证。月经不调，小腹冷痛，经有瘀块，时发烦热
	温经汤《妇人良方》	牛膝、人参、甘草各七分，当归、川芎、莪术（醋炒）、牡丹皮、肉桂各五分。共 9 味	温经补虚化瘀止痛	血海虚寒，血气凝滞证。月经不调，脐腹作痛，其脉沉紧
	艾附暖宫丸（《直指附遗》）	香附六两，艾叶、川椒各三两，吴茱萸、大川芎、白芍、黄芪各二两，续断一两五钱，生地黄一两，官桂五钱。共 10 味	暖宫温经养血活血	妇人子宫虚冷，带下白淫，面色萎黄，四肢疼痛，倦怠无力，饮食减少，经脉不调，肚腹时痛，久无子息

分析：三方组成中均有川芎、芍药 2 味药；均有温经补虚，活血止痛之功；治疗冲任虚寒，瘀血内阻之虚寒兼瘀血性月经不调。

《金匮要略》温经汤配用人参、阿胶、当归、麦冬等补养药，故以养血补虚见长，宜于寒热虚瘀并存而以阴血虚少较重者。《妇人良方》温经汤虽然温经散寒及补虚扶正之力均不及另外两方，但因配有莪术、牛膝而长于活血祛瘀以止痛，宜于瘀血阻滞较重脐腹作痛脉沉紧者。艾附暖宫丸伍用艾叶、香附、官桂、吴茱萸、川椒等大队辛散温通药，重在温经祛寒以温暖子宫，宜于寒凝程度较重者。

9. 温经汤与艾附暖宫丸

异同		组成	功效	方证
同		芍药、吴茱萸、川芎	温经祛瘀养血	冲任虚寒，瘀血内阻之月经不调
异	温经汤（《金匮要略》）	吴茱萸三两，当归、芍药、川芎、人参、桂枝、阿胶、牡丹皮、生姜、甘草各二两，半夏半升，麦冬（去心）一升。共12味	温经散寒祛瘀养血	冲任虚寒，瘀血阻滞证。月经不调，小腹冷痛，经有瘀块，时发烦热
	艾附暖宫丸（《直指附遗》）	香附六两，艾叶、川椒各三两，吴茱萸、大川芎、白芍、黄芪各二两，续断一两五钱，生地黄一两，官桂五钱。共10味	暖宫温经养血活血	妇人子宫虚冷，带下白淫，面色萎黄，四肢疼痛，倦怠无力，饮食减少，经脉不调，肚腹时痛，久无子息

分析： 两方组成中均含有吴茱萸、桂、芎等3味药；有温经散寒，活血祛瘀，养血止血之功；用治冲任虚寒，瘀血内阻之月经不调证。

温经汤配用人参、甘草、阿胶、当归、麦冬等补养药，故以补益气血见长，且重在养血滋阴，宜于阴血虚少较重者。艾附暖宫丸伍用艾叶、香附、官桂、吴茱萸、川椒等大队辛散温通药，且重用艾叶及香附为君，着重温经暖宫；其补虚配用芪、续、地，故以补脾肾为主，宜于寒凝程度较重而又脾肾不足者。

10. 温经汤同名二方

异同		组成	功效	方证
同		当归、川芎、芍药、牡丹皮、人参、甘草	温经散寒祛瘀养血	冲任虚寒，瘀血内阻性月经不调
异	温经汤（《金匮要略》）	吴茱萸三两，当归、芍药、川芎、人参、桂枝、阿胶、牡丹皮、生姜、甘草各二两，半夏半升，麦冬一升。共12味	温经散寒祛瘀养血	冲任虚寒，瘀血阻滞证。月经不调，小腹冷痛，经有瘀块，时发烦热
	温经汤（《妇人良方》）	当归、川芎、芍药、桂心、牡丹皮、莪术各半两，牛膝、人参、甘草各一两。共9味	温经补虚化瘀止痛	血海虚寒，血气凝滞证。月经不调，脐腹刺痛，其脉沉紧

分析： 两方均有当归、川芎、芍药、牡丹皮、人参、甘草等6味药，寒温并用，通补兼施；有温经散寒，祛瘀补虚之功；用治虚寒兼瘀血性月经不调证。

《金匮要略》温经汤（后世也叫大温经汤）尚配伍有吴茱萸、桂枝、生姜、半夏、阿胶、麦冬，其温经散寒滋阴养血之力强，且其中芍药、牡丹皮、麦冬又能清热散瘀，半夏通降胃气而散结，故其功效重在温经散寒及养血补虚，兼祛瘀清热。宜于寒、热、虚、瘀并存而以阴血虚少较重者。《妇人良方》温经汤则配以莪术、牛膝，故其活血祛瘀止痛之力强，而温经散寒及滋阴养血之力均不及彼方；宜于虚寒兼瘀血性月经不调而瘀血阻滞较重脐腹作痛脉沉紧者。

11. 温经汤与艾附暖宫丸、通瘀煎

异同		组成	功效	方证
同		温经散寒药 + 活血化瘀药	温经活血止痛	治寒凝血瘀之月经不调
异	温经汤(《金匮要略》)	吴茱萸三两,当归、芍药、川芎、人参、桂枝、阿胶、牡丹皮、生姜、甘草各二两,半夏半升,麦冬去心一升。共 12 味	温经散寒祛瘀养血	冲任虚寒,瘀血阻滞证月经不调,小腹冷痛,经有瘀块,时发烦热
	艾附暖宫丸(《仁斋直指附遗》)	香附六两,艾叶、川椒各三两,吴茱萸、大川芎、白芍、黄芪各二两,续断一两五钱,生地黄一两,官桂五钱。共 10 味	暖宫温经养血活血	妇人子宫虚冷,带下白淫,面色萎黄,四肢疼痛,倦怠无力,饮食减少,经脉不调,肚腹时痛,久无子息
	通瘀煎(《景岳全书》)	归尾三五钱,山楂、香附、红花各二钱,乌药一二钱,青皮钱半,木香七分,泽泻钱半。共 8 味	行气活血温经止痛	妇人血滞血积,经脉不利,痛极拒按,产后瘀血实痛,男妇血逆、血厥等

分析: 三方均以温经活血法组方,功能温经活血止痛,治寒凝血瘀之月经不调。
温经汤用人参、阿胶、当归、麦冬,故以养血补虚见长,宜于虚寒兼瘀血性月经不调而偏阴血虚少较重者。艾附暖宫丸伍用艾叶、香附、肉桂、川椒、吴茱萸,且重用艾叶及香附为君,着重暖宫温经;其补虚配用芪、续、地,是以补脾肾为主,宜于寒凝程度较重而又脾肾不足者。通瘀煎温经养血之力均不及前两方,而重在行气活血止痛,宜于气滞血瘀而偏寒之痛经、经闭。温经汤与艾附暖宫丸所治为虚寒血瘀,通瘀煎所治为实寒兼气滞血瘀。

12. 生化汤与温经汤

异同		组成	功效	方证
同		当归、川芎、甘草、姜	养血温经祛瘀	女科血虚寒凝瘀阻证
异	生化汤(《傅青主女科》)	全当归八钱,川芎三钱,桃仁十四枚,干姜(炮黑)、炙甘草各五分。共 5 味	化瘀生新温经止痛	产后瘀血腹痛。恶露不行,小腹冷痛,恶露不行,少腹冷痛
	温经汤(《金匮要略》)	吴茱萸三两,当归、芍药、川芎、人参、桂枝、阿胶、牡丹皮、生姜、甘草各二两,半夏半升,麦冬一升。共 12 味	温经散寒祛瘀养血	冲任虚寒,瘀血阻滞之月经不调、痛经崩漏不孕等症。小腹冷痛,经血夹有瘀块,时有烦热,唇口干燥,舌质暗红,脉细涩

分析: 两方组成中均含归、芎、草、姜,功能养血温经祛瘀,用治妇人血虚寒凝瘀阻证。
生化汤重用当归,辛甘而温,行血养血散寒,又配桃仁、黑姜;功偏祛瘀生新,温经止痛;主治产后恶露不行,腹痛属虚寒兼瘀者。温经汤用吴茱萸、桂枝以温经散寒,配参、草、归、阿、冬、夏养血补虚,牡丹皮、生姜散瘀;功偏温养而不在攻瘀,并有清热止血之功,属温清消补并用之剂;主治冲任虚寒、瘀血阻滞所致的月经不调。

13. 温经汤与胶艾汤

异同		组成	功效	方证
同		当归、川芎、芍药、阿胶、甘草	温经活血养血	冲任虚寒，瘀血内阻之崩漏、月经不调
异	温经汤	吴茱萸三两，当归、芍药、川芎、人参、桂枝、阿胶、牡丹皮、生姜、甘草各二两，半夏半升，麦冬去心一升。共12味	温经散寒祛瘀养血	冲任虚寒，瘀血阻滞之月经不调、痛经崩漏不孕等。小腹冷痛，经血夹有瘀块，时有烦热，唇口干燥，舌质暗红脉细涩
	胶艾汤	川芎、阿胶、甘草各二两，艾叶、当归各三两，芍药四两，干地黄六两。共7味，清酒与水合煎	养血止血调经安胎	妇人冲任虚损，血虚有寒证。月经过多，崩漏下血，产后或流产损伤冲任，下血不绝；或妊娠胞阻，胎漏下血，腹中疼痛

分析： 两方均出自《金匮要略》，组成中均含有归、芎、芍、胶、草等5味药，有温经活血，养血止血之功，用治冲任虚寒，瘀血内阻之崩漏、月经不调。

温经汤尚含有萸、桂、姜、夏、参、冬、丹，故又重在温经散寒，通利血脉，益气滋阴养血，调经止痛；其中麦冬、阿胶、芍药、牡丹皮又能清热止血。其温经化瘀力比胶艾汤为强，且以温通为主，又兼温清；主治"虚寒瘀热"夹杂而以血瘀偏寒为主之妇人带下、痛经、崩漏、月经过多或经闭及久不受孕诸症，以小腹冷痛、经血夹有瘀块、时有烦热、唇口干燥、舌质暗红、脉细涩为特征。胶艾汤（原名芎归胶艾汤）尚含有艾叶及干地黄二味，实由四物汤加阿胶、艾叶、甘草组成。侧重于养血止血，调经安胎。是以补养为主，补中寓活，主治冲任虚损，血虚偏寒之血虚有寒之月经过多、产后下血不止及妊娠胎漏下血，腹痛。

14. 生化汤与失笑散

异同		组成	功效	方证
同		祛瘀止痛药	活血祛瘀止痛	瘀血内阻，恶露不行之少腹疼痛
异	生化汤（《傅青主女科》）	全当归八钱，川芎三钱，桃仁十四枚，干姜（炮黑）、炙甘草各五分。共5味，童便、黄酒各半煎	化瘀生新温经止痛	产后瘀血腹痛。恶露不行，少腹冷痛
	失笑散（原名断弓弦散，《苏沈良方》）	五灵脂（酒研）、炒蒲黄各二钱，酽醋调二钱熬成膏，再入水煎。共2味	活血祛瘀散结止痛	瘀血停滞心胸刺痛，脘腹疼痛，产后恶露不行，月经不调，少腹急痛

分析： 两方均又活血祛瘀止痛之功，用治瘀血内阻，恶露不行之少腹疼痛。

生化汤重用当归为君，养血活血，去瘀生新；川芎、桃仁活血行气止痛；黑姜性温入血，温经散寒止痛。属补中寓消之剂，用于产后寒凝血瘀证。失笑散以五灵脂与炒蒲黄相须而成对药方，攻擅化瘀散结止痛，属纯消无补之剂；用治瘀血停滞尤以肝经血瘀之心胸及腹部诸痛，或妇人月经不调，少腹急痛等。

15. 失笑散与手拈散

异同		组成	功效	方证
同		五灵脂	活血祛瘀止痛	瘀血疼痛
异	失笑散（原名断弓弦散，《苏沈良方》）	五灵脂（酒研）、炒蒲黄各二钱，醋醋调二钱熬成膏，再入水煎。共 2 味	活血祛瘀散结止痛	瘀血停滞心胸刺痛，脘腹疼痛，产后恶露不行，月经不调，少腹急痛
	手拈散（《百一选方》）	草果、玄胡索、五灵脂、没药各等分。共 4 味	行气化瘀温经止痛	血瘀气滞寒凝之心胃疼痛，脾痛

分析：两方均含有五灵脂，活血祛瘀止痛，用治瘀血之疼痛证。

失笑散中五灵脂苦咸甘温，入肝经血分，功擅祛瘀止痛，通利血脉；蒲黄甘平，行血消瘀，炒用并能止血。二者相须为用，为化瘀散结止痛的常用药对，是治疗血瘀诸痛的基础方，尤以肝经血瘀者为宜。以心腹刺痛，或妇人月经不调，少腹急痛等为要点。手拈散由活血祛瘀的五灵脂、没药和温行气血定痛的延胡索、草果组成，功能顺气宽胸、消胀定痛，其止痛作用较之失笑散更强，故常用于血瘀气滞寒凝所致的心胃疼痛，以痛而偏瘀偏寒或兼气滞者为宜。

16. 丹参饮与金铃子散

异同		组成	功效	方证
同		活血祛瘀药 + 行气药	行气活血止痛	气滞血瘀诸痛
异	丹参饮（《时方歌括》）	丹参一两，檀香、砂仁各一钱半。共 3 味	活血祛瘀行气止痛	血瘀气滞之心胃诸痛
	金铃子散（《袖珍方》引《太平圣惠方》）	金铃子、玄胡各一两。共 2 味	疏肝泄热活血止痛	肝郁化火之胸腹胁肋疼痛；气郁血滞而致诸痛。胸腹胁肋诸痛，口苦，苔黄，脉弦数

分析：两方组成虽无相同药物，但药法相似，均以活血祛瘀药配行气药组方，方性均属偏寒，有行气活血止痛之功，用治气滞血瘀诸痛症。

丹参饮用苦凉之丹参一两为君，与辛温芳香之檀香、砂仁各一钱半组方，是重用丹参活血祛瘀佐以少量行气止痛药，气血并治而重在活血，寒热同用而偏于凉，使行气而不伤阴，适用于心胃诸痛而偏瘀偏热者。金铃子散以苦寒入肝疏肝气、泄肝火的金铃子为君，与辛苦性温入归肝经之延胡索等量配伍成对药方，功擅疏肝泄热，活血止痛，虽药少力单，但归经专一，尤宜于肝郁化火之胸腹胁肋疼痛或气郁血滞之心腹胁肋诸痛之属热者。临证以胸腹胁肋诸痛，口苦，苔黄，脉弦数为用方要点。

17. 活络效灵丹与丹参饮

异同		组成	功效	方证
同		丹参	祛瘀止痛	血瘀气滞诸症
异	活络效灵丹（《医学衷中参西录》）	当归、丹参、生乳香、生没药各五钱。共4味	活血祛瘀通络止痛	气血凝滞证。心腹疼痛，腿痛臂痛，跌打瘀肿，内外疮疡，以及癥瘕积聚等
	丹参饮（《时方歌括》）	丹参一两，檀香、砂仁各一钱半。共3味	活血祛瘀行气止痛	血瘀气滞之心胃诸痛

分析： 两方均用丹参为主组方，祛瘀止痛，用治血瘀气滞诸症。

活络效灵丹配当归及乳没，能祛瘀通络、消肿止痛、养血生肌，其活血祛瘀止痛力强，且有当归使祛瘀而不伤血。适用于心腹疼痛，腿痛臂痛，跌打瘀肿，内外疮疡以及癥瘕积聚诸症之属气血凝滞者。丹参饮则用苦凉之丹参一两与辛温芳香之檀香、砂仁各一钱半组方，是重用丹参活血祛瘀而佐以行气止痛，气血并治而重在活血，寒热同用而偏于凉，使行气而不伤阴。适用于心胃诸痛而偏瘀偏热者。

18. 宫外孕方与活络效灵丹

异同		组成	功效	方证
同		丹参	活血祛瘀止痛	瘀血腹痛
异	宫外孕Ⅰ号方（《山西医药杂志》）	丹参、赤芍各15g，桃仁9g。共3味	活血祛瘀	子宫外孕。下腹痛拒按，月经过多，漏下不畅，血色暗红
	宫外孕Ⅱ号方（《山西医药杂志》）	丹参、赤芍各15g，桃仁9g，三棱、莪术各1.5～6g。共5味	活血祛瘀消癥止痛	包块型者
	活络效灵丹（《医学衷中参西录》）	当归、丹参、生乳香、生没药各五钱。共4味	活血祛瘀通络止痛	气血凝滞证。心腹疼痛，腿痛臂痛，跌打瘀肿，内外疮疡，以及癥瘕积聚等

分析： 三方均含有丹参，有活血祛瘀止痛之功，用于瘀血腹痛诸症。

宫外孕方是李翰卿老中医专为子宫外孕而设，用于宫外孕而见下腹痛拒按，月经过多，漏下不畅，血色暗红。子宫外孕分为未破损型和已破损型，已破损型又分为休克型、不稳定型和包块型三种。宫外孕Ⅰ号方治疗不稳定型者；宫外孕Ⅱ号方即由Ⅰ号方加三棱、莪术组成，故又有消癥之力，适用于宫外孕之属包块型者；休克型则须中西医结合进行抢救。活络效灵丹配当归及乳没，能祛瘀通络，消肿止痛，养血生肌，其活血祛瘀止痛力强，且有当归使祛瘀而不伤血。适用于心腹疼痛，腿痛臂痛，跌打瘀肿，内外疮疡以及癥瘕积聚诸症之属气血凝滞者。

第14章　止血剂

1. 十灰散与四生丸

异同		组成	功效	方证
同		荷叶、侧柏叶	凉血	血热妄行之出血
异	十灰散（《十药神书》）	荷叶、侧柏叶、大蓟、小蓟、茅根、茜根、山栀子、大黄、牡丹皮、棕榈皮各等分。共10味，以藕汁或萝卜汁磨京墨调服	凉血止血	血热妄行之上部出血证。血色鲜红，来势急暴，舌红脉数
	四生丸（原名四味丸，出《杨氏家藏方》，《普济方》引《十便良方》更名）	生荷叶、生艾叶、生柏叶、生地黄各等分。共4味	凉血止血	血热妄行之出血轻证

分析：两方均含有荷叶、侧柏叶，有凉血止血之功，可治血热妄行之上部出血证。

十灰散又配二蓟、二根、二皮及栀、黄等大队清降且多兼散瘀之品，清热泻火、凉血止血，且十药炒炭存性又兼收敛止血，以藕汁或萝卜汁磨京墨调服，意在加强凉血止血之效。适于血热妄行之上部出血重证。四生丸又配甘寒之生地黄滋阴清热，性温之艾叶止血和血，反佐以防血止寒凝。四药生鲜而用，增强凉血清热之力，但药简力薄，清热止血之力不如十灰散，且四药无清气降火之品，对血从上溢之证实为不济，适于血热妄行之出血轻证。

2. 十灰散与咳血方

异同		组成	功效	方证
同		山栀子	凉血止血	热性出血
异	十灰散（《十药神书》）	荷叶、侧柏叶、大蓟、小蓟、茅根、茜根、山栀子、大黄、牡丹皮、棕榈皮各等分。共10味，以藕汁或萝卜汁磨京墨调服	凉血止血	血热妄行之上部出血证
	咳血方（《丹溪心法》）	青黛、瓜蒌仁、海粉、山栀子（炒黑）、诃子。共5味为末，以蜜同姜汁为丸，噙化	清肝宁肺凉血止血	肝火犯肺之咳血证

分析：两方均含有山栀子，均有凉血止血之功，治热性出血。

十灰散又配二蓟、二叶、二根、二皮及大黄等大队清降散瘀之品，清热泻火、凉血止血，且十药炒炭存性以收敛止血，以藕汁或萝卜汁磨京墨调服，意在加强凉血止血之力。主治血热妄行之上部多种出血证。咳血方以青黛配黑栀子清肝凉血，清降气火，兼清心除烦而有助宁肺，瓜蒌、海粉清肺降火，润肺化痰，诃子苦降性平而能敛降肺气，止咳化痰，全方无专职止血之品，但以直折木火，清肝宁肺为务，主治木火刑金肝火犯肺之咳血，痰中带血，伴心烦易怒，胁痛口苦便秘，舌红苔黄脉弦数。

3. 咳血方与黛蛤散

异同		组成	功效	方证
同		青黛	清肝泻火	肝火犯肺之咳嗽
异	咳血方（《丹溪心法》）	青黛、瓜蒌仁、海粉、山栀子（炒黑）、诃子。共5味为末，以蜜同姜汁为丸，噙化	清肝宁肺凉血止血	肝火犯肺之咳血证。咳痰稠带血，心烦易怒，胸胁作痛，咽干口苦，舌红苔黄，脉弦数
	黛蛤散（《医说》引《类编》）	青黛、蛤粉用新瓦将蚌粉炒令通红，拌青黛少许。共2味	清肝化痰	肝火犯肺，灼津为痰之证。咳嗽咳痰，或痰中带血，胸胁作痛

分析： 两方均以咸寒入肝之青黛为主组方，清肝泻火，肝肺并治，皆可用治肝火犯肺之咳嗽。

咳血方以青黛与栀子共为君药清肝凉血，清降气火，且栀子炒黑入血凉血止血又兼清心除烦而有助宁肺，瓜蒌、海粉清肺降火，润肺化痰，诃子苦降性平而能敛降肺气，止咳化痰，全方清肝宁肺，为治疗木火刑金肝火犯肺咳血之要方。黛蛤散仅配清热利湿化痰之蛤粉，为清肝化痰，治肝火犯肺咳嗽痰多之对药方。

4. 咳血方与黛蛤散、补络补管汤

异同		组成	功效	方证
同		清降或敛降	止血	咳血
异	咳血方（《丹溪心法》）	青黛、瓜蒌仁、海粉、山栀子（炒黑）、诃子（原著无剂量）。共5味为末，以蜜同姜汁为丸，噙化	清肝宁肺凉血止血	肝火犯肺之咳血证。咳嗽痰稠带血，心烦易怒，胸胁作痛，咽干口苦，舌红苔黄，脉弦数
	黛蛤散（《医说》引《类编》）	青黛、蛤粉用新瓦将蚌粉炒令通红，拌青黛少许。共2味	清肝化痰	肝火犯肺，灼津为痰之证。咳嗽咳痰，或痰中带血，胸胁作痛
	补络补管汤（《医学衷中参西录》）	生龙骨、生牡蛎、萸肉各一两，三七（研细，药汁送服）二钱。共4味	收敛止血补养肺胃	咳血吐血，久不愈者

分析： 三方组成虽无共同药物，但药法或清降或镇涩而均主以降，均有止血之功，用治咳血。

咳血方以青黛与栀子共为君药清肝凉血，清降气火，且栀子炒黑入血凉血止血又兼清心除烦而有助宁肺，瓜蒌、海粉清肺降火，润肺化痰，诃子苦降性平而能敛降肺气，止咳化痰，全方清肝宁肺，为治木火刑金肝火犯肺咳血之常用方。黛蛤散仅配清热利湿化痰之蛤粉，为清肝化痰，治肝火犯肺咳嗽痰中带血之对药方。补络补管汤专为咳血吐血，久不愈者而设，但其用药并无专门治肺之品，而是镇敛并用，收涩止血兼化瘀止血，体现了张锡纯治血证特色，山茱萸又有补养作用。不仅治肺，亦可治胃，为治咳血吐血日久不愈兼瘀兼虚者之经验方。

5. 小蓟饮子与四生丸

异同		组成	功效	方证
同		生地黄	凉血止血	出血证
异	小蓟饮子（《玉机微义》引《济生方》）	生地黄、小蓟、滑石、木通、蒲黄、藕节、淡竹叶、当归、山栀子、甘草各等分。共 10 味	凉血止血利尿通淋	热结下焦膀胱之血淋、尿血。尿中带血，小便频数，赤涩热痛，舌红脉数
	四生丸（《妇人良方》）	生荷叶、生艾叶、生柏叶、生地黄各等分。共 4 味	凉血止血	血热妄行之吐衄。血色鲜红，口干咽燥，舌红或绛，脉弦数

分析： 两方均含生地黄，有凉血止血之功，用治出血证。

小蓟饮子系导赤散加小蓟、藕节、蒲黄、滑石、栀子、当归而成，方中导赤散清心养阴，利水通淋；小蓟、藕节、炒蒲黄凉血止血又能化瘀；淡竹叶、栀子、滑石、木通清热利湿通淋；生地黄、当归滋养阴血，防寒凉太过利水伤阴，当归又能引血归经化瘀和血。功善凉血止血而兼化瘀，利水通淋兼能养阴，适用于瘀热结于下焦膀胱，损伤血络之血淋、尿血证。四生丸侧柏叶清热凉血止血，荷叶清热凉血散瘀，生地黄清热凉血滋阴，反佐性温之艾叶既能止血和血，又防血止寒凝。四药生鲜而用，意在增强凉血清热之力，但毕竟药仅四味，药力有限，且四药中有三味用叶而质轻上浮，并无清气降火之力，对血从上溢之证实为不济，故适用于血热妄行之出血轻证。

6. 槐花散与槐角丸

异同		组成	功效	方证
同		槐花（槐角）、枳壳	清肠止血疏风行气	便血
异	槐花散（《普济本事方》）	槐花炒、柏叶、荆芥穗、枳壳（麸炒）各等分。共 4 味为细末，清米饮调下二钱，空心食前服	清肠止血疏风行气	风热湿毒，壅遏肠道之肠风脏毒下血证。便前出血，或便后出血，血色鲜红或晦暗，舌质红，脉数或弦数
	槐角丸（《局方》）	炒槐角一斤，地榆、酒当归、防风、黄芩、枳壳各半斤。共 6 味	凉血止血疏风利气	肠风下血、痔疮、脱肛，属风邪热毒或湿热者

分析： 两方均含有清肠之槐与宽肠下气之枳壳，功能清肠止血、疏风行气，用治便血。

因槐角清热之力大于槐花，止血之力则小于槐花，槐花散君槐花而配侧柏叶及荆芥穗，兼具凉血止血及收敛止血，用药轻灵而精简，其清肠之力不及槐角丸，而重在凉血止血，疏风行气，是治疗风热湿毒，壅遏肠道之肠风脏毒下血证的基础方。槐角丸君槐角配黄芩清热燥湿，地榆清热止血，当归养血活血又引血归经，防风升发清阳又疏风，枳壳宽肠下气，行气活血有助消肿，故其清大肠湿热及凉血之力大于槐花散，且有养血活血之功，适用于风邪热毒或湿热壅遏肠道较重之肠风下血，痔疮脱肛者。

7. 槐花散与黄土汤

异同		组成	功效	方证
同		止血	止血	便血
异	槐花散（《普济本事方》）	槐花炒、柏叶、荆芥穗、枳壳（麸炒）各等分。共4味为细末，清米饮调下二钱空心食前服	清肠止血疏风行气	风热湿毒，壅遏肠道之肠风脏毒下血证。便前出血，或便后出血，血色鲜红或晦暗，舌质红脉数或弦数
	黄土汤（《金匮要略》）	灶心黄土半斤，甘草、干地黄、白术、附子炮、阿胶、黄芩各三两。共7味	温阳健脾养血止血	脾阳不足，脾不统血之虚寒性各种出血证。血色暗淡，舌淡苔白脉沉细无力

分析：两方均可治大便下血，但二者方证病机相反，立法组方各异。

槐花散以槐花为君配侧柏叶及荆芥穗，清大肠湿热，凉血止血，兼收敛止血，疏风行气，为凉血收涩与疏风行气合用之法，用药轻灵而精简，方性寒凉，主治风热湿毒，壅遏肠道之肠风脏毒下血，属热证便血。黄土汤以灶心黄土合炮附子、白术为主，配伍生地黄、阿胶、黄芩以温阳健脾而摄血，滋阴养血而止血，为"甘苦合用刚柔互济法"，其用药重涩，方性温涩，适用于脾阳不足，脾不统血之多种出血证，属虚寒性出血。

8. 黄土汤与柏叶汤

异同		组成	功效	方证
同		温中祛寒药	温中止血	中焦虚寒性出血
异	黄土汤	灶心黄土半斤，甘草、干地黄、白术、附子（炮）、阿胶、黄芩各三两。共7味	温阳健脾养血止血	脾阳不足，脾不统血之虚寒性出血证。血色暗淡，舌淡苔白，脉沉细无力
	柏叶汤	柏叶、干姜各三两，艾三把。共3味，以水五升，马通汁一升，合煮取一升，分温再服	温中止血	中焦虚寒之吐血

分析：两方均出自《金匮要略》，均有温中止血之功，治疗中焦虚寒性出血。

黄土汤重用灶心黄土合炮附子、白术温阳健脾为主，配生地黄、阿胶、黄芩滋阴养血，重在治本，其用药质重下行，为"甘苦合用刚柔互济法"，其方温涩之性尤强，适用于脾阳不足，脾不统血之多种出血证，尤以下部出血势缓量小者为宜。柏叶汤中侧柏叶为止血要药，味苦微寒可折上逆之势，并可防干姜、艾叶温热太过而动血，干姜温中祛寒"止吐血"，艾叶温经止血，马通汁止血化瘀，以浊导浊，引药入阴，温中止血，是治疗中焦虚寒吐血之基础方。

9. 黄土汤与归脾汤

异同		组成	功效	方证
同		白术、甘草	健脾止血	脾不统血之崩漏便血
异	黄土汤（《金匮要略》）	灶心黄土半斤，甘草、干地黄、白术、附子（炮）、阿胶、黄芩各三两。共 7 味	温阳健脾养血止血	脾阳不足，脾不统血之虚寒性出血证。血色暗淡，舌淡苔白，脉沉细无力
	归脾汤（《正体类要》）	当归、人参、白术、白茯苓、炒黄芪、远志、龙眼肉、炒酸枣仁各一钱，木香五分，炙甘草三分。共 10 味，煎加生姜、大枣	益气补血健脾养心	①心脾气血两虚证。心悸失眠，食少体倦，面色萎黄。②脾不统血证。出血量多色淡。舌淡脉细弱

分析：两方均含有白术、甘草，有健脾养血及止血之功，用治脾不统血之便血、崩漏。

黄土汤用于中焦虚寒，脾阳不足，阳虚失摄之证，以脾阳虚为主，故重用灶心土，合白术、附子温阳健脾以摄血为主组方，又配生地黄、阿胶、黄芩滋阴养血而止血，其用药质重下行，为"甘苦合用刚柔互济法"，其方温涩之性尤强，适用于脾阳不足，脾不统血之多种出血证，尤以下部出血势缓量小者为宜。归脾汤所治为心脾气血两虚之证，其出血诸症系脾气不足，气不摄血所致，以脾气虚为主，故以黄芪、人参、白术、茯神、大枣等益气健脾药为主组方，益气以摄血；又配伍龙眼肉、酸枣仁、远志以养血宁血，当归养血活血且引血归经，本方不用专司止血之药，而用心脾气血并治而以健脾益气为主之法，旨在益气健脾而复统血之能，使血归于脾。归脾汤属治病求本之剂，黄土汤为标本兼顾之方。

10. 黄土汤与胶艾汤

异同		组成	功效	方证
同		生地黄、阿胶、甘草	养血止血	虚寒性崩漏、月经不调
异	黄土汤	灶心黄土半斤，甘草、干地黄、白术、附子（炮）、阿胶、黄芩各三两。共 7 味	温阳健脾养血止血	脾阳不足，脾不统血之虚寒性出血证。血色暗淡，舌淡苔白，脉沉细无力
	胶艾汤	川芎、阿胶、甘草各二两，艾叶、当归各三两，芍药四两，干地黄六两。共 7 味，清酒与水合煎	养血止血调经安胎	妇人冲任虚损，血虚有寒证。月经过多，崩漏下血，产后或流产损伤冲任，下血不绝；或妊娠胞阻，胎漏下血，腹中疼痛

分析：两方均出自《金匮要略》，组成中均含有生地黄、阿胶、甘草等 3 味药，有养血止血之功，用治虚寒性崩漏、月经不调。

黄土汤重用灶心黄土合炮附子、白术为主，以温阳健脾而摄血，配生地黄、阿胶、黄芩以滋阴养血而止血，适用于脾阳不足、统摄无权之出血证。胶艾汤（原名芎归胶艾汤）尚含有艾叶及干地黄二味，实由四物汤加阿胶、艾叶、甘草组成。侧重于养血止血，调经安胎。以补养为主，补中寓活，宜于冲任虚损，血虚偏寒之血虚有寒之月经过多、产后下血不止及妊娠胎漏下血腹痛。

11. 黄土汤与归脾汤、理中丸

异同		组成	功效	方证
同		白术、甘草	健脾止血	脾虚所致出血
异	黄土汤 (《金匮 要略》)	灶心黄土半斤，甘草、干地黄、白术、附子（炮）、阿胶、黄芩各三两。共7味	温阳健脾 养血止血	脾阳不足，脾不统血之虚寒性出血证。血色暗淡，舌淡苔白，脉沉细无力
	归脾汤 (《正体 类要》)	当归、人参、白术、白茯苓、炒黄芪、远志、龙眼肉、炒酸枣仁各一钱，木香五分，炙甘草三分。共10味，煎加生姜、大枣	益气补血 健脾养心	①心脾气血两虚证。心悸失眠，食少体倦，面色萎黄，舌质淡脉细弱。②脾不统血证。便血，皮下紫癜，崩漏，月经超前，量多色淡，舌淡脉细弱
	理中丸 (《伤寒 论》)	人参、干姜、甘草（炙）、白术各三两。共4味	温中祛寒 补气健脾	中焦虚寒证。①典型证为吐利冷痛。②兼变证有失血、小儿慢惊、病后多唾、霍乱、胸痹等之属中焦虚寒者

分析： 三方均含有白术、甘草，有健脾止血之功，脾虚所致出血。

黄土汤重用灶心黄土合炮附子、白术为主，以温阳健脾而摄血，配生地黄、阿胶、黄芩以滋阴养血而止血，适用于脾阳不足，统摄无权之出血证。归脾汤重用黄芪、龙眼肉，配伍人参、白术、当归、茯神、酸枣仁、远志补气健脾，养心安神，适用于脾气不足、气不摄血之出血证。理中丸用干姜为君温中祛寒而"止吐血"，合人参温中健脾，参、术、草益气健脾，白术又可健脾燥湿，温燥补并用，功能温中祛寒，补气健脾，适用于中阳不足。脾胃虚寒之出血，主见脘腹绵绵作痛，呕吐便溏，畏寒肢冷，舌淡苔白脉沉细。

第15章　治风剂

1. 川芎茶调散与菊花茶调散

异同		组成	功效	方证
同		川芎、白芷、羌活、荆芥、防风、细辛、薄荷、甘草、茶清	疏风止痛	风邪头痛
异	川芎茶调散（《局方》）	薄荷叶八两，川芎、荆芥各四两，白芷、羌活、甘草炙各二两，防风一两半，细辛一两。共8味，食后茶清调下	疏风止痛	外感风邪头痛证。偏正头痛或巅顶作痛，舌苔薄白脉浮
	菊花茶调散（《丹溪心法附余》）	菊花、川芎、荆芥穗、羌活、白芷、甘草各二两，防风一两半，细辛一两，蝉蜕、僵蚕、薄荷各五钱。共11味，食后茶清调下	疏风止痛清利头目	风热上犯头目之偏正头痛或巅顶作痛，头晕目眩

分析： 两方均有芎、芷、羌、荆、防、辛、薄、草等药，疏风止痛，用治外感风邪头痛或偏正头痛。

　　川芎茶调散群集大队辛散疏风药而少佐苦寒清降之品，使颠顶之风邪以风药驱散，而又无过分升散之虞。其中川芎治少阳厥阴头痛，白芷治阳明头痛，羌活治太阳头疼，细辛治少阴头疼，荆、防疏风解表，薄荷辛凉清利头目且制风药之温燥及风邪之热燥，茶清则清上降下以防风药升散太过。主治外感风邪头痛证及偏正头痛，如雷头风等。菊花茶调散由川芎茶调散加菊花、僵蚕、蝉蜕而成。故有疏散风热、清利头目之功，以治偏正头痛以及眩晕之偏于风热者为宜。

2. 川芎茶调散与菊花茶调散、苍耳子散

异同		组成	功效	方证
同		白芷、薄荷、茶清	疏风止痛	外感风邪头痛
异	川芎茶调散（《局方》）	薄荷叶八两，川芎、荆芥各四两，白芷、羌活、甘草（炙）各二两，防风一两半，细辛一两。共8味	疏风止痛	外感风邪头痛证。偏正头痛或巅顶作痛。鼻塞舌苔薄白脉浮
	菊花茶调散（《丹溪心法附余》）	菊花、川芎、荆芥穗、羌活、白芷、甘草各二两，防风一两半，细辛一两，蝉蜕、僵蚕、薄荷各五钱。共11味，食后茶清调下	疏风止痛清利头目	风热上犯头目之偏正头痛或巅顶作痛，头晕目眩
	苍耳子散（《严氏济生方》）	香白芷一两，辛夷仁半两，炒苍耳子二钱半，薄荷叶半钱。共4味，食后葱、茶清调下	疏风止痛通利鼻窍	风邪上攻之鼻渊，鼻流浊涕不止

分析： 三方均含有白芷、薄荷，为散剂食后用茶清调下，疏风止痛，治外感风邪头痛。

　　川芎茶调散与菊花茶调散同治外感风邪头痛及偏正头痛，但后者系川芎茶调散加菊花、僵蚕、蝉蜕以疏散风热，清利头目，宜于头痛偏正头痛及眩晕之偏于风热者。苍耳子散重用白芷入手足阳明，上行头面，祛风除湿通鼻窍；辛夷通九窍，散风热，并升清阳；苍耳子疏风散湿，上通脑顶，外达皮肤；薄荷辛凉泄疏肺肝，清利头目；葱白通阳；茶清苦寒下行，全方疏风散热，升清降浊，通利鼻窍，使浊涕自止。故擅长疏风通窍，宜于风热郁滞阳明之鼻渊。

3. 大秦艽汤与小续命汤

异同		组成	功效	方证
同		防风、川芎、芍药、黄芩、甘草	祛风通络	风邪初中经络证
异	大秦艽汤（《素问病机气宜保命集》）	秦艽三两，独活、甘草、川芎、当归、白芍、石膏各二两，川羌活、防风、黄芩、吴白芷、白术、生地黄、熟地黄、白茯苓各一两，细辛半两。共16味	祛风清热养血活血	风邪初中经络证。口眼歪斜，舌强不能言语，手足不能运动，风邪散见，不拘一经
	小续命汤（《千金方》引《小品方》）	麻黄、防己、人参、桂心、黄芩、芍药、甘草、芎、杏仁各一两，防风一两半，附子一枚，生姜五两。共12味	辛温发散扶正祛风	正气内虚，风邪外袭之风中经络证。半身不遂，口眼㖞斜，语言謇涩；或顽痹不仁，风湿腰痛

分析： 两方均含有防风、川芎、芍药、黄芩、甘草5味药，均以辛散祛风配养血和血之法为主组方，用治风邪初中经络证。

大秦艽汤基于"养血而筋自荣"立论治痹，方中重用秦艽为君，配羌、独、防、芷、辛等大队辛散以祛风通络，四物中二地并用以养血荣筋，又能活血，苓、术、草健脾益气以生血，膏、芩及生地黄以清风邪郁所化之热，功擅祛风清热，养血活血，适于风邪初中经络证以营血不足兼有郁热者为宜。小续命汤原为"中风欲死"而设，组成包含有麻黄汤、桂枝汤、参附汤、还魂汤（麻黄、杏仁、甘草）诸方，取麻黄宣通九窍，杏仁开宣肺气，甘草益气和中，主治猝死；配防风、防己、生姜辛温宣散以祛风；又配参、附、桂等以益气温阳，芎、芍养血调血；又配黄芩以清郁热，是乃辛温发散与益气温阳并用，佐以养血调血，故能外祛风邪，内护阳气，邪正同治，气血兼顾，故长于祛风散寒，益气温阳，宜于风邪初中经络证兼有阳气不足者，亦治风湿痹痛。

4. 消风散同名方

异同		组成	功效	方证
同		荆芥、防风、蝉蜕、甘草	祛风除湿止痒	风疹、湿疹、瘙痒瘾疹
异	消风散（《外科正宗》）	当归、生地黄、荆芥、防风、蝉蜕、胡麻、苦参、苍术、牛蒡子、知母、石膏各一钱，甘草、木通各五分。共13味	疏风养血清热除湿	风疹、湿疹。皮肤瘙痒，疹出色红，或遍身云片斑点，抓破后渗出津水
	消风散（《局方》）	荆芥穗、防风、羌活、藿香叶、蝉壳、炒白僵蚕、川芎、茯苓、人参、炙甘草各二两，姜厚朴、陈皮各二两。共12味，茶清调下	祛风止痒行气除湿	风湿瘾疹。皮肤顽麻瘙痒，或头皮肿痒，眉棱骨痛，眩晕欲倒，痰逆恶心

分析： 两方均含荆、防、蝉、草等药，功能祛风止痒除湿，用治风疹、湿疹、瘙痒瘾疹。

《正宗》消风散配膏、知、蒡清热解毒，苦、苍通燥湿利湿，归、地、麻养血润燥，故其清热除湿之力强，宜于湿热较著者。《局方》消风散则配羌、蚕加强祛风解毒止痒，陈、朴、藿行气祛湿，苓、参健脾益气渗湿，川芎行气活血，故其功擅祛风止痒，行气化湿，而无养血及清热作用，宜于风湿所致之瘙痒而兼气滞之证。

5. 消风散与当归饮子

异同		组成	功效	方证
同		荆芥、防风、当归、生地黄、甘草	养血祛风	皮肤瘙痒
异	消风散（《外科正宗》）	当归、生地黄、荆芥、防风、蝉蜕、胡麻、苦参、苍术、牛蒡子、知母、石膏各一钱，甘草、木通各五分。共 13 味	疏风养血清热除湿	风疹、湿疹。皮肤瘙痒，疹出色红，或遍身云片斑点，抓破后渗出津水
	当归饮子（《济生方》）	当归、白芍、川芎、生地黄、炒白蒺藜、防风、荆芥穗各一两，何首乌、黄芪、炙甘草各半两，煎加姜五片。共 11 味	养血活血祛风止痒	风疹或疮疥瘙痒日久，气血不足之各种慢性皮肤病，瘙痒，入夜尤甚，疹色淡红，舌淡红苔薄，脉弦细

分析：两方均含荆、防、归、地、草等 5 味药，有养血祛风之功，用治皮肤瘙痒。

消风散又配石膏、知母、牛蒡子等甘寒辛寒及寒滑之品以清热润燥解毒，配苍术、苦参、木通等燥湿利湿，配蝉蜕助荆、防以祛风止痒，更以胡麻合归、地以养血润燥；全方用药重在清热除湿，祛风止痒，兼以养血润燥，主治风热湿毒蕴结肌肤之风疹、湿疹，尤以湿热较著者为宜，其证属正邪俱实，多为急性发作。当归饮子由四物汤加何首乌、黄芪、甘草、白蒺藜、荆芥穗、防风、生姜而成。方中用四物加首乌补养营血，凉血调血，又兼补肝肾；黄芪补气生血，且其性升浮而善外达皮毛以固腠理；白蒺藜辛苦微温归肝经配荆、防尤善祛风止痒。可见其重在养血益气祛风，且养血之力胜于祛风，适用于风疹瘙痒日久，气血不足之各种慢性皮肤病，证属正虚邪实，每反复发作，迁延难愈。以瘙痒，入夜尤甚，疹色淡红，舌淡红苔薄，脉弦细为特点。

6. 牵正散与止痉散

异同		组成	功效	方证
同		全蝎	祛风止痉	风中经络之证
异	牵正散（《杨氏家藏方》）	白附子、白僵蚕、全蝎各等分，并生用。共 3 味	祛风化痰通络止痉	风痰阻络之口眼㖞斜。猝然口眼㖞斜，舌淡苔白
	止痉散（《流行性乙型脑炎中医治疗法》）	蜈蚣、全蝎各等分，每服 1～1.5g。共 2 味	祛风止痉	风中经络之痉厥，手足抽搐，角弓反张。亦治顽固性头痛、关节痛

分析：两方均含有全蝎，有祛风止痉之功，用治风中经络之证。

牵正散中白附子辛温燥烈而升，入阳明经而走头面，以祛风化痰，尤善祛头面之风，全蝎配僵蚕，皆虫类而善搜剔经络之风邪而止痉，全蝎又能通络，僵蚕且能化痰，故长于祛风化痰通络，善治风痰阻络之口眼㖞斜。止痉散中蜈蚣辛温有毒，性善走窜，截风定搐，为祛风止痉之要药，配全蝎则止痉定搐之力更强，故长于止痉定搐、善治肝风内动之抽搐痉厥、亦治顽固性头痛、关节痛。

7. 消风散类方

异同		组成	功效	方证
同		荆芥、防风、甘草	祛风止痒	风疹、湿疹、瘙痒瘾疹
异	消风散 (《外科正宗》)	荆芥、防风、甘草、蝉蜕、苍术、苦参、木通、石膏、知母、牛蒡子、当归、生地黄、胡麻。共13味	疏风养血清热除湿	风疹、湿疹。皮肤瘙痒，疹出色红，或遍身云片斑点，抓破后渗出津水
	消风散 (《局方》)	荆芥、防风、甘草、白僵蚕、蝉壳、羌活、芎藭、藿香叶、厚朴、陈皮、茯苓、人参。共12味，茶清调下	祛风止痒行气除湿	风湿瘾疹。皮肤顽麻瘙痒，或头皮肿痒，眉棱骨痛，眩晕欲倒，痰逆恶心
	当归饮子 (《济生方》)	荆芥、防风、甘草、当归、白芍、川芎、生地黄、何首乌、黄芪、白蒺藜、生姜。共11味	养血活血祛风止痒	风疹疮疥瘙痒日久，气血不足之各种慢性皮肤病。入夜尤甚，疹色淡红，舌淡红苔薄脉弦细

分析： 三方均含有荆、防、草等药，有祛风止痒之功，用治风疹、湿疹、瘾疹等症。

《外科正宗》消风散又配蝉蜕助荆、防祛风止痒，苍术、苦参、木通燥湿利湿以除湿止痒，更以石膏、知母、生地黄、牛蒡子等辛寒甘寒及寒滑之品以清热润燥解毒，以胡麻合归、地以养血润燥，四法并用，攻擅清热除湿，祛风止痒，兼以养血润燥，主治风热湿毒蕴结肌肤之风疹、湿疹，尤以湿热较著者为宜，其证多为急性发作。《局方》消风散尚配有白僵蚕、蝉壳、羌活、川芎以祛风解毒止痒，川芎又能活血行气，配藿香叶、厚朴、陈皮行气除湿，茯苓、人参健脾益气渗湿，故本方侧重于祛风及行气化湿，而无养血及清热之功，宜于风湿瘾疹之瘙痒而兼气滞之证。当归饮子由四物汤加何首乌、黄芪、甘草、白蒺藜、荆芥穗、防风、生姜而成。方中四物及何首乌益阴养血，活血调血，生地黄、白芍又能凉血，黄芪甘温补气生血，且其性升浮而善外达皮毛以固腠理，白蒺藜辛苦微温归肝经，配荆、防尤善祛风止痒。长于补养营血以祛风，宜于治风疹瘙痒日久，气血不足之各种慢性皮肤病，证属正虚邪实，反复发作，迁延难愈。

8. 玉真散同名二方

异同		组成	功效	方证
同		南星、防风	祛风化痰解痉	破伤风
异	玉真散 (《普济本事方》)	天南星、防风各等分。共2味为末，如破伤以药敷贴疮口，然后以温酒调下一钱，重者二钱	祛风化痰解痉	破伤风，牙关紧急，口撮唇紧，角弓反张，脉弦者。亦治打扑伤损
	玉真散 (《外科正宗》)	南星、防风、白芷、天麻、羌活、白附子各等分，共6味	祛风化痰定搐止痉	风毒痰阻之破伤风。牙关紧急，口撮唇紧，身体强直，角弓反张，甚则咬牙缩舌，脉弦紧，亦治疯犬咬伤

分析： 两方有渊源关系，均含有南星、防风2味，功能祛风化痰止痉，用治破伤风。

《普济本事方》玉真散药仅南星、防风2味，其祛风化痰解痉之力均不及彼方，是治疗破伤风。《外科正宗》玉真散则在此基础上加入白附子、羌活、白芷、天麻4味药，故其祛风化痰解痉之力均较前方为胜，用治破伤风及疯犬咬伤之痉厥。

9. 大活络丹与小活络丹

异同		组成	功效	方证
同		草乌、天南星、乳香、没药、地龙	祛风除湿 活络止痛	中风及风湿痹痛
异	大活络丹 （《兰台轨范》）	人参三两，防风二两半，白花蛇、乌梢蛇、威灵仙、两头尖、草乌、天麻、全蝎、首乌、龟甲炙、麻黄、贯众、炙甘草、羌活、官桂、藿香、乌药、黄连、熟地黄、大黄蒸、木香、沉香各二两，细辛、赤芍、没药、僵蚕、姜南星、青皮、骨碎补、白蔻、丁香、乳香、安息香、附子制、黄芩、茯苓、香附、玄参、白术各一两，葛根、虎胫骨炙、当归各一两半，血竭七钱，地龙（炙）、犀角、麝香、松脂各五钱，牛黄、片脑各一钱五分。共 50 味	祛风湿 益气血 活络止痛	风湿痰瘀阻于经络，正气不足之中风瘫痪、痿痹、阴疽、流注以及跌打损伤等
	小活络丹 （《局方》）	川乌（炮）、草乌（炮）、地龙、天南星（炮）各六两，乳香、没药各二两二钱。共 6 味	祛风除湿 化痰通络 活血止痛	风寒湿痰瘀血留滞经络之痹证。肢体筋脉挛痛，关节屈伸不利，舌淡紫苔白脉沉弦或涩

分析： 大、小活络丹药物组成差别很大，但都含有草乌、天南星、乳香、没药、地龙等 5 味药，有祛风除湿，活络止痛之功，用治冷风顽痹或中风不遂等。

大活络丹以祛风、除湿、豁痰、温里、活血、通络、止痛等配伍益气、养血、滋阴、助阳等多法联用组方，寒热并用，扶正祛邪，标本兼顾，适于正虚邪实之顽症。"顽痰恶风，热毒瘀血，入于经络，非此方不能透达，凡治肢体大症必备之药也。"（清·徐灵胎）小活络丹则以祛风散寒除湿药配化痰活血通络药组方，纯为祛邪而设，适于痹证偏于寒湿瘀血且邪实而正气不虚者。亦治中风手足不仁，日久不愈，经络中有湿痰瘀血，而见腰腿沉重，或腿臂间作痛者。

10. 五虎追风散与玉真散

异同		组成	功效	方证
同		南星、天麻	祛风止痉	破伤风
异	五虎追风散	制南星、天麻各二钱，蝉蜕一两，全蝎 7～9 个，僵蚕 7～9 个。共 6 味	祛风解痉 止搐	风中经络之破伤风。牙关紧急，手足抽搐，角弓反张等
	玉真散	南星、防风、白芷、天麻、羌活、白附子各等分。共 6 味	祛风化痰 定搐止痉	风毒痰阻之破伤风。牙关紧急，口撮唇紧，身体强直，角弓反张，甚则咬牙缩舌，脉弦紧

分析： 两方均含有南星、天麻，有祛风止痉之功，用治破伤风。

五虎追风散（《史全恩家传方》）重用蝉蜕、全蝎、僵蚕等虫类搜剔，长于祛风解痉。玉真散（《外科正宗》）以白附子、天南星为君，重在祛风化痰而解痉稍逊。

11. 钩藤饮与羚角钩藤汤

异同		组成	功效	方证
同		钩藤、羚羊角、甘草	凉肝息风	热极肝风内动证
异	钩藤饮（《医宗金鉴》）	钩藤（后入）、羚羊角（磨粉冲服）、全蝎、天麻、人参、炙甘草。共6味	清热息风益气解痉	肝热生风而正气受损之小儿天钓。惊悸火热，牙关紧闭，手足抽搐，头目仰视等
	羚角钩藤汤（《通俗伤寒论》）	羚角片钱半，霜桑叶二钱，京川贝母四钱，鲜生地黄五钱，双钩藤、滁菊花、茯神木、生白芍各三钱，生甘草八分，淡竹茹五钱。共10味	凉肝息风增液舒筋	①热极动风兼津伤有痰之高热抽搐证。高热烦躁抽搐，舌绛而干脉弦数。②肝热风阳上逆证。头晕胀痛，耳鸣心悸，面红如醉，或手足躁扰甚则瘛疭，舌红脉弦数

分析： 两方均属清热息风之剂，组成中均含有钩藤、羚羊角、甘草，且均用羚角、钩藤为君，有凉肝息风之功，用治热极肝风内动之证。

钩藤饮原为小儿天钓证而设，配全蝎、天麻等，功偏息风止痉，幼儿本稚阴稚阳之体，配人参以扶正祛邪。羚角钩藤汤则又用桑、菊以凉肝，助君药清热息风，配地、芍增液舒筋，川贝母及竹茹清热化痰，茯神木则安神平肝，功偏清热凉肝息风兼增液舒筋。

12. 羚角钩藤汤与镇肝息风汤

异同		组成	功效	方证
同		白芍、甘草	滋阴息风	肝风内动证
异	羚角钩藤汤（《通俗伤寒论》）	羚角片钱半，霜桑叶二钱，京川贝母四钱，鲜生地黄五钱，双钩藤、滁菊花、茯神木、生白芍各三钱，生甘草八分，淡竹茹五钱。共10味	凉肝息风增液舒筋	①热极动风而兼津伤有痰证。高热烦躁，手足抽搐。②肝热风阳上逆证。舌红或绛而干，脉弦数
	镇肝息风汤（《医学衷中参西录》）	怀牛膝、生赭石各一两，生龙骨、生牡蛎、生龟甲、生杭芍、玄参、天冬各五钱，川楝子、生麦芽、茵陈各二钱，甘草钱半。共12味	镇肝息风滋阴潜阳	肝阳上亢，气血上逆之内中风。头目眩晕，脑部热痛，面色如醉，肢体不利，脉弦长有力，甚或中风昏不知人

分析： 两方均有含白芍、甘草，有滋阴及息风之功，主治肝风内动证。

羚角钩藤汤原为邪热传入厥阴，神昏搐搦而设，方用羚、钩、桑、菊四药为君以清热凉肝，息风解痉，配地、芍合甘草酸甘合化，滋阴增液，柔肝舒筋，贝、茹清热化痰，且川贝母善治风痉，茯神木平肝安神，功偏清热凉肝息风，且能增液舒筋。镇肝息风汤原为肝肾阴亏，肝阳上亢，阳亢化风，气血逆乱之内中风而设，方中重用牛膝引血下行以折其亢阳，合赭石、龙骨、牡蛎、龟甲等质重沉降之金石介类以潜阳镇逆息风，佐生龟甲、玄参、天冬、白芍等甘凉柔润、酸甘化阴以滋水涵木、清金制木而达滋阴潜阳之功，更佐生麦芽、茵陈、川楝子清泻肝热，舒达肝气，以遂肝木条达之性，合君臣之镇肝息风以升降相因、相反相成。功偏镇肝潜阳，清肝降逆，兼能舒肝和中。

13. 镇肝息风汤与建瓴汤

异同		组成	功效	方证
同		怀牛膝、生赭石、生龙骨、生牡蛎、生杭芍	滋阴镇肝息风	肝肾阴亏,肝阳上亢证
异	镇肝息风汤	怀牛膝、生赭石各一两,生龙骨、生牡蛎、生龟甲、生杭芍、玄参、天冬各五钱,川楝子二钱,生麦芽、茵陈各二钱,甘草钱半。共12味	镇肝息风滋阴潜阳	肝阳上亢,气血上逆之内中风。头目眩晕,脑部热痛,面色如醉,脉弦长有力
	建瓴汤	生怀山药、怀牛膝各一两,生赭石八钱,生龙骨、生牡蛎、生怀地黄各六钱,生杭芍、柏子仁各四钱,铁锈浓水煎药。共8味	镇肝息风滋阴安神	肝肾阴虚,肝阳上亢证。头目眩晕,耳鸣目胀,健忘,烦躁不安,失眠多梦,脉弦长而硬

分析:两方均出自《医学衷中参西录》,均为"脑充血"而设,均含有怀牛膝、生赭石、生龙骨、生牡蛎、生杭芍等5药,滋阴潜阳,镇肝息风,用治肝肾阴亏,肝阳上亢证。

镇肝息风汤又配龟甲、玄参、天冬、甘草、生麦芽、茵陈、川楝子等滋阴潜阳,清肝疏肝之品,功偏镇肝潜阳,清肝降逆,宜于肝阳上亢,气血逆乱而见脑中热痛,肢体渐觉不利,或面色如醉,甚或中风昏仆者。建瓴汤则用生山药、柏子仁、生地黄、铁锈浓水,功偏宁心安神,宜于肝阳上亢见有失眠多梦、心神不宁等而未至气血逆乱者。

14. 镇肝熄风汤与天麻钩藤饮

异同		组成	功效	方证
同		牛膝	平肝息风	肝阳上亢头痛眩晕
异	镇肝息风汤(《衷中参西录》)	怀牛膝、生赭石各一两,生龙骨、生牡蛎、生龟甲、生杭芍、玄参、天冬各五钱,川楝子二钱,生麦芽、茵陈各二钱,甘草钱半。共12味	镇肝息风滋阴潜阳	肝阳上亢,气血上逆之内中风。头目眩晕,脑部热痛,面色如醉,脉弦长有力
	天麻钩藤饮(《中医内科杂病证治新义》)	天麻9g,钩藤12g,生决明18g,山栀子、黄芩各9g,川牛膝12g,杜仲、桑寄生、益母草、夜交藤、朱茯神各9g。共11味	平肝息风清热活血补益肝肾	肝阳偏亢,风火上扰证。头痛眩晕失眠,舌红苔黄脉弦

分析:两方均含有牛膝,有平肝息风之功,治疗肝阳上亢,肝阳化风之头痛眩晕。

镇肝息风汤重用牛膝为君,配赭石、龙骨、牡蛎、龟甲等质重沉降之金石介类并生用,重镇降逆,潜阳息风,引血下行,以折亢阳,又佐玄参、天冬、白芍及生龟甲等甘凉柔润、酸甘化阴之品以滋水涵木、清金制木而达滋阴潜阳之功,更佐生麦芽、茵陈、川楝子清泻肝热,舒达肝气,以遂肝木条达之性,配君臣之镇肝息风有升降相因、相反相成之妙,功偏镇潜清降,宜于肝阳化风,气血逆乱而见脑中热痛,肢体渐觉不利,或面色如醉,甚或中风昏仆者。天麻钩藤饮为平肝降逆之剂。以天麻、钩藤、生决明平肝祛风降逆为主,辅以清降之山栀子、黄芩,活血之牛膝、益母草,滋补肝肾之桑寄生、杜仲等,滋肾以平肝之逆;佐首乌藤、朱茯神以镇心安神。其平肝息风之力稍逊,但可清热安神,故宜于肝阳偏亢,风火上扰证而见头痛眩晕失眠,舌红苔黄脉弦者。

15. 天麻钩藤饮与羚角钩藤汤、镇肝息风汤

异同		组成	功效	方证
同		平肝息风药＋清热药＋滋阴药	平肝息风	肝风内动之证
异	天麻钩藤饮（《中医内科杂病证治新义》）	天麻9g，钩藤12g，生决明18g，山栀子、黄芩各9g，川牛膝12g，杜仲、桑寄生、益母草、夜交藤、朱茯神各9g。共11味	平肝息风清热活血补益肝肾	肝阳偏亢，风火上扰证。头痛眩晕失眠，舌红苔黄脉弦
	羚角钩藤汤（《通俗伤寒论》）	羚角片钱半，霜桑叶二钱，京川贝母四钱，鲜生地黄五钱，双钩藤、滁菊花、茯神木、生白芍各三钱，生甘草八分，淡竹茹五钱。共10味	凉肝息风增液舒筋	①热极动风证。高热烦躁，手足抽搐。②肝热风阳上逆证。头晕胀痛，耳鸣心悸，面红如醉。舌红或绛而干，脉弦数
	镇肝息风汤（《医学衷中参西录》）	怀牛膝、生赭石各一两，生龙骨、生牡蛎、生龟甲、生杭芍、玄参、天冬各五钱，川楝子二钱，生麦芽、茵陈各二钱，甘草钱半。共12味	镇肝息风滋阴潜阳	肝阳上亢，气血上逆之内中风。头目眩晕，脑部热痛，面色如醉，肢体不利，脉弦长有力。甚或中风而昏不知人

分析： 羚角钩藤汤、镇肝息风汤和天麻钩藤饮三方均用平肝息风、清热、滋阴药法组方，有平肝息风之功，用治肝风内动之证。

天麻钩藤饮原为肝火厥逆之高血压、头痛、眩晕、失眠而设，旨在平肝降逆。方中以天麻、钩藤、生决明配山栀子、黄芩等平肝息风清肝为主，又配益母草、川牛膝、杜仲、桑寄生、首乌藤、朱茯神以活血安神兼补肝肾，其平肝息风之力较缓，但兼清热活血安神之效，故适用于肝阳偏亢，风火上扰证而见头痛眩晕失眠，舌红苔黄脉弦者。羚角钩藤汤原为邪热传入厥阴，神昏搐搦而设，旨在凉肝息风。用羚、钩、桑、菊清热凉肝，息风解痉，配地、芍合甘草酸甘合化，滋阴增液，柔肝舒筋，贝、茹清热化痰，且川贝母又善治风痉，茯神木平肝安神，长于清热凉肝息风，又能增液舒筋，宜于热极动风而兼津伤有痰之高热抽搐。镇肝息风汤原为肝肾阴亏，肝阳上亢，阳亢化风，气血逆乱之内中风而设，旨在镇肝息风。方中重用牛膝为君引血下行以折其亢阳，合赭石、龙骨、牡蛎、龟甲等质重沉降之金石介类并生用以潜阳镇逆息风，佐生龟甲、玄参、天冬、白芍等甘凉柔润、酸甘化阴之品以滋阴潜阳，更佐生麦芽、茵陈、川楝子清肝舒肝，条达肝气，故镇肝潜阳清肝降逆之力强，适用于肝阳上亢，气血逆乱而见脑中热痛，肢体渐觉不利，或面色如醉，甚或中风昏仆者。

16. 大定风珠与羚角钩藤汤

异同		组成	功效	方证
同		白芍、甘草、地黄	养阴息风	温病肝风内动证
异	大定风珠（《温病条辨》）	生白芍、麦冬连心、干地黄各六钱，生龟甲、生鳖甲、生牡蛎、炙甘草各四钱，阿胶三钱，麻仁、五味子各二钱，鸡子黄生二枚。共11味	滋阴息风	温病后期，热灼真阴，阴虚风动证。手足瘛疭，形消神倦，舌绛少苔，脉气虚弱，时时欲脱者
	羚角钩藤汤（《通俗伤寒论》）	羚角片钱半，霜桑叶二钱，京川贝母四钱，鲜生地黄五钱，双钩藤、滁菊花、茯神木、生白芍各三钱，生甘草八分，淡竹茹五钱。共10味	凉肝息风增液舒筋	①热极动风证。高热烦躁，手足抽搐。②肝热风阳上逆证。头晕胀痛，耳鸣心悸，面红如醉。舌红或绛而干，脉弦数

分析： 两方均含生地黄、白芍、甘草，功能养阴增液，平息内风，用治温热病肝风内动证。

大定风珠由加减复脉汤加鸡子黄、龟甲、鳖甲、牡蛎、五味子而成。方以阿胶、鸡子黄为君滋补阴血；配干地黄、麦冬、麻仁甘润养阴润燥，五味子、芍药、炙甘草酸甘化阴且收敛真阴；佐龟甲、鳖甲、牡蛎咸寒育阴且重镇潜阳息风，全方以补虚为主，滋阴力强，兼有潜阳之功，属滋液息风之剂。羚角钩藤汤用羚、钩配桑、菊清热凉肝，息风解痉，鲜生地黄、生白芍合生甘草酸甘合化，滋阴增液，柔肝舒筋，贝、茹清热化痰，且川贝母又善治风痉，茯神木平肝安神，全方以泻实为主，清热止痉力强，兼有化痰之功，属凉肝息风之剂，宜于温病极期，肝经热盛，热极动风而兼津伤有痰者。

17. 大定风珠与阿胶鸡子黄汤

异同		组成	功效	方证
同		阿胶、鸡子黄、生牡蛎、生地黄、生白芍、炙甘草	滋阴息风	温病伤阴、虚风内动之证
异	大定风珠（《温病条辨》）	生白芍、麦冬（连心）、干地黄各六钱，生龟甲、生鳖甲、生牡蛎、炙甘草各四钱，阿胶三钱，麻仁、五味子各二钱，鸡子黄生二枚。共11味	滋阴息风	阴虚风动证。神倦瘛疭，舌绛苔少，脉虚弱欲脱者
	阿胶鸡子黄汤（《通俗伤寒论》）	陈阿胶二钱，鸡子黄二枚，石决明五钱，生牡蛎、茯神木、大生地黄各四钱，生白芍、络石藤各三钱，双钩藤二钱，清炙甘草六分。共10味	滋阴养血柔肝息风	热伤营血，虚风内动证。筋脉拘挛，手足瘛疭，舌绛苔少脉细数

分析： 两方同属滋阴息风之剂，组成中均有阿胶、鸡子黄、生牡蛎、生地黄、生白芍、炙甘草6味药，有以育阴潜阳息风之功，主治温病伤阴、虚风内动之证。

大定风珠又配有生龟甲、鳖甲、麻、味、麦，填补真阴之力略胜，兼有收敛之功，所治为真阴大亏，邪气已衰，虚风内动，神倦瘛疭脉虚欲脱者，即"邪气已去八九，真阴仅存一二"者。阿胶鸡子黄汤尚配有钩藤、茯神木、络石藤、石决明，平肝息风之力稍强，并能通络舒筋，所治为阴虚较轻，邪气稍多之脉细数而神志不安者。

18. 大定风珠与三甲复脉汤、阿胶鸡子黄汤

异同		组成	功效	方证
同		阿胶、地黄、白芍、甘草	滋阴息风	温病伤阴、虚风内动证
异	大定风珠（《温病条辨》）	生白芍、麦冬（连心）、干地黄各六钱，生龟甲、生鳖甲、生牡蛎、炙甘草各四钱，阿胶三钱，麻仁、五味子各二钱，鸡子黄生二枚。共11味	滋阴息风	阴虚风动证。手足瘛疭，形消神倦，舌绛少苔，脉气虚弱，时时欲脱者
	三甲复脉汤（《温病条辨》）	生龟甲一两，生鳖甲八钱，炙甘草、干地黄、生白芍各六钱，麦冬（不去心）、生牡蛎各五钱，阿胶、麻仁各三钱。共9味	滋阴复脉潜阳息风	温邪或燥久伤阴，肝肾阴虚之痉厥、心动、心痛，脉细促
	阿胶鸡子黄汤（《通俗伤寒论》）	陈阿胶二钱，鸡子黄二枚，石决明五钱，生牡蛎、茯神木、大生地黄各四钱，生白芍、络石藤各三钱，双钩藤二钱，清炙甘草六分。共10味	滋阴养血柔肝息风	热伤营血，虚风内动证。筋脉拘挛，手足瘛疭，舌绛苔少脉细数

分析： 三方同属滋阴息风剂，均含阿胶、地黄、白芍、甘草，主治温病伤阴、虚风内动证。

大定风珠系三甲复脉汤加鸡子黄、五味子而成，填补真阴之力最强，兼有收敛之功，适于真阴大亏，虚风内动而见神倦脉虚欲脱者。三甲复脉汤重用龟甲以滋肾阴镇肾气补任脉通阴维而止心痛，适用于阴虚风动之脉细促而心中憺憺大动甚则心痛者。阿胶鸡子黄汤配有钩藤、茯神木，故凉肝安神之力略胜，适于脉细数而心烦不寐者。

19. 阿胶鸡子黄汤与羚角钩藤汤

异同		组成	功效	方证
同		钩藤、茯神木、生地黄、白芍、甘草	滋阴平肝息风	温病肝风内动证
异	阿胶鸡子黄汤	陈阿胶二钱，鸡子黄二枚，石决明五钱，生牡蛎、茯神木、大生地黄各四钱，生白芍、络石藤各三钱，双钩藤二钱，清炙甘草六分。共10味	滋阴养血柔肝息风	热伤营血，虚风内动证。筋脉拘挛，手足瘛疭，舌绛苔少脉细数
	羚角钩藤汤	羚角片钱半，霜桑叶二钱，京川贝母四钱，鲜生地黄五钱，双钩藤、滁菊花、茯神木、生白芍各三钱，生甘草八分，淡竹茹五钱。共10味	凉肝息风增液舒筋	①热极动风证。高热烦躁，手足抽搐。②肝热风阳上逆证。头晕胀痛，耳鸣心悸，面红如醉。舌红或绛而干，脉弦数

分析： 两方均出自《通俗伤寒论》，均含有双钩藤、茯神木、生地黄、白芍、甘草等5味药，有滋阴养液，平肝息风之功，用治温热病肝风内动证。

阿胶鸡子黄汤尚配阿胶、鸡子黄、生牡蛎、石决明、络石藤，而地黄为大生地黄，甘草为炙过者，全方侧重于滋阴养血，柔肝息风，兼有潜阳之功，主治温病后期，热伤阴血，虚风内动，手足蠕动，头目眩晕，脉象细数之证。羚角钩藤汤尚有羚羊角、桑叶、菊花、川贝母、竹茹，且地黄为鲜品，甘草生用，全方以凉肝息风为主，并有化痰之功，主治温病极期，邪热亢盛，热极动风，抽搐强劲有力，高热神昏，脉象弦数之证。

20. 小定风珠与大定风珠

异同		组成	功效	方证
同		阿胶、鸡子黄、生龟甲	滋阴息风	阴虚风动证
异	小定风珠	生龟甲六钱，淡菜三钱，真阿胶二钱，鸡子黄（生用）一枚。共4味，冲童便一杯	滋阴息风止哕	温邪久踞下焦，既厥且哕，脉细而劲
	大定风珠	生白芍、麦冬（连心）、干地黄各六钱，生龟甲、生鳖甲、生牡蛎、炙甘草各四钱，阿胶三钱，麻仁、五味子各二钱，鸡子黄（生）二枚。共11味	滋阴息风	阴虚风动证。神倦瘈疭，舌绛苔少，脉虚弱欲脱者

分析： 两方均出自《温病条辨》，均含有阿胶、鸡子黄、生龟甲三味药，同为滋阴息风之剂，用治阴虚风动之证。

小定风珠属"甘寒咸法"，滋阴息风之力较弱，但能降火安冲，主治阴虚风动轻证，伴有呃逆者。大定风珠属"酸甘咸法"，滋阴息风之力较强，兼能收敛阴气，适用于阴虚风动重证，有时时欲脱之势者。

21. 小定风珠与大定风珠、三甲复脉汤

异同		组成	功效	方证
同		阿胶、生龟甲	滋阴息风	阴虚风动之证
异	小定风珠	生龟甲六钱，淡菜三钱，真阿胶二钱，鸡子黄生用一枚。共4味，冲童便一杯	滋阴息风止哕	温邪久踞下焦，既厥且哕，脉细而劲
	大定风珠	生白芍、麦冬（连心）、干地黄各六钱，生龟甲、生鳖甲、生牡蛎、炙甘草各四钱，阿胶三钱，麻仁、五味子各二钱，鸡子黄生二枚。共11味	滋阴息风	阴虚风动证。神倦瘈疭，舌绛苔少，脉虚弱欲脱者
	三甲复脉汤	生龟甲一两，生鳖甲八钱，炙甘草、干地黄、生白芍各六钱，麦冬（不去心）、生牡蛎各五钱，阿胶、麻仁各三钱。共9味	滋阴复脉潜阳息风	温邪或燥久伤阴，肝肾阴虚之痉厥、心动、心痛，脉细促

分析： 三方均出自《温病条辨》，为滋阴息风之剂，组成中均含有阿胶、生龟甲，用治阴虚风动之证。

小定风珠属"甘寒咸法"，加淡菜甘咸温，补肝肾益精血消瘿瘤，通便甘寒滋阴降火，虽然组方简单，滋阴息风之力较弱，但能降火安冲止哕，主治阴虚风动轻证，伴有呃逆者。其呃声低弱而短频，脉细而劲。为肾阴不足，肝阳横逆所致。大定风珠属"酸甘咸法"，配有大队滋阴养液之品，滋阴息风之力强，且有五味子之酸敛气阴，适用于阴虚风动重证，脉气虚弱，有时时欲脱之势者。三甲复脉汤属"咸寒甘润法"，因方中所含之加减复脉汤本身具有养心复脉之功，""三甲"同用而功偏坚阴潜阳，重用龟甲吴氏意在补肾阴滋阴维以止心痛，适用于温邪或燥久伤阴，肝肾阴虚风动而现痉厥，或心中憺憺大动，甚则心痛，脉细促者。

第16章 治燥剂

1. 杏苏散与参苏饮

异同		组成	功效	方证
同		紫苏叶、前胡、枳壳、桔梗、半夏、茯苓、橘皮、甘草、生姜、大枣	理肺化痰	外感风寒，肺失宣肃之证
异	杏苏散（《温病条辨》）	杏仁、紫苏叶、半夏、茯苓、橘皮、枳壳、前胡、苦桔梗、甘草、大枣（原书未注用量）。共11味	轻宣凉燥理肺化痰	①外感凉燥证。②外感风寒咳嗽。恶寒无汗，咳嗽痰稀，咽干，苔白脉弦
	参苏饮（《局方》）	人参、紫苏叶、干葛、半夏、前胡、茯苓各三分，枳壳、桔梗、木香、陈皮、炙甘草各半两，煎加姜七片，枣一个。共13味	益气解表理气化痰	气虚外感风寒，内有痰湿证。恶寒发热、无汗头痛、倦怠乏力，咳痰色白、胸脘满闷、苔白脉弱

分析： 两方组成中均有紫苏叶、前胡、枳壳、桔梗、半夏、茯苓、橘皮、甘草、生姜、大枣，相同药物竟达10味之多，均有解表理肺化痰之功，用治外感表邪兼肺失宣肃之证。

杏苏散乃参苏饮去人参、干葛、木香，加杏仁而成。所治为外感凉燥或风寒，肺失宣肃证，其肌表证候轻微，故无需发汗解肌而去干葛，正气不虚而去人参，又恐香燥伤津而去木香；加杏仁者，温润而降利肺气以止咳也，合紫苏叶、前胡、桔梗、枳壳及二陈而为轻宣凉燥，理肺化痰之方，其苦温甘辛，既可轻宣发表以解凉燥，又可理肺化痰而止咳嗽，适用于外感凉燥证，亦可治外感风寒咳嗽。参苏饮所治为气虚外感风寒，内有痰湿证，其肌表及肺系证候均较突出，且素体气虚，需人参益气扶正以祛邪，干葛发汗解肌，木香以助理气化痰，合紫苏叶、前胡、桔梗、枳壳及二陈而为益气解表之剂，其温而不燥，既可益气扶正以解表，又可化痰除饮而止咳，尤其适用于老幼体弱之人外感风寒而内有痰湿之证。

2. 杏苏散与桑杏汤

异同		组成	功效	方证
同		杏仁	轻宣外燥	外燥咳嗽
异	杏苏散	杏仁、紫苏叶、半夏、茯苓、橘皮、枳壳、前胡、苦桔梗、甘草、大枣（原书未注用量）。共11味	轻宣凉燥理肺化痰	①外感凉燥证。②外感风寒咳嗽。恶寒无汗，咳嗽痰稀，咽干，苔白脉弦
	桑杏汤	桑叶一钱，杏仁一钱五分，沙参二钱，象贝、栀皮、香豉、梨皮各一钱。共7味	轻宣温燥润肺止咳	外感温燥证。头痛口渴咽干鼻燥，干咳无痰或痰少而黏，舌红苔薄白而干，脉浮数而右脉大者

分析： 两方均出自《温病条辨》，均以杏仁为主组方，以轻宣外燥治外燥咳嗽。

杏苏散主治凉燥或风寒外袭，肺失宣降，津液不布，痰湿内阻之证，故以杏仁、紫苏叶为君，苦辛温润，轻宣凉燥；再配以前、桔，枳及二陈汤等理肺化痰之品以宣肃肺气，化痰止咳。宣化发表，表里同治，为苦温甘辛法、轻宣温润之方。桑杏汤主治温燥犯肺、津液受灼之轻证，故以杏仁、桑叶为君，辛凉而润，轻宣温燥，再配伍沙、栀、豉、梨、贝等清热生津之品以润肺止咳，为辛凉甘润法、轻宣凉润之方。

3. 桑杏汤与桑菊饮

异同		组成	功效	方证
同		桑叶、杏仁	清宣肺热	外感温热之邪咳嗽，身热不甚。
异	桑杏汤	桑叶一钱，杏仁一钱五分，沙参二钱，象贝、栀皮、香豉、梨皮各一钱。共 7 味	轻宣温燥润肺止咳	外感温燥证。身热不甚，口渴咽干鼻燥，干咳无痰或痰少而黏，舌红苔薄白而干，脉浮数而右脉大者
	桑菊饮	桑叶二钱五分，菊花一钱，杏仁、苦桔梗、苇根各二钱，连翘一钱五分，薄荷、生甘草各八分。共 8 味	疏风清热宣肺止咳	①风温初起之表热轻证；②风热犯肺之咳嗽证；③燥咳证

分析： 两方均出自《温病条辨》，均用桑叶、杏仁，均可辛凉清宣止咳，用治外感表证属热者，受邪轻浅，身热不甚，而以咳嗽、口渴脉浮数为主者。

桑杏汤主治外感温燥证，方用桑叶与杏仁辛凉宣肺为君，再配沙参、梨皮、山栀子等清热生津之品以润肺止咳，以生津润肺、轻宣燥热为长，为清宣凉润之方，临证以干咳无痰、咽干口渴为特征。桑菊饮主治风温初起犯肺之风热表证，方用桑叶与菊花为君，辛凉轻宣以疏散上焦风热，再合连翘、苇根、薄荷、杏仁、桔梗、甘草等宣降肺气，长于疏散风热、宣肺止咳，为辛凉解表之轻剂。临证以风热表证身热不甚而以咳嗽为主者。

4. 杏苏散与桑杏汤、桑菊饮

异同		组成	功效	方证
同		杏仁	宣散外邪	外邪侵袭肺卫证
异	杏苏散	杏仁、紫苏叶、半夏、茯苓、橘皮、枳壳、前胡、苦桔梗、甘草、大枣（原书未注用量）。共 11 味	轻宣凉燥理肺化痰	①外感凉燥证。②外感风寒咳嗽。头微痛，恶寒无汗，咳嗽痰稀，鼻塞咽干
	桑杏汤	桑叶一钱，杏仁一钱五分，沙参二钱，象贝、栀皮、香豉、梨皮各一钱。共 7 味	轻宣温燥润肺止咳	外感温燥证。头痛口渴咽干鼻燥，干咳无痰或痰少而黏，舌红苔薄白而干，脉浮数而右脉大
	桑菊饮	桑叶二钱五分，菊花一钱，杏仁、苦桔梗、苇根各二钱，连翘一钱五分，薄荷、生甘草各八分。共 8 味	疏风清热宣肺止咳	①风温初起之表热轻证；②风热犯肺之咳嗽证；③燥咳证

分析： 三方均出自《温病条辨》，均含有杏仁，有宣散外邪之功，用治外邪侵袭肺卫证。

杏苏散治疗外感凉燥证，系凉燥外袭，肺不布津，故以紫苏叶、杏仁为君，配伍宣肺化痰药（前胡、枳壳、桔梗及二陈汤），属苦温甘辛法，以轻宣凉燥，理肺化痰见长。桑杏汤治疗外感温燥证，系温燥初起，邪在肺卫，津液燥伤，故以桑叶、杏仁为君，配伍清宣生津药（淡豆豉、象贝、沙参、栀子皮、梨皮），属辛凉甘润法，以生津润肺、轻宣燥热为长。桑菊饮主治外感风温初起者或风热表证，系风温或风热犯肺，身热不甚，邪在肺卫，故以桑叶、菊花为君，配伍清宣肺热药（薄荷、桔梗、连翘、芦根、生甘草），属辛凉宣散法，以疏风清热、宣肺止咳之功见长。

5. 桑杏汤与翘荷汤

异同		组成	功效	方证
同		栀皮	轻宣凉润	外感温燥证
异	桑杏汤	桑叶一钱，杏仁一钱五分，沙参二钱，象贝、栀皮、香豉、梨皮各一钱。共7味	轻宣温燥润肺止咳	外感温燥，邪伤肺卫证。头痛口渴咽干鼻燥，干咳无痰或痰少而黏，舌红苔薄白而干，脉浮数而右脉大
	翘荷汤	连翘、薄荷、黑栀皮各一钱五分，绿豆皮、桔梗各二钱，生甘草一钱。共6味	清宣燥热清利上窍	温燥化火，上扰清窍证。发为耳鸣，目赤，咽喉肿痛，牙龈肿胀

分析：两方均出自《温病条辨》，辛凉轻宣，清上焦气分燥热，用治外感温燥伤肺证。

桑杏汤针对外感温燥，邪伤肺卫之证而设，临床以身热不甚、干咳等卫表和肺系为主证，故用桑叶轻清凉散，配苦辛温润之杏仁降利肺气，润燥止咳，配辛散之淡豆豉透发卫表之邪，佐象贝、沙参与梨皮生津润肺止咳，栀子苦寒质轻清泄肺热，全方重在清润，轻宣肺卫，润肺止咳。翘荷汤针对温燥化火，上扰清窍之证而设，临床以耳鸣目赤、龈胀咽痛等五官清窍不利为主证，故用连翘苦寒清热解毒，薄荷辛凉通窍利咽，二者轻清而善清宣上焦，清利上窍；栀子皮苦寒清泻上焦之热；桔梗药性上行，宣肺利咽；绿豆皮甘寒质轻凉润，善清人体在上在表之热而解毒，且清热而不伤津；生甘草清热泻火，兼和诸药。全方重在清利，清宣燥热，清利上窍。

6. 桑杏汤与清燥救肺汤

异同		组成	功效	方证
同		桑叶、杏仁	清宣温燥润肺止咳	温燥伤肺
异	桑杏汤（《温病条辨》）	桑叶一钱，杏仁一钱五分，沙参二钱，象贝、栀皮、香豉、梨皮各一钱。共7味	轻宣温燥润肺止咳	外感温燥，肺津受灼之轻证。头痛口渴咽干鼻燥，干咳无痰或痰少而黏，舌红苔薄白而干，右脉数大
	清燥救肺汤（《医门法律》）	霜桑叶三钱，煅石膏二钱五分，麦冬一钱二分，胡麻仁炒、甘草各一钱，阿胶八分，人参、炒杏仁各七分，炙枇杷叶一片。共9味	清燥润肺养阴益气	温燥伤肺，气阴两伤之重证。身热，干咳无痰，气逆而喘，咽燥口渴，舌干无苔或少苔，脉虚大而数

分析：两方均有桑叶、杏仁，同可清宣温燥，润肺止咳，均治外感温燥伤肺证。

桑杏汤治以轻宣清透合凉润为法，以桑叶配杏仁轻宣燥热为主，稍佐沙参、梨皮以兼顾燥热所伤之津。其疏表宣肺之力较强，主治温燥邪伤肺卫，肺津受灼之轻证，其证身热不高，咳嗽不甚且咳而不喘，脉象浮数而右脉略大。清燥救肺汤治以清宣润肺与养阴益气并进，用桑叶伍石膏清泄燥热为主，并用大队之麦冬、阿胶、胡麻、人参与甘草以救其虚。其清热滋阴力强，兼可益气，所治燥热较重，且损伤气阴较严重，其证身热较甚而不恶寒，咳嗽较频且咳喘并作而喘逆，舌干无苔，脉虚大而数。

7. 杏苏散与桑杏汤、清燥救肺汤

异同		组成	功效	方证
同		杏仁	润燥止咳	外感燥邪咳嗽
异	杏苏散（《温病条辨》）	杏仁、紫苏叶、半夏、茯苓、橘皮、枳壳、前胡、苦桔梗、甘草、大枣（原书未著用量）。共 11 味	轻宣凉燥理肺化痰	①外感凉燥证。②外感风寒咳嗽。头微痛，恶寒无汗，咳嗽痰稀，鼻塞咽干
	桑杏汤（《温病条辨》）	桑叶一钱，杏仁一钱五分，沙参二钱，象贝、栀皮、香豉、梨皮各一钱。共 7 味	轻宣温燥润肺止咳	外感温燥轻证。干咳无痰或痰少而黏，舌红苔薄白而干，右脉数大
	清燥救肺汤（《医门法律》）	霜桑叶三钱，煅石膏二钱五分，麦冬一钱二分，胡麻仁（炒）、甘草各一钱，阿胶八分，人参、炒杏仁各七分，炙枇杷叶一片。共 9 味	清燥润肺养阴益气	温燥伤肺，气阴两伤证。以身热，干咳无痰，气逆而喘，咽燥口渴，舌干无苔或少苔，脉虚大而数

分析： 三方均含有杏仁，有润肺止咳之功，用治外感燥邪咳嗽。

杏苏散有轻宣凉燥，理肺化痰之功，主治外感凉燥证，组方以苦温甘辛相伍，发表宣化，表里同治，外可轻宣发表而解凉燥，内可理肺化痰而止咳嗽，表解痰消，肺气调和，诸症自除。桑杏汤有清宣温燥、润肺止咳之功，主治外感温燥轻证，身热不甚、干咳无痰或痰少而黏、右脉数大。为辛凉甘润之法，轻宣凉润之方，使燥热除而肺津复。清燥救肺汤有清燥润肺，养阴益气之功，主治温燥伤肺，气阴两伤证，身热、干咳无痰、气逆而喘、舌红少苔、脉虚大而数。方以宣清润降补五法并用治肺，气阴双补，且宣散不耗气，清热不伤中，滋阴不腻。

8. 沙参麦冬汤与桑杏汤

异同		组成	功效	方证
同		桑叶、沙参	清肺润燥	外感温燥证
异	沙参麦冬汤	沙参、麦冬各三钱，玉竹二钱，冬桑叶、天花粉、生白扁豆各一钱五分，生甘草一钱。共 7 味	清养肺胃生津润燥	燥伤肺胃或肺胃阴津不足证。咽干口渴，或身热，或干咳少痰，舌红少苔脉细数
	桑杏汤	桑叶一钱，杏仁一钱五分，沙参二钱，象贝、栀皮、香豉、梨皮各一钱。共 7 味	轻宣温燥清肺止咳	外感温燥轻证。头痛口渴咽干鼻燥，干咳无痰或痰少而黏，舌红苔薄白而干，右脉数大

分析： 两方均出自《温病条辨》，均含有桑叶、沙参，功能轻宣温燥，养阴润肺，可用治外感温燥轻证之咽干口渴或干咳。

沙参麦冬汤又配麦冬，甘寒合辛凉宣散，生津液而清燥热；玉竹、天花粉清肺胃而生津润燥；生白扁豆善消暑湿"清脾热而养阴"；生甘草生津和胃，长于清养肺胃，生津润燥，为"甘寒救其津液"法，甘寒清养之方。主治燥伤肺胃阴分证，及杂病肺胃阴伤证，但惟于津液两亏之燥热者宜之，外感秋凉或夹表证多者在所不宜。桑杏汤又配栀、豉、梨皮等清热生津润肺，合杏仁、象贝宣利肺气，清肺润肺，化痰止咳。长于生津润肺、轻宣燥热，为辛凉法，凉润清宣之方。所治外感温燥之病位在肺卫，以燥热为主。宜于外感温燥轻证，外感凉燥或温燥重证邪入气分者不宜。

9. 沙参麦冬汤与清燥救肺汤

异同		组成	功效	方证
同		桑叶、麦冬、甘草、沙参/人参	养阴润燥	燥邪伤肺证
异	沙参麦冬汤(《温病条辨》)	沙参、麦冬各三钱,玉竹二钱,冬桑叶、天花粉、生白扁豆各一钱五分,生甘草一钱。共7味	清养肺胃生津润燥	燥伤肺胃或肺胃阴津不足证。咽干口渴或身热或干咳少痰、舌红苔少脉细数
	清燥救肺汤(《医门法律》)	霜桑叶三钱,煅石膏二钱五分,麦冬一钱二分,胡麻仁(炒)、甘草各一钱,阿胶八分,人参、炒杏仁各七分,炙枇杷叶一片。共9味	清燥润肺养阴益气	温燥伤肺,气阴两伤证。身热,干咳无痰,气逆而喘,咽燥口渴,舌干无苔或少苔,脉虚大而数

分析: 两方均含桑叶、麦冬、甘草及参,功能清润燥热,生津润肺,用治燥邪伤肺证。

沙参麦冬汤系吴瑭针对"燥伤肺胃阴分"而设,治以"甘寒救其津液法",方中重用沙参、麦冬与桑叶共为君药,沙参味甘微苦而性寒,养阴清肺,麦冬甘寒入肺胃经,滋养肺胃津液,沙、麦生津液而清燥热,桑叶辛凉宣散而专清燥热;玉竹甘平,天花粉甘微苦微寒,均入肺胃,养阴生津润燥;生白扁豆消暑湿"清脾热而养阴",共成甘寒润燥,增液清热之妙方,亦为清养肺胃之代表方。适于燥伤肺胃阴分证及杂病之肺胃阴伤证,但无气逆见症者,而于外感秋凉或夹表证者不宜。清燥救肺汤是喻昌针对"诸气膹郁,诸痿喘呕,肺之燥者"而设。治以"辛凉甘润法"。方中重用桑叶、石膏辛凉清宣肺气,清泻燥热,合麦冬甘寒清滋而润,构成清宣润肺之组合;杏仁、枇杷叶降肺逆,阿胶、胡麻仁、人参、甘草等甘寒甘润以滋阴益气,补肺润肺,适于温燥袭肺,气阴两伤,燥热及肺虚均较重,且肺失清肃,气逆而喘甚为突出之重症。

10. 沙参麦冬汤与麦门冬汤

异同		组成	功效	方证
同		麦冬、甘草、人参/沙参	滋养肺胃	肺胃阴伤证
异	沙参麦冬汤(《温病条辨》)	沙参、麦冬各三钱,玉竹二钱,桑叶、天花粉、白扁豆各一钱五分,甘草一钱。共7味	清养肺胃生津润燥	燥伤肺胃或肺胃阴津不足证
	麦门冬汤(《金匮要略》)	麦冬七升,半夏一升,人参三两,甘草二两,粳米三合,大枣十二枚。共6味	滋养肺胃降逆和中	①虚热肺痿。咳唾涎沫,口干咽燥,手足心热,舌红少苔脉虚数。②肺胃阴虚证

分析: 两方均含有麦冬、甘草及参,有滋养肺胃之功,用治肺胃阴伤证。

沙参麦冬汤所治为温燥耗伤肺胃阴津,无气逆见症,治以"甘寒救其津液法",实则取法麦门冬汤之培土生金,滋养肺胃,再加生津润燥化裁而成。方中麦冬、甘草、沙参、生白扁豆,乃麦门冬汤中麦冬、甘草、人参、粳米、大枣之法,加玉竹、天花粉以滋阴清热,桑叶宣肺热。功偏清养肺胃,生津润燥,而无降逆作用。麦门冬汤所治二证均属肺胃阴虚,气火上逆,治宜清养肺胃,降逆下气。方中重用麦冬甘寒清热生津,清养肺胃;参、草、粳、枣等以益气生津,"培土生金",更配少量温燥之半夏,降逆化痰,开胃行津,防滋腻呆中。功偏滋养肺胃,兼降逆气。

11. 沙参麦冬汤与桑杏汤、清燥救肺汤

异同		组成	功效	方证
同		桑叶	清宣温燥	温燥伤阴证
异	沙参麦冬汤 (《温病条辨》)	沙参、麦冬各三钱,玉竹二钱,冬桑叶、天花粉、生白扁豆各一钱五分,生甘草一钱。共 7 味	清养肺胃 生津润燥	燥伤肺胃或肺胃阴津不足证
	桑杏汤 (《温病条辨》)	桑叶一钱,杏仁一钱五分,沙参二钱,象贝、栀皮、香豉、梨皮各一钱。共 7 味	轻宣温燥 润肺止咳	外感温燥轻证
	清燥救肺汤 (《医门法律》)	霜桑叶三钱,煅石膏二钱五分,麦冬一钱二分,胡麻仁炒、甘草各一钱,阿胶八分,人参、炒杏仁各七分,炙枇杷叶一片。共 9 味	清燥润肺 养阴益气	温燥伤肺,气阴两伤重证

分析:三方均有桑叶,有清宣温燥之功,用治温燥伤阴之证。

沙参麦冬汤证燥热较轻,燥伤肺胃阴津但无气逆见症,故用甘寒生津法。重用沙参、麦冬与桑叶甘寒兼辛,养阴生津,清宣燥热;配玉竹、天花粉加强养阴生津润燥;生白扁豆消暑湿"清脾热而养阴"。功偏清养肺胃,生津润燥,为甘寒清养之方。桑杏汤证外感温燥较轻,邪在肺卫,初伤肺津,故用轻宣凉润法。君桑、杏,辛凉而润,既清宣燥热又宣利肺气,配沙参、梨皮生津润燥,浙贝母及栀子皮以清泄燥热,润肺化痰,淡豆豉助桑叶轻宣解表。功偏疏表宣肺,为轻宣凉润之方。清燥救肺汤证燥热较重,为燥热伤肺,气阴两伤,故用辛寒甘润法。桑叶伍石膏辛寒以清泄燥热,配麦冬、阿胶、胡麻及人参、甘草等大队甘寒甘润以补肺气滋肺阴以救肺;杏仁、枇杷叶降肺逆以止咳喘,是以宣清润降补五法并用治肺,功偏清燥热而救肺虚,为辛寒甘润之方。

12. 玉液汤与琼玉膏

异同		组成	功效	方证
同		滋阴药 + 益气药	滋阴润燥	阴虚内燥证
异	玉液汤(《医学中参西录》)	生山药一两,生黄芪五钱,葛根钱半,知母六钱,天花粉、五味子各三钱,生鸡内金二钱。共 7 味	益气滋阴 润燥止渴	气阴亏虚之消渴。口渴尿多,困倦气短,脉虚细无力
	琼玉膏(《洪氏集验方》引申铁瓮方)	生地黄十六斤,新罗人参二十四两,白茯苓四十八两,白沙蜜十斤。共 4 味	滋阴润肺 益气补脾	肺肾阴亏,脾气不足之劳嗽。干咳或咯血,消瘦乏力,舌红苔少脉细数

分析:两方均有滋阴润燥之功,用治阴虚内燥证。

玉液汤为治消渴而设,张氏认为"消渴之证,多由于元气不升"所致,方中重用山药、黄芪以补脾益气,固肾缩尿,黄芪"得葛根能升元气",升发清阳,布津止渴;知母配天花粉以清热生津止渴,五味子助山药补肾固精敛阴,鸡内金化谷生津。故"此方乃升元气以止渴者也"。琼玉膏原为滋补膏方,后世用治肺肾阴虚劳嗽。方中重用生地黄取汁滋阴补肾,凉血止血,合白蜜金水相生,润肺止咳,参、苓益气健脾祛湿而培土生金。既滋肺肾之阴,又补脾肺之气,两擅其功。

13. 益胃汤与玉液汤、琼玉膏

异同		组成	功效	方证
同		养阴生津药＋益气药	滋阴润燥	阴虚内燥证
异	益胃汤（《温病条辨》）	生地黄、麦冬各五钱，沙参三钱，炒玉竹一钱五分，冰糖一钱。共5味	养阴益胃	胃阴虚证。胃脘灼热隐痛，饥不欲食，口干咽燥，大便秘结，或干呕、呃逆，舌红少津，脉细数者
	玉液汤（《衷中参西录》）	生山药一两，生黄芪五钱，葛根钱半，知母六钱，天花粉、五味子各三钱，生鸡内金二钱。共7味	益气滋阴润燥止渴	消渴之气阴两虚证。口常干渴，饮水不解，小便数多，困倦气短，脉虚细无力
	琼玉膏（《洪氏集验方》引申铁瓮方）	生地黄十六斤，新罗人参二十四两，白茯苓四十八两，白沙蜜十斤。共4味	滋阴润肺益气补脾	肺肾阴亏，脾气不足之劳嗽。咽燥干咳或咯血，消瘦，气短乏力，舌红苔少脉细数

分析：三方均以养阴生津药配益气药组方，有滋阴润燥之功，用治阴虚内燥证。

益胃汤为阳明温病之胃阴损伤证而设，其证胃脘灼热隐痛、饥不欲食、口干咽燥、舌红少苔脉细数。重用生地黄、麦冬甘凉以养阴清热，生津润燥，辅以沙参、玉竹、冰糖等甘润以养阴生津，濡养肺胃。功偏养阴益胃。玉液汤为治消渴而设，"消渴之证，多由于元气不升"所致，故重用山药、黄芪以补脾益气，固肾缩尿，黄芪"得葛根能升元气"，升发清阳，布津止渴；伍知母配天花粉以清热生津止渴，五味子助山药补肾固精敛阴，鸡内金化谷生津。故"此方乃升元气以止渴者也"。琼玉膏原为滋补膏方，后世用治肺肾阴虚劳嗽。方中重用生地黄取汁为君，主补肾阴兼凉血止血，合白蜜金水相生，润肺止咳，参、苓益气健脾而培土生金。既滋肺肾之阴，又补脾肺之气。

14. 三才汤与琼玉膏

异同		组成	功效	方证
同		地黄、人参	养阴润燥兼益气	阴虚内燥兼脾气不足之虚劳
异	三才汤（《温病条辨》）	干地黄五钱，人参三钱，天冬二钱。共3味	养阴益气润肺止咳	暑邪久热，寝不安，食不甘，神识不清，阴液元气两伤者
	琼玉膏（《洪氏集验方》引申铁瓮方）	生地黄十六斤，新罗人参二十四两，白茯苓四十八两，白沙蜜十斤。共4味	滋阴润肺益气补脾	肺肾阴亏，脾气不足之劳嗽。咽燥干咳或咯血，肌肉消瘦，气短乏力，舌红苔少脉细数

分析：两方均含地黄、人参，有养阴润燥益气之功，用治阴虚内燥兼脾气不足之虚劳。

三才汤因由"天、地、人"组成而得名；方用干地黄滋阴养血补肾，天冬滋阴润肺，人参补气以复元阳；兼三才而两之，气阴两补而以滋阴为主，所谓"三才汤两复阴阳，而偏于复阴为多者也"，为汤剂，起效较快。琼玉膏盖因"起吾沉瘵，珍赛琼玉"而得名，方用生地黄，兼能凉血止血，配参、苓益气健脾，用膏剂，起效较缓。

15. 麦门冬汤与百合固金汤、琼玉膏

异同		组成	功效	方证
同		滋阴润燥药	养阴润肺	阴虚肺热
异	麦门冬汤（《金匮要略》）	麦冬七升，半夏一升，人参三两，甘草二两，粳米三合，大枣十二枚。共 6 味	滋养肺胃降逆和中	①虚热肺痿。咳唾涎沫，口干咽燥，舌红少苔脉虚数。②肺阴不足或胃阴不足证
	百合固金汤（《慎斋遗书》）	百合，麦冬、贝母各一钱半，熟地黄、生地黄、当归身各三钱，白芍、甘草各一钱，桔梗、玄参各八分。共 10 味	滋肾润肺化痰止咳	肺肾阴虚，虚火上炎之咳嗽痰血证。咳嗽气喘，痰中带血，咽喉燥痛，舌红苔少脉细数
	琼玉膏（《洪氏集验方》引申铁瓮方）	生地黄十六斤，新罗人参二十四两，白茯苓四十八两，白沙蜜十斤。共 4 味	滋阴润肺益气补脾	肺肾阴亏，脾气不足之劳嗽。咽燥干咳或咯血，肌肉消瘦，气短乏力，舌红苔少脉细数

分析：三方均为养阴润肺之剂，均可治阴虚肺热之证。

麦门冬汤滋养肺胃，兼降逆气，主治肺胃阴虚，气火上逆的咳吐涎沫，或呕吐不食。百合固金汤滋养肺肾，兼清虚热，主治肺肾阴虚，虚火上炎的咳嗽痰少，痰中带血。琼玉膏则滋阴润肺，益气补脾，主治肺肾阴亏，脾气亦虚之劳瘵。

16. 百合固金汤与补肺阿胶汤

异同		组成	功效	方证
同		甘草	滋阴润肺	阴虚肺热干咳或痰中带血
异	百合固金汤（《慎斋遗书》）	百合，麦冬、贝母各一钱半，熟地黄、生地黄、当归身各三钱，白芍、甘草各一钱，桔梗、玄参各八分。共 10 味	滋肾润肺化痰止咳	肺肾阴虚，虚火上炎之咳嗽痰血证。咳喘痰中带血，咽喉燥痛，舌红苔少脉细数
	补肺阿胶汤（《小儿药证直诀》）	阿胶一两五钱，马兜铃五钱、炒鼠粘子、炙甘草各二钱五分，杏仁七个，炒糯米一两。共 6 味	养阴补肺清热止血	小儿肺肾阴虚有热证。咳喘或痰中带血，咽干喉中有声，舌红苔少脉细数

分析：两方均为滋阴清热、润肺止咳之剂，用治肺阴虚有热，咳嗽痰少或痰中带血证。

百合固金汤由增液汤及玄麦甘桔汤加百、贝、归、芍而成。方中重用二地黄配百合共为君药构成滋肾润肺，金水相生之常用组合，生地黄清热凉血止血，百合及贝母又润肺止咳，增液汤滋阴降火，归、芍养血和营，当归治咳逆上气又能引血归经，白芍敛阴平肝保金，桔梗为舟楫之剂，宣利肺气而化痰。全方滋肾润肺，化痰止咳，兼能清热降火，凉血止血，其滋阴养血之力较强。补肺阿胶汤重用阿胶养血止血，滋阴润燥，配马兜铃养阴清肺化痰，止咳平喘，牛蒡子配杏仁宣降肺气，解毒疏风，甘草、糯米补脾和中。长于养阴补肺，清热止血，尤宜于风热袭肺，久咳不已，伤损肺阴，或素体阴虚，外感风热等内外伤合病之咳逆气喘证。但方中马兜铃毒性大，现已弃用。

17. 百合固金汤与益气清金汤

异同		组成	功效	方证
同		麦冬、贝母、桔梗、甘草	清热化痰	肺热之证
异	百合固金汤（《慎斋遗书》）	百合，麦冬、贝母各一钱半，熟地黄、生地黄、当归身各三钱，白芍、甘草各一钱，桔梗、玄参各八分。共 10 味	滋肾润肺化痰止咳	肺肾阴虚，虚火上炎之咳嗽痰血证。咳喘痰中带血，咽喉燥痛，舌红苔少脉细数
	益气清金汤（《医宗金鉴》）	苦桔梗三钱，黄芩二钱，浙贝母、麦冬、牛蒡子各一钱五分，人参、白茯苓、陈皮、生栀子、薄荷、甘草各一钱，紫苏五分。共 13 味	清肺利咽化痰散结	肺经郁热，热毒痰滞结于咽喉之喉瘤（"肺经郁热，多语损气之喉瘤"）

分析： 两方均含有麦冬、贝母、桔梗、甘草，功能润肺清热化痰，用治肺热之证。

百合固金汤尚配有二地、百合、玄参等滋阴清热，补肾润肺之品，滋水生金，肺肾并调，重在滋肾润肺，滋阴养血，壮水制火，凉血止血，兼以宣肺化痰。益气清金汤尚配有大队苦寒及轻宣之品，重用桔梗宣肺化痰，利咽开音；黄芩清肺解毒；牛蒡子、薄荷、紫苏、栀子疏风散热、清宣郁热、解毒利咽；浙贝母、麦冬养阴润肺化痰、清热散结；人参、茯苓、陈皮益气健脾渗湿；桔梗、甘草利咽和药。长于清宣肺经郁热，清肺解毒，利咽化痰，散结消肿，兼益气养阴。两方所治肺热有虚实之别。

18. 百合固金汤与月华丸

异同		组成	功效	方证
同		生地黄、熟地黄、麦冬	润肺止咳	肺肾阴虚有热之咳嗽
异	百合固金汤（《慎斋遗书》）	百合，麦冬、贝母各一钱半，熟地黄、生地黄、当归身各三钱，白芍、甘草各一钱，桔梗、玄参各八分。共 10 味	滋肾润肺化痰止咳	肺肾阴虚，虚火上炎之咳嗽痰血证。咳嗽气喘痰中带血，舌红苔少脉细数
	月华丸（《医宗金鉴》）	天冬、麦冬、生地黄、熟地黄、山药、百部、沙参、川贝母、真阿胶各一两，茯苓、獭肝、广三七各五钱。共 14 味	滋阴润肺镇咳止血	肺肾阴虚，劳瘵久嗽或痰中带血

分析： 两方均含有生地黄、熟地黄、麦冬，功能滋阴清热止咳，用治肺肾阴虚有热之咳嗽。

百合固金汤由增液汤及玄麦甘桔汤加百、贝、归、芍而成。方中重用二地黄以滋补肾水以生金、滋阴养血以润燥，生地黄尚能滋阴清热、凉血止血，二地配百合共为君药构成滋肾润肺，金水相生之常用组合，百合及贝母又润肺止咳，增液汤滋阴降火，归、芍养血和营，当归治咳逆上气又引血归经，白芍敛阴平肝保金，桔梗为舟楫之剂，宣利肺气而化痰。功偏滋肾润肺，滋阴养血，化痰止咳，兼清热降火，凉血止血，适于肺肾阴亏，虚火上炎之咳嗽痰血证。月华丸方用二冬、二地、沙参等养阴清肺润燥，阿胶补肺止血；百部、贝母、獭肝润肺化痰，杀虫止咳；桑叶、白菊花疏风宣肺；三七化瘀止血和营；山药、茯苓益气健脾，培土生金。功偏滋阴润肺，化痰宁嗽，消风热，杀尸虫镇咳止血。为肺肾并补，标本兼顾之剂，适用于肺肾阴虚，劳瘵久嗽或痰中带血。

19. 养阴清肺汤与百合固金汤

异同		组成	功效	方证
同		生地黄、玄参、麦冬、白芍、贝母、甘草	滋补肺肾清降虚火	肺肾阴虚，虚火上炎之证
异	养阴清肺汤（《重楼玉钥》）	大生地黄二钱，玄参钱半，麦冬一钱二分，贝母、牡丹皮、炒白芍各八分，薄荷、生甘草各五分。共8味	养阴清肺解毒利咽	肺肾阴虚，虚火上炎之白喉。喉间起白如腐，不易拭去，咽喉肿痛，鼻干唇燥，脉数
	百合固金汤（《慎斋遗书》）	百合、麦冬、贝母各一钱半，熟地黄、生地黄、当归身各三钱，白芍、甘草各一钱，桔梗、玄参各八分。共10味	滋肾润肺化痰止咳	肺肾阴虚，虚火上炎之咳嗽痰血证。咳嗽气喘，痰中带血，咽喉燥痛，舌红苔少脉细数

分析：两方组成中均含有生地黄、玄参、麦冬、白芍、贝母、甘草等6味药，有滋阴补肾润肺，清降虚火之功，用治肺肾阴虚、虚火上炎之证。

养阴清肺汤专为白喉而设，尚配牡丹皮及少量薄荷，又有清热凉血，散瘀消肿，散邪利咽作用；长于养阴清肺，解毒利咽。是"养阴清肺，兼辛凉而散为主"之法，适用于肺肾阴虚，虚火上炎，复感疫毒，热毒熏蒸于上之白喉证，现亦治喉痹诸证。百合固金汤尚有熟地黄、百合、当归、桔梗，滋阴清热，润肺止咳之力更强，长于滋肾润肺，化痰止咳，重在滋阴润肺，且滋养之中兼能凉血止血，宣肺化痰，是标本兼顾以治本为主。适用于肺肾阴虚，虚火上炎之咳嗽痰血证。

20. 养阴清肺汤与四阴煎

异同		组成	功效	方证
同		生地黄、麦冬、白芍、生甘草	滋阴清热	肺阴不足，虚火灼金证
异	养阴清肺汤（《重楼玉钥》）	大生地黄二钱，玄参钱半，麦冬一钱二分，贝母、牡丹皮、炒白芍各八分，薄荷、生甘草各五分。共8味	养阴清肺解毒利咽	白喉。喉间起白如腐，不易拭去，咽喉肿痛，鼻干唇燥，脉数
	四阴煎（《景岳全书》）	生地黄二三钱，麦冬、白芍、百合、沙参各二钱，茯苓一钱半，生甘草一钱。共7味	养阴清热保肺止咳	阴虚劳损，火炽津枯之烦渴，咳嗽，吐衄，多热

分析：两方均含有生地黄、麦冬、白芍、生甘草等4味药，均有滋阴清热之功，用治肺阴不足，虚火上炎之证。

养阴清肺尚配玄参、牡丹皮、贝母、薄荷等药，故重在清热降火，凉血散瘀，利咽散结，全方合奏养阴清肺，解毒利咽之功。为"养阴清肺，兼辛凉而散主"之剂，适用于肺肾阴虚，虚火上炎，复感疫毒，热毒熏蒸于上之白喉证，现亦治喉痹诸证。四阴煎尚配有百合、沙参、茯苓，知其养阴清肺润燥之力更强。方中重用生地黄、麦冬甘寒滋阴清热，滋水生金保肺，白芍敛阴，茯苓、甘草合沙参培土生金。"地四生金，天九成之"，名四阴者，乃明示本方制方之旨在滋养肺金之阴，为养阴保肺清金之剂，适用于阴虚劳损，火炽津枯之烦渴，咳嗽，吐衄，多热。

21. 麦门冬汤与益胃汤

异同		组成	功效	方证
同		麦冬、人参／沙参	滋养胃阴	胃阴不足等证
异	麦门冬汤 （《金匮要略》）	麦冬七升，半夏一升，人参三两，甘草二两，粳米三合，大枣十二枚。共6味	滋养肺胃 降逆和中	肺胃阴虚，气火上逆之证，如虚热肺痿，咳唾涎沫，或呕吐不食等，均伴有舌红少苔脉虚数及其他虚热见证
	益胃汤 （《温病条辨》）	生地黄、麦冬各五钱，沙参三钱，炒玉竹一钱五分，冰糖一钱。共5味	养阴益胃	胃阴虚证。胃脘灼热隐痛，饥不欲食，口干咽燥，大便秘结，或干呕呃逆，舌红少津，脉细数者

分析： 两方均含有麦冬、人参（沙参），有滋养胃阴之功，用治胃阴不足等证。

麦门冬汤中重用麦冬甘寒清热生津，清养肺胃；参、草、粳、枣等以益气生津，"培土生金"；更配少量温燥之半夏，降逆化痰，开胃行津，防滋腻呆中。重在滋养肺胃，降逆和中。益胃汤中重用生地黄、麦冬，甘寒养阴清热，生津润燥，以益胃；配伍沙参、玉竹养阴生津；冰糖润肺养胃，调和药性，五药甘凉清润，重在养阴益胃。

22. 麦门冬汤与竹叶石膏汤

异同		组成	功效	方证
同		麦冬、半夏、人参、甘草、粳米	益气养阴 降逆和胃	气阴两伤证
异	麦门冬汤 （《金匮要略》）	麦冬七升，半夏一升，人参三两，甘草二两，粳米三合，大枣十二枚。共6味	滋养肺胃 降逆和中	①虚热肺痿。咳唾涎沫，口干咽燥。②肺阴不足或胃阴不足证。咳逆或呕吐＋虚热证，舌红少苔脉虚数
	竹叶石膏汤 （《伤寒论》）	淡竹叶二把，石膏一斤，麦冬一升，人参、炙甘草各二两，半夏、粳米各半升。共7味	清热生津 益气和胃	热势已衰，余热未清而气津两伤，胃气失和之证，症见身热不甚，舌红苔少，脉虚数者

分析： 两者均为仲景之方，组成中均含有麦冬、半夏、人参、甘草、粳米等5味药，均有益气养阴，降逆和胃之功，用治气阴两伤之证。

麦门冬汤由竹叶石膏汤去淡竹叶、石膏，重用麦冬，再加大枣而成。去淡竹叶、石膏是因所治二证均属虚火而非实火，无需大寒清热；重用麦门冬为君是取其甘寒质润，养阴生津，滋液润燥；加大枣可甘润和中，益胃气而滋胃液，功偏滋养肺胃，适于肺胃阴虚，气火上逆之证，症见虚热肺痿，咳唾涎沫，或呕吐不食等，均伴有舌红少苔脉虚数及其他虚热见证。竹叶石膏汤针对"伤寒解后，虚羸少气，气逆欲吐"而设，则配淡竹叶、石膏，故其清热生津除烦之力强，功偏清泄余热，益气生津，适于热势已衰，余热未清而气津两伤，胃气失和之证，症见身热不甚，舌红苔少，脉虚数者。

23. 增液汤与五汁饮

异同		组成	功效	方证
同		麦冬	滋阴润燥	温邪津伤液耗之证
异	增液汤	玄参一两，麦冬（连心）、细生地黄各八钱。共3味	增液润燥	热病伤津，肠燥便秘。口渴，舌干红，脉细数或沉而无力
	五汁饮	梨汁、荸荠汁、鲜苇根汁、麦冬汁、藕汁或用蔗汁。共5味，临时斟酌多少，和匀凉服，不甚喜凉者，重汤炖温服。	生津润燥	温病热甚，肺胃阴津耗损证。口中燥渴，吐白沫，黏滞不快者。亦治杂病肺胃阴津耗损证

分析： 两方均出自《温病条辨》，含有麦冬，甘寒生津，滋液清热，用治温邪伤津。

增液汤是为津液大伤，燥结不甚者设，方中重用玄参，苦咸而凉，养阴增液，启肾水上潮于天，软坚散结而消积聚，泻火润下以通二便；麦冬甘寒质润，善滋益胃肠阴液；生地黄甘苦而寒，善养阴润燥，清热凉血。三药大剂而投，养阴清热，增液润燥，使肠燥得润，糟粕下行，是以补药之体作泻药之用，为增水行舟之剂，常用于热病伤津，肠燥便秘，亦即阳明温病，津亏便秘证。五汁饮方中梨汁甘凉滋润，清肺润燥，益胃生津；荸荠汁清热生津，化痰消积；鲜苇根汁甘寒清热，益胃生津；麦冬汁入肺胃滋阴清热生津；藕汁甘寒清热，凉血散瘀；蔗汁甘润生津，可代藕汁。五物皆药食同源之品而鲜用取汁，相须为用，其甘寒清热，生津润燥之功更优于饮片煎汤。是以清凉饮料用为甘寒救阴之方，适用于温病热甚津伤证，及杂病肺胃阴津耗损证。

24. 增液汤与增液承气汤

异同		组成	功效	方证
同		玄参、麦冬连心、细生地黄	增水行舟增液润燥	阳明温病津液不足之便秘
异	增液汤	玄参一两，麦冬（连心）、细生地黄各八钱。共3味	增液润燥	阳明温病，津亏便秘证。大便秘结，口渴，舌干红，脉细数或沉而无力
	增液承气汤	玄参一两，连心麦冬八钱，细生地黄八钱，大黄三钱，芒硝一钱五分。共5味	滋阴增液泄热通便	热结阴亏之便秘证

分析： 两方均出自《温病条辨》，是吴氏治疗温病阴亏，"无水舟停"不大便的方剂，均属增水行舟法，功能增液润燥通便，可治阳明温病津液不足之便秘。

增液汤是为津液大伤，燥结不甚者设，是以滋润为主，单纯养阴润燥，以补药之体作泻药之用，适用于阳明温病，津液干枯之便秘。增液承气汤为津液大伤，燥结已甚者设，是润下合方，泻热攻邪与养阴扶正两法的结合，在滋阴增液的基础上进而加硝、黄泄热通便，重在滋阴增液，适用于阳明温病，热结阴亏之便秘。两方既有联系，又有缓急次第之别，"津液不足，无水舟停者，间服增液，再不下者，增液承气汤主之"（《温病条辨》卷二）。

第 17 章　祛湿剂

1. 平胃散、不换金正气散与柴平汤

异同		组成	功效	方证
同		苍术、厚朴、陈皮、甘草、生姜	祛湿和胃	湿滞脾胃之证
异	平胃散（《简要济众方》）	苍术四两，姜厚朴三两，陈橘皮二两，炙甘草一两。共4味，生姜二片、大枣二枚	燥湿运脾 行气和胃	湿滞脾胃证。脘腹胀满，舌苔厚腻
	不换金正气散（《易简方》）	藿香、厚朴、苍术、陈皮、半夏、甘草各等分。共6味，加生姜三片	解表化湿 和胃止呕	湿浊内停兼表寒证。呕吐腹胀，恶寒发热，或霍乱吐泻，或不服水土，舌苔白腻
	柴平汤（《景岳全书》）	柴胡、黄芩、人参、半夏、甘草、陈皮、苍术、厚朴。共8味，煎加姜枣	和解少阳 祛湿和胃	湿疟。一身尽痛，手足沉重，寒多热少，脉濡

分析： 三方是平胃散及其衍化方，有祛湿和胃之功，用治湿滞脾胃之证。

平胃散重用苍术为君，苦温辛香入中焦，燥湿健脾，臣以厚朴，苦辛而温，善行气化湿，消胀除满，苍、朴配对，燥湿运脾；陈皮行气化湿，醒脾和胃，可助苍、朴之力；使以甘草及姜、枣以益气健脾和中。为治疗湿滞脾胃证之基础方，阴虚气滞、脾虚胃弱者不宜。不换金正气散系平胃散加藿香、半夏二味而成，功偏燥湿和胃、降逆止呕，兼能解表化湿。柴平汤即小柴胡汤与平胃散二者之合方，功能和解少阳，燥湿化痰和胃，用治素多痰湿，复感外邪，痰湿阻于少阳，寒多热少之湿疟。

2. 平胃散与藿香正气散

异同		组成	功效	方证
同		厚朴、陈皮、甘草、生姜、大枣	燥湿理气 和中	湿邪伤中病证
异	平胃散（《简要济众方》）	苍术四两，姜厚朴三两，陈橘皮二两，炙甘草一两。共4味，生姜二片、大枣二枚同煎	燥湿运脾 行气和胃	湿滞脾胃证。脘腹胀满，苔白厚腻
	藿香正气散（《局方》）	藿香三两，炙甘草二两半，半夏曲、白术、陈皮、姜厚朴、苦桔梗各二两，大腹皮、白芷、紫苏、茯苓各一两。共11味，姜三片、枣一枚同煎	解表化湿 理气和中	①外感风寒，内伤湿滞证。霍乱吐泻，恶寒发热，脘腹胀痛，舌苔白腻。②山岚瘴疟。③水土不服

分析： 两方均含有厚朴、陈皮、甘草、生姜、大枣，功能燥湿理气和中，用治湿邪伤中证。

平胃散以苍术为君，功专燥湿运脾，配厚朴、陈皮行气化湿和胃，治疗湿滞脾胃，湿阻气滞证，方性偏温。藿香正气散可视作平胃散方中苍术改为白术，再加藿香、紫苏叶、白芷、桔梗、半夏、茯苓、大腹皮而成。是以藿香为君，配紫苏叶、白芷等祛散风寒以解表，降逆止泻以和中。

3. 平胃散、香砂平胃散与香连平胃散

异同		组成	功效	方证
同		苍术、厚朴、陈皮、甘草	燥湿行气	湿滞中焦之证
异	平胃散（《简要济众方》）	苍术四两，姜厚朴三两，陈橘皮二两，炙甘草一两。共4味，生姜二片，大枣二枚同煎	燥湿运脾行气和胃	湿滞脾胃证。脘腹胀满，舌苔厚腻
	香砂平胃散（《疫疹一得》）	苍术一钱半，厚朴、陈皮各一钱，甘草、木香各五分，砂仁八分。共6味，煎加生姜一片	燥湿健脾行气宽中	①疫病初愈，余热未尽，食复；②脾虚伤食证，脘痞纳呆，恶心呕吐
	香连平胃散（《症因脉治》）	川黄连、木香、熟苍术、厚朴、陈皮、甘草。共6味	清热燥湿行气止痛	①疫痢湿热，满闷不舒者；②食积发热，腹痛作泻

分析： 三方皆是平胃散及其加味化裁而成，功能燥湿健脾行气，用于湿滞中焦之证。

平胃散重用苍术为君，苦温辛香入中焦燥湿健脾；配厚朴、陈皮行气化湿，消胀除满，燥湿运脾，醒脾和胃；甘草及姜、枣以益气健脾和中，为治疗湿滞脾胃证之基础方，然方性偏温，适用于偏于寒湿之脘腹胀满，舌苔厚腻之证。若是湿热或阴虚气滞，脾虚胃弱者均在所不宜。香砂平胃散乃平胃散加木香、砂仁以行气和胃，增强行气健脾止呕之功，宜于湿阻气滞所致痞满恶呕之证。香连平胃散由平胃散加木香、黄连而成，故而其功效转变为清热燥湿，行气止痛，主治湿热痢疾或食积发热。

4. 藿香正气散与不换金正气散

异同		组成	功效	方证
同		藿香、半夏、厚朴、陈皮、甘草、生姜	解表化湿和中	湿浊中阻，外感风寒表证
异	藿香正气散（《局方》）	藿香三两，炙甘草二两半，半夏曲、白术、陈皮、姜厚朴、苦桔梗各二两，大腹皮、白芷、紫苏、茯苓各一两。共11味，姜三片，枣一枚同煎	解表化湿理气和中	①外感风寒，内伤湿滞证。霍乱吐泻，恶寒发热，脘腹胀痛，舌苔白腻。②山岚瘴疟。③水土不服
	不换金正气散（《易简方》）	藿香、半夏、厚朴、陈皮、苍术、甘草等分。共6味，生姜三片同煎	解表化湿和胃止呕	湿浊内停兼表寒证。呕吐腹胀，恶寒发热或霍乱吐泻或不服水土，舌苔白腻

分析： 两方均含有藿香、厚朴、陈皮、半夏、甘草、生姜等6味药，功能化解表湿和中，均可治疗湿浊中阻，外感风寒表证。

藿香正气散配白芷、紫苏解表散寒，白术、茯苓健脾化湿，大腹皮行气利水，桔梗宣利肺气；不换金正气散另配苍术，苦温辛香，燥湿运脾兼散表寒。

可见藿香正气散解表散寒及化湿作用均强于彼方，所治表寒与内湿证均比不换金正气散证为重。不换金正气散功偏祛散表湿。

5. 藿香正气散与香薷散

异同		组成	功效	方证
同		厚朴	解表化湿和中	暑月乘凉饮冷，外感于寒，内伤于湿之证
异	藿香正气散	藿香三两，炙甘草二两半，半夏曲、白术、陈皮、姜厚朴、苦桔梗各二两，大腹皮、白芷、紫苏、茯苓各一两。共11味，姜三片，枣一枚同煎	解表化湿理气和中	①外感风寒，内伤湿滞证。霍乱吐泻，恶寒发热，脘腹胀痛，舌苔白腻。②山岚瘴疟。③水土不服
	香薷散	香薷一斤，炒白扁豆、姜厚朴各半斤。共3味，入酒一分同煎	祛暑解表化湿和中	阴暑。恶寒发热，头重身痛，无汗，胸闷，苔白腻脉浮

分析： 两方均出自《和剂局方》，共有药物虽仅厚朴一味，但均有解表化湿和中之功，皆可用治暑月乘凉饮冷，外感于寒，内伤于湿之证。

藿香正气散治证脾胃湿滞较重，同时兼外感风寒，以腹痛吐泻为主，并伴恶寒发热、无汗等表证，临床症状较彼方为重，故除用厚朴、大腹皮、半夏、陈皮、茯苓、白术、甘草、大枣理气健脾燥湿外，同时配用藿香、紫苏叶、白芷、生姜，以发汗解表，疏散风寒。方剂用药较多，故药力较强，功效比较全面。香薷散所治病证的病情较轻，病位偏表，故方中用辛温芳香而攻擅祛暑的香薷以解表散寒，祛暑化湿，配厚朴、白扁豆行气化湿和中。药简功专，用治寒邪束表，寒湿伤中之阴暑证。

6. 藿香正气散与六和汤

异同		组成	功效	方证
同		藿香、半夏、茯苓、厚朴、甘草、生姜、枣	化湿和中	外感兼内湿之霍乱吐泻证
异	藿香正气散	藿香三两，炙甘草二两半，半夏曲、白术、陈皮、姜厚朴、苦桔梗各二两，大腹皮、白芷、紫苏、茯苓各一两。共11味，姜三片，枣一枚同煎	解表化湿理气和中	①外感风寒，内伤湿滞证。霍乱吐泻，恶寒发热，脘腹胀痛，舌苔白腻。②山岚瘴疟。③水土不服
	六和汤	香薷、姜厚朴各四两，赤茯苓、藿香叶、白扁豆（姜汁炒）、木瓜各二两，缩砂仁、半夏、杏仁、人参、炙甘草各一两。共11味，生姜三片，大枣一枚	祛暑化湿健脾和胃	湿伤脾胃，暑湿外袭。霍乱吐泻，倦怠嗜卧，胸膈痞满，舌苔白滑

分析： 两方均出自《和剂局方》，均含有藿香、半夏、茯苓、厚朴、甘草、生姜、枣等7味药，有化湿和中之功，用治外感兼内湿之霍乱吐泻证，为夏月常用之剂。

藿香正气散可视为平胃散合二陈汤化裁加味而成。因其证为兼伤于寒，故重用藿香，伍以紫苏、白芷以解表化湿，脘腹疼痛乃湿阻气机所致，故以厚朴、陈皮、大腹皮理气和中。六和汤实为香薷散加味而成。因其证为伤于暑湿，故重用香薷及厚朴，配白扁豆、藿香以祛暑化湿；倦怠嗜卧为湿邪伤脾之象，故配半夏、砂仁、赤茯苓、木瓜及人参、甘草，化湿和胃兼益气健脾以助脾运。

7. 藿香正气散与五加减正气散

异同		组成	功效	方证
同		藿香、厚朴、陈皮、茯苓	化湿理气和中	内伤湿滞之证
异	藿香正气散	藿香、厚朴、陈皮、茯苓、紫苏叶、白芷、半夏、白术、大腹皮、桔梗、甘草、生姜、大枣。共 13 味	解表化湿理气和中	①外感风寒，内伤湿滞证。霍乱吐泻，恶寒发热，脘腹胀痛，舌苔白腻。②山岚瘴疟。③水土不服
	一加减正气散	藿香、厚朴、陈皮、茯苓皮、杏仁、神曲、麦芽、绵茵陈、大腹皮。共 9 味	化浊利湿理气和中	三焦湿郁，升降失司之脘连腹胀，大便不爽
	二加减正气散	藿香、厚朴、陈皮、茯苓、木防己、薏苡仁、大豆黄卷、川通草。共 8 味	理气和中利湿通络	湿郁三焦，脘闷便溏身痛，舌苔白，脉象模糊
	三加减正气散	藿香、厚朴、陈皮、茯苓、杏仁、滑石。共 6 味	利湿清热宣畅气机	秽湿着里，舌黄脘闷，气机不宣，久则酿热
	四加减正气散	藿香、厚朴、陈皮、茯苓、草果、炒楂肉、神曲。共 7 味	化湿理气温中消导	秽湿着里，邪阻气分，舌白滑，脉右缓
	五加减正气散	藿香、厚朴、陈皮、茯苓、大腹皮、谷芽、苍术。共 7 味	燥湿运脾行气导滞	秽湿着里，脘闷便泄

分析： 六方均含藿香、厚朴、陈皮、茯苓等 4 味药，有化湿理气和中之功，用治内伤湿滞之证。藿香正气散出自《局方》，后五方皆出自《温病条辨》，是由吴瑭对藿香正气散加减化裁而成的系列方，故均名曰"加减正气散"。

藿香正气散为苦辛温兼甘法，属表里双解之剂，宜于外感风寒，内伤湿滞证。而五个加减正气散，由于去除了解表散寒之紫苏、白芷，故其治证重点在于里，以湿滞中焦为主，用于湿温病邪在气分，脾胃升降失常，气机阻滞证，重在理气化湿和中。

一加减正气散为苦辛微寒法。脘连腹胀，大便不爽乃湿郁微有化热，且主要在中焦，无须发表，故去原方之紫苏、白芷及甘、桔。只以藿香化浊，厚朴、广陈皮、茯苓皮、大腹皮泻湿满，加杏仁利肺与大肠之气，神曲、麦芽升降脾胃之气，茵陈宣湿郁而动生发之气，藿香但用梗，取其走中不走外也。茯苓但用皮，以诸皮皆凉，泻湿热独胜也。二加减正气散为苦辛淡法。脘闷便溏为中焦湿邪偏盛，身痛苔白，脉象模糊，乃湿阻经络。故加木防己利湿通络；通草、薏苡仁，利小便以实大便；大豆黄卷从湿热蒸变而成，能化蕴酿之湿热。三加减正气散为苦辛寒法。舌黄脘闷为内有伏热或湿郁日久化热，亦见身热，故加杏仁利肺气，合藿香宣畅气机，使气化则湿亦化；滑石辛淡而凉，清利湿中之热。四加减正气散为苦辛温法。舌白滑脉右缓乃湿阻气机，故加草果、山楂肉、神曲，燥湿运脾。五加减正气散亦为苦辛温法。脘闷便泄乃湿从寒化，脾运不及，故加苍术苦温燥湿，合藿香芳香化湿，大腹皮运脾，谷芽升发脾胃之气。

可见一、二、三加减正气散为治湿重于热证之方，而四、五加减正气散为治寒湿之剂，故吴氏称其为"苦辛温法"。

8. 六和汤与参苓白术散

异同		组成	功效	方证
同		人参、白扁豆、砂仁、茯苓、甘草	健脾祛湿	脾胃气虚挟湿证
异	六和汤	香薷、姜厚朴各四两，赤茯苓、藿香叶、白扁豆（姜汁炒）、木瓜各二两，缩砂仁、半夏、杏仁、人参、炙甘草各一两。共11味，生姜三片，大枣一枚	祛暑化湿健脾和胃	湿伤脾胃，暑湿外袭。霍乱吐泻，倦怠嗜卧，胸膈痞满，舌苔白滑
	参苓白术散	莲子肉、薏苡仁、缩砂仁、炒桔梗各一斤，炒白扁豆一斤半，白茯苓、人参、甘草（炒）、白术、山药各二斤。共10味，枣汤调下	益气健脾渗湿止泻保肺	脾胃气虚夹湿证。胸脘痞闷，或泄泻或水肿或肺虚久咳痰多等而见舌苔白腻脉虚缓者

分析： 两方均出自《局方》，均用人参、白扁豆、砂仁、茯苓、甘草等药以健脾益气祛湿，用治脾胃气虚夹湿证。

六和汤重用香薷、藿香叶等辛温发散之品，以解表散寒，主治外感于寒，内伤于湿之证。参苓白术散尚有白术、山药，其健脾益气之力较强，主治证属脾虚夹湿，纯里无表且偏于里虚之证。

9. 六和汤与香薷散

异同		组成	功效	方证
同		香薷、厚朴、白扁豆	祛暑解表化湿和中	夏月外伤于寒，内伤于湿的寒热吐泻证
异	六和汤（《局方》）	香薷、姜厚朴各四两，赤茯苓、藿香叶、白扁豆（姜汁炒）、木瓜各二两，缩砂仁、半夏、杏仁、人参、炙甘草各一两。共11味，生姜三片，大枣一枚	祛暑化湿健脾和胃	湿伤脾胃，暑湿外袭。霍乱吐泻，倦怠嗜卧，胸膈痞满，舌苔白滑
	香薷散（《局方》）	香薷一斤，炒白扁豆、姜厚朴各半斤。共3味，入酒一分同煎	祛暑解表化湿和中	阴暑。寒热无汗，头重身痛，腹痛吐泻，胸脘痞闷，苔白腻脉浮

分析： 两方均出自《和剂局方》，均含有香薷、厚朴、白扁豆，而有祛暑解表、化湿和中之功，可用于夏月外伤于寒，内伤于湿的寒热吐泻证。

六和汤系香薷散加化湿药藿香叶、砂仁、半夏、杏仁、木瓜及健脾和胃药人参、茯苓、甘草、姜、枣而成。重用香薷、厚朴解暑化湿，集芳化、运化、渗利、燥湿于一方，故其化湿之力更强，且能健脾和胃。所治湿伤脾胃，暑湿外袭之证，病情较重，且脾胃损伤。香薷散重用香薷祛暑，是祛暑解表的基础方，以散寒化湿见长，所治夏月乘凉饮冷，外感风寒，内伤湿滞之阴暑，其表寒、湿滞及脾胃失和等证情相较彼方为轻。

可见六和汤祛暑化湿、和胃之力较香薷散为强，且有健脾之功。故二方主治证不仅有轻重之别，尚有虚实之分。但两方方性均偏温，湿热之证在所不宜。

10. 茵陈蒿汤与栀子柏皮汤

异同		组成	功效	方证
同		栀子	清热利湿	湿热内蕴之阳黄
异	茵陈蒿汤	茵陈六两，栀子十四枚，大黄二两。共 3 味	清热利湿退黄	湿热黄疸证。一身面目俱黄，黄色鲜明，舌苔黄腻脉沉数
	栀子柏皮汤	栀子十五枚，黄柏二两，炙甘草一两。共 3 味	清热利湿	黄疸，热重于湿证。身热，发黄，心烦懊侬，口渴，苔黄

分析：茵陈蒿汤与栀子柏皮汤均出自《伤寒论》，主治湿热内蕴之阳黄。

茵陈蒿汤以茵陈配栀子、大黄，清热利湿并重，故用于湿热俱盛之黄疸；栀子柏皮汤以栀子伍黄柏，而以清热为主，故适用于湿热黄疸之热重于湿者。

11. 茵陈蒿汤与茵陈四逆汤

异同		组成	功效	方证
同		茵陈	利湿退黄	湿邪内蕴之黄疸
异	茵陈蒿汤 （《伤寒论》）	茵陈六两，栀子十四枚，大黄二两。共 3 味	清热利湿退黄	湿热俱盛之阳黄。一身面目俱黄，黄色鲜明，舌苔黄腻脉沉数
	茵陈四逆汤 （《伤寒微旨论》）	甘草、茵陈各二两，干姜一两半，附子一个。共 4 味	温里助阳利湿退黄	阴黄。黄疸其黄色晦暗，脉沉细迟，肢体厥冷，腰以上自汗出。或背恶寒

分析：两方均以茵陈为君组方，功能利湿退黄，用治湿邪内蕴之黄疸。

茵陈蒿汤配栀子、大黄，清热利湿并重，用于湿热俱盛之阳黄；茵陈四逆汤以茵陈与干姜、附子配伍，温阳利湿退黄，主治寒湿内阻之阴黄。

12. 茵陈蒿汤与茵陈五苓散

异同		组成	功效	方证
同		茵陈	利湿退黄	湿热内蕴之阳黄
异	茵陈蒿汤（《伤寒论》）	茵陈六两，栀子十四枚，大黄二两。共 3 味	清热利湿退黄	湿热俱盛之阳黄。一身面目俱黄，黄色鲜明，舌苔黄腻脉沉数
	茵陈五苓散（《金匮要略》）	茵陈蒿末十分，五苓散五分。共 6 味	利湿清热退黄	湿热黄疸，湿重于热，小便不利者

分析：两方均以茵陈为君药主组方，有利湿退黄之功，用治湿热内蕴黄疸之阳黄。

茵陈蒿汤配栀子、大黄，清热利湿并重，用于湿热俱盛之阳黄。茵陈五苓散即五苓散与倍量的茵陈相合而成，具有利湿清热退黄之功，适用于黄疸湿多热少、小便不利之证。

13. 茵陈蒿汤与栀子柏皮汤、茵陈四逆汤

异同		组成	功效	方证
同		利湿药	利湿退黄	湿邪内蕴之黄疸
异	茵陈蒿汤 (《伤寒论》)	茵陈六两,栀子十四枚,大黄二两。共3味	清热利湿退黄	阳黄之属湿热俱盛者。一身面目俱黄,黄色鲜明,舌苔黄腻脉沉数
	栀子柏皮汤 (《伤寒论》)	栀子十五枚,黄柏二两,炙甘草一两。共3味	清热利湿	阳黄之属热重于湿者。发黄,心烦懊恼,身热口渴,苔黄
	茵陈四逆汤 (《伤寒微旨论》)	甘草、茵陈各二两,干姜一两半,附子一个。共4味	温里助阳利湿退黄	寒湿内阻之阴黄。黄疸其黄色晦暗,脉沉细迟,肢体厥冷,腰以上自汗出。或背恶寒

分析: 三方均以利湿药为主组方,有利湿退黄之功,用治湿邪内蕴之黄疸。

茵陈蒿汤与栀子柏皮汤均主治湿热黄疸,即阳黄。其中茵陈蒿汤以重用茵陈清热利湿退黄,配栀子、大黄使湿热从前后二阴分消,清热利湿并重,适用于湿热俱盛之黄疸;栀子柏皮汤以栀子伍黄柏,清热之力大于利湿,适用于湿热黄疸之热重于湿者。

茵陈四逆汤重用茵陈而配干姜、附子,温阳利湿退黄,适用于寒湿内阻之阴黄。

14. 栀子柏皮汤与麻黄连轺赤小豆汤、茵陈四逆汤

异同		组成	功效	方证
同		甘草	利湿退黄	湿邪内郁之黄疸
异	栀子柏皮汤	栀子十五枚,黄柏二两,炙甘草一两。共3味	清热利湿	湿热阳黄之热重于湿证。发黄,心烦懊恼,身热口渴,苔黄
	麻黄连轺赤小豆汤	麻黄、连轺各二两,赤小豆、生梓白皮各一升,杏仁四十个,大枣十二枚,生姜、炙甘草各二两。共8味	解表清热除湿退黄	湿热阳黄兼表证。发热恶寒,无汗身痒,身目发黄,黄色鲜明,舌苔黄腻,脉浮数或濡数
	茵陈四逆汤	甘草、茵陈各二两,干姜一两半,附子一个。共4味	温里助阳利湿退黄	寒湿内阻之阴黄。黄疸其黄色晦暗,脉沉细迟,肢体厥冷,腰以上自汗出。或背恶寒

分析: 三方均出自《伤寒论》,有利湿退黄之功,用治湿邪内郁之黄疸。

栀子柏皮汤与麻黄连轺赤小豆汤均主治湿热阳黄。其中,栀子柏皮汤以栀子伍黄柏,以清热为主,适用于湿热阳黄之热重于湿者。麻黄连轺赤小豆汤则以连轺(即连翘根)、赤小豆、生梓白皮,苦寒清热除湿;配麻黄、杏仁及生姜以辛温解表散邪。有解表退黄之功,适用于湿热阳黄兼表证者。茵陈四逆汤则重用茵陈而配干姜、附子,温阳利湿退黄,适用于寒湿内阻之阴黄。

15. 三仁汤与藿朴夏苓汤

异同		组成	功效	方证
同		杏仁、白蔻仁、薏苡仁、半夏、厚朴、通草	宣畅化湿	湿温初起，邪遏卫气，表里合邪，湿重热轻之证
异	三仁汤（《温病条辨》）	生薏苡仁六钱，杏仁五钱，白蔻仁二钱，飞滑石六钱，白通草、淡竹叶、厚朴各二钱，半夏五钱。共 8 味	宣畅气机清利湿热	湿温初起及暑温夹湿，邪在气分，湿重于热证。头痛恶寒，身重疼痛，午后身热，舌白不渴
	藿朴夏苓汤（《感证辑要》）	藿香二钱，厚朴一钱，半夏钱半，赤苓、猪苓、杏仁各三钱，生苡仁四钱，白蔻仁六分，通草一钱，泽泻钱半，淡豆豉三钱。共 11 味	解表化湿	湿温初起。身热恶寒，肢体倦怠，胸闷口腻，舌苔薄白，脉濡缓

分析： 两方均有三仁、半夏、厚朴、通草，都可宣上、畅中、渗下以除湿热，皆治湿温初起，邪遏卫气，表里合邪，湿重热轻之证。

三仁汤另配有滑石、淡竹叶，于化气利湿之中佐以祛暑清热，清热之力略强，主治湿温初起，湿重热轻之证。藿朴夏苓汤尚配藿香、淡豆豉、泽泻、二苓，其清热之力小于三仁汤，而利湿之力略强，且能疏邪解表，适用于湿温初起，表证较明显者。

16. 藿朴夏苓汤与三仁汤、黄芩滑石汤

异同		组成	功效	方证
同		蔻仁、通草	化湿	湿温病
异	藿朴夏苓汤（《感证辑要》）	藿香二钱，厚朴一钱，半夏钱半，赤苓、猪苓、杏仁各三钱，生苡仁四钱，白蔻仁六分，通草一钱，泽泻钱半，淡豆豉三钱。共 11 味	解表化湿	湿温初起。身热恶寒，肢体倦怠，胸闷口腻，舌苔薄白，脉濡缓
	三仁汤（《温病条辨》）	生薏苡仁六钱，杏仁五钱，白蔻仁二钱，飞滑石六钱，白通草、淡竹叶、厚朴各二钱，半夏五钱。共 8 味	宣畅气机清利湿热	湿温初起及暑温夹湿，邪在气分，湿重于热证。头痛恶寒，身重疼痛，午后身热，舌白不渴
	黄芩滑石汤（《温病条辨》）	黄芩、滑石、茯苓皮、猪苓各三钱，大腹皮二钱，白蔻仁、通草各一钱。共 7 味	清热利湿	湿温邪在中焦，湿热并重之证。脉缓身痛，舌淡黄而滑；渴不多饮，或竟不渴；汗出热解，继而复热

分析： 三方均含有蔻仁、通草，有化湿之功，皆为治疗湿温之常用方。

藿朴夏苓汤以三仁、二苓配伍藿香、淡豆豉，于宣畅气机，化气利湿之中兼能疏邪解表，其清热之力很小，而利湿之力略强，适于湿温初起表证较明显者。三仁汤以三仁配伍滑石、淡竹叶，于宣畅气机，化气利湿之中佐以祛暑清热，其祛湿之力强而清热之力稍逊，适于湿温初起或暑温夹湿，湿重热轻之证。黄芩滑石汤以黄芩配伍滑石、二苓，清热与利湿并重，其清热作用强于三仁汤，适于湿温邪滞中焦，湿热并重之证。三方方性，黄芩滑石汤寒性最强，三仁汤次之，藿朴夏苓汤其药性整体偏温。

17. 三仁汤与黄芩滑石汤

异同		组成	功效	方证
同		蔻仁、滑石、通草	清热利湿	湿温
异	三仁汤	生薏苡仁六钱，杏仁五钱，白蔻仁二钱，飞滑石六钱，白通草、淡竹叶、厚朴各二钱，半夏五钱。共8味	宣畅气机清利湿热	湿温初起及暑温夹湿，邪在气分，湿重于热证。头痛恶寒，身重疼痛，午后身热，舌白不渴
	黄芩滑石汤	黄芩、滑石、茯苓皮、猪苓各三钱，大腹皮二钱，白蔻仁、通草各一钱。共7味	清热利湿	湿温邪在中焦，湿热并重之证。脉缓身痛，舌淡黄而滑；渴不多饮，或竟不渴；汗出热解，继而复热

分析： 两方均出自《温病条辨》，均含有蔻仁、通草、滑石以清热祛湿，治疗湿温。

三仁汤又配用杏仁、薏苡仁、淡竹叶、半夏、厚朴，于宣畅气机，化气利湿及燥湿之中佐以祛暑清热，其祛湿之力强而清热之力稍逊，适用于湿温初起，湿重热轻之证。黄芩滑石汤则配有黄芩、二苓、大腹皮，清热利湿两者兼顾之剂，其清热作用强于三仁汤，适用于邪滞中焦，湿热并重，胶着不解者。

18. 连朴饮与藿香正气散

异同		组成	功效	方证
同		半夏/半夏曲、厚朴	化湿理气和中	霍乱吐泻
异	连朴饮（《霍乱论》）	制厚朴二钱，川黄连（姜汁炒）、石菖蒲、制半夏各一钱，香豉、焦栀子各三钱，芦根二两。共7味	清热化湿理气和中	湿热霍乱。吐泻烦闷，小便短赤，舌苔黄腻，脉滑数
	藿香正气散（《局方》）	藿香三两，炙甘草二两半，半夏曲、白术、陈皮、姜厚朴、苦桔梗各二两，大腹皮、白芷、紫苏、茯苓各一两。共11味，姜三片、枣一枚同煎	解表化湿理气和中	①外感风寒，内伤湿滞证。霍乱吐泻，恶寒发热，脘腹胀痛，舌苔白腻。②山岚瘴疟。③水土不服

分析： 两方均含半夏/半夏曲、厚朴，有理气化湿和中之功，用治霍乱吐泻之证。

连朴饮系栀子豉汤加芦根、黄连、半夏、厚朴、石菖蒲组成。方中芦根用量奇重，取其味甘微寒，清热除烦止呕；黄连及栀子豉汤清热燥湿，宣郁除烦；石菖蒲、半夏及厚朴，燥湿行气和胃。全方寒温并用，辛开苦泄，合奏清热化湿，理气和中，升清降浊之功，适用于湿热蕴伏，清浊相干所致之霍乱吐泻，以吐为主，伴见胸脘烦闷、小便短赤、舌苔黄腻、脉滑数等症。

藿香正气散可视为由平胃散中苍术改为白术，再加藿香、紫苏叶、白芷、桔梗、茯苓、半夏曲、大腹皮组成。方中重用藿香为君，辛温而散在表之风寒，芳香而化在里之湿浊，且能辟秽和中，升清降浊；配紫苏叶、白芷、生姜，以助祛散风寒解表；配半夏曲、陈皮以燥湿和胃、降逆止呕；茯苓、白术以健脾运湿止泻；厚朴、大腹皮以行气化湿、畅中除满；桔梗宣肺利膈以助解表化湿。全方以解表化湿、理气和中为主，宜于外感风寒，内伤湿滞之寒湿霍乱吐泻，多伴有恶寒发热等表证。

19. 连朴饮与蚕矢汤

异同		组成	功效	方证
同		黄连、焦山栀子、半夏	清热除湿	湿热霍乱
异	连朴饮	制厚朴二钱，川黄连（姜汁炒）、石菖蒲、制半夏各一钱，香豉、焦栀子各三钱，芦根二两。共 7 味	清热化湿理气和中	湿热霍乱。吐泻烦闷，小便短赤，舌苔黄腻脉滑数
	蚕矢汤	晚蚕沙、木瓜各三钱，生薏仁、大豆黄卷各四钱，炒山栀子、川黄连各二钱，酒炒芩、醋炒半夏、通草各一钱，炒吴茱萸六分。共 10 味，地浆或阴阳水煎	清热利湿升清降浊	湿热霍乱转筋。吐泻，腹痛转筋，舌苔黄厚而干，脉濡数

分析：两方均出自《霍乱论》，均含黄连、山栀子、半夏，功能清热除湿，用治湿热霍乱。

连朴饮重用芦根，味甘微寒，清热除烦止呕，君以连、朴（1:2）以清热燥湿，行气除满；石菖蒲芳香醒脾化迪，半夏燥湿和胃，降逆止呕；栀子豉汤清宣胸膈郁热而除烦。诸药寒温并用，辛开苦泄，清热化湿，理气和中，升清降浊，尤善和胃止呕，主治湿热霍乱以吐为主证。蚕矢汤重用晚蚕沙为君；并配薏苡仁、豆卷、木瓜以祛湿化浊，善治霍乱转筋；黄连、黄芩及焦山栀子清热燥湿；半夏、吴茱萸和胃降逆止呕，更防苦寒碍湿；通草渗湿泄浊。功偏清热利湿，化浊舒筋，止呕止泻，主治湿热霍乱而见转筋证。

20. 连朴饮与甘露消毒丹

异同		组成	功效	方证
同		石菖蒲	清热化湿	湿热并重之吐泻
异	连朴饮（《霍乱论》）	制厚朴二钱，川黄连（姜汁炒）、石菖蒲、制半夏各一钱，香豉、焦栀子各三钱，芦根二两。共 7 味	清热化湿理气和中	湿热霍乱。吐泻烦闷，小便短赤，舌苔黄腻，脉滑数
	甘露消毒丹（《医效秘传》）	飞滑石十五两，绵茵陈十一两，淡黄芩十两，石菖蒲六两，川贝母、木通各五两，藿香、连翘、白蔻仁、薄荷、射干各四两。共 11 味	利湿化浊清热解毒	湿温时疫之湿热并重证。发热倦怠，胸闷腹胀，肢酸咽肿，斑疹身黄，颐肿口渴，溺赤便闭，吐泻疟痢，淋浊疮疡等。舌苔淡白或厚腻或干黄。并主水土不服诸病

分析：两方均有清热化湿之功，均可治疗湿热并重所致之呕吐泄泻，胸闷，尿赤等症。

连朴饮重用芦根清热除烦止呕，连、朴清热燥湿，行气除满；石菖蒲芳香醒脾化迪；半夏燥湿和胃，降逆止呕；栀子豉汤清宣胸膈郁热而除烦。全方寒温并用，辛开苦泄，清热化湿，理气和中，升清降浊，重在和胃止呕，主治湿热霍乱吐泻之以吐为主者。甘露消毒丹重用茵陈、滑石、黄芩共为君药以清利湿热，配伍石菖蒲、白豆蔻、藿香以悦脾和中、宣畅气机，以化湿浊，连翘、薄荷、射干、贝母以清热解毒、散结消肿、解毒利咽，再加木通清热利湿通淋，以强化清热利湿之力，全方清热利湿并重，且化浊解毒之力尤强，主治湿温时疫之湿热并重证。

21. 甘露消毒丹与三仁汤

异同		组成	功效	方证
同		白蔻仁、滑石	清热利湿	湿热留滞气分之证
异	甘露消毒丹 (《医效秘传》)	飞滑石十五两，绵茵陈十一两，淡黄芩十两，石菖蒲六两，川贝母、木通各五两，藿香、连翘、白蔻仁、薄荷、射干各四两。共 11 味	利湿化浊 清热解毒	湿温时疫之湿热并重证。身热肢酸，口渴尿赤，或咽痛身黄，舌苔厚腻或干黄
	三仁汤(《温病条辨》)	生薏苡仁六钱，杏仁五钱，白蔻仁二钱，飞滑石六钱，白通草、淡竹叶、厚朴各二钱，半夏五钱。共 8 味	宣畅气机 清利湿热	湿温初起及暑温夹湿，邪在气分，湿重于热证。头痛恶寒，身重疼痛，午后身热，舌白不渴

分析：两方均含有白蔻仁、滑石，有清热利湿之功，用治湿热留滞气分之证。

甘露消毒丹重用茵陈、滑石、黄芩共为君药以清利湿热，配伍石菖蒲、白豆蔻、藿香以悦脾和中、宣畅气机，以化湿浊，连翘、薄荷、射干、贝母以清热解毒、散结消肿、解毒利咽，再加木通清热利湿通淋，以强化清热利湿之力，全方清热利湿并重，且擅化浊解毒，故适用于湿热并重，湿热蕴毒，疫毒上攻之证。临证以身热困倦，口渴尿赤，咽痛胸闷，舌苔厚腻为特点。所治病证多"毒盛"及"咽喉肿痛"。三仁汤以三仁配伍滑石、通草、淡竹叶三焦分消，其清热之力不及甘露消毒丹，而重在祛湿，宣畅气机，故适用于湿盛热微，气机阻滞之湿温初起或暑温夹湿证。临证以头痛恶寒，身痛倦怠，午后身热，舌苔腻，脉濡为特点。

22. 八正散与导赤散

异同		组成	功效	方证
同		木通、甘草	清热利水 通淋	热淋
异	八正散 (《局方》)	车前子、瞿麦、萹蓄、滑石、山栀子仁、炙甘草、木通、大黄（面裹煨）各一斤。共 8 味，为末煎加灯心草	清热泻火 利水通淋	①心经邪热证。口舌生疮，心忪面热，烦躁不宁，目赤睛疼，唇焦鼻衄。②湿热淋证。尿频尿急，溺涩痛，苔黄腻脉滑数
	导赤散 (《小儿药证直诀》)	生地黄、木通、生甘草梢各等分为末，入淡竹叶同煎。共 4 味	清心利水 养阴	①心经火热证。心胸烦热，口渴面赤，口舌生疮。②心热移于小肠证。小便赤涩刺痛，舌红脉数

分析：两方均含有木通、甘草，有清热利水通淋之功，均可用治热淋及心经热证。

八正散群集瞿麦、萹蓄、木通、滑石、车前子等苦寒通利药，而长于清热利湿通淋，并配栀子、大黄而能清热泻火，导热下行，其药力强，无补益养阴作用，主治湿热下注膀胱之热淋。亦可治心经邪热证之口舌生疮，唇焦鼻衄。病情均重。导赤散以生地黄配木通、淡竹叶，清热利水通淋之力较弱，但偏于清心火，且有养阴作用，适用于心经火热或移热小肠所致之口糜口疮，小便赤涩热痛等证，病情较轻。

23. 八正散与小蓟饮子

异同		组成	功效	方证
同		木通、滑石、栀子、甘草	清利通淋	下焦热结之淋证
异	八正散（《局方》）	车前子、瞿麦、萹蓄、滑石、山栀子仁、炙甘草、木通、大黄（面裹煨）各一斤。共8味，煎加灯心草	清热泻火利水通淋	湿热淋证。尿频尿急，溺时涩痛，舌苔黄腻，脉滑数
	小蓟饮子（《玉机微义》引《济生方》）	生地黄、小蓟、滑石、木通、蒲黄、藕节、淡竹叶、当归、山栀子、甘草各等分。共10味	凉血止血利水通淋	热结下焦之血淋、尿血。尿中带血，小便频数，赤涩热痛，舌红脉数

分析：两方均含木通、滑石、栀子、甘草，清热利水通淋，用治下焦热结淋证。

八正散集瞿麦、萹蓄、木通、滑石、车前子诸多利水通淋之品清利湿热，伍以栀子、大黄清热泻火，导热下行，全方苦寒通利，以清利湿热为主，无补益之功，适用于湿热内蕴膀胱之热淋。小蓟饮子以小蓟、生地黄、藕节、蒲黄凉血止血药为主，配以滑石、木通、淡竹叶、栀子利尿通淋，当归养血和血，全方以凉血止血为主，清利之中寓以滋养，尤宜于热结膀胱，损伤血络所致之血淋、尿血。

24. 八正散、五淋散与石韦散

异同		组成	功效	方证
同		苦寒通利药	清热利湿通淋	湿热淋证
异	八正散（《局方》）	车前子、瞿麦、萹蓄、滑石、山栀子仁、炙甘草、木通、大黄（面裹煨）各一斤。共8味，煎加灯心草	清热泻火利水通淋	湿热淋证。尿频尿急，溺时涩痛，舌苔黄腻，脉滑数
	五淋散（《局方》）	赤茯苓六两，当归、生甘草各五两，赤芍药、山栀子仁各二两。共5味	清热凉血利水通淋	湿热下注或热郁膀胱之血淋及尿血，尿如豆汁，溺时涩痛，或溲如砂石，脐腹急痛
	石韦散（原名瞿麦散，《外台秘要》引《古今录验方》）	石韦、冬葵子、瞿麦、滑石、车前。共5味	清热利湿通淋排石	砂淋。小便淋沥涩痛，少腹拘急，尿中或见砂石，或排尿突然中断。

分析：三方均以苦寒通利之药为主组方，有清热利湿通淋之功，用治湿热淋证。

八正散集车前子、木通、滑石、瞿麦、萹蓄、灯心草等大队苦寒清热利水药，又配以栀子、大黄降泄火热，重在泻火通淋，使湿热之邪从二便分消，以治热淋为主。因其有导热下行之功，故亦治心经火热之口舌生疮。五淋散以栀子配赤芍、当归，功偏清热凉血，以治血淋为主。石韦散方中石韦苦甘微寒，清热利尿通淋；冬葵子、车前子甘寒滑利通窍，清热利湿通淋；滑石甘淡寒，能清膀胱热结，通利水道；瞿麦苦寒降泄，利尿通淋，为治淋要药。功偏清热利湿，通淋排石，为治砂淋石淋之专方。

25. 八正散与五淋散

异同		组成	功效	方证
同		山栀子仁、甘草	清利通淋	湿热淋证
异	八正散	车前子、瞿麦、萹蓄、滑石、山栀子仁、炙甘草、木通、大黄（面裹煨）各一斤。共8味，煎加灯心草	清热泻火利水通淋	湿热淋证。尿频尿急，溺时涩痛，舌苔黄腻，脉滑数
	五淋散	赤茯苓六两，当归、生甘草各五两，赤芍药、山栀子仁各二两。共5味	清热凉血利水通淋	湿热血淋，尿如豆汁，溺时涩痛，或溲如砂石，脐腹急痛

分析： 八正散与五淋散两方均出自《和剂局方》，均含山栀子仁、甘草，有清热利水通淋之功，用治湿热下注，蕴结膀胱之热淋，症见溺时涩痛，淋沥不畅，腹痛等症。

八正散集车前子、木通、滑石、瞿麦、萹蓄等大队苦寒清利之品，又配以大黄降泄火热，重在泻火通淋，使湿热之邪从二便分消，以治热淋为主。五淋散以栀子配赤芍、当归，重在清热凉血，以治血淋为主。

26. 通关丸与八正散

异同		组成	功效	方证
同		清热祛湿药	清热祛湿利小便	膀胱有热，小便淋闭不畅
异	通关丸（《兰室秘藏》）	黄柏、知母各一两，肉桂五分。共3味，药后顿两足，令药易下行。	清热滋阴通关利尿	热在下焦，气化不利之癃闭。口不渴而小便闭
	八正散（《局方》）	车前子、瞿麦、萹蓄、滑石、山栀子仁、炙甘草、木通、大黄（面裹煨）各一斤。共8味，煎加灯心草	清热泻火利水通淋	湿热淋证。尿频尿急，溺时涩痛，舌苔黄腻，脉滑数

分析： 两方均属清热祛湿之剂，皆治膀胱有热之小便不畅。

通关丸在大剂黄柏、知母清热滋阴之上佐少量肉桂以引火归宅，通阳化气，使膀胱能化气行水以通关利尿，适用于热在下焦血分，膀胱气化不利之癃闭。以小便不通而又口不渴为特点。药简功专，力善通关。八正散以车前子、木通、瞿麦、萹蓄、滑石、灯心草之寒滑通利配大黄、栀子之苦寒清降，长于清热泻火，利湿通淋，适用于膀胱湿热之淋证，以小便不利，口渴引饮为特点。因善导热下行亦治心经火热之口舌生疮。

27. 通关丸与大补阴丸

异同		组成	功效	方证
同		黄柏、知母	清热滋阴	邪热伤阴之证
异	通关丸（《兰室秘藏》）	黄柏、知母各一两，肉桂五分。共3味，药后顿两足，令药易下行	清热滋阴通关利尿	热在下焦，气化不利之癃闭。小便不通，尿道涩痛，而口不渴者
	大补阴丸（《丹溪心法》）	熟地黄（酒蒸）、龟甲（酥炙）各六两，黄柏炒、知母（酒浸炒）各四两。共4味，为末以猪脊髓蜜丸	滋阴降火	阴虚火旺证。骨蒸潮热，舌红少苔，尺脉数而有力

分析：两方均含有知母、黄柏，有滋阴清热之功，可治下焦有热，肾阴虚损之证。

通关丸仅配肉桂以通阳化气利水，用于热在下焦血分，膀胱气化不利而小便不通，其证属邪热伤阴而以邪热偏盛为主。大补阴丸配伍大剂熟地黄、龟甲以滋阴潜阳，用于肝肾阴虚，相火亢盛之潮热盗汗，遗精咯血诸症，阴虚火旺而以阴液偏虚为主。

28. 宣痹汤同名二方

异同		组成	功效	方证
同		苦辛通法 +	清热祛湿	湿温病
异	上焦宣痹汤	枇杷叶二钱，郁金、香豆豉各一钱五分，射干、白通草各一钱。共5味	苦降辛通宣肺开痹	太阴湿温，气分痹郁之哕呃
	中焦宣痹汤	防己、杏仁、滑石、薏苡各五钱，连翘、山栀子、醋炒半夏、晚蚕沙、赤小豆皮各三钱。共9味	清热祛湿通络止痛	湿热蕴于经络之湿痹。寒战热炽，骨骱烦疼，面目萎黄，舌色灰滞

分析：两方同名"宣痹汤"，均出自于《温病条辨》，一首出自卷一上焦篇湿温寒湿条下，另一首出自卷二中焦篇湿温条下，后世为区别便分别称之为上焦宣痹汤和中焦宣痹汤，两方药法均属"苦辛通"法，功能清热祛湿，用治湿温病。

上焦宣痹汤为"太阴湿温，气分痹郁而哕（俗名为呃）者"设，指湿温犯肺，气分闭郁，肺失宣肃，气机升降失调所致，亦即"上焦清阳膹郁致哕"，故治法"以轻宣肺痹为主"。方中枇杷叶清凉甘淡清肺降逆止呕；射干性寒味苦，散水消湿，化痰利咽；郁金芳香行气开郁、专开上焦郁滞，为治湿郁妙药；香豆豉芳香蒸变而善化浊；白通草甘淡渗利可导湿下行并宣通气机。本方苦辛通降，轻宣郁闭，即"微辛以开之，微苦以降之"（叶天士），重在开宣肺气，通降气机，亦即轻宣肺痹。中焦宣痹汤系加减木防己汤与三仁汤合方化裁而成。是为湿聚热蒸，蕴于经络之湿痹而设。其舌灰目黄为湿中生热，寒战热炽为邪在经络，骨骱疼痛为痹证。故以防己急走经络之湿，杏仁宣肺利气使气化湿亦化，连翘清气分之湿热，赤小豆清血分之湿热，滑石利窍而清热中之湿，山栀子肃肺而泻湿中之热，连翘、栀子清泄郁热，以助解骨节热炽烦痛，薏苡仁甘寒淡渗而主挛痹，半夏除湿化浊和胃，蚕沙祛风除湿、行痹止痛、和胃化浊，诸药亦为苦辛通法，重在清热祛湿，宣痹通络而止痛。（原著特别注明此赤小豆"乃五谷中之赤小豆，味酸肉赤，凉水浸取皮用。非药肆中之赤小豆，药肆中之赤豆乃广中野豆，赤皮蒂黑肉黄，不入药者也"。）

29. 当归拈痛汤与宣痹汤

异同		组成	功效	方证
同		清热除湿药	清热除湿祛风止痛	湿热痹证
异	当归拈痛汤（《医学启源》）	羌活半两，茵陈（酒炒）、甘草各五钱，防风、苍术、当归身、知母（酒洗）、猪苓、泽泻各三钱，人参、苦参酒浸、葛根各二钱，白术、升麻、黄芩（炒）各一钱。共15味	利湿清热疏风止痛	湿热相搏，外受风邪证。遍身肢节烦痛，或肩背沉重，或脚气肿痛，脚膝生疮，舌苔白腻或微黄，脉弦数
	宣痹汤（《温病条辨》）	防己、杏仁、滑石、薏苡各五钱，连翘、山栀子、醋炒半夏、晚蚕沙、赤小豆皮各三钱。共9味	清热祛湿通络止痛	湿热痹证。湿聚热蒸蕴于经络，寒战热炽，骨骱烦疼，面目萎黄，舌色灰滞

分析：两方均有清热除湿，祛风止痛之功，均可用治湿热痹证。

当归拈痛汤由祛风除湿清热及补益药组方，重用羌活、茵陈为君，羌活辛散祛风，苦燥胜湿，且善通痹止痛，茵陈善能清热利湿，两药配对清热祛湿，疏风止痛；防风助羌活祛风胜湿疏表；升葛升阳除湿；二术苦温燥湿；猪苓泽泻以利水渗湿；芩、苦清热燥湿；知母清热养阴以防诸苦燥药物伤阴；当归温辛，活血止痛；参、草健脾益气使祛邪不伤正。功能祛风除湿清热，其祛湿之力尤强，宜于痹证之风湿热并重而兼表证者。宣痹汤系加减木防己汤与三仁汤合方化裁而成。方中防己善走经络，祛风除湿，通络止痛；杏仁宣肺利气使气化湿亦化；滑石利窍而清热中之湿；薏苡仁甘寒淡渗而主挛痹；半夏除湿化浊和胃；蚕沙祛风除湿，行痹止痛，和胃化浊；赤小豆清血分之湿热；连翘清气分之湿热，山栀子肃肺而泻湿中之热，二者清泄郁热，以助解骨节热炽烦痛。全方重在清热祛湿，宣痹通络而止痛，而祛风之力甚微。宜于痹证之属湿痹者。

30. 二妙散类方

异同		组成	功效	方证
同		黄柏、苍术	清热燥湿	湿热下注之证
异	二妙散（《丹溪心法》）	黄柏（炒）、苍术（米泔浸炒）。共2味，沸汤姜汁调服	清热燥湿	痛风，湿热筋骨疼痛
	三妙丸（《医学正传》）	炒黄柏四两，苍术六两，川牛膝二两。共3味	清热燥湿	湿热下注之痿痹。两脚麻木或肿痛或如火烙，痿软无力
	四妙丸（《成方便读》）	黄柏、苍术、牛膝、薏苡仁（原书未注用量）。共4味	清热利湿舒利筋络	湿热痿证。两足麻木，痿软，肿痛

分析：三方均含有黄柏、苍术，有清热燥湿之功，用治湿热下注诸症。

二妙散中黄柏苦寒清热燥湿，苍术苦温而辛燥湿健脾，姜汁调服辛散药力，通络止痛。牛膝能补肝肾强筋骨，引药下行，故三妙丸专治下焦湿热之痿软。薏苡仁能渗湿，且能舒筋缓急，故四妙丸主治湿热痿证。

31. 二妙散与龙胆泻肝汤

异同		组成	功效	方证
同		清热药 + 祛湿药	清热祛湿	湿热下注之证
异	二妙散(《丹溪心法》)	黄柏(炒)、苍术(米泔浸炒)。共 2 味,沸汤入姜汁调服	清热燥湿	痛风,筋骨疼痛之属于湿热者
	龙胆泻肝汤(《医方集解》)	龙胆草、栀子、黄芩、泽泻、木通、车前子、生地黄、当归、柴胡、甘草(原书未注用量)。共 10 味	清泻肝胆实火清利肝经湿热	肝胆实火上炎或肝经湿热下注证

分析: 两方虽无相同药物组成,但组均以清热祛湿为法,用治湿热下注之证。

二妙散方中黄柏苦寒沉降主入下焦,清热燥湿,善祛下焦肾与膀胱之湿热;苍术苦温而辛主入脾胃肝经,长于燥湿健脾;入姜汁调服,辛散药力,通络止痛。是湿热下注所致痿、痹、脚气、带下、湿疮等病证的基础方,宜于湿热俱重之证。龙胆泻肝汤以清利湿热药(泽泻、木通、车前子)、滋阴养血补肝体药(归、地)及疏肝引经以助肝用药(柴胡)等组方,既能清泻肝火又能清利湿热,但病位在肝经,且能兼顾滋养阴血,使祛邪而不伤正,是苦寒清泻清利之剂,用治肝火上炎,湿热下注证。

32. 中满分消丸与中满分消汤

异同		组成	功效	方证
同		人参、茯苓、姜、半夏、厚朴、黄连、泽泻	行气化湿	湿阻气滞胀满
异	中满分消丸	黄芩一两二钱,姜厚朴一两,黄连、半夏、枳实各五钱,知母四钱,泽泻、橘皮各三钱,白茯苓、干生姜、砂仁各二钱,白术、人参、炙甘草、姜黄各一钱。共 16 味	行气健脾泄热利湿	湿热臌胀。腹大坚满,脘腹撑急疼痛,烦渴口苦,渴不欲饮,小便黄赤,大便秘结或垢溏,苔黄腻脉弦数
	中满分消汤	黄芪、茱萸、厚朴、草豆蔻仁、黄柏各五分,益智仁、半夏、茯苓、木香、升麻各三分,川乌、泽泻、黄连、人参、青皮、当归、生姜、麻黄、柴胡、干姜、荜澄茄各二分。共 21 味	益气温中开郁化湿	中满寒胀,寒疝,大小便不通,阴躁,足不收,四肢厥逆,食入反出,下虚中满,腹中寒,心下痞,下焦躁热沉厥,奔豚不收

分析: 两方同出于《兰室秘藏》卷上,均有参、苓、姜、夏、连、朴、泽,行气化湿,同治胀满。

分消丸重用枳、朴合姜黄苦温开泄,行气除满;芩、连、姜、夏辛开苦降,开结除痞,降逆和胃;知母甘苦而寒多脂,清热生津润燥;泽、术、二苓以理脾渗湿利尿,使湿热从小便而去;佐橘皮、砂仁及四君,益气健脾助运,功偏健脾行气,泄热利湿。分消汤则群集川乌、干姜、生姜、吴茱萸、荜澄茄、益智仁、草豆蔻等辛温以温里祛寒,除湿开郁;陈、青、朴以行气散满除胀;升柴升清;苓、泽泻浊;参、芪益气健脾;当归和血;麻黄泄汗以祛湿;半夏燥湿化痰;连、柏燥湿且防湿郁化热及热药伤阴。功偏益气温中,开郁化湿。可见,分消丸治热胀,药以枳、朴、连、芩为主,重在行气泄热化湿;分消汤治寒胀,药以川乌、吴茱萸、荜澄茄、益智仁、草豆蔻仁、厚朴为主,重在行气温中化湿。

33. 当归拈痛汤与宣痹汤、上中下痛风方

异同		组成	功效	方证
同		除湿清热祛风药	除湿清热祛风止痛	痹证
异	当归拈痛汤(《医学启源》)	羌活半两,茵陈、甘草各五钱,防风、苍术、当归身、知母、猪苓、泽泻各三钱,人参、苦参、葛根各二钱,白术、升麻、黄芩(炒)各一钱。共15味	利湿清热疏风止痛	湿热相搏,外受风邪证。遍身肢节烦痛,或肩背沉重或脚气肿痛,脚膝生疮,苔白腻或微黄脉弦数
	宣痹汤(《温病条辨》)	防己、杏仁、滑石、薏苡各五钱,连翘、山栀子、醋炒半夏、晚蚕砂、赤小豆皮各三钱。共9味	清热祛湿通络止痛	湿热痹证。湿聚热蒸蕴于经络,寒战热炽,骨骱烦疼,面目萎黄,舌色灰滞
	上中下痛风方(《金匮钩玄》)	苍术、黄柏(酒浸炒)、南星、苔芎各二两,炒神曲一两,桃仁、白芷各五钱,威灵仙、羌活、桂枝各三钱,红花一钱半,防己半钱,草龙胆五分。共13味	祛风除湿清热活血化痰消滞	四肢百节游走疼痛,历节风

分析: 三方均以除湿清热祛风药组方,清热除湿,祛风止痛,所治均属痹证范畴。

当归拈痛汤重用羌活、茵陈为君,羌活辛散祛风,苦燥胜湿,且善通痹止痛;茵陈善能清热利湿,两药配对清热祛湿,疏风止痛。配防风助羌活祛风胜湿,升、葛升阳除湿,二术苦温燥湿,猪苓、泽泻利水渗湿,黄芩、苦参清热燥湿,知母清热养阴以防诸苦燥药物伤阴,当归温辛而活血止痛,参、草健脾益气扶正,使祛邪不伤正。全方有祛风除湿清热兼疏表之功,宜于痹证之风湿热并重且兼表证者。

宣痹汤系加减木防己汤与三仁汤合方化裁而成。方中防己善走经络,祛风除湿,通络止痛;杏仁宣肺利气使气化湿亦化;滑石利窍而清热中之湿;薏苡仁甘寒淡渗而主挛痹;半夏除湿化浊和胃;蚕沙祛风除湿,行痹止痛,和胃化浊;赤小豆清血分之湿热;连翘清气分之湿热,山栀子肃肺而泻湿中之热,二者清泄郁热,以助解骨节热炽烦痛。全方重在清热祛湿,宣痹通络而止痛,而祛风之力甚微。故宜于痹证之属湿痹者。

上中下痛风方为朱丹溪所创,《丹溪心法》及《丹溪先生治法心要》亦有载述,《医方考》以"丹溪主上中下通用痛风方"转录。丹溪认为痛风乃四肢百节游走疼痛之谓,多由于风热、风湿、血虚、有痰所致。组方大法以苍术、南星、川芎、当归、白芷、酒芩为基本组成,然后据病位及正邪所予予以加配:在上者,加羌活、威灵仙、桂枝;在下者,加牛膝、防己、木通、黄柏;血虚者,多用川芎、当归、桃仁、红花;风湿加苍、白术之类,佐以竹沥、姜汁行气药。方中黄柏清热,苍术燥湿,龙胆泻火,防己行水,四者合治湿热;南星燥痰散风,桃仁、红花、川芎活血化瘀,川芎又兼行血中之气,此四药合治痰与血;羌活去百节之风,白芷去头面之风,桂枝、威灵仙去臂胫之风,此四者去周身骨节之风邪;神曲则善消中州陈腐积滞。全方祛风除湿清热,活血化痰消滞。因羌活、白芷、威灵仙、桂枝,四者亲上,防己、桃仁、龙胆、黄柏,四者亲下,上下并用,祛风除湿清热之力增强;且上下相引,上行者亦可以引之而下,下行者亦可以引之而上。南星善燥一身之痰,加之以红花、川芎、苍术、神曲,四者活血燥痰消滞而调于中,如是则能上中下兼治而得通用也,使本方成为丹溪治痛风的基础方及通用方。

34. 中满分消丸与枳实消痞丸

异同		组成	功效	方证
同		人参、白术、茯苓、炙甘草、干姜、黄连、枳实、厚朴	行气除满健脾祛湿清热	脾胃虚弱，湿热内蕴，气机失畅之证
异	中满分消丸	黄芩一两二钱，姜厚朴一两，黄连、半夏、枳实各五钱，知母四钱，泽泻、橘皮各三钱，白茯苓、干生姜、砂仁各二钱，白术、人参、炙甘草、姜黄各一钱。共16味	行气健脾泄热利湿	湿热臌胀。腹大坚满，脘腹撑急疼痛，烦渴口苦，渴而不欲饮，小便黄赤，大便秘结或垢溏，苔黄腻，脉弦数
	枳实消痞丸	干生姜、炙甘草、麦蘖面、白茯苓、白术各二钱，半夏曲、人参各三钱，厚朴四钱，枳实、黄连各五钱。共10味	消痞除满健脾和胃	脾虚气滞，寒热互结证。心下痞满，不欲饮食，倦怠乏力，大便不畅，舌苔腻而微黄，脉弦

分析：两方均出自《兰室秘藏》，均有人参、白术、茯苓、炙甘草、干姜、黄连、枳实、厚朴8味药，功能健脾益气，祛湿清热，消痞除满，用治脾胃虚弱，湿热内蕴，气机失畅证。

中满分消丸由六君、四苓、二陈、泻心、平胃诸方合方化裁而成。原为治湿热阻滞，脾胃受伤之中满诸胀而设。"中满治法，当开鬼门，洁净府。开鬼门者，谓发汗也；洁净府者，利小便也。中满者，泻之于内，谓脾胃有病，当令上下分消其湿。"（《兰室秘藏》卷上）方中重用厚朴、枳实，是取厚朴三物之半，合姜黄苦温开泄，行气除满，以治脘腹胀满疼痛诸症；黄芩、黄连、生姜、半夏同用是取泻心之意，以辛开苦降，顺畅气机，开结除痞，分理湿热，半夏尤能降逆和胃止呕；知母甘苦而寒，肥润多脂，清热泻火，滋阴润燥；泽泻、猪苓、茯苓、白术，义取四苓以理脾渗湿利尿，则湿热从小便而出，即所谓"洁净府"也；佐橘皮、砂仁及四君，是六君方法，于分消解散之中寓益气健脾助运，使扶正以祛邪，祛邪不伤正。诸药共奏健脾行气、泄热利湿之功。主治湿热雍聚之中满热胀、臌胀、气胀、水胀等证，临证以腹大坚满胀痛，烦热口渴，渴而不欲饮，苔黄腻，脉弦数为用方要点。

枳实消痞丸又名失笑丸，由半夏泻心汤合枳术汤以及四君子汤化裁而成。方中重用枳实、黄连，枳、朴相须为用，为行气消痞，下气除满之有效药对；黄连苦寒降泄，清热燥湿，半夏曲辛散开结，降逆和胃，干姜温中散寒，三药辛苦合化，开痞散结以助消痞除满，温清并用则可平调寒热；四君益气健脾助运以化湿；麦蘖面消食和胃；甘草调药和中。诸药合奏消痞除满、健脾和胃之功，主治脾虚气滞，寒热互结证，临证以心下痞满，食少体倦，苔腻微黄为用方要点。

除共同组成药物之外，中满分消丸尚有猪苓、半夏、橘皮、砂仁、泽泻、姜黄、知母、黄芩等8味药，故其行气除满，利湿清热之力更胜于枳实消痞丸；枳实消痞丸另配药物仅麦蘖面及半夏曲2味，故其清热祛湿利小便之功不及彼方，但能消食和胃。临证选方时，若证以湿热壅聚为重兼脾虚气滞者，以中满分消丸治之；若以脾虚气滞为主，兼有湿热尤其食积内停化热者，则首选枳实消痞丸。

35. 五苓散与猪苓汤

异同		组成	功效	方证
同		泽泻、茯苓、猪苓	利水渗湿	水湿内停之小便不利、口渴身热
异	五苓散	泽泻一两六铢，猪苓、茯苓、白术各十八铢，桂枝半两。共5味	利水渗湿温阳化气	①伤寒太阳膀胱蓄水证。头痛微热，烦渴欲饮，或水入即吐，小便不利，苔白脉浮。②水湿内停之水肿、泄泻，小便不利。③痰饮。脐下动悸，吐涎沫而头眩；或短气而咳
	猪苓汤	猪苓、茯苓、泽泻、阿胶、滑石各一两。共5味	利水养阴清热	水热互结兼阴虚证。小便不利，口渴，身热，舌红脉细数

分析： 两方同源《伤寒论》，均含泽、二苓利水渗湿，治水湿内停之小便不利、口渴身热。

五苓散证之"渴"与"小便不利"是因为水湿内盛，膀胱气化不利所致，不能水精四布则渴欲饮水，不能下输膀胱则小便不利。故配伍桂枝外可解散表邪，内能温阳化气，白术健脾燥湿，崇土制水，共成温阳化气利水之剂。猪苓汤证之"渴"与"小便不利"是因邪气入里化热，水热互结，灼伤阴津而成里热阴虚，水气不利之证，故配伍滑石清热利湿通淋，阿胶滋阴养血润燥，共成利水清热养阴之方。汪昂谓"五苓泻湿胜，故用桂术；猪苓泻热胜，故用滑石"，可谓简明之论。

36. 五苓散与白虎汤、白虎加人参汤

异同		组成	功效	方证
同			调津	烦渴
异	五苓散	泽泻一两六铢，猪苓、茯苓、白术各十八铢，桂枝半两。共5味	利水渗湿温阳化气	①蓄水证。头痛微热，烦渴欲饮，或水入即吐，小便不利。②水湿内停证。③痰饮
	白虎汤	石膏一斤，知母六两，甘草二两，粳米六合。共4味	清热生津	阳明气分热盛证。壮热烦渴，大汗恶热，脉洪大有力
	白虎加人参汤	知母六两，石膏一斤，炙甘草二两，粳米六合，人参三两。共5味	清热益气生津	气分热盛，气阴两伤证。①里热炽盛而见四大症者，或白虎汤症见背微恶寒或饮不解渴或脉浮大而芤；②暑热气津两伤者

分析： 三方均出自《伤寒论》，均可治烦渴一症，但其烦渴特征及组方配伍各异。

五苓散证烦渴而欲饮但不能饮，甚则水入即吐，兼有微热。其烦渴是由水湿停蓄，气化不行，津不上承而成，故用泽泻、苓、术利水渗湿，佐桂枝温阳化气以助输布津液而行水，水行津布则渴饮自除。白虎汤证渴而引饮，饮水较多，兼有大热，其烦渴是阳明热盛，耗伤津液所致，故用石膏配知母甘寒清热生津止渴。白虎加人参汤证其渴亦见大热、大汗、脉大，但已现背微恶寒或饮不解渴、脉浮大芤等症，属气分热盛气津两伤之证，故于白虎汤中加入人参，清热益气生津。

五苓散是利水渗湿，温阳化气以布津之剂；白虎汤是甘寒清热生津之剂；白虎加人参汤是清热与益气生津并用之剂。

37. 五苓散类方

异同		组成	功效	方证
同		五苓散加减	利水渗湿	脾胃虚弱，水湿内停证
异	五苓散（《伤寒论》）	泽泻一两六铢，猪苓、茯苓、白术各十八铢，桂枝半两。共5味	利水渗湿温阳化气	①外有表邪，内停水湿证；②水湿内停证；③痰饮
	四苓散（《丹溪心法》）	白术、茯苓、猪苓各一两半，泽泻二两半。共4味	健脾渗湿	脾胃虚弱，水湿内停证。小便赤少，大便溏泄
	茵陈五苓散（《金匮要略》）	茵陈蒿末十分，五苓散五分。共6味	利湿清热退黄	湿热黄疸，湿重于热，小便不利者
	胃苓汤（原名胃苓散，《妇人大全良方》引陈日华方）	五苓散、平胃散，上合和，姜、枣煎，空心服妙。共11味	祛湿和胃行气利水	夏秋之间，脾胃伤冷，水谷不分，泄泻不止。水肿腹胀、小便不利
	桂苓甘露散（《宣明论方》）	滑石四两，泽泻、茯苓各一两，猪苓、白术各半两，官桂、炙甘草、石膏、寒水石各二两。共9味	清暑解热化气利湿	暑湿证。发热头痛，烦渴引饮，小便不利，及霍乱吐下
	春泽汤（《世医得效方》）	五苓散去桂心，加人参，谓之春泽汤。共5味	健脾益气渗湿利水	伤暑烦渴，引饮无度

分析： 以上诸方均为五苓散加减而成。均有利水渗湿之功，治水湿内停之证。

五苓散为蓄水证而设，症见头痛微热，烦渴欲饮，或水入即吐，属水湿内盛，膀胱气化不利。治当利水渗湿，兼温阳化气。方中重用泽泻配二苓，甘淡渗利，相须为用，利水渗湿；佐以白术助茯苓健脾以运化水湿，佐桂枝温辛而温阳化气以助布津行水，解表散邪以祛表邪，方后嘱人服后"多饮暖水，汗出愈"，是示意发汗去表邪，亦可去水湿之邪。全方甘淡渗利为主，佐甘辛以温阳化气，使水湿之邪从小便而去。

四苓散即五苓散去桂枝，方中泽泻及二苓甘淡渗湿利水，使水湿之邪从小便而出，体现张元素"治湿不利小便，非其治也"之意，白术燥湿健脾以助运化水湿。全方功专健脾利湿，而无温阳化气作用，主治脾虚湿胜之泄泻、小便不利诸症。

茵陈五苓散即五苓散与倍量的茵陈相合而成，方中茵陈蒿苦寒善清热利湿退黄，五苓散利水渗湿。利湿清热退黄，适用于阳黄之湿多热少、小便不利之证。

胃苓汤即五苓散与平胃散与合方化裁而成，取五苓散利水渗湿，平胃散燥湿运脾，行气和胃，共奏祛湿和胃，行气利水之功，用于水湿内盛之泄泻、水肿、小便不利等。

桂苓甘露散是五苓散合六一散加石膏、寒水石而成，清暑利湿之力较大，宜于暑湿俱盛，证情较重者。

《世医得效方》春泽汤组成则为四苓散加人参，主治伤暑烦渴，引饮无度，兼治伤寒温热，表里未解，烦渴引水，水入即吐，或小便不利。《证治要诀类方》亦有一春泽汤，系五苓散直接加人参而成，保留了桂枝，故有助下焦气化以促利湿，治伤暑泄泻，气津受损，泻定仍渴等。

38. 五苓散与茯苓甘草汤

异同		组成	功效	方证
同		茯苓、桂枝	温阳化水	停饮蓄水证
异	五苓散	泽泻一两六铢，猪苓、茯苓、白术各十八铢，桂枝半两。共5味	利水渗湿温阳化气	①蓄水证。头痛微热，烦渴欲饮，或水入即吐，小便不利，苔白脉浮。②水湿内停之水肿、泄泻，小便不利。③痰饮。脐下动悸，吐涎沫而头眩；或短气而咳
	茯苓甘草汤	茯苓、桂枝各二两，炙甘草一两，生姜三两。共4味	温中化饮通阳利水	水停于中，口不渴而心下悸者。心下停饮，心悸，汗出不渴，小便不利；伤寒厥而心下悸者。膀胱腑发咳，咳而遗溺；奔豚

分析： 两方均出自《伤寒论》，均含有茯苓、桂枝，有温阳利水之功，用治停饮蓄水之证。

五苓散方中泽泻配苓、术以利水渗湿，佐桂枝温阳化气以助膀胱气化而化气行水。甘淡重在温化膀胱以利小便，主治水蓄于下，口渴，小便不利。茯苓甘草汤方中茯苓、甘草之甘淡以渗湿和胃，桂枝、生姜之甘辛以助阳气而解表，甘辛合化，重在温化胃阳以蠲水饮，主治水停于中，口不渴而心下悸者。

39. 防己黄芪汤与防己茯苓汤

异同		组成	功效	方证
同		防己、黄芪、甘草	益气利水	水气在表之水肿，脉浮身重汗出恶风
异	防己黄芪汤	防己一两，黄芪一两一分，甘草（炒）半两，白术七钱半，生姜四片，大枣一枚。共6味	益气祛风健脾利水	表虚不固之风水或风湿证。汗出恶风，身重微肿，或肢节疼痛，小便不利，舌淡苔白，脉浮
	防己茯苓汤	防己三两，茯苓六两，黄芪、桂枝各三两，甘草二两。共5味	益气通阳利水	卫阳不足之皮水证。四肢肿，水气在皮肤中，四肢聂聂动

分析： 两方均出自《金匮要略》，均有防己、黄芪、甘草以益气利水，用治水气在表之水肿。

防己黄芪汤另加白术、姜、枣，所治风水及风湿二病，均以脉浮身重、汗出恶风为特点，为表虚不固，外受风湿，水湿郁于肌表经络之间所致。故方中重用防己与黄芪，益气固表且祛风行水，白术健脾燥湿，得黄芪则固表，得防己以祛湿，再加草、姜、枣，故方中补气健脾药偏多，实为虚多邪少者设，适用于风水或风湿而兼表虚证。若水湿壅盛，汗不出者，虽有脉浮恶风亦非所宜。防己茯苓汤另加桂枝、茯苓，所治皮水，系指"外证胕肿，按之没指，不恶风""身肿而冷，状如周痹"之证。系卫阳不足，水湿郁于肌肤所致。故方中重用茯苓为君以渗利水湿，配伍桂枝温通阳气以助气化水湿，黄芪温补卫阳，苓、桂化气利水，芪、桂益气温阳，加防己祛风行水，共成此益气温阳利水之剂，其利水之力强，适用于皮水而兼阳虚证，症见四肢皮肤肿盛，按之没指，不恶风，身肿而冷，四肢聂聂动者。

40. 防己黄芪汤与五苓散、猪苓汤

异同		组成	功效	方证
同		利水药	利水	水湿内停之水肿
异	防己黄芪汤（《金匮要略》）	防己一两，黄芪一两一分，甘草半两炒，白术七钱半，生姜四片，大枣一枚，共6味	益气祛风健脾利水	表虚不固之风水或风湿证。汗出恶风，身重微肿或肢节疼痛，小便不利，舌淡苔白脉浮
	五苓散（《伤寒论》）	泽泻一两六铢，猪苓、茯苓、白术各十八铢，桂枝半两。共5味	利水渗湿温阳化气	①伤寒太阳膀胱蓄水证；②水湿内停证；③痰饮内停
	猪苓汤（《伤寒论》）	猪苓、茯苓、泽泻、阿胶、滑石各一两。共5味	利水养阴清热	水热互结兼阴虚证。小便不利，口渴身热，舌红脉细数

分析： 三方皆有利水消肿作用，用治水湿内停之水肿。

防己黄芪汤重用防己与黄芪，益气固表且祛风行水，配术、草、姜、枣健脾益气燥湿和药，方中补气健脾药偏多，功偏益气利水，实为虚多邪少者设，适用于气虚湿盛之风水或风湿证。若水湿壅盛，汗不出者，虽有脉浮恶风亦非所宜。五苓散重用泽泻为君并配二苓甘淡以渗利水湿，白术助茯苓运脾祛湿，桂枝温辛而温阳化气，内助膀胱气化而布津行水，外可解散表邪，功偏化气利水，主治水蓄于下，气化不行之蓄水证而见口渴，小便不利者。猪苓汤以泽泻、二苓渗利水湿，伍滑石清热利湿通淋，阿胶滋阴养血润燥，功偏利水清热养阴，主治阴虚而水热互结证而见小便不利、口渴身热者。

41. 五苓散与理中丸

异同		组成	功效	方证
同		白术	健脾	泄泻霍乱
异	五苓散	泽泻一两六铢，猪苓、茯苓、白术各十八铢，桂枝半两。共5味	利水渗湿温阳化气	①蓄水证。头痛微热，烦渴欲饮，或水入即吐，小便不利，苔白脉浮。②水湿内停之水肿、泄泻，小便不利。③痰饮。脐下动悸，吐涎沫而头眩或短气而咳
	理中丸	人参、干姜、甘草（炙）、白术各三两。共4味	温中祛寒补气健脾	中焦虚寒证。①典型证为吐利冷痛脉沉。②兼变证有失血、小儿慢惊、病后多唾、霍乱、胸痹等属中焦虚寒者

分析： 两方均出自《伤寒论》，均有白术，温里健脾，方证中均包括泄泻、霍乱等或然证。

五苓散重用泽泻配二苓淡渗利水渗湿，术、苓健脾以运化水湿，桂枝温辛，温阳化气以助利水，解表散邪以祛表邪，方后嘱人服后"多饮暖水，汗出愈"，是示人以发汗去表邪，亦去水湿。全方甘淡渗利为主，佐甘辛以温阳化气，使水湿之邪从小便而去。理中丸用干姜温中祛寒，合人参温中健脾，参、术、草益气健脾，温补并用。仲景在《伤寒论·辨霍乱病脉证并治第十三》曰："霍乱，头痛发热身疼痛，热多，欲饮水者，五苓散主之；寒多，不用水者，理中丸主之。"说明口渴饮水一症是判别方证寒热，取舍两方选用的关键症状。

42. 防己茯苓汤与五皮散

异同		组成	功效	方证
同		茯苓（皮）	利水消肿	皮水
异	防己茯苓汤（《金匮要略》）	防己三两，茯苓六两，黄芪、桂枝各三两，甘草二两。共5味	益气通阳利水	卫阳不足之皮水证。四肢肿，水气在皮肤中，四肢聂聂动者
	五皮散（《华氏中藏经》）	生姜皮、桑白皮、陈橘皮、大腹皮、茯苓皮各等分。共5味	利水消肿行气祛湿	水停气滞之皮水证。一身悉肿，肢体沉重，心腹胀满，上气喘急，小便不利，苔白腻，脉沉缓；以及妊娠水肿等

分析： 两方均有茯苓（皮），有利水消肿之功，均主治皮水。

防己茯苓汤所治皮水，以"外证胕肿，按之没指，不恶风""身肿而冷，状如周痹""四肢聂聂动"等为临床特征，此乃阳气不足，水湿郁于肌肤所致。方中重用茯苓为君以渗利水湿，配伍桂枝温通阳气以助气化水湿，黄芪温补卫阳，苓、桂化气利水，芪、桂益气温阳，加防己祛风行水，为益气通阳利水之剂，其利水之力强，适用于皮水而兼阳虚证。五皮散所治皮水，以肌肤水肿，头面四肢浮肿而不恶风，身无汗为特征，此乃水停气滞所致，方中茯苓皮健脾利水、姜皮辛散水饮、桑白皮肃肺行水、橘皮及大腹皮行气化湿消胀。为行气利水祛湿之剂，善行皮间水气，治水停气滞之皮水证。

43. 五皮散与五苓散

异同		组成	功效	方证
同		茯苓（皮）	利水消肿	小便不利之水肿
异	五皮散（《华氏中藏经》）	生姜皮、桑白皮、陈橘皮、大腹皮、茯苓皮各等分。共5味	利水消肿行气祛湿	水停气滞之皮水证。一身悉肿，肢体沉重，心腹胀满，上气喘急，小便不利，苔白腻，脉沉缓；以及妊娠水肿等
	五苓散（《伤寒论》）	泽泻一两六铢，猪苓、茯苓、白术各十八铢，桂枝半两。共5味	利水渗湿温阳化气	①蓄水证。头痛微热，烦渴欲饮，或水入即吐，小便不利。②水湿内停之水肿、泄泻，小便不利。③痰饮。脐下动悸，吐涎沫而头眩；或短气而咳

分析： 五皮散与五苓散均治小便不利之水肿，且常联合运用。

五皮散用五般皮，以皮达皮治皮水，茯苓皮健脾利水、姜皮辛散水饮、桑白皮肃肺行水、橘皮和大腹皮行气化湿消胀。全方重在行气祛湿，治水停气滞之皮水证，属水气偏于表者。五苓散重用泽泻配二苓利水渗湿，白术健脾燥湿，合茯苓健脾助运祛湿，桂枝温阳化气，解表散邪。全方重在化气行水，治水蓄膀胱，气化不利之蓄水证等，属水气偏于里者。

44. 五皮散与全生白术散

异同		组成	功效	方证
同		橘皮、大腹皮、生姜（皮）、茯苓（皮）	行气祛湿利水	水气不行之证
异	五皮散（《华氏中藏经》）	生姜皮、桑白皮、陈橘皮、大腹皮、茯苓皮各等分。共5味	利水消肿行气祛湿	水停气滞之皮水证。一身悉肿，肢体沉重，心腹胀满，上气喘急，小便不利，苔白腻，脉沉缓；以及妊娠水肿等
	全生白术散（《全生指迷方》）	白术一两，橘皮、大腹皮、茯苓、生姜各半两。共5味	利水消肿健脾安胎	妊娠面目肿，如水状。面目虚浮，或四肢肿胀

分析：两方皆含有橘皮、大腹皮、生姜（皮）、茯苓（皮），组成仅仅一味药之差，有祛湿利水之功，用治水气不行之证。

五皮散又有桑白皮清肃肺气，导水下行，长于行气祛湿，治水停气滞之皮水证，属水气偏于表者。全生白术散又加白术并用量最重，苦甘而温，健脾燥湿安胎，长于健脾安胎，用治妊娠面目肿如水状。

45. 苓桂术甘汤与五苓散

异同		组成	功效	方证
同		桂枝、茯苓、白术	温阳化饮	阳虚水饮内停证
异	苓桂术甘汤	茯苓四两，桂枝去皮三两，白术二两，甘草（炙）二两。共4味	温化痰饮健脾利湿	中阳不足之痰饮病。胸胁支满，目眩心悸，或短气而咳，舌苔白滑，脉弦滑
	五苓散	泽泻一两六铢，猪苓、茯苓、白术各十八铢，桂枝半两。共5味	利水渗湿温阳化气	①蓄水证。头痛微热，烦渴欲饮，或水入即吐，小便不利，苔白脉浮。②水湿内停之水肿、泄泻，小便不利。③痰饮。脐下动悸，吐涎沫而头眩；或短气而咳者

分析：两方均出自《伤寒论》，有桂枝、茯苓、白术，均有温阳化饮之功，用治阳虚水饮内停证。

苓桂术甘汤又配甘草，辛甘扶阳与甘淡利水并用，皆入中焦，健脾渗湿，温化痰饮，而重在温阳化饮。主治脾阳虚不能制水而饮停胸胁之痰饮病。主见胸胁胀满，头眩心悸，短气而咳等症。饮停中焦为主。五苓散尚有泽泻及猪苓，直达下焦，利水渗湿，温阳化气，而重在温阳化气。主治太阳经腑同病，膀胱气化不利之蓄水证，主见小便不利，渴欲饮水，头眩，脐下悸，或吐涎沫，水肿等症。饮停下焦为主。

46. 苓桂术甘汤与甘姜苓术汤（肾着汤）

异同		组成	功效	方证
同		茯苓、白术、甘草	温化水湿	阳虚寒湿证
异	苓桂术甘汤（《伤寒论》）	茯苓四两，桂枝去皮三两，白术二两，甘草（炙）二两。共4味	温化痰饮健脾利湿	中阳不足之痰饮病。胸胁支满，头眩心悸，气上冲胸，或短气而咳，舌苔白滑，脉沉紧
	甘姜苓术汤（《金匮要略》）	甘草二两，干姜四两，茯苓四两，白术二两。共4味	温脾胜湿	寒湿下侵之肾着。腰部冷痛沉重，腰重如带五千钱，但饮食如故，口不渴，小便不利，舌淡苔白，脉沉迟或沉缓

分析： 两方均有苓、术、草三味，用药仅一味之差。有温化水湿之功，用治阳虚寒湿证。

苓桂术甘汤重用茯苓为君健脾渗湿利水，桂枝温阳化气，平冲降逆，术、桂温运中阳，苓、桂温化水饮，苓、术运化水湿，苓、术、草补脾和中，共奏温阳健脾，利水平冲之功，而重在温阳化气利水，以祛水饮为主，兼有平冲之功，主治中阳不足，饮停心下之痰饮病，症见胸胁支满、目眩心悸。甘姜苓术汤又名肾着汤，方中"姜苓四两术甘二"，重用干姜、茯苓且配白术，重在温中散寒祛湿，以祛寒湿为要，主治寒湿下侵所致之肾着，症见腰部冷痛沉重，小便不利，饮食如故，口不渴。

47. 苓桂术甘汤与苓桂甘枣汤、甘姜苓术汤（肾着汤）

异同		组成	功效	方证
同		茯苓、甘草	温阳化湿	阳虚水湿内停之证
异	苓桂术甘汤（《伤寒论》）	茯苓四两，桂枝（去皮）三两，白术二两，甘草（炙）二两。共4味，共4味	温化痰饮健脾利湿	中阳不足之痰饮病
	苓桂甘枣汤（《伤寒论》）	茯苓半斤，桂枝四两，炙甘草二两，大枣十五枚。共4味	温通心阳平冲降逆	心阳不振，痰饮内停之奔豚证。发汗后，其人脐下悸者，欲作奔豚
	甘姜苓术汤（《金匮要略》）	甘草二两，干姜四两，茯苓四两，白术二两。共4味	温脾胜湿	寒湿痹阻于腰部之肾着

分析： 三方均含有茯苓、甘草，有温阳化湿之功，用治阳虚水湿内停之证。

苓桂术甘汤重用茯苓为君健脾渗湿利水，桂枝温阳化气，平冲降逆，术、桂温运中阳，苓、桂温化水饮，苓、术运化水湿，苓、术、草补脾和中，共奏温阳健脾、利水平冲之功，而重在温阳化气利水，以祛水饮为主，主治中阳不足，饮停心下之痰饮病，症见胸胁支满、目眩心悸。苓桂甘枣汤重用茯苓为君且需先煎，利水宁心，以治水邪上逆，桂枝温通心阳而平冲降逆，和中扶虚，大枣健脾养液，合奏温通心阳，平冲降逆，利水渗湿之功。主治心阳不振，痰饮内停之奔豚证。多见于发汗后，其人脐下悸，欲作奔豚。肾着汤原方"姜苓四两术甘二"，重用干姜、茯苓且配白术，重在温中散寒祛湿，是以祛寒湿为要，主治寒湿痹阻于腰部之肾着，以腰部冷痛沉重，腰重如带五千钱为特征，常伴小便不利，但饮食如故，口不渴。

48. 甘姜苓术汤与理中丸

异同		组成	功效	方证
同		干姜、白术、甘草	温中健脾	中焦虚寒之证
异	甘姜苓术汤（《金匮要略》）	甘草二两，干姜四两，茯苓四两，白术二两。共4味	温脾胜湿	寒湿下侵之肾著。腰部冷痛沉重，但饮食如故，口不渴，小便不利，舌淡苔白，脉沉迟或沉缓
	理中丸（《伤寒论》）	人参、干姜、甘草（炙）、白术各三两。共4味	温中祛寒补气健脾	中焦虚寒证。①典型证为吐利冷痛。②兼变证有失血、小儿慢惊、病后多唾、霍乱、胸痹等之属中焦虚寒者

分析： 两方均含有干姜、白术、甘草，有温中健脾之功，用治中焦虚寒之证。

甘姜苓术汤（肾着汤）尚有茯苓，且重用干姜、茯苓，合白术，温中散寒祛湿之力强，温、燥、利并用，为温中祛湿之方，主治寒湿痹阻于腰部之肾着，以腰部冷痛沉重，腰重如带五千钱为特征，常伴小便不利，但饮食如故，口不渴。理中丸尚有人参，配干姜温中祛寒健脾，得白术健脾燥湿，参、术、草益气健脾，温、燥、补并用，为温中祛寒之剂，主治中焦虚寒证，主见吐利冷痛，舌淡脉沉细。

49. 真武汤与附子汤

异同		组成	功效	方证
同		炮附子、白术、茯苓、芍药	温经散寒渗湿止痛	肾阳虚衰兼水湿泛溢之证
异	真武汤	茯苓、生姜、芍药各三两，白术二两，附子（炮）一枚。共5味	温阳利水	①脾肾阳虚，水湿泛溢证。小便不利，肢体沉重或浮肿，舌质淡胖，边有齿痕，苔白脉沉。②阳虚水泛，水气凌心证。太阳病，发汗，汗出不解，其人仍发热，心下悸，头眩，身瞤动，振振欲擗地者
	附子汤	附子（炮）二枚，白术四两，芍药、茯苓各三两，人参二两。共5味	温经助阳祛寒化湿	寒湿痹痛。寒湿内侵，身体骨节疼痛，恶寒肢冷，苔白滑，脉沉微

分析： 两方均出自《伤寒论》，组成药物仅一味之差，炮附子、白术、茯苓、芍药四味为两方所共有，有温经散寒，渗湿止痛之功，都能治肾阳虚衰兼水湿泛溢之证。但药量及配比不同，所治不同。

真武汤方中附子、白术的用量较轻，附、术半量，且佐生姜，故功偏温补肾阳以散水气，适用于阳虚水气内停，主见小便不利，肢体沉重或浮肿，或心悸头眩，脉沉。附子汤是真武汤去生姜，倍用术、附，再加人参而成。方中重用附、术，并配人参益气温阳，功偏温补脾阳以祛寒湿，适用于阳气不足之寒湿痹痛，主见身体骨节疼痛，手足厥冷背恶寒，脉沉微。

50. 真武汤与苓桂术甘汤

异同		组成	功效	方证
同		茯苓、白术	温阳利水	阳虚水气内停之证
异	真武汤	茯苓、生姜、芍药各三两，白术二两，附子（炮）一枚。共5味	温阳利水	①脾肾阳虚，水湿泛溢证。小便不利，肢体沉重或浮肿，舌质淡胖边有齿痕，苔白脉沉。②阳虚水泛，水气凌心证。汗出不解仍发热，心下悸头眩，身瞤动振振欲擗地者
	苓桂术甘汤	茯苓四两，桂枝（去皮）三两，白术二两，甘草（炙）二两。共4味	温化痰饮健脾利湿	中阳不足之痰饮病。胸胁支满，目眩心悸，或短气而咳，舌苔白滑，脉弦滑

分析： 两方均出自《伤寒论》，均用茯苓、白术健脾利湿并配温阳化气之品，同属温阳利水之剂，用治阳虚水气内停之证。

真武汤证的病位重点在肾，且多伴有肾阳虚证候，故以附子为君，温阳散寒，配生姜助附子温散水邪。苓桂术甘汤证的病位重点在脾，且以水气上泛为主证，故以茯苓为君，健脾利水，配桂枝温阳化气，佐白术温化痰饮。

51. 实脾散与真武汤

异同		组成	功效	方证
同		炮附子、茯苓、白术、姜	助阳行水	脾肾阳虚，水湿内停之阴水证
异	实脾散（《严氏济生方》）	姜厚朴、白术、木瓜、木香、草果仁、大腹子、附子炮、干姜（炮）、白茯苓各一两，炙甘草半两。共10味，煎加生姜五片，大枣一枚	温阳健脾行气利水	脾肾阳虚，水气内停兼气滞证。身半以下肿甚，手足不温，口中不渴，胸腹胀满，大便溏薄，舌苔白腻，脉沉弦而迟者
	真武汤（《伤寒论》）	茯苓、生姜、芍药各三两，白术二两，附子（炮）一枚。共5味	温阳利水	①脾肾阳虚，水饮内停证；②阳虚水泛，水气凌心证

分析： 两方均含有炮附子、茯苓、白术、姜等药，有温暖脾肾，助阳行水之功，用治脾肾阳虚，水湿内停之阴水证。

实脾散组成乃由真武汤去芍药，加干姜、厚朴、木香、草果、槟榔、木瓜、甘草、大枣而成。方中以附子、干姜共为君药，温肾暖脾，且佐入木香、厚朴、木瓜、槟榔、草果等行气导滞之品，故功偏温脾利水，行气化湿，主治脾阳虚弱，水气内停而兼气滞证，除浮肿、腰以下肿甚外，尚见畏寒肢冷、便溏等脾阳虚证及胸腹胀满等气滞见症。真武汤以附子为君，配生姜而不用干姜，重在温肾散水邪，姜、附合苓、术温阳利水，又佐入芍药敛阴柔筋缓急，功偏温肾化气，兼能护阴缓急止痛，主治肾阳虚弱，水饮内停而兼水气凌心者，主见水肿，小便不利，兼有腹痛或身瞤动或心悸气短者。

52. 实脾散与附子理中丸

异同		组成	功效	方证
同		附子、炮姜、白术、甘草	温阳健脾	脾肾阳虚证
异	实脾散（《严氏济生方》）	姜厚朴、白术、木瓜、木香、草果仁、大腹子、附子（炮）、干姜（炮）、白茯苓各一两，炙甘草半两。共 10 味，生姜五片，大枣一枚	温阳健脾行气利水	脾肾阳虚，水气内停之阴水兼气滞证
	附子理中丸（《局方》）	附子（炮）、人参、干姜（炮）、甘草、炙白术各三两。共 5 味	温阳祛寒补气健脾	脾胃虚寒重证，或脾肾阳虚证。脘腹疼痛，下利清谷，畏寒肢冷

分析： 两方均含有炮附子、炮干姜、白术、炙甘草，有温阳健脾之功，用治脾肾阳虚证。

实脾散组成尚有生姜、茯苓、木瓜、厚朴、木香、大腹子、草果、大枣等药。方中以附、姜为君，温肾暖脾，配茯苓、生姜利水湿散水气，佐入大队行气化湿导滞之品，故功偏温脾利水，行气化湿，主治脾阳虚弱，水气内停的阴水证。主见浮肿、腰以下肿甚外，伴畏寒肢冷、便溏等脾阳虚及胸腹胀满等气滞见症者。附子理中丸是四逆汤加人参白术而成。方中姜、附并用温阳散寒以消阴翳，参、术、草益气健脾，重在温中祛寒，且补火暖土，脾肾双补，适用于脾胃虚寒之重证或或脾肾阳虚证。症见脘腹疼痛，下利清谷，恶心呕吐，畏寒肢冷，或霍乱吐利转筋等。

53. 五苓散与五皮散、真武汤、实脾散

异同		组成	功效	方证
同		茯苓（皮）	利水湿	水湿内停证
异	五苓散（《伤寒论》）	泽泻一两六铢，猪苓、茯苓、白术各十八铢，桂枝半两，共 5 味	利水渗湿温阳化气	①蓄水证；②水湿内停证；③痰饮内停证
	五皮散（《华氏中藏经》）	生姜皮、桑白皮、陈橘皮、大腹皮、茯苓皮各等分，共 5 味	利水消肿行气祛湿	水停气滞之皮水证。妊娠水肿
	真武汤（《伤寒论》）	茯苓、生姜、芍药各三两，白术二两，附子一枚炮，共 5 味	温阳利水	脾肾阳虚，水饮内停兼水气凌心证
	实脾散（《严氏济生方》）	姜厚朴、白术、木瓜、木香、草果仁、大腹子、附子炮、干姜炮、白茯苓各一两，炙甘草半两，共 10 味，生姜五片，大枣一枚	温阳健脾行气利水	脾肾阳虚，水气内停兼气滞证

分析： 上四方均有茯苓（皮），有利水湿之功，用治水湿内停之证。

五皮散用茯苓皮健脾利水、姜皮辛散水饮、桑白皮肃肺行水、橘皮和大腹皮行气化湿消胀，功偏行气祛湿，治水停气滞之皮水证属水气偏于表者。另三方均有温阳作用，但五苓散用桂枝旨在温通阳气以助膀胱气化，化气行水。真武汤附术配生姜，功偏温补肾阳以散水气。实脾散以附子、干姜温肾暖脾，且佐入木香、厚朴、木瓜、槟榔、草果，功偏温补脾阳，行气导滞，利水化湿。

54. 五苓散与猪苓汤、五皮散、真武汤、实脾散、防己黄芪汤

异同		组成	功效	方证	
同		利水药 + 渗湿 / 化湿药	利水祛湿	水饮内停证。小便不利	
异	五苓散	泽泻、猪苓、茯苓、白术、桂枝。共5味	利水渗湿温阳化气	水湿内停证	①太阳经腑同病，膀胱气化不利之蓄水证（一说外有表邪，内停水湿证）。②水湿内停证。水肿、泄泻，霍乱吐泻。③痰饮
	猪苓汤	泽泻、猪苓、茯苓、阿胶、滑石。共5味	利水、养阴、清热		水热互结兼阴虚证。小便不利，口渴，身热，舌红脉细数
	五皮散	生姜皮、桑白皮、陈橘皮、大腹皮、茯苓皮。共5味	利水消肿行气祛湿		①水停气滞之皮水证。一身悉肿，肢体沉重，小便不利，苔白脉沉缓。②妊娠水肿
	防己黄芪汤	防己、黄芪、白术、甘草。共4味，生姜、大枣	益气祛风健脾利水		表虚不固之风水或风湿证。汗出恶风，小便不利，身重微肿，或肢节疼痛，舌淡苔白脉浮。
	真武汤	炮附子、茯苓、白术、生姜、白芍。共5味	温阳利水	阳虚水泛证	脾肾阳虚，水饮内停证兼水气凌心者。小便不利，肢体沉重或浮肿，腹痛下利，心悸头眩，舌淡脉沉
	实脾散	炮附子、干姜、茯苓、白术、厚朴、大腹子、木香、木瓜、草果、甘草。共10味，生姜、大枣	温阳健脾行气利水		脾肾阳虚，水气内停证兼气滞者。身半以下肿甚，肢冷便溏，胸腹胀满，舌苔白腻，脉沉弦而迟者

分析： 上六方均为利水祛湿之剂，用治水饮内停证之水肿，小便不利。

五苓散泽泻配二苓利水渗湿，佐桂枝温通阳气以助膀胱气化，重在温阳化气以行水湿。主治太阳经腑同病，膀胱气化不利之蓄水证，亦治水湿内停及痰饮病，主见小便不利，渴欲饮水，头眩，脐下悸，或吐涎沫，水肿等症。饮停下焦为主。

猪苓汤以泽泻、二苓渗利水湿，伍滑石清热利湿通淋，阿胶滋阴养血润燥，功偏利水清热养阴，主治阴虚而水热互结证而见小便不利、口渴身热者。

五皮散用茯苓皮健脾利水、姜皮辛散水饮、桑白皮肃肺行水、橘皮及大腹皮行气化湿消胀。重在行气祛湿，主治水停气滞之皮水证，亦治妊娠水肿。水气偏于表。

防己黄芪汤重用防己与黄芪，益气固表且祛风行水，配术、草、姜、枣以健脾益气燥湿和药，方中补气健脾药偏多，功偏益气利水，主治气虚湿盛之风水或风湿证。主见汗出恶风，小便不利，身重微肿脉浮，或肢节疼痛。水湿在肌表或关节经络。

真武汤附、术配以生姜，重在温补肾阳以散水气，适用于阳虚水气内停常兼水气凌心者，主见小便不利，肢体沉重或浮肿，或心悸头眩，脉沉。

实脾散以附子及干姜温肾暖脾以扶阳抑阴，配健脾祛湿之苓、术以温运水湿，佐厚朴、槟榔、木香、木瓜、草果等以行气导滞，故重在温补脾阳，行气导滞，利水化湿，适用于脾阳虚弱，水气内停且兼气滞者，主见浮肿，腰以下尤肿，并见畏寒肢冷便溏等脾阳虚证及胸腹胀满等气滞等症。

55. 鸡鸣散与四妙丸、金匮肾气丸

异同		组成	功效	方证
同		祛湿药	祛湿	湿邪下注之脚气等症
异	鸡鸣散（《类编朱氏集验医方》）	槟榔七枚，陈皮、木瓜各一两，吴茱萸二钱，紫苏茎叶三钱，桔梗半两，生姜（和皮）。共7味，隔宿煎药五更空腹冷服	温化寒湿行气降浊	①寒湿脚气。足胫肿重无力，麻木冷痛，行动不便，或挛急上冲，甚至胸闷泛恶。②风湿流注。发热恶寒，脚足痛不可忍，筋脉浮肿
	四妙丸（《成方便读》）	黄柏、苍术、牛膝、薏苡仁（原书未注剂量）。共4味	清热利湿舒利筋络	①湿热痿证。两足麻木，痿软，肿痛。②足胫湿疹痒痛
	肾气丸（《金匮要略》）	干地黄八两，薯蓣、山茱萸各四两，泽泻、茯苓、牡丹皮各三两，桂枝、附子（炮）各一两。共8味	温补肾阳	肾阳不足证。腰痛脚软，脚气，下半身常有冷感，小便不利或反多，舌淡而胖，脉虚弱而尺部沉细

分析： 三方均有祛湿作用，均可用之湿邪下注之脚气等症。

鸡鸣散中槟榔质重性坠下达，行气逐湿；木瓜化湿舒筋；陈皮理气燥湿，助槟榔行气除湿；紫苏茎叶专散风毒，同生姜则去寒，合木瓜则收湿；桔梗开上焦之气，紫苏、桔梗宣通气机兼散表邪而使邪有出路；吴茱萸及生姜温化寒湿，降逆解郁，并能祛"肾家感寒湿"之气。功偏温化寒湿，行气降浊，为温散寒湿之剂。主治寒湿壅滞，气不宣通之湿脚气。

四妙丸方中黄柏苦寒沉降主入下焦，清热燥湿，善祛下焦肾与膀胱之湿热；薏苡仁能清热渗湿，且能舒筋缓急；苍术苦温而辛燥湿健脾；怀牛膝补肝肾强筋骨，引药下行。功偏清热利湿，舒筋壮骨，是清利湿热之剂。主治湿热下注之痿证。

肾气丸以大队滋阴益精药（地、山、山、泽、苓、丹）与小量温阳补火药（桂、附）相兼为用，是于水中补火，少火生气，于阴中求阳，精中求气，主以补虚，辅以通利，"益火之原，以消阴翳"。使肾阳振奋，肾气升腾，气化复常。故其在温补肾阳以温阳化气。主治肾阳不足失于温煦之虚劳腰疼、痰饮、消渴、脚气、转胞诸病证，以腰痛脚软，身半以下常有冷感，少腹拘急，小便不利或反多，入夜尤甚，阳痿早泄，舌淡而胖，脉虚弱而尺部沉细等为特征。

56. 萆薢分清散与萆薢分清饮、分清饮

异同		组成	功效	方证
同		萆薢、石菖蒲	利湿化浊	白浊
异	萆薢分清散（《杨氏家藏方》）	益智、川萆薢、石菖蒲、乌药各等分。共4味，入盐一捻，原书方后云："一方加茯苓、甘草。"	温暖下元利湿化浊	下元虚寒之膏淋、白浊。小便频数，浑浊不清，白如米泔，凝如膏糊，舌淡苔白脉沉
	萆薢分清饮（《医学心悟》）	川萆薢二钱，黄柏（炒）、石菖蒲各五分，茯苓、白术各一钱，莲子心七分，丹参、车前子各一钱五分。共8味	清热利湿分清化浊	下焦湿热之白浊、膏淋。小便混浊，尿有余沥，舌苔黄腻等
	分清饮（《仁斋直指方论》）	益智仁（醋浸）、川萆薢、石菖蒲、天台乌药、白茯苓各一两，甘草四钱。共6味，盐少许同煎	温肾健脾利湿化浊	思虑过度，清浊相干，小便白浊，白带

分析： 三方均含有萆薢、石菖蒲二药，有利湿分清化浊之功，均可治白浊。

萆薢分清散方中萆薢味苦性平，利湿祛浊，祛风除痹，为治白浊膏淋之要药；益智仁辛温而兼收涩之性，温暖脾肾，固精缩尿，止泻摄唾，得萆薢温暖下元，利湿化浊；乌药温肾祛寒，暖膀胱而助气化，治小便频数；石菖蒲辛香苦温，芳化湿浊兼暖膀胱，配萆薢利尿化浊。其方性偏温而有温暖下元，利湿化浊之功，主治真元不足，下焦虚寒之白浊、膏淋。萆薢分清饮系由萆薢分清散加减而成，加苓、术以健脾祛湿，加黄柏、车前子清热利湿，莲子心、丹参清心泻火，其方性偏凉而有清热泻火、利湿化浊之功，主治下焦湿热之白浊。分清饮系萆薢分清散加入苓、草而成，其健脾利湿之力增强，主治思虑过度，清浊相干之小便白浊、白带等症。

57. 萆薢分清饮与八正散

异同		组成	功效	方证
同		车前子	清利湿热	下焦湿热之淋浊
异	萆薢分清饮（《医学心悟》）	川萆薢二钱，黄柏（炒）、石菖蒲各五分，茯苓、白术各一钱，莲子心七分，丹参、车前子各一钱五分。共8味	清热利湿分清化浊	下焦湿热之白浊、膏淋（湿热白浊）。小便混浊，尿有余沥，舌苔黄腻等
	八正散（《局方》）	车前子、瞿麦、萹蓄、滑石、山栀子仁、炙甘草、木通、大黄各一斤。共8味，煎加灯心草	清热泻火利水通淋	湿热淋证。尿频尿急，溺时涩痛，舌苔黄腻，脉滑数

分析： 两方均含有车前子，有清利湿热之功，用治下焦湿热之淋浊。

萆薢分清饮方中萆薢、石菖蒲利湿而分清化浊，苓、术健脾祛湿，黄柏、车前子清热利湿，莲子心、丹参清心泻火。有清热利湿，分清化浊之功，重在利湿化浊，适用于湿热白浊及膏淋。八正散所治为下焦湿热所致的热淋，治宜清热泻火，利水通淋，方中又配萹蓄、瞿麦、栀子、大黄、滑石、木通等大队清热泻火、利湿通淋之品，其利水通淋之力强。适用于湿热淋证。

58. 萆薢分清散与八正散、导赤散

异同		组成	功效	方证
同		利湿药＋	利湿	小便淋浊之证
异	萆薢分清散（《杨氏家藏方》）	益智、川萆薢、石菖蒲、乌药各等分。共4味，入盐一捻，原书方后云："一方加茯苓、甘草。"	温暖下元利湿化浊	下元虚寒之膏淋、白浊。小便频数，浑浊不清，舌淡苔白脉沉
	八正散（《局方》）	车前子、瞿麦、萹蓄、滑石、山栀子仁、炙甘草、木通、大黄各一斤。共8味，煎加灯心草	清热泻火利水通淋	湿热淋证。尿频尿急，溺时涩痛，舌苔黄腻，脉滑数
	导赤散（《小儿药证直诀》）	生地黄、木通、生甘草梢各等分为末，淡竹叶同煎。共4味	清心利水养阴	①心经火热证。烦热口舌生疮。②心热移于小肠证。小便赤涩刺痛，舌红脉数

分析： 三方均以利湿药为主组方，用治小便不利或频数不禁或混浊不清之淋浊证。

萆薢分清散治下焦虚寒，湿浊不化之膏淋、白浊，宜温肾利湿，化浊分清，故以萆薢配益智仁，萆薢温暖下元，利湿化浊，石菖蒲助萆薢化浊，乌药助益智仁暖肾，为利湿配温肾。八正散主治下焦湿热之热淋，宜清热泻火，利水通淋，故用萹蓄、瞿麦、栀子、大黄、木通等，利湿配清热泻火。导赤散治心火移热于小肠之口疮与小便赤涩刺痛，治宜清心利小便，故以生地黄、淡竹叶、木通等，是利湿配清热养阴。

59. 萆薢分清散与八正散、小蓟饮子

异同		组成	功效	方证
同		利湿药＋	利湿通淋	淋证
异	萆薢分清散（《杨氏家藏方》）	益智、川萆薢、石菖蒲、乌药各等分。共4味，入盐一捻，原书方后云："一方加茯苓、甘草。"	温暖下元利湿化浊	下元虚寒之膏淋、白浊。小便频数，浑浊不清，舌淡苔白脉沉
	八正散（《局方》）	车前子、瞿麦、萹蓄、滑石、山栀子仁、炙甘草、木通、大黄各一斤。共8味，煎加灯心草	清热泻火利水通淋	湿热淋证。尿频尿急，溺时涩痛，舌苔黄腻，脉滑数
	小蓟饮子（《济生方》）	生地黄、小蓟、滑石、木通、蒲黄、藕节、淡竹叶、当归、山栀子、甘草各等分。共10味	凉血止血利水通淋	热结下焦之血淋、尿血。尿中带血，小便频数，赤涩热痛，舌红脉数

分析： 三方均用利湿药为主组方，功能利湿通淋，用治淋证。

萆薢分清散治虚寒膏淋白浊，治宜温肾利湿，化浊分清，方中萆薢配益智仁温暖下元，分清别浊，石菖蒲助萆薢祛湿化浊，乌药助益智仁暖肾，为利湿与温肾之品配伍组方。八正散治下焦湿热之热淋，治宜清热泻火，利水通淋，故用萹蓄、瞿麦、栀子、大黄、木通等清热泻火与利湿药配伍组方。小蓟饮子治下焦瘀热之血淋尿血，治宜凉血止血，利水通淋，故用导赤散加小蓟、藕节、蒲黄、滑石、栀子、当归组方，是清热泻火、凉血养阴、止血活血与利湿通淋合法。使止血而不留瘀，清利而不伤正。

60. 萆薢分清散与萆薢分清饮、缩泉丸

异同		组成	功效	方证
同		偏走下焦之药	调理小便	小便频数，余沥不尽
异	萆薢分清散（《杨氏家藏方》）	益智、川萆薢、石菖蒲、乌药各等分。共4味，入盐一捻，原书方后云："一方加茯苓、甘草。"	温暖下元利湿化浊	下元虚寒之膏淋、白浊。小便频数，浑浊不清，舌淡苔白脉沉
	萆薢分清饮（《医学心悟》）	川萆薢二钱，黄柏（炒）、石菖蒲各五分，茯苓、白术各一钱，莲子心七分，丹参、车前子各一钱五分。共8味	清热利湿分清化浊	下焦湿热之白浊、膏淋。小便混浊，尿有余沥，舌苔黄腻
	缩泉丸（原名固真丹《魏氏家藏方》）	天台乌药、炒益智子各等分为末，山药打糊为丸，嚼茴香数十粒，盐汤或盐酒下。共4味	温肾祛寒缩尿止遗	肾气不足，膀胱虚冷之尿频遗尿证。小便频数或遗尿，舌淡脉沉弱

分析： 三方均用偏走下焦膀胱之药，有调理小便之功，用治小便频数之证。

萆薢分清散方中萆薢味苦性平，利湿祛浊，祛风除痹，为治白浊膏淋之要药；配益智仁以温暖下元，利湿化浊；配乌药温肾祛寒，暖膀胱而助气化，治小便频数；石菖蒲辛香苦温，芳化湿浊兼暖膀胱，配萆薢利尿化浊。其方性偏温兼涩，有温暖下元，利湿化浊之功。萆薢分清饮由萆薢分清散加减而成，加苓、术以健脾祛湿，加黄柏、车前子清热利湿，莲子心、丹参清心泻火，其方性偏凉兼滑，有清热泻火、利湿化浊之功。缩泉丸方中益智仁辛温而兼固涩之性，温暖脾肾，固精缩尿，止泻摄唾；配山药涩精止遗；配乌药温肾散寒，固摄缩尿；乌药配小茴香温肾疏肝，散寒止痛。方性温涩，重在温肾祛寒，固涩止遗。

61. 羌活胜湿汤与蠲痹汤

异同		组成	功效	方证
同		羌活、防风、甘草	祛风胜湿	风湿性肩项肢节痹痛
异	羌活胜湿汤（《脾胃论》）	羌活、独活各一钱，藁本、防风、炙甘草各五分，蔓荆子三分，川芎二分，共7味	祛风胜湿止痛	风湿在表之痹证。头项肩背腰脊重痛，苔白脉浮
	蠲痹汤（《杨氏家藏方》）	当归、羌活、姜黄、黄芪、白芍、防风各一两半，炙甘草半两，共7味，加生姜五片，枣三枚同煎	益气和营祛风胜湿	风寒湿邪痹阻经络营卫证。肩项臂痛，举动艰难，手足麻木等

分析： 两方均含有羌活、防风、甘草等3味药，有祛风胜湿之功，用治风湿痹阻经络之肩项肢节疼痛。但两方功效主治有虚实久暂之别。

羌活胜湿汤羌、独二活并用，善祛一身上下之风湿，通利关节而止痹痛，又配藁本、蔓荆子及川芎等辛散之品，故其祛风胜湿，散邪止痛之力强，主治风湿客表，头身重痛或腰背腰脊疼痛之实证。蠲痹汤以羌活为君，又配姜黄祛风散寒，活血止痛，二者配对尤善治肩臂痹痛，黄芪配当归、芍药以益气养血和营，故兼具补虚扶正之功，主治风寒湿邪痹阻经络日久，气血不足，肩项臂痛，手足麻木之虚实夹杂症。

62. 独活寄生汤与三痹汤

异同	组成	功效	方证
同	独活寄生汤加减	扶正蠲痹	风湿痹证日久兼肝肾气血虚者
异 独活寄生汤 (《千金方》)	独活三两,桑寄生、杜仲、牛膝、细辛、秦艽、茯苓、肉桂心、防风、川芎、人参、甘草、当归、芍药、干地黄各二两。共15味	祛风湿 止痹痛 益肝肾 补气血	痹证日久,肝肾两虚,气血不足证。腰膝疼痛、痿软,肢节屈伸不利,或麻木不仁,畏寒喜温,心悸气短,舌淡苔白,脉细弱
三痹汤(《妇人良方》)	川续断、杜仲、防风、桂心、细辛、人参、白茯苓、当归、白芍、甘草各一两,秦艽、生地黄、川芎、川独活各半两,黄芪、川牛膝各一两。共16味,煎加姜三片,大枣一枚	益气活血 祛风除湿	痹证日久耗伤气血证。手足拘挛,或肢节屈伸不利,或麻木不仁,舌淡苔白,脉细或脉涩

分析: 两方组成中均含有独活、秦艽、防风、桂心、细辛、人参、茯苓、甘草、当归、川芎、生地黄、芍药、杜仲、牛膝,相同者多达14味药,均有祛风除湿止痹痛,补益肝肾气血之功,用治风湿痹痛日久兼肝肾气血不足之证。

独活寄生汤中独活用量偏重,祛风湿之力强于三痹汤,且配用桑寄生,偏于补益肝肾,适用于肝肾不足偏重之腰膝疼痛为主者。三痹汤由独活寄生汤去桑寄生,加黄芪、续断而成,长于补气宣痹,故适用于气血不足偏重之手足拘挛,麻木疼痛,甚或屈伸不利为主者。

63. 独活寄生汤与蠲痹汤

异同	组成	功效	方证
同	防风、当归、芍药、甘草	祛风湿	痹证麻木不仁
异 独活寄生汤 (《千金方》)	独活三两,桑寄生、杜仲、牛膝、细辛、秦艽、茯苓、肉桂心、防风、川芎、人参、甘草、当归、芍药、干地黄各二两。共15味	祛风湿 止痹痛 益肝肾 补气血	痹证日久,肝肾两虚,气血不足证。腰膝疼痛、痿软,肢节屈伸不利,或麻木不仁,畏寒喜温,心悸气短,舌淡苔白脉细弱
蠲痹汤(《杨氏家藏方》)	当归、羌活、姜黄、黄芪、白芍、防风各一两半,炙甘草半两。共7味,加生姜五片,枣三枚同煎	益气和营 祛风胜湿	风寒湿邪痹阻经络营卫证。肩项臂痛,举动艰难,手足麻木等

分析: 两方均用防风、当归、芍药、甘草,有祛风除湿止痛之功,用治痹证麻木不仁。

独活寄生汤以独活为君,配秦艽、细辛、肉桂、桑寄生、杜仲、牛膝、人参、茯苓、地黄、川芎等祛风散寒,补肝肾益气血之品,主治痹证日久,肝肾两虚、气血不足证,其证以下部痹证为主,以腰膝冷痛,肢节屈伸不利,心悸气短,脉细弱为特点。蠲痹汤以羌活为君,配黄芪、姜黄以益气和营,主治风寒湿邪痹阻经络营卫证。其证以上部痹证为主,以肩项臂痛,举动艰难,手足麻木为特点。

64. 蠲痹汤与三痹汤

异同		组成	功效	方证
同		黄芪、防风、当归、芍药、甘草	扶正蠲痹	痹证而见气血不足者
异	蠲痹汤（《杨氏家藏方》）	当归、羌活、姜黄、黄芪、白芍、防风各一两半，炙甘草半两。共7味，加生姜五片，枣三枚同煎	益气和营祛风胜湿	风寒湿邪痹阻经络营卫证。肩项臂痛，举动艰难，手足麻木等
	三痹汤（《妇人良方》）	川续断、杜仲、防风、桂心、细辛、人参、白茯苓、当归、白芍、甘草各一两，秦艽、生地黄、川芎、川独活各半两，黄芪、川牛膝各一两。共16味，煎加姜三片，大枣一枚	益气活血祛风除湿	痹证日久耗伤气血证。手足拘挛，或肢节屈伸不利，或麻木不仁，舌淡苔白，脉细或脉涩

分析： 两方均含有黄芪、防风、当归、芍药、甘草等4味药，有祛风除湿，益气活血之功，用治痹证而见气血不足者。

蠲痹汤以羌活为君，配姜黄祛风散寒活血止痛，尤善治肩臂痹痛，黄芪、当归、芍药以益气和营，主治风寒湿邪痹阻经络营卫证。主见肩项臂痛，举动艰难，手足麻木。三痹汤由独活寄生汤去桑寄生，加黄芪、续断而成，长于祛风除湿止痹痛，补益肝肾气血，主治痹证日久耗伤气血肝肾证。主见手足拘挛，麻木疼痛，甚或屈伸不利者。蠲痹汤善治上半身痹痛；三痹汤长于治下半身痹痛。

65. 乌头汤与独活寄生汤

异同		组成	功效	方证
同		芍药、甘草	祛风湿止痹痛	痹痛顽疾
异	乌头汤（《金匮要略》）	麻黄、芍药、黄芪、炙甘草各三两，川乌五枚（以蜜二升煎取一升即出乌头）。共5味	温经祛湿散寒止痛	寒湿历节。关节剧痛，不可屈伸，畏寒喜热，舌苔薄白，脉沉弦
	独活寄生汤（《千金方》）	独活三两，桑寄生、杜仲、牛膝、细辛、秦艽、茯苓、桂心、防风、川芎、人参、甘草、当归、芍药、干地黄各二两。共15味	祛风湿止痹痛益肝肾补气血	痹证日久，肝肾两虚，气血不足证。腰膝疼痛、痿软，肢节屈伸不利，或麻木不仁，畏寒喜温，心悸气短，舌淡苔白，脉细弱

分析： 两方均含有芍药、甘草，有祛风散寒祛湿而止痹痛之功，用治痹痛顽疾。

乌头汤原为"病历节不可屈伸，疼痛"而设，方中川乌单独蜜煎，另4味水煎，然后合煎二汤。方中乌药配麻黄，祛风散寒祛痹止痛力较强；黄芪配芍药、甘草，益气养血，和营缓急，并佐制乌、麻之峻烈。其方补虚之力不足，而温经散寒止痛作用优于彼方，适于关节疼痛为主之痹痛。独活寄生汤为痹证日久，肝肾两虚，气血不足证而设，方中独活为君，配秦艽、肉桂心、防风、细辛以祛风散寒除湿而止痹痛，配桑寄生、杜仲、牛膝补肝肾，人参、茯苓、当归、芍药、地黄、川芎等补气血，其补虚之力强，其证以下部痹证为主，以腰膝冷痛，肢节屈伸不利，心悸气短，脉细弱为特点。

第18章 祛痰剂

1. 二陈汤与治痰茯苓丸

异同		组成	功效	方证
同		半夏、生姜、茯苓	燥湿化痰	湿痰之证，舌苔白腻脉滑
异	二陈汤（《局方》）	半夏、橘红各五两，白茯苓三两，炙甘草一两半。共4味，生姜七片，乌梅一个同煎	温化痰饮降逆和胃	湿痰证。咳嗽痰多色白易咳，痰饮呕恶，中脘不快，舌苔白腻脉滑
	治痰茯苓丸（《百一选方》引《指迷方》）	茯苓一两，枳壳半两，半夏二两，风化朴硝一分。共4味，生姜汁煮糊为丸，生姜汤下	燥湿行气软坚消痰	痰伏中脘，流注经络证。手臂疼痛或抽掣，不得上举，或肢体麻木，眩晕，或四肢浮肿，舌苔白腻，脉沉细或弦滑

分析： 两方均含有小半夏加茯苓汤，有燥湿化痰之功，用治湿痰证。

二陈汤即小半夏加茯苓汤中加橘红、甘草、乌梅而成，原"治痰饮为患，或呕吐恶心，或头眩心悸，或中脘不快，或发为寒热，或因食生冷，脾胃不和"。方中半夏、橘红二者皆以陈久者良而得名，等量合用，燥湿化痰，和胃降逆，半夏兼可止眩；茯苓健脾渗湿，得橘红则理气化痰，得半夏则化痰消饮；生姜化痰降逆止呕又制半夏毒，配橘红宣壅行滞；乌梅少许收敛肺气，并防半夏、橘红辛散伤正。治痰茯苓丸又名茯苓丸，原为治中脘伏痰上行攻臂之臂痛而设，由小半夏加茯苓汤加入枳壳、风化朴硝而成，方中苓、夏配风硝，善消结滞之坚痰顽痰伏痰，枳壳开肺气而又善走上走表，行气消痰，善治顽痰驻留引起的上肢臂膀疼痛，及咳痰稠黏不爽、胸脘满闷、眩晕、梅核气等。"痰药虽多，此方甚效。"（喻嘉言）

2. 二陈汤与理中化痰丸

异同		组成	功效	方证
同		半夏、茯苓、甘草	燥湿化痰	湿痰证
异	二陈汤（《局方》）	半夏、橘红各五两，白茯苓三两，炙甘草一两半。共4味，生姜七片，乌梅一个同煎	温化痰饮降逆和胃	湿痰证
	理中化痰丸（《明医杂著》）	人参、炒白术、干姜、炙甘草、茯苓、姜半夏。共6味	健脾温中燥湿化痰	脾胃虚寒，痰涎内停证

分析： 两方组成中均含有半夏、茯苓、甘草三味药，有燥湿化痰之功，均可用治湿痰证。

二陈汤由小半夏加茯苓汤加橘红、甘草乌梅组成，功专温化痰饮，降逆和胃，原治痰饮为患，现多用治湿痰证而无中焦脾胃虚寒见证者。理中化痰丸系理中丸加半夏、茯苓组成，实为理中与四君合方加半夏而成。功偏益气健脾，温中祛寒，燥湿化痰，所治湿痰证乃中气虚弱，脾胃虚寒，不能统涎归源所致，咳唾痰涎而兼中焦虚寒者。

3. 二陈汤与导痰汤、涤痰汤、金水六君煎

异同		组成	功效	方证
同		半夏、生姜、茯苓、橘红	化湿痰	湿痰证
异	二陈汤（《局方》）	半夏、橘红各五两，白茯苓三两，炙甘草一两半。共4味，生姜七片，乌梅一个同煎	温化痰饮降逆和胃	湿痰证
	导痰汤（《传信适用方》引皇甫坦方）	半夏四两，天南星、枳实、橘红、赤茯苓各一两，生姜十片。共6味（一方有甘草）	燥湿豁痰行气开郁	痰浊内阻，气机不畅之痰厥证。眩晕头痛呕逆，胸膈痞塞，胁肋胀满，喘急痰嗽，涕唾稠黏，苔厚腻脉滑
	涤痰汤（《奇效良方》）	姜南星、半夏各二钱半，枳实、茯苓各二钱，橘红一钱半，石菖蒲、人参各一钱，竹茹七分，甘草半钱。共9味，生姜五片	涤痰开窍	中风痰迷心窍证。舌强不能言，喉中痰鸣辘辘，舌苔白腻，脉沉滑或沉缓
	金水六君煎（《景岳全书》）	熟地黄三五钱，当归、半夏、茯苓各二钱，炙甘草一钱，陈皮一钱半。共7味	滋养肺肾燥湿化痰	肺肾不足，水泛为痰证。或年迈阴虚血少外受风寒之咳嗽，呕恶多痰喘急

分析： 诸方均含有小半夏加茯苓汤及橘红等4味药，燥湿化痰除饮，可用于湿痰证。

二陈汤功专温化痰饮，降逆和胃，为祛痰之基础方。导痰汤是二陈汤去乌梅、甘草，加枳实、姜南星而成。南星配半夏强力燥湿化痰，枳实配橘红理气化痰开郁。故燥湿化痰行气之力较二陈汤更强，是主治痰浊内阻、气机不畅之痰厥证的要方。涤痰汤是二陈汤去乌梅，加枳实、姜南星、竹茹、人参、石菖蒲而成，功兼扶正开窍，适于中风痰迷心窍，舌强不语证兼有脾虚气弱者。金水六君煎是二陈汤去乌梅，加熟地黄、当归、甘草而成，燥湿化痰，滋阴养血，肺肾并调，金水相生，适于肺肾不足，水泛为痰证。

4. 导痰汤与涤痰汤

异同		组成	功效	方证
同		半夏、生姜、茯苓、橘红、姜南星、枳实	燥湿化痰	痰湿内阻证
异	导痰汤（《传信适用方》引皇甫坦方）	半夏四两，天南星、枳实、橘红、赤茯苓各一两。共5味，生姜十片	燥湿豁痰行气开郁	痰阻气逆之痰厥证
	涤痰汤（《奇效良方》）	姜南星、半夏各二钱半，枳实、茯苓各二钱，橘红一钱半，石菖蒲、人参各一钱，竹茹七分，甘草半钱。共9味，生姜五片同煎	涤痰开窍	中风痰迷心窍证。舌强不能言，舌苔白腻脉沉滑或沉缓

分析： 两方均属二陈汤演化方，为强力祛痰剂，燥湿化痰，用治痰湿内阻证。

导痰汤长于燥湿豁痰又善行气开郁，善治痰浊内阻、气机不畅之痰厥等证。涤痰汤系导痰汤加甘草、竹茹、人参、石菖蒲而成。重在涤痰开窍，兼能益气健脾，适于痰迷心窍，舌强不语而兼有脾虚气弱者。

5. 温胆汤与二陈汤

异同		组成	功效	方证
同		半夏、生姜、茯苓、橘皮/橘红、甘草	理气化痰	痰湿为患之证
异	温胆汤（《三因极一病证方论》）	半夏、竹茹、枳实各二两，陈皮三两，茯苓一两半，炙甘草一两。共 6 味，煎加生姜五片，大枣一枚	理气化痰和胃利胆	胆郁痰扰证。心烦不寐，眩悸呕恶，苔白腻，脉弦滑
	二陈汤（《局方》）	半夏、橘红各五两，白茯苓三两，炙甘草一两半。共 4 味，生姜七片，乌梅一个同煎	温化痰饮降逆和胃	湿痰证

分析：两方均以小半夏加茯苓汤（半夏、生姜、茯苓）加味而成。有燥湿化痰、理气和胃降逆之功，用治痰湿为患之证。

温胆汤尚含有枳实、竹茹、大枣，较二陈汤少乌梅而多枳实、竹茹、大枣。方中半夏配竹茹化痰和胃，止呕除烦，橘皮配枳实理气化痰，茯苓健脾渗湿，姜枣草和胃。胆为清净之腑，喜宁谧柔和，恶烦扰壅郁，全方半夏、橘皮、生姜性温，竹茹、枳实性凉，温凉并用，方性平和，理气化痰，和胃利胆，令胆腑温和。适用于胆郁痰扰之不眠，惊悸、呕吐以及眩晕、癫痫等属湿痰微有化热之趋兼心神不宁者。二陈汤尚含有乌梅一味。功偏温化痰饮，降逆和胃，燥湿化痰。妙用少许乌梅收敛肺气，并防半夏橘红燥散伤正。其方性偏温，为治痰饮的基础方，湿痰之主方。所治湿痰尚无化热之证，以咳嗽痰多色白易咳，呕恶，舌苔白腻，脉滑为要点。

6. 温胆汤与十味温胆汤

异同		组成	功效	方证
同		茯苓、半夏、橘皮、甘草、枳实	化痰宁神	痰扰心神证
异	温胆汤（《三因极一病证方论》）	半夏、竹茹、枳实各二两，陈皮三两，茯苓一两半，炙甘草一两。共 6 味，煎加生姜五片，大枣一枚	理气化痰清胆和胃	胆郁痰扰证。心烦不寐，眩悸呕恶，苔白腻脉弦滑
	十味温胆汤（《世医得效方》）	半夏、枳实、陈皮各三两，白茯苓一两半、炒酸枣仁、远志各一两，北五味子、熟地黄、条参各一两，粉草五钱。共 10 味，姜五片，枣一枚	益气养血化痰宁心	心胆虚怯，痰浊内扰证。触事易惊，惊悸烦闷，坐卧不安，不眠恶梦，饮食无味，舌淡苔腻脉沉缓

分析：两方均有茯苓、半夏、橘红、甘草、枳实等 5 药，化痰宁神，用治痰扰心神证。

温胆汤较二陈汤少乌梅而多枳实、竹茹、大枣。方中二陈燥湿化痰，枳实、竹茹二者性寒以清热化痰，尤其竹茹善清胆热而除烦止呕，全方温凉并用，理气化痰，和胃利胆而又有清胆之力，令胆腑温和宁谧。适用于胆郁痰扰之不眠、惊悸、呕吐以及眩晕、癫痫等属湿痰微有化热之象而兼心神不宁者。十味温胆汤即温胆汤减去竹茹，加条参、熟地黄、五味子、酸枣仁、远志而成，故无明显清热止呕之力而有补养心神之功，实为化痰宁心之剂，适用于心胆虚怯，痰浊内扰，神志不安诸证。

7. 温胆汤与酸枣仁汤

异同		组成	功效	方证
同		茯苓、甘草	宁心安神	虚烦不眠
异	温胆汤（《三因极一病证方论》）	半夏、竹茹、枳实各二两，陈皮三两，茯苓一两半，炙甘草一两。共6味，煎加生姜五片，大枣一枚	理气化痰和胃利胆	胆郁痰扰证。心烦不寐，眩悸呕恶，苔白腻，脉弦滑
	酸枣仁汤（《金匮要略》）	炒酸枣仁二升，知母、茯苓、川芎各二两，甘草一两。共5味	养血安神清热除烦	心肝血虚，虚热内扰证。虚烦失眠，咽干口燥，脉细弦

分析： 两方组成中均含有茯苓、甘草，均有有宁心安神之功，治虚烦不眠。

温胆汤半夏配竹茹，一温一凉，化痰和胃，止呕除烦；橘皮配枳实亦为一温一凉，理气化痰，茯苓健脾渗湿，姜、枣、草和胃。胆为清净之腑，喜宁谧柔和，恶烦扰壅郁，全方温凉并用，方性温和，理气化痰，和胃利胆，故曰温胆。适用于胆郁痰扰之不眠，以及惊悸、呕吐以及眩晕、癫痫等属湿痰微有化热之趋而兼心神不宁者。酸枣仁汤重用酸枣仁养血安神，配伍调气行血之川芎，有养血调肝安神之妙，知母甘寒滋液清热除烦，方性偏凉，适于心肝血虚，虚热内扰证之虚烦不得眠。

8. 十味温胆汤类方

异同		组成	功效	方证
同		半夏、甘草、枳实、酸枣仁、远志	化痰宁神	痰扰心神证
异	《世医得效方》十味温胆汤	半夏、枳实、陈皮各三两，白茯苓一两半，炒酸枣仁、远志各一两，北五味子、熟地黄、条参各一两，粉草五钱。共10味，姜五片，枣一枚	益气养血化痰宁心	心胆虚怯，痰浊内扰证。触事易惊，惊悸烦闷，坐卧不安，不眠恶梦，饮食无味，舌淡苔腻脉沉缓
	《通俗伤寒论》十味温胆汤	姜半夏、广陈皮各二钱，潞党参、辰茯神、淡竹茹、熟地黄、枳实各一钱半，炒枣仁、远志肉各一钱，炙甘草五分。共10味，生姜一片，红枣一枚	补虚壮胆	伤寒触惊发狂，经清肝胆，泻痰火后，以此方善后
	变通十味温胆汤（《中医治法与异同》）	橘络9g，茯神、半夏各12g，甘草3g，生地黄、枣仁各15g，枳实、远志、石菖蒲各6g，竹沥3匙冲。共10味	涤痰开窍	痴呆证。忽悲勿喜，哭笑无常，惊悸失眠，神志痴呆

分析： 三方均有半夏、甘草、枳实、酸枣仁、远志，理气化痰，补虚安神，治痰扰心神证。《世医得效方》十味温胆汤又用茯苓、陈皮、熟地黄、条参、北五味子，无竹茹之清热止呕，而功偏补胆宁心，理气化痰，适于心胆虚怯，痰浊内扰，神志不安诸证。《通俗伤寒论》十味温胆汤又用潞党参、辰茯神、陈皮、淡竹茹、熟地黄，有竹茹清胆和胃止呕，但重在补虚壮胆，适于惊伤胆液之证。变通十味温胆汤又用橘络、茯神、生地黄、石菖蒲、竹沥，重在涤痰开窍，适于精神痴呆、哭笑无常、惊悸失眠等神识异常者。

9. 温胆汤与涤痰汤

异同		组成	功效	方证
同		半夏、茯苓、甘草、枳实、竹茹、生姜	理气化痰	痰湿内阻之证
异	温胆汤（《三因极一病证方论》）	半夏、竹茹、枳实各二两，陈皮三两，茯苓一两半，炙甘草一两。共6味，煎加生姜五片，大枣一枚	理气化痰温胆宁神	胆郁痰阻之不眠、惊悸、呕吐及眩晕、癫痫
	涤痰汤（《奇效良方》）	姜南星、半夏各二钱半，枳实、茯苓各二钱，橘红一钱半，石菖蒲、人参各一钱，竹茹七分，甘草半钱。共9味，生姜五片同煎	涤痰开窍	中风痰迷心窍证而偏痰中蕴热者。喉中痰鸣辘辘，苔白腻，脉沉滑或沉缓

分析： 两方均含半夏、茯苓、生姜、甘草、枳实、竹茹等6药，理气化痰，用治痰湿内阻证。

温胆汤原为大病后虚烦不得眠之胆寒证及惊悸而设，组成尚有陈皮、大枣。方中二陈燥湿化痰，枳实、竹茹二者性寒以清热化痰，竹茹又善清胆热而除烦止呕，枳实、陈皮理气消痰，温凉并用，理气化痰，和胃利胆而兼清胆之力，令胆腑温和宁谧。适用于胆郁痰扰之不眠、惊悸、呕吐以及眩晕、癫痫等属湿痰微有化热之象而兼心神不宁者。涤痰汤为温胆汤去陈皮及大枣，加橘红、胆南星、人参、石菖蒲而成。方中枳实、胆南星及竹茹均性寒而善清化热痰，人参、石菖蒲扶正开窍，故其化痰之力强于彼方，长于荡涤热痰又益气开窍，适于中风痰迷心窍，舌强不语证之痰中蕴热者。

10. 小陷胸汤与大陷胸汤、柴胡陷胸汤

异同		组成	功效	方证
同		清热药	清热化痰	结胸
异	大陷胸汤（《伤寒论》）	大黄六两，芒硝一升，甘遂一钱匕。共3味	泻热逐水	水热互结之结胸证。心下硬满，疼痛拒按，便秘，舌燥苔黄脉沉有力
	小陷胸汤（《伤寒论》）	黄连一两，半夏半升，瓜蒌实大者一枚。共3味	清热化痰宽胸散结	痰热互结证。胸脘痞闷，按之痛，或心胸闷痛或咳痰黄稠，舌红苔黄腻脉滑数
	柴胡陷胸汤（《通俗伤寒论》）	柴胡一钱，黄芩、枳实各一钱半，瓜蒌仁五钱，姜半夏三钱，小川黄连八分，苦桔梗一钱，生姜汁四滴。共8味	清热化痰宽胸利膈和解少阳	少阳痰热结胸证。寒热往来，胸胁痞满按之痛，呕恶不食，口苦且黏目眩，或咳嗽痰稠，苔黄腻脉弦滑数

分析： 三方皆名陷胸汤，组成中均含有清热之品，用治外邪内陷之结胸。

大陷胸汤治水热互结心下之大结胸病，方用大黄、芒硝配甘遂，泻热逐水破结。小陷胸汤治痰热互结心下之小结胸病，方用瓜蒌配黄连、半夏，清热涤痰散结。柴胡陷胸汤治少阳痰热结胸证，方用小柴胡汤与小陷胸汤合方再去人参、甘草、大枣，加瓜蒌、黄连、枳实、苦桔梗，故功兼和解少阳、清热涤痰、宽胸散结，对于少阳证俱而又见痰热内阻苔黄脉滑有力，用柴胡枳桔汤未效者，尤为适宜。

11. 温胆汤同名方

异同		组成	功效	方证
同		半夏、橘皮、甘草、茯苓	理气化痰	胆郁痰扰证
异	温胆汤(《外台》引姚僧垣《集验方》)	生姜四两,橘皮三两,半夏、竹茹各二两,枳实二枚,甘草一两。共6味	理气化痰温胆宁神	胆寒证。大病后,虚烦不得眠
	温胆汤(《千金方》卷十二)	生姜四两,橘皮三两,半夏、竹茹、枳实各二两,甘草一两。共6味(一本有茯苓二两,红枣十二枚)	理气化痰温胆宁神	胆寒证。大病后,虚烦不得眠
	温胆汤(《三因》卷八)	酸枣仁三两,茯苓二两、半夏、麦冬各一两半、炙甘草、桂心、远志、黄芩、草薢、人参各一两。共10味	补胆养心化痰安神	胆虚寒证。眩厥足痿,指不能摇,躄不能起,僵仆,目黄失精,虚劳烦扰,因惊胆慑,奔气在胸,喘满浮肿,不睡
	温胆汤(《三因》卷九)	陈皮三两,半夏、竹茹、枳实各二两,茯苓一两半,炙甘草一两。共6味,姜、枣	理气化痰温胆宁神	胆寒证。大病后虚烦不得眠。又治惊悸
	温胆汤(《三因》卷十)	橘皮三两,半夏、竹茹、枳实各二两,白茯苓一两半,炙甘草一两。共6味,煎加姜、枣	理气化痰温胆宁神	心胆虚怯证。触事易惊,或梦寐不祥,或异象惑,心惊胆慑,气郁生涎,或短气悸乏,或复自汗,四肢浮肿,饮食无味,心虚烦闷,坐卧不安
	温胆汤(《世医得效方》卷九)	陈皮三两,半夏、竹茹、枳实各二两,茯苓一两半,炙甘草、人参各一两。共7味,煎加姜、枣。如未效加远志、五味子、酸枣仁	清胆和胃理气化痰	胆郁痰阻之证。虚烦不眠,惊悸,自汗,触事易惊
	温胆汤(《陈素庵妇科补解》卷一)	远志、枣仁、茯神、当归、川芎、钩藤、半夏、茯苓、甘草、广陈皮、香附。共11味	养血活血理气化痰安神定志	经行遇惊恐证。经行猝遇惊恐,因而胆怯,神志失守,经血忽闭,面青筋搐,口吐涎沫,此缘惊则气乱,恐则气结故耳
	温胆汤(《活人方》卷六)	半夏、橘红、枳实、黄连、天麻、苏子、厚朴、黄芩、竹茹、生姜汁。共11味	清热化痰降气泻火	痰气火并结于中宫,在上则眩晕,干呕作酸;在下则腹痛便燥
	温胆汤(《明医杂著》卷六)	橘红一两五钱,半夏、枳实各一两,茯苓七钱半,炙甘草四钱。共5味,姜、枣	理气化痰温胆和胃	胆气怯弱,惊悸少寐,发热呕痰,饮食少思
	温胆汤(《古今医彻》卷一)	半夏、枳实、竹茹、茯苓、广陈皮各一钱,钩藤二钱,炙甘草三分。共7味,姜、枣	清热化痰平肝息风	伤寒夹惊

分析： 诸方同名温胆汤，组成皆从小半夏汤、小半夏加茯苓汤、生姜汤等古方发展而来，有温胆化痰，理气和胃之功，用治胆虚或胆寒证或胆郁痰扰之证。

《集验方》温胆汤乃温胆汤之祖方，方中重用生姜，且有半夏、陈皮温性之助，故其方以"温胆"为主。用治大病后虚烦不得眠之胆寒证。

《千金方》卷十二之温胆汤其组成与《集验方》温胆汤药味相同，仅仅将"枳实二枚"改为"枳实二两"，生姜用量亦较重，方性略偏温，其功效及主治与《集验方》温胆汤相同。

《三因方》卷八之温胆汤组成与《备急千金方》治虚烦不得眠之千里流水汤基本相同，其补胆养心之力更强，主治胆虚寒证之虚劳烦扰及因惊胆慑。

《三因方》卷九之温胆汤之组成是在《集验方》温胆汤的基础上生姜减至五片，另加大枣一枚、茯苓一两半，将枳实二枚改为二两。而竹茹用量未变，药物在方中的相对地位发生变化导致其功效改变，生姜已不再温胆散寒化痰之君药，而是配大枣调和营卫；竹茹由原方的佐制温胆作用，变为以清胆和胃为主，遂使全方功效由温胆和胃，理气化痰变为清胆和胃，理气化痰。适用于治胆郁痰阻之证。是现今温胆汤的代表方。

《三因方》卷十之温胆汤其组成与卷九之温胆汤相同，主治惊悸，其病机未言其"胆寒"，而是"心胆虚怯""遂致心惊胆慑，气郁生涎，涎与气搏，变生诸证"。表明虽有温胆之名，实则主治心胆虚怯，痰涎为患之证。

《世医得效方》卷九之温胆汤加用人参而能补虚，有温胆宁神，理气化痰之功，以治"大病后虚烦不得眠"之胆寒及惊悸，如未效，加用远志、五味子、酸枣仁以敛神。

《陈素庵妇科补解》卷一之温胆汤有养血活血、理气化痰、安神定志之功，主治经行猝遇惊恐证。

《活人方》卷六之温胆汤组成上多黄连、黄芩、天麻、厚朴、紫苏子等，以清热化痰，降气泻火为主，用治"痰气火并结于中宫"之眩晕，干呕作酸，腹痛便燥诸症。

《明医杂著》卷六之温胆汤重用橘红并配枳实，理气作用更强，方性偏温，适用于胆气怯弱，惊悸少寐，发热呕痰，饮食少思之证。

《古今医彻》卷一之温胆汤系《三因》温胆汤加钩藤组成，故有清热平肝，息风止痉之功，所治"伤寒夹惊"当为广义伤寒夹惊，必见痰热内扰之象。

12. 小陷胸汤与大陷胸汤

异同		组成	功效	方证
同		清热药	清热泻结	热实结胸
异	小陷胸汤	黄连一两,半夏半升,瓜蒌实大者一枚。共3味	清热化痰宽胸散结	痰热互结证。胸脘痞闷,按之则痛,或心胸闷痛,或咳痰黄稠,舌红苔黄腻,脉滑数
	大陷胸汤	大黄六两,芒硝一升,甘遂一钱匕。共3味	泻热逐水破结	水热互结之结胸证。心下硬满,疼痛拒按,便秘,舌燥苔黄脉沉有力

分析: 两方均出自《伤寒论》,皆主治热实结胸。

痰热互结于心下,胸脘痞闷、按之始痛、脉象浮滑,其病位局限,病情相对轻缓,名小结胸病,治以小陷胸汤。故用瓜蒌配黄连、半夏,清热涤痰散结。水热互结于胸腹,从心下至少腹硬满而痛不可近、脉象沉紧,其病位涉及胸腹,病情较重较急,名大结胸病,故治以大陷胸汤。故用硝、黄与甘遂配伍,泻热逐水破结。两方证治之轻重缓急辨别不难,"黄连之下热,轻于大黄;半夏之破饮,缓于甘遂;瓜蒌之润利,和于芒硝……故曰小陷胸汤。"(尤怡《伤寒贯珠集》卷二)。

13. 清气化痰丸与清金降火汤、清金化痰汤

异同	组成	功效	方证
同	瓜蒌仁、黄芩、茯苓	清肺化痰	痰热咳嗽
清气化痰丸（《医方考》）	陈皮、杏仁、枳实、酒黄芩、瓜蒌仁、茯苓各一两,胆南星、制半夏各一两半。共8味,姜汁为丸	清热化痰理气止咳	痰热咳嗽。咳痰黄稠,胸膈痞闷,甚则气急呕恶烦躁,舌红苔黄腻脉滑数
清金降火汤（《古今医鉴》）	陈皮一钱五分,杏仁一钱半,半夏、茯苓、桔梗、枳壳、贝母、前胡、黄芩、石膏、瓜蒌仁各一钱,甘草炙三分。共12味,生姜三片	清金降火化痰止嗽	肺胃痰火,咳嗽面赤,或肺胀喘急,苔黄脉滑数
清金化痰汤（《杂病广要》引《统旨》）	桔梗二钱,黄芩、山栀子各一钱半,麦冬（去心）、桑白皮、贝母、知母、炒瓜蒌仁、橘红、茯苓各一钱,甘草四分。共11味	清肺化痰养阴肃肺	痰火蕴肺,燥火上炎伤阴之咳嗽。咽喉干痛,面赤鼻出热气,咳痰黄浓腥臭或带血丝,且难嗽出

分析: 三方均用瓜蒌仁、黄芩、茯苓,有清肺化痰之功,用治痰热咳嗽。

清气化痰丸与清金降火汤中同用杏仁、半夏、枳实/枳壳,但清气化痰丸中重用胆南星等,长于化痰涤痰,清金降火汤用赤芍、石膏,长于化痰清热凉血;而清金降火汤与清金化痰汤同用贝母、桔梗、甘草,但清金化痰汤更用麦冬、知母,长于化痰护阴。从配伍看,清气化痰丸重用胆南星、半夏配瓜蒌仁、黄芩,清热化痰之功独胜。清金降火汤则在半夏、桔梗、贝母、前胡、瓜蒌等祛痰药中伍用黄芩、石膏,清肺止咳力强。清金化痰汤则黄芩、栀子、知母配瓜蒌仁、贝母、麦冬、桑白皮、桔梗,功偏清降肺火又润燥化痰。

14. 清气化痰丸与清金降火汤

异同		组成	功效	方证
同		陈皮、杏仁、半夏、茯苓、黄芩、瓜蒌仁	清热化痰	痰热咳嗽证
异	清气化痰丸（《医方考》）	陈皮、杏仁、枳实、酒黄芩、瓜蒌仁、茯苓各一两，胆南星、制半夏各一两半。共8味，姜汁为丸	清热化痰理气止咳	痰热咳嗽
	清金降火汤（《古今医鉴》）	陈皮一钱五分，杏仁一钱半，半夏、茯苓、桔梗、枳壳、贝母（去心）、前胡、黄芩、石膏、瓜蒌仁各一钱，甘草（炙）三分。共12味，生姜三片	清金降火化痰止嗽	肺胃痰火，咳嗽面赤，或肺胀喘急，舌苔黄脉滑数

分析：两方均有陈皮、杏仁、半夏、茯苓、黄芩、瓜蒌仁6味药，清热化痰，用治痰热咳嗽。

清气化痰丸又有枳实和胆南星，实乃二陈汤去甘草加瓜蒌、杏仁、黄芩、枳实、胆南星而成。方以胆南星为君其清化痰热力强，配枳实善消痰行气，故主治咳嗽痰多，稠黏色黄之证。清金降火汤尚有桔梗、枳壳、贝母、前胡、石膏、甘草及生姜，无胆星而用石膏，入肺胃清热泻火力强，配贝母、前胡、桔梗、枳壳等而善清降肺气而止咳。故主治肺胃痰火而见痰稠色黄，面赤或喘急之证。

15. 清金降火汤、清金化痰汤与黛蛤散

异同		组成	功效	方证
同		清肺药 +	清泄肺热	痰热咳嗽
异	清金降火（《古今医鉴》）	陈皮一钱五分，杏仁一钱半，半夏、茯苓、桔梗、枳壳、贝母、前胡、黄芩、石膏、瓜蒌仁各一钱，甘草（炙）三分。共12味，生姜三片	清金降火化痰止嗽	肺胃痰火，咳嗽面赤，或肺胀喘急，舌苔黄脉滑数
	清金化痰汤《杂病广要》引《统旨》	桔梗二钱，黄芩、山栀子各一钱半，麦冬去心、桑白皮、贝母、知母、炒瓜蒌仁、橘红、茯苓各一钱，甘草四分。共11味	清肺化痰养阴肃肺	痰火蕴肺，燥火上炎伤阴之咳嗽。咽喉干痛，面赤鼻出热气，咳痰黄浓腥臭或带血丝，且难嗽出
	黛蛤散（《医说》引《类编》）	青黛、蛤粉用新瓦将蚌粉炒令通红，拌青黛少许。共2味	清肝化痰	肝火犯肺，灼津为痰之证。咳嗽咳痰或痰中带血，胸胁作痛

分析：三方均有清泄肺热之功，可用治痰热咳嗽。

清金降火汤主治肺胃痰火而见痰稠色黄，面赤或喘急之证。方石膏入肺胃清热降火，配贝母、前胡、桔梗、枳壳等而善清降肺气化痰止咳力强。清金化痰汤主治痰火蕴肺伤阴之咳嗽。方中桑白皮、黄芩、山栀子、知母清泄肺热，贝母、瓜蒌、桔梗、橘红、茯苓清肺化痰止咳，麦冬配二母化痰又能养阴生津，可防苦燥药伤阴。功偏清热化痰，润肺止咳。黛蛤散主治肝火犯肺，木火刑金之咳痰带血证。方中青黛咸寒，能清肝火泻肺热，蛤粉入肺经清肺化痰而"主咳逆上气"，功偏清肝泻火，清热化痰之力不及彼二方。

16. 清气化痰丸与清金化痰汤

异同		组成	功效	方证
同		茯苓、黄芩、瓜蒌仁	清热化痰	痰热咳嗽
异	清气化痰丸（《医方考》）	陈皮、杏仁、枳实、酒黄芩、瓜蒌仁、茯苓各一两，胆南星、制半夏各一两半。共8味，姜汁为丸	清热化痰理气止咳	痰热咳嗽。咳痰黄稠，胸膈痞闷，甚则气急呕恶烦躁，舌红苔黄腻脉滑数
	清金化痰汤（《杂病广要》引《统旨》）	桔梗二钱，黄芩、山栀子各一钱半，麦冬（去心）、桑白皮、贝母、知母、炒瓜蒌仁、橘红、茯苓各一钱，甘草四分。共11味	清肺化痰养阴肃肺	痰火蕴肺，燥火炎上伤阴之咳嗽。咽喉干痛，面赤鼻出热气，咳痰黄浓腥臭难出，或带血丝

分析： 两方均含有黄芩、瓜蒌仁、茯苓，皆为清热化痰之剂，用治痰热咳嗽。

清气化痰丸又有枳实、陈皮和胆南星，实乃二陈汤去甘草加瓜蒌、杏仁、黄芩、枳实、胆南星而成。方以胆南星为君其清化痰热力强，配枳实善消痰行气，故主治咳嗽痰多，稠黏色黄之证。清金化痰汤方中桑白皮、黄芩、山栀子、知母清泄肺热；川贝母、瓜蒌、桔梗清肺止咳；麦冬、橘红、茯苓、甘草养阴理气化痰。其中麦冬配二母使化痰兼顾阴津，兼防苦燥药伤阴。其功能重在清热化痰，肃肺止咳。诸药合用使热清火降，气顺痰消，则咳嗽自愈。

17. 清金降火汤与清金化痰汤

异同		组成	功效	方证
同		黄芩、贝母、瓜蒌仁、陈皮/橘红、茯苓、桔梗、甘草	清肺化痰止咳	痰热蕴肺咳嗽
异	清金降火汤（《古今医鉴》）	陈皮一钱五分，杏仁一钱半，半夏、茯苓、桔梗、枳壳、贝母去心、前胡、黄芩、石膏、瓜蒌仁各一钱，甘草（炙）三分。共12味，生姜三片同煎	清金降火化痰止嗽	肺胃痰火，咳嗽面赤，或肺胀喘急，舌苔黄，脉滑数
	清金化痰汤（《杂病广要》引《统旨》）	桔梗二钱，黄芩、山栀子各一钱半，麦冬（去心）、桑白皮、贝母、知母、炒瓜蒌仁、橘红、茯苓各一钱，甘草四分。共11味	清肺化痰养阴肃肺	痰火蕴肺，燥火炎上伤阴之咳嗽。咽喉干痛，面赤鼻出热气，咳痰黄浓腥臭难出，或带血丝

分析： 两方均含有黄芩、贝母、瓜蒌仁、陈皮/橘红、茯苓、桔梗、甘草等7味药，有清肺化痰止咳之功，用治痰热蕴肺咳嗽。

清金降火汤尚有杏仁、半夏、前胡、石膏、枳壳、陈皮，用石膏入肺胃清热降火，配贝母、前胡、桔梗、枳壳等而善清降肺气化痰止咳力强，故主治肺胃痰火而见痰稠色黄，面赤或喘急之证。清金化痰汤尚含有山栀子、麦冬、桑白皮、知母、橘红等药，桑白皮、黄芩、山栀子、知母清泄肺热；贝母、瓜蒌、桔梗、橘红、茯苓清肺化痰止咳；麦冬、甘草养阴化痰；其中麦冬配二母化痰又能养阴生津，可防苦燥药伤阴。其功能重在清热化痰，肃肺止咳。诸药合用使热清火降，气顺痰消，则咳嗽自愈。

18. 清气化痰丸与小陷胸汤

异同		组成	功效	方证
同		半夏、瓜蒌	清热化痰	痰热咳嗽
异	清气化痰丸（《医方考》）	陈皮、杏仁、枳实、酒黄芩、瓜蒌仁、茯苓各一两，胆南星、制半夏各一两半。共8味，姜汁为丸	清热化痰理气止咳	痰热咳嗽。咳痰黄稠，胸膈痞闷，甚则气急呕恶烦躁，舌红苔黄腻脉滑数
	小陷胸汤（《伤寒论》）	黄连一两，半夏半升，瓜蒌实大者一枚。共3味	清热化痰宽胸散结	痰热互结证。胸脘痞闷按之痛，或心胸闷痛咳痰黄稠，舌红苔黄腻脉滑数

分析： 两方均含有半夏、瓜蒌，有清热化痰之功，可用治痰热蕴肺之咳嗽。

清气化痰丸可视为小陷胸汤之变方加味而成。亦即小陷胸汤黄连易为黄芩，再加胆南星、枳实、陈皮、杏仁、茯苓而成。方以胆南星配黄芩、瓜蒌仁，故其清化痰热力强，枳实、陈皮善消痰行气，故主治咳嗽痰多、稠黏色黄之证。小陷胸汤用瓜蒌实、黄连配半夏，清热涤痰散结，主治痰热互结心下之小陷胸病，胸脘痞闷、按之始痛、脉浮滑。

19. 礞石滚痰丸与竹沥达痰丸

异同		组成	功效	方证
同		大黄、黄芩、沉香、硝煅礞石	泻火逐痰	实热顽痰之证
异	滚痰丸（《玉机微义》引《泰定养生主论》）	大黄（酒蒸）、片黄芩各八两，硝煅礞石一两，沉香半两。共4味	泻火逐痰	实热老痰证。癫狂惊悸，大便干燥，苔黄厚腻，脉滑数有力
	竹沥达痰丸（《摄生众妙方》）	酒大黄、酒黄芩、炒白术各三两，姜半夏、白茯苓、陈皮各二两，人参、炙甘草、硝煅礞石各一两，沉香五钱，竹沥一大碗半，生姜（自然汁）二盅，共12味	泻火逐痰益气扶正	脾虚顽痰证。痰涎凝聚成积，结在胸膈，吐咳不出，咽门至胃脘窄狭如线疼痛，目眩头旋，腹中累累有块；颈项痰核，体虚脉虚者

分析： 两方均含有大黄、黄芩、沉香、硝煅礞石，有泻火逐痰之功，用治实热顽痰之证。

礞石滚痰丸（滚痰丸）为实热老痰之证而设，方中礞石甘咸平，燥悍重坠，攻逐下行，用其下气消痰，攻逐陈积伏匿之顽痰，兼平肝镇惊，善治"积痰惊痫，咳嗽喘急"（《本草纲目》）；大黄苦寒，荡涤实热，开痰火下行之路，配礞石，攻下与重坠并用，攻坚涤痰泻热之力尤胜；黄芩苦寒，善清肺火及上焦之实热，与大黄二药用量最重且酒制而善上行，清热泻火以治热痰，正所谓"黄芩之苦寒，以清上热之火；大黄之苦寒，以开下行之路"（《成方便读》）；沉香辛而苦温，行气开郁，降逆平喘，令气顺痰消，且性温以制二黄之寒，防寒伤中。故本方纯为重坠泻火攻逐老痰之品，无扶正之力，主治实热老痰顽痰之癫狂惊悸，大便干燥，苔黄厚腻，脉滑数有力。竹沥达痰丸系礞石滚痰丸合六君子汤加竹沥、生姜而成。取滚痰丸泻火逐痰；六君子汤益气健脾和胃，燥湿化痰；竹沥行经入络清热化痰，犹善化皮里膜外之痰；姜汁豁痰和胃，又制竹沥之寒，相互为用，共助祛痰之力，使攻中有补，泻不伤正。对老痰胶固，久积不去，正气已虚，不耐滚痰丸峻攻者，用此方为宜。

20. 贝母瓜蒌散与清气化痰丸

异同		组成	功效	方证
同		茯苓、瓜蒌仁	清肺化痰	肺热咳嗽痰稠证
异	贝母瓜蒌散 (《医学心悟》)	贝母一钱五分,瓜蒌一钱,天花粉、茯苓、橘红、桔梗各八分。共6味	润肺清热 理气化痰	燥痰证。咳嗽呛急,咳痰难出,咽喉干燥,苔白而干
	清气化痰丸 (《医方考》)	陈皮、杏仁、枳实、酒黄芩、瓜蒌仁、茯苓各一两,胆南星、制半夏各一两半。共8味,姜汁为丸	清热化痰 理气止咳	痰热咳嗽。咳痰黄稠,胸膈痞闷,甚则气急呕恶烦躁,舌红苔黄腻脉滑数

分析: 两方均含有茯苓、瓜蒌仁2味,有清热化痰之功,用治肺热咳嗽痰稠之证。

贝母瓜蒌散尚用贝母、天花粉、橘红、桔梗等4味,重在润燥化痰,主治肺中燥痰较甚,咳嗽少痰,咽喉干痛,口鼻干燥,舌红苔白而干者。清气化痰丸尚含有胆南星、黄芩、枳实、陈皮、杏仁、半夏等6味,重在清肺化痰,主治肺中热痰较甚,咳嗽痰稠而黄者。

21. 贝母瓜蒌散与清燥救肺汤、麦门冬汤

异同		组成	功效	方证
同		清润药 +	润肺止咳	燥咳
异	贝母瓜蒌散(《医学心悟》)	贝母一钱五分,瓜蒌一钱,天花粉、茯苓、橘红、桔梗各八分。共6味	润肺清热 理气化痰	燥痰证。呛咳,咳痰难出,咽喉干燥,苔白而干
	清燥救肺汤(《医门法律》)	桑叶(经霜者)三钱,煅石膏二钱五分,甘草一钱,人参七分,胡麻仁(炒研)一钱,阿胶八分,麦冬(去心)一钱二分,炒杏仁七分,蜜炙枇杷叶一片。共9味	清燥润肺 养阴益气	温燥伤肺,气阴两伤重证
	麦门冬汤(《金匮要略》)	麦冬七升,半夏一升,人参三两,甘草二两,粳米三合,大枣十二枚。共6味	滋养肺胃 降逆和中	肺胃阴虚,气火上逆之虚热肺痿,咳逆或呕吐。咳唾涎沫,口干咽燥,舌红少苔脉虚数

分析: 贝母瓜蒌散与清燥救肺汤、麦门冬汤均有润肺止咳之功,同治燥咳。

贝母瓜蒌散治咳痰不爽,涩而难出之症,属燥热伤肺,灼津为痰之燥痰证。故方以贝母为君,苦甘微寒,清热润肺,化痰止咳,且开痰气之郁结;配瓜蒌及天花粉以清热润燥化痰;茯苓健脾祛痰;橘红与桔梗理气消痰,属清润祛痰法,以润燥化痰为主。清燥救肺汤治新感温燥,身热,干咳无痰,气逆而喘,舌红少苔,脉虚大而数,属温燥伤肺,气阴两伤之重证。故方以桑叶宣肺,配石膏清宣燥热,阿胶、麦冬、胡麻仁养阴润肺,人参、甘草益气,杏仁、枇杷叶肃降肺气,是辛寒甘润以清肺燥与养气阴合法,故曰清燥救肺。麦门冬汤主治虚热型咳逆或呕吐,属肺胃阴虚,气火上逆之证。方用大量麦冬配半夏(7:1配比)以甘寒清养、降逆下气,人参益气生津,草、枣、粳、米培土生金,属甘寒甘润与辛燥合法,旨在滋阴润肺,降逆下气。

22. 贝母瓜蒌散与清金化痰汤

异同		组成	功效	方证
同		贝母、瓜蒌、茯苓、橘红、桔梗	清热润肺化痰	肺热咳嗽痰稠
异	贝母瓜蒌散（《医学心悟》）	贝母一钱五分，瓜蒌一钱，天花粉、茯苓、橘红、桔梗各八分。共 6 味	润肺清热理气化痰	燥痰证。咳嗽呛急，咳痰难出，咽喉干痛，口鼻干燥，苔白而干
	清金化痰汤（《杂病广要》引《统旨》）	桔梗二钱，黄芩、山栀子各一钱半，麦冬（去心）、桑白皮、贝母、知母、炒瓜蒌仁、橘红、茯苓各一钱，甘草四分。共 11 味	清肺化痰养阴肃肺	痰火蕴肺，燥火上炎伤阴之咳嗽。咽喉干痛，面赤鼻出热气，咳痰黄浓腥臭或带血丝，且难嗽出

分析： 两方均含有贝母、瓜蒌、茯苓、橘红、桔梗等 5 味药，有清热润肺化痰之功，用治肺热咳嗽痰稠之证。

贝母瓜蒌散又有天花粉一味，清热生津以助润燥化痰，适用于燥痰证。以咳痰不爽，涩而难出为特点。清金化痰汤又含有黄芩、山栀子、桑白皮、知母、麦冬、甘草等 6 味，其清泻肺热、养阴生津之力均较彼方更强，适用于痰火蕴肺伤阴之咳嗽脓痰腥臭甚或带血丝，咽干面赤者。

23. 贝母瓜蒌散与桑杏汤

异同		组成	功效	方证
同		贝母	润肺止咳	燥咳证
异	贝母瓜蒌散（《医学心悟》）	贝母一钱五分，瓜蒌一钱，天花粉、茯苓、橘红、桔梗各八分。共 6 味	润肺清热理气化痰	燥痰证。咳嗽呛急，咳痰难出，咽喉干燥，苔白而干
	桑杏汤（《温病条辨》）	桑叶一钱，杏仁一钱五分，沙参二钱，象贝、香豉、栀皮、梨皮各一钱。共 7 味	轻宣温燥润肺止咳	外感温燥之轻证。头痛口渴咽干鼻燥，干咳无痰或痰少而黏，舌红苔薄白而干，脉浮数而右脉大者

分析： 两方均用贝母，皆能润肺止咳，治疗燥咳证。

贝母瓜蒌散为治燥痰证而设，以咳痰不爽，涩而难出为特点，系燥热伤肺，灼津成痰，病位在肺。方用贝母为君，苦甘微寒，清热润肺，化痰止咳，且开痰气之郁结；配瓜蒌及天花粉以清热润燥化痰；茯苓健脾祛痰；橘红与桔梗理气消痰，属清润祛痰法，其清润化痰之力大而无宣散之力，以润肺清热、理气化痰见长。桑杏汤针对外感温燥之轻证而设，系温燥初起，津液燥伤，邪在肺卫。方以桑叶、杏仁为君，辛凉而润，轻宣温燥，配伍淡豆豉、象贝、沙参、栀子皮、梨皮等清宣生津之品，属辛凉甘润法，其宣散之力大而清润化痰之力小，以生津润肺、轻宣燥热为长。

24. 贝母瓜蒌散与润肺饮

异同		组成	功效	方证
同		贝母、天花粉、橘红、茯苓、桔梗	润肺化痰	燥痰证
异	贝母瓜蒌散（《医学心悟》）	贝母一钱五分，瓜蒌一钱，天花粉、茯苓、橘红、桔梗各八分。共6味	润肺清热理气化痰	燥痰证。咳痰不爽，涩而难出，口鼻干燥，苔白而干
	润肺饮（《医宗必读》）	贝母、天花粉各三钱，生地黄二钱半、麦冬、橘红、茯苓各一钱半，桔梗一钱，知母七分，甘草五分。共9味，生姜三片同煎	滋阴清热润肺化痰	肺经燥痰，脉涩面白，气上喘促，洒淅寒热，悲愁不乐，其痰涩而难出者

分析： 两方均含有贝母、天花粉、橘红、茯苓、桔梗等5味药，有润肺化痰之功，用治燥痰证。

贝母瓜蒌散尚用瓜蒌一味，故化痰力强，适用于燥痰证之以痰为主者。润肺饮尚用生地黄、麦冬、知母三味滋阴清热，故清润力强，适用于燥痰证以燥热偏重者。

25. 贝母瓜蒌散同名二方

异同		组成	功效	方证
同		贝母、瓜蒌、橘红	清肺润燥	热伤肺阴
异	痰饮篇之贝母瓜蒌散	贝母一钱五分，瓜蒌一钱，天花粉、茯苓、橘红、桔梗各八分。共6味	润肺清热理气化痰	燥痰证。咳痰不爽，涩而难出，口鼻干燥，苔白而干
	类中风篇之贝母瓜蒌散	贝母一钱，瓜蒌仁一钱五分，黄芩、黄连、橘红各一钱，胆南星、黑山栀子、甘草各五分。共8味	清肺泻火息风化痰	痰火壅肺的类中风证，猝然昏倒、喉中痰鸣，但无㖞斜偏废之候

分析： 两方同名，均出自《医学心悟》卷三，唯篇名不同，组成均含有贝母、瓜蒌、橘红三味，有清肺润燥均有之功，均可用治热伤肺阴。

痰饮篇之贝母瓜蒌散用治燥痰证痰涩难出，故另用天花粉、茯苓、桔梗三味，其功效重点在化痰止咳，重在治燥痰。类中风篇之贝母瓜蒌散用治痰火壅肺的类中风证，乃"肺火壅遏者，肺热液干"所致，故另配用胆南星、黄芩、黄连、黑山栀子、甘草等五味药，其清热泻火解毒之力强，胆南星能化痰息风，但用量不大，故其功效重点在清泻肺火以存肺液，用治类中风当为治本之方。

26. 苓甘五味姜辛汤与小青龙汤

异同		组成	功效	方证
同		干姜、细辛、五味子、甘草	温肺化饮	寒饮内停之咳喘证
异	苓甘五味姜辛汤（《金匮要略》）	茯苓四两，干姜、细辛、甘草各三两，五味子半升。共5味	温肺化饮	寒饮或寒痰咳嗽。咳嗽痰多稀白，苔白滑脉弦滑
	小青龙汤（《伤寒论》）	麻黄、芍药、细辛、干姜、炙甘草、桂枝各三两，五味子、半夏各半升。共8味	解表散寒温肺化饮	外寒内饮之喘咳证。恶寒发热无汗，喘咳痰多清稀，苔白滑脉浮

分析： 两方同含干姜、细辛、五味子、甘草，温肺化饮，用治寒饮内停，咳喘痰稀证。

苓甘五味姜辛汤以干姜为君，配用茯苓健脾渗湿以治痰饮之本，功专温肺化饮，无解表之功，适于寒饮而无表证者。小青龙汤以麻黄、桂枝为君解表散寒，又配半夏、芍药以化寒痰、敛肺气而佐止咳平喘，适于寒饮而兼表实无汗之证。

苓甘五味姜辛汤原治支饮服小青龙汤后，咳虽减而出现气从小腹上冲胸咽之状，转投桂苓五味甘草汤治其冲气上逆之后，"冲气即低，而反更咳，胸满者"，用此方"以治其咳满"，属小青龙汤之变法。因证无表寒，冲气已平，故无需用麻黄、桂枝解表散寒；但寒饮尚存，故仍用干姜细辛温肺散寒化饮；因饮邪较重，故配茯苓健脾渗湿，以杜生痰之源。

27. 苓甘五味姜辛汤与冷哮丸

异同		组成	功效	方证
同		细辛、甘草	温化寒痰	寒痰证
异	苓甘五味姜辛汤（《金匮要略》）	茯苓四两，干姜、细辛、甘草各三两，五味子半升。共5味	温肺化饮	寒饮咳嗽。咳嗽痰多稀白，舌苔白滑，脉象弦滑
	冷哮丸（《张氏医通》）	麻黄、生川乌、细辛、蜀椒、白矾、牙皂、半夏曲、胆星、杏仁、甘草各一两，紫菀茸、款冬花各二两，姜汁调神曲末打糊为丸。共14味	散寒涤痰	寒痰哮喘。背受寒邪，遇冷即发，喘嗽痰多，胸膈痞满，倚息不得卧

分析： 二者均含有细辛、甘草，有温化寒痰之功，主治寒痰之证。

苓甘五味姜辛汤以干姜为君配用茯苓，能温肺暖脾，化痰蠲饮，故适用于脾阳不足，寒从中生之寒饮咳嗽，咳痰稀白量多者。冷哮丸所治寒痰哮喘为内外俱寒、顽痰结聚之实证。由麻黄附子细辛汤合稀涎散加味而成，方中麻黄合细辛散外寒，蜀椒合川乌温里寒，皂角合胆南星化顽痰，白矾合半夏燥湿痰，紫菀、款冬花、杏仁利肺止咳化痰。本方"专司疏泄，而无温养之功"，且用药燥烈，为"开发肺气之刚剂"、涤除寒痰之峻剂，故虚人慎用。

28. 止嗽散与金沸草散

异同		组成	功效	方证
同		荆芥、甘草、生姜	祛风散寒 祛痰止咳	外感风寒，肺失宣降证
异	止嗽散 （《医学心悟》）	桔梗（炒）、荆芥、紫菀（蒸）、百部、白前（蒸）各二斤，甘草（炒）十二两，陈皮一斤。共7味，食后临卧开水调下，初感风寒则生姜汤调下	止咳化痰 疏表宣肺	治诸般咳嗽。咳嗽咽痒，咳痰不爽，或微有恶风发热，苔薄白脉浮缓
	金沸草散 （《博济方》）	荆芥穗四两，旋覆花、麻黄、前胡各三两，炙甘草、姜半夏、赤芍药各一两。共7味，加生姜、大枣	发散风寒 降气化痰	外感风寒，肺失宣降之痰涎壅盛证。恶寒发热、鼻塞流涕、咳嗽痰多，苔薄白腻脉浮

分析： 两方均有荆芥、甘草、生姜3药，功能祛风散寒，化痰止咳，用治风邪犯肺之咳嗽。

止嗽散组成尚有紫菀、百部、白前、桔梗、陈皮等5药，属利肺止咳之品。其中紫菀配百部苦温降气化痰，润肺止咳，新久虚实咳嗽均适用；桔梗配白前辛平宣降，止咳化痰；桔梗配甘草利咽止咳；百部与白前为止咳之佳配良药；辅以荆芥、生姜疏风散邪，长于止咳化痰，疏表宣肺，故其主治虽云能"治诸般咳嗽"，但临证仍以外邪将尽，肺气不利之咳嗽为主，以咳嗽咽痒，微恶风发热，舌苔薄白为用方要点。金沸草散组成尚有旋覆花、麻黄、半夏、前胡、赤芍、大枣等6味，方中金沸草（即旋覆花）、半夏、前胡降气化痰与麻黄、荆芥穗祛风散寒解表相配，故其祛风解表化痰之功较彼方为强，主治外感风寒，肺失宣降之痰涎壅盛证，以风邪犯肺初起而咳嗽痰多为用方要点。

29. 止嗽散与桑菊饮

异同		组成	功效	方证
同		桔梗、甘草	利咽止咳	外感风邪之咳嗽
异	桑菊饮 （《温病条辨》）	桑叶二钱五分，菊花一钱，杏仁、苦桔梗、苇根各二钱，连翘一钱五分，薄荷、生甘草各八分。共8味	疏风清热 宣肺止咳	①风温初起风热犯肺之咳嗽。咳嗽身热不甚，口微渴，脉浮数。②感秋燥而咳者，即干咳无痰之燥咳。风寒咳嗽禁用
	止嗽散 （《医学心悟》）	桔梗（炒）、荆芥、紫菀（蒸）、百部（蒸）、白前（蒸）各二斤，甘草（炒）十二两，陈皮一斤。共7味，食后临卧开水调下，初感风寒则生姜汤调下	止咳化痰 疏表宣肺	诸般咳嗽，以风邪犯肺、肺气失宣之咳嗽尤宜。咳嗽咽痒，或微恶风发热，舌苔薄白。而阴虚劳嗽或肺热咳嗽者不宜

分析： 两方均含有桔梗、甘草，有利咽化痰止咳之功，为治疗风邪犯肺咳嗽之常用方。

桑菊饮有桑叶、菊花疏散风热，桑叶清透肺络之热，用杏仁、桔梗宣降肺气而止咳，连翘、薄荷辛凉疏风清热，苇根清热生津止渴。止嗽散中紫菀配百部甘润苦降微温，降气化痰，润肺止咳，新久虚实咳嗽均适用；桔梗配白前辛平宣降，止咳化痰；桔梗、甘草利咽化痰止咳；百部配白前药对降气化痰，润肺止咳，为感冒日久不愈之止咳良药；辅以荆芥疏风散邪。功偏止咳化痰，疏表宣肺，外邪将尽，肺气不利之咳嗽咽痒。

30. 止嗽散与杏苏散

异同		组成	功效	方证
同		桔梗、甘草、生姜	解表宣肺 化痰止咳	外感咳嗽
异	止嗽散（《医学心悟》）	桔梗（炒）、荆芥、紫菀（蒸）、百部（蒸）、白前（蒸）各二斤，甘草（炒）十二两，陈皮一斤。共7味，食后临卧开水调下，初感风寒则生姜汤调下	止咳化痰 疏表宣肺	治诸般咳嗽，但以风邪犯肺证为主。咳嗽咽痒，咳痰不爽，或微有恶风发热，苔薄白脉浮缓
	杏苏散（《温病条辨》）	杏仁、紫苏叶、半夏、茯苓、橘皮、枳壳、前胡、苦桔梗、甘草、大枣（原书未著用量）。共11味	轻宣凉燥 理肺化痰	①外感凉燥证。②外感风寒咳嗽。恶寒无汗，咳嗽痰稀，咽干，苔白脉弦

分析： 两方均含有桔梗、甘草、生姜，功能解表宣肺，化痰止咳，然二者解表之力均不足。

止嗽散组成尚有荆芥、紫菀、百部、白前、陈皮等药，方中紫菀配百部苦温降气化痰，润肺止咳，新久虚实咳嗽均适用；桔梗配白前辛平宣降，止咳化痰；桔梗配甘草利咽止咳；百部配白前药对降气化痰，润肺止咳，为感冒日久不愈之止咳佳配良药；辅以荆芥、生姜疏风散邪，功偏止咳化痰，疏表宣肺，其止咳力较杏苏散更强。适于外邪将尽，肺气不利之咳嗽。杏苏散组成中尚有杏仁、紫苏叶、前胡、枳壳、半夏、茯苓、橘皮、大枣等药，杏、苏为君，苦辛温润，轻宣凉燥；配二陈汤加前胡、桔梗、枳壳等以宣肃肺气、化痰止咳。全方苦温甘辛，轻宣温润，既可轻宣发表以解凉燥，又可理肺化痰而止咳嗽，且其祛痰力量强于止嗽散。宜于外感凉燥证，亦治外感风寒咳嗽。

31.《医学心悟》止嗽散同名二方

异同		组成	功效	方证
同		紫菀、百部、白前、桔梗、甘草	止咳化痰	外感咳嗽
异	止嗽散（《医学心悟》卷三）	桔梗（炒）、荆芥、紫菀（蒸）、百部（蒸）、白前（蒸）各二斤，甘草（炒）十二两，陈皮一斤。共7味，食后临卧开水调下，初感风寒则生姜汤调下	止咳化痰 疏表宣肺	诸般咳嗽。咳嗽咽痒，咳痰不爽，或微有恶风发热，苔薄白脉浮缓
	止嗽散（《医学心悟》卷二）	桔梗、白前、百部、紫菀各一钱五分，橘红一钱，炙甘草五分。共6味，风寒初起，加防风、荆芥、紫苏子	止咳化痰	伤寒咳嗽

分析： 两同名方均出自程国彭《医学心悟》，组成中均含有紫菀、百部、白前、桔梗、甘草等5味药，有止咳化痰之功，用治外感咳嗽。

卷三之止嗽散组成尚有荆芥、陈皮、生姜等3药。方中紫菀配百部苦温降气化痰，润肺止咳，新久虚实咳嗽均适用；桔梗配白前辛平宣降，止咳化痰；桔梗配甘草利咽止咳；百部配白前药对降气化痰，润肺止咳，为感冒日久不愈之止咳佳配良药；辅以荆芥、生姜以疏风散邪。"本方温润和平，不寒不热，既无攻击过当之虞，大有启门驱贼之势，是以客邪易散，肺气安宁。"功偏止咳化痰，疏表宣肺。适用于外邪将尽，肺气不利之咳嗽。卷二之止嗽散组成尚有橘红一味，而无荆芥、生姜，虽云治"伤寒咳嗽"，但反而不用荆芥、生姜，故无明显发散表邪之功，而专于宣利肺气、止咳化痰。

32. 半夏白术天麻汤同名方

异同		组成	功效	方证
同		半夏、白术、天麻、茯苓、姜	化痰息风	风痰头痛
异	半夏白术天麻汤（《医学心悟》卷四）	半夏一钱五分，白术三钱，天麻、茯苓、橘红各一钱，甘草五分。共6味，生姜一片，大枣二枚	化痰息风健脾祛湿	风痰上扰之眩晕头痛。胸膈痞闷恶心呕吐，苔白腻脉弦滑
	半夏白术天麻汤（《医学心悟》卷三）	半夏一钱五分，白术、天麻、茯苓、橘红、蔓荆子各一钱，甘草五分。共7味，生姜二片，大枣三个	化痰息风健脾祛湿	痰厥头痛者，胸隔多痰，动则眩晕
	半夏白术天麻汤（《脾胃论》）	半夏、橘皮、大麦蘖面各一钱五分，白术、炒神曲各一钱，天麻、白茯苓、苍术、泽泻、黄芪、人参各五分，干姜三分，黄柏二分。共12味	补脾燥湿化痰息风	气虚痰厥头痛眩晕。烦闷恶心吐逆，身重肢冷苔白腻脉弦滑

分析： 三方同含半夏、白术、天麻、茯苓、姜等5药，化痰息风，治风痰上扰之眩晕头痛。《心悟》卷四之半夏白术天麻汤系二陈汤去乌梅，加大枣、白术、天麻而成。故能健脾燥湿、平肝息风，全方专于化痰息风，益气健脾，化湿消食之力不足。《心悟》卷三之半夏白术天麻汤，较卷四之方白术减为一钱，再加蔓荆子三钱，故其健脾之力稍逊，而有清利头目之功。《脾胃论》之半夏白术天麻汤原为治足太阴痰厥头痛而设，半夏、天麻化痰息风，泽、苓、二术除湿，干姜温中，曲及大麦蘖面消食和胃，黄柏清热燥湿。温凉并济，其健脾益气、燥湿化痰、消食和胃之力强于彼二方。

33. 定痫丸与五痫丸

异同		组成	功效	方证
同		半夏、全蝎、僵蚕、朱砂	化痰息风	风痰痫证
异	定痫丸（《医学心悟》）	明天麻、川贝母、姜半夏、茯苓、茯神各一两，胆南星、石菖蒲、全蝎去尾、炒僵蚕、真琥珀腐煮灯草研各五钱，陈皮、远志各七钱，丹参、麦冬各二两，朱砂水飞三钱。共15味，竹沥一小碗、姜汁一杯，甘草四两煮膏，和药为丸，朱砂为衣	涤痰息风清热定痫	风痰蕴热之痫病。苔白腻微黄，脉弦滑略数。亦治癫狂
	五痫丸（《杨氏家藏方》）	皂角（捶碎，用水半升，接汁去滓，与白矾一处熬干为度，研）四两，半夏二两，白僵蚕一两半，天南星、乌蛇、白矾各一两，白附子半两，全蝎二钱，雄黄一钱半，蜈蚣半条，朱砂一分，麝香（别研）二字，共12味，食后温生姜汤送下	息风止痉化痰开窍	风痰痫证

分析： 两方均含有半夏、全蝎、僵蚕、朱砂，有化痰息风之功，用治风痰痫证。

定痫丸涤痰利窍以醒神，清热息风以定痫，故适用于风痰蕴热或痰热内闭之痫病发作或癫狂证。五痫丸又名五痫神应丸，方性温燥，祛风化痰，温散通络之力较强。适用于风痰痫证。

34. 三子养亲汤与苏子降气汤

异同		组成	功效	方证
同		紫苏子	降气化痰	咳嗽喘逆
异	三子养亲汤（《杂病广要》引《皆效方》）	紫苏子、白芥子、莱菔子（原书未注用量，看何证多则以所主者为君；每剂不过三钱，用生绢小袋盛之煮沸汤饮，代茶水啜用，不宜煎熬太过）。共3味	化痰降气消食	痰壅气逆食滞证。咳喘痰多胸痞食少难消，苔白腻脉滑
	苏子降气汤（《局方》）	紫苏子、半夏各二两半，炙甘草二两，川当归、肉桂各一两半，前胡、姜厚朴各一两，（一方有陈皮一两半）。共11味为细末，每服二大钱，入生姜二片，大枣一个，紫苏叶五叶同煎	降气平喘祛痰止咳	上实下虚之咳喘。喘咳胸膈满闷痰多稀白，腰脚软弱或浮肿苔白滑腻

分析：两方均有紫苏子，有降气化痰之功，用治咳嗽喘逆之症。

三子养亲汤原为高年咳嗽，气逆痰痞者而设。方中白芥子温肺化痰，利气散结；紫苏子降气化痰，止咳平喘；莱菔子消食导滞，下气祛痰。功偏消食化痰。苏子降气汤为痰涎壅肺，肾阳不足之上实下虚喘咳而设。方中紫苏子降气平喘，配前半、朴、橘以下气祛痰，桂、归以温肾纳气、养血润燥，功偏降气平喘，化痰止咳，又兼温肾纳气。

35. 神仙解语丹与涤痰汤

异同		组成	功效	方证
同		南星、石菖蒲	涤痰开窍	痰浊阻络之舌强不语证
异	神仙解语丹（《妇人良方》）	全蝎、白僵蚕、白附子、天麻、羌活、胆南星、石菖蒲、远志各一两，木香半两。共9味，薄荷汤下	开窍化痰通络息风	心脾经受风，言语謇涩，舌强不转，涎唾溢盛；及淫邪搏阴，神内郁塞，心脉闭滞，暴不能言
	涤痰汤（《奇效良方》）	姜南星、半夏各二钱半，枳实、茯苓各二钱，橘红一钱半，石菖蒲、人参各一钱，竹茹七分，甘草半钱。共9味，生姜五片同煎	涤痰开窍	中风痰迷心窍证。舌强不能言，喉中痰鸣辘辘，舌苔白腻，脉沉滑或沉缓

分析：两方均含有南星、石菖蒲2味药，有涤痰开窍之功，用治痰浊阻络之舌强不语证。

神仙解语丹原为风入心脾之失语证而设，系牵正散合玉真散去防风、白芷，加石菖蒲、远志、木香、薄荷而成。方中牵正合玉真祛风化痰通络；石菖蒲、远志、薄荷豁痰利窍，开通心气而达舌窍；木香行气和胃醒脾，使气顺痰消；妙在羌活入督脉而疏肝气，贯通百脉，"善治贼风失音不语"，为"治中风不语，头旋目赤要药"；天麻平肝息风止痉，善治"风痰语言不遂"；石菖蒲入心，木香入脾，二味引药直达心脾。功偏开窍化痰，通络息风祛风，适于风痰阻络之中风不语而兼有外风者。涤痰汤系温胆汤去陈皮及大枣，加橘红、姜南星、人参、石菖蒲而成。人参、石菖蒲扶正开窍，功偏涤痰开窍，息风之力较弱，但兼能益气健脾，适于痰迷心窍，舌强不语而兼有脾虚气弱者。

第19章 消导化积剂

第1节 消食导滞

1. 保和丸与大安丸、焦三仙

异同		组成	功效	方证
同		山楂、神曲	消食化滞	食积证
异	保和丸（《丹溪心法》）	山楂六两，神曲二两，半夏、茯苓各三两，陈皮、莱菔子、连翘各一两。共7味	消食和胃	食积。脘腹胀满，嗳腐厌食，苔厚腻，脉滑
	大安丸（《丹溪心法》）	山楂、白术各二两，神曲（炒）、半夏、茯苓各一两，陈皮、莱菔子、连翘各半两。共8味	消食健脾	食积兼脾虚证。饮食不消，脘腹胀满，大便泄泻，以及小儿食积
	焦三仙（原名三仙散《痘科类编》）	山楂、神曲、麦芽各等分，炒焦，入汤剂或作散服。共3味	消食化滞	宿食停滞，纳呆腹胀

分析： 三方均含有山楂、神曲，有消食之功，用治食积证。

保和丸重用山楂配神曲、莱菔子以消食积，以半夏、陈皮和胃，重在消导，其消食和胃之力强。大安丸消食之力稍逊，但加入白术而有健脾之功，故适用于食积兼脾虚证。焦三仙原用治小儿痘疮愈后宿食停滞，消化不良，腹痛胀满，饮食减少，三味药等分配伍，原未作炒焦。明代诸多医书中均可见此三味药炒制同用，有显著的消食化滞，增进胃纳之功，在清宫御医的脉案处方中，已普遍使用"焦三仙"方名配方。如今已成为临床上消食化积，治疗食积纳呆的基础方。

2. 保和丸与大安丸

异同		组成	功效	方证
同		山楂、神曲、莱菔子、半夏、陈皮、茯苓、连翘	消食和胃	食积证
异	保和丸	山楂六两，神曲二两，半夏、茯苓各三两，陈皮、莱菔子、连翘各一两。共7味	消食和胃	食积。脘腹胀满，嗳腐厌食，苔厚腻，脉滑
	大安丸	山楂、白术各二两，神曲（炒）、半夏、茯苓各一两，陈皮、莱菔子、连翘各半两。共8味	消食健脾	食积兼脾虚证。饮食不消，脘腹胀满泄泻，及小儿食积

分析： 两方同出于《丹溪心法》，大安丸即由保和丸加白术而成。其中山楂与神曲配莱菔子消一切食积，半夏配陈皮行气降逆和胃，茯苓健脾利湿，连翘清热散结，故两方均有消食和胃之功，但药同量却各有不同。

保和丸山楂用六两为君，余药亦均较彼方量重，纯为消导攻伐之剂，功专消食和胃以祛食积，适用于急性伤食而致积滞者。大安丸较保和丸多白术一味，其余各药用量也均成倍减少，加入白术使消食之中兼有健脾之功，变成消中兼补之方，故适用于食积兼脾虚者，对于小儿食积证尤宜。

3. 枳实导滞丸与木香导滞丸、木香槟榔丸

异同		组成	功效	方证
同		大黄、黄连、枳实／枳壳	泻积消胀 清热除湿	湿热积滞证
异	枳实导滞丸 (《内外伤辨惑论》)	大黄一两，枳实、炒神曲各五钱，茯苓、黄芩、黄连、白术各三钱，泽泻二钱。共8味	消食导滞 清热祛湿	湿热食积证。脘腹胀痛，下痢泄泻，或大便秘结，小便短赤，舌苔黄腻，脉沉有力
	木香导滞丸 (《医学正传》)	大黄一两，枳实、炒神曲各五钱，茯苓、黄芩、黄连、白术各三钱，泽泻、木香、槟榔各二钱。共10味	清热祛湿 导滞消痞	湿热积滞，不得消化，脘腹痞满，闷乱不安，不思饮食，大便不利
	木香槟榔丸 (《儒门事亲》)	木香、槟榔、青皮、陈皮、烧广茂、黄连、商枳壳各一两，黄柏、大黄各三两，炒香附子、牵牛各四两。共11味，生姜汤送下	行气导滞 攻积泻热	湿热积滞证。脘腹痞满胀痛，大便秘结，或赤白痢疾，里急后重，舌苔黄腻，脉沉实有力

分析： 三方均系消下兼清，"通因通用"治法，均含有大黄、黄连、枳实／枳壳及类似药物；均有泻积消胀，清热除湿之功；用于伤食及湿热积滞胃肠之证。

枳实导滞丸又配伍茯苓、泽泻、白术及神曲，功偏祛湿消食，故适用于湿热食积内阻肠胃而气滞较轻之证。木香导滞丸为枳实导滞丸加木香、槟榔而成，功偏行气导滞，适用于湿热积滞之脘腹痞满闷乱较甚者。木香槟榔丸集大黄、牵牛、木香、槟榔、莪术等攻下行气药于一方，功偏行气攻积泻热，适用于湿热食积之重证。

4. 枳实导滞丸与木香导滞丸

异同		组成	功效	方证
同		枳实导滞丸	消食导滞 清热祛湿	食积及湿热积滞胃肠证
异	枳实导滞丸 (《内外伤辨惑论》)	大黄一两，枳实、炒神曲各五钱，茯苓、黄芩、黄连、白术各三钱，泽泻二钱。共8味	消食导滞 清热祛湿	湿热食积证。脘腹胀痛，下痢泄泻或便秘，尿短赤，舌苔黄腻脉沉有力
	木香导滞丸 (《医学正传》)	大黄一两，枳实、炒神曲各五钱，茯苓、黄芩、黄连、白术各三钱，泽泻、木香、槟榔各二钱。共10味	清热祛湿 导滞消痞	湿热积滞，不得消化，脘腹痞满，闷乱不安，不思饮食，大便不利

分析： 两方组成中药味相同者达八味之多，均有消食导滞、清热祛湿之功，用治食积及湿热积滞胃肠之证。

枳实导滞丸行气攻下之力较弱，适用于湿热食积内阻肠胃之轻证。木香导滞丸即枳实导滞丸原方原量加木香、槟榔各二钱而成，故其行气化湿导滞之力较枳实导滞丸更强，适用于湿热积滞较重而脘腹痞满闷乱较甚者。

5. 枳实导滞丸与木香槟榔丸

异同		组成	功效	方证
同		大黄、黄连、枳实/枳壳	导滞攻积	食积湿热积滞胃肠证
异	枳实导滞丸（《内外伤辨惑论》）	大黄一两，枳实、炒神曲各五钱，茯苓、黄芩、黄连、白术各三钱，泽泻二钱。共8味	消食导滞清热祛湿	湿热食积证。脘腹胀痛，下痢泄泻，或大便秘结，小便短赤，舌苔黄腻，脉沉有力
	木香槟榔丸（《儒门事亲》）	木香、槟榔、青皮、陈皮、烧广茂、黄连、商枳壳各一两，黄柏、大黄各三两，炒香附子、牵牛各四两。共11味，生姜汤送下	行气导滞攻积泻热	湿热积滞证。脘腹痞满胀痛，大便秘结，或赤白痢疾，里急后重，舌苔黄腻，脉沉实有力

分析： 两方均为消食导滞剂，均含有大黄、枳实/枳壳、黄连等药，体现消下兼清、通因通用之法，有导滞攻积之功，用治湿热积滞胃肠之泻痢或便秘。

枳实导滞丸实乃《金匮要略》枳术汤合泻心汤加神曲、茯苓、泽泻而成。其消下清三法用药均较木香槟榔丸量小，但有白术、茯苓、泽泻、神曲而使其祛湿作用更强，兼能化食消积，而攻逐之力稍逊，适于食积湿热积滞较轻之脘腹痞闷而胀满不甚者。木香槟榔丸方中群集木香、槟榔、青皮、陈皮、莪术、枳壳、香附等行气破气导滞之品，并重用大黄、牵牛泻下攻积，配黄连、黄柏清热燥湿，故其行气导滞，攻积泻热之力尤强，用于湿热积滞较重之脘腹胀痛较甚者。此外，枳实导滞丸含有茯苓、白术、神曲，虽清利泻下，但仍有补正之机；木香槟榔丸则一派破气通下之品，药猛力大，纯泻无补，专于攻邪。

6. 木香导滞丸与木香槟榔丸

异同		组成	功效	方证
同		大黄、黄连、枳实/枳壳、木香、槟榔	行气导滞泻热祛湿	湿热积滞证
异	木香导滞丸（《医学正传》）	大黄一两，枳实、炒神曲各五钱，茯苓、黄芩、黄连、白术各三钱，泽泻、木香、槟榔各二钱。共10味	清热祛湿导滞消痞	湿热积滞，不得消化，脘腹痞满，闷乱不安，不思饮食，大便不利
	木香槟榔丸（《儒门事亲》）	木香、槟榔、青皮、陈皮、烧广茂、黄连、商枳壳各一两，黄柏、大黄各三两，炒香附子、牵牛各四两。共11味，生姜汤下	行气导滞攻积泻热	湿热积滞证。脘腹痞满胀痛，大便秘结或赤白痢疾，里急后重，舌苔黄腻，脉沉实有力

分析： 两方均含有大黄、黄连、枳实/枳壳、木香、槟榔等5药，有行气导滞、泻热祛湿之功，用治湿热积滞证胃肠之证。

木香导滞丸尚含有神曲、茯苓、白术、泽泻、黄芩，故祛湿之力强且兼消食积，适用于食积湿热积滞之轻证。木香槟榔丸尚含有青皮、陈皮、莪术、香附、牵牛、黄柏，故其破气导滞、攻积通下之力更强，适用于大肠湿热积滞之重证。

第2节　健脾消食

7. 健脾丸与枳术丸

异同		组成	功效	方证
同		白术	健脾消食	脾虚食积证
异	健脾丸（《证治准绳》）	白术（炒）二两半，白茯苓二两，人参一两五钱，神曲（炒）、陈皮、砂仁、麦芽（炒取面）、山楂肉、山药、肉豆蔻（面裹煨去油）各一两，木香、酒黄连、甘草各七钱半。共13味，陈米汤下	健脾和胃消食止泻	脾虚食积兼有湿热证。食少难消，脘腹痞闷，大便溏薄，倦怠乏力，苔腻微黄脉虚弱
	枳术丸（《内外伤辨惑论》引洁古方）	枳实一两，白术二两。共2味，为极细末，荷叶裹烧饭为丸	健脾消食理气消痞	脾虚气滞食积证。饮食停聚，胸脘痞闷，食不消

分析： 两方同属消补兼施，补大于消之剂，有健脾消食之功，用治脾虚食积证。

健脾丸系异功散合焦三仙及香连丸再加山药、砂仁、肉豆蔻而成，有健脾消食、清热燥湿、渗湿止泻之功，适用于脾虚食积郁生湿热之食少难消，大便溏薄，苔腻微黄者。枳术丸剂量配比是枳一术二，故为补中寓消，药简性平，其健脾消食之力不及健脾丸，功偏健脾消痞，适用于脾虚气滞、饮食停聚而见不思饮食、胸脘痞满者。

8. 健脾丸与保和丸

异同		组成	功效	方证
同		茯苓、陈皮、山楂、神曲	消食和胃	食积
异	健脾丸（《证治准绳》）	白术（炒）二两半，白茯苓二两，人参一两五钱，神曲（炒）、陈皮、砂仁、麦芽（炒取面）、山楂肉、山药、肉豆蔻（面裹煨去油）各一两，木香、酒黄连、甘草各七钱半。共13味，陈米汤下	健脾和胃消食止泻	脾虚食积兼有湿热证。食少难消，脘腹痞闷，大便溏薄，倦怠乏力，苔腻微黄脉虚弱
	保和丸（《丹溪心法》）	山楂六两，神曲二两，半夏、茯苓各三两，陈皮、莱菔子、连翘各一两。共7味	消食和胃	食积。脘腹胀满，嗳腐厌食，苔厚腻，脉滑

分析： 两方均含有茯苓、陈皮、山楂、神曲等4味药，有消食和胃之功，用治食积证。

健脾丸尚含有人参、白术、山药、甘草加强健脾益气，麦芽健脾消食，香连丸清热燥湿、行气化滞，砂仁、肉豆蔻行气化湿。共奏健脾和胃、消食止泻之功，以健脾为主，消食为辅，兼清热除湿，属消补兼施之剂，适用于脾虚食积兼有湿热证。保和丸尚含有半夏和胃止呕，合茯苓、陈皮为二陈汤核心组合而善化痰湿；莱菔子下气消食，长于消谷面之食；连翘清热散结以除食积郁热。诸药共奏消食化滞、理气和胃之功，纯消无补，但药力平和，属和中消导之平剂，适用于一切食积，病势较急者临床多用汤剂。

9. 健脾丸与参苓白术散

异同		组成	功效	方证
同		人参、茯苓、白术、甘草、山药、砂仁	健脾祛湿止泻	脾虚夹湿证
异	健脾丸(《证治准绳》)	白术(炒)二两半,白茯苓二两,人参一两五钱,神曲(炒)、陈皮、砂仁、麦芽(炒取面)、山楂肉、山药、肉豆蔻(面裹煨去油)各一两,木香、酒黄连、甘草各七钱半。共13味,陈米汤下	健脾和胃消食止泻	脾虚食积兼有湿热证。食少难消,脘腹痞闷,大便溏薄,苔腻微黄,脉虚弱
	参苓白术散(《局方》)	人参、白茯苓、白术、山药、甘草(炒)各二斤,炒白扁豆一斤半,莲子肉、薏苡仁、缩砂仁、炒桔梗各一斤。共10味,枣汤调下(一方有陈皮)	益气健脾渗湿止泻保肺	脾胃气虚夹湿证。胸脘痞闷,或泄泻或水肿或肺虚久咳痰多,苔白腻,脉象缓者

分析: 两方均含参、苓、术、草及山药、砂仁等6味药,健脾祛湿止泻,用治脾虚夹湿之泄泻。

健脾丸尚用焦三仙消食化积导滞、香连丸清热燥湿、行气化滞,肉豆蔻行气化湿、涩肠止泻;功偏健脾消食,兼清热除湿;适用于脾虚食积兼有湿热证。参苓白术散尚用莲子肉、薏苡仁、白扁豆、大枣以健脾渗湿止泻;桔梗上浮培土生金以保肺,利气化湿。功偏益气健脾、渗湿止泻、兼能保肺,适用于脾胃气虚夹湿证。

10. 健脾丸与资生丸

异同		组成	功效	方证
同		人参、白术、白茯苓、甘草、陈皮、山药、炒麦芽、山楂肉、黄连	健脾消食祛湿	脾虚湿盛兼热证
异	健脾丸(《证治准绳》)	白术(炒)二两半,白茯苓二两,人参一两五钱,神曲(炒)、陈皮、砂仁、麦芽(炒取面)、山楂肉、山药、肉豆蔻(面裹煨去油)各一两,木香、酒黄连、甘草各七钱半。共13味,陈米汤下	健脾和胃消食止泻清热燥湿	脾虚食积兼有湿热证
	资生丸(《先醒斋医学广笔记》)	人参、白术各三两,广陈皮、山楂肉各二两,白茯苓、炒怀山药、莲肉、炒薏苡仁、白扁豆、芡实粉各一两半,炒麦芽一两,桔梗、藿香叶、甘草各五钱,白豆蔻仁三钱五分,泽泻三钱半,川黄连三钱。共17味	益气健脾和胃渗湿理气消食	①脾胃虚弱夹食积化热证;②妊娠三月,阳明脉衰,胎元不固

分析: 两方均含有人参、白术、白茯苓、甘草、陈皮、山药、炒麦芽、山楂肉、黄连等9味药;功能健脾和胃,消食化积,清热祛湿。用治脾虚湿盛而又化热之证。

健脾丸系异功散合焦三仙及香连丸,再加山药、砂仁、肉豆蔻而成;重在健脾消食、清热燥湿、渗湿止泻适用于脾虚食积,郁生湿热之食少难消、大便溏薄、苔腻微黄者。资生丸系参苓白术散去砂仁,加藿香、白蔻仁、泽泻、黄连、山楂肉、麦芽、芡实而成;健脾和胃、祛湿止泻、消食化积,对妊妇又有调理脾胃、益气固胎之功;适用于脾胃气虚夹食积化热之证及妊娠胎元不固之益气保胎。

11. 健脾丸与启脾散

异同		组成	功效	方证
同		人参/党参、白术、山楂、陈皮、砂仁	健脾消食	脾虚食积证
异	健脾丸（《证治准绳》）	白术（炒）二两半，白茯苓二两，人参一两五钱，神曲（炒）、陈皮、砂仁、麦芽（炒取面）、山楂肉、山药、肉豆蔻（面裹煨去油）各一两，木香、酒黄连、甘草各七钱半。共13味，陈米汤下	健脾和胃消食止泻	脾虚食积兼有湿热证。食少难消，脘腹痞闷，大便溏薄，倦怠乏力，苔腻微黄脉虚弱
	启脾散（《成方便读》）	潞党参（元米炒黄去米）、制冬术、建莲肉各三两，楂炭、五谷虫炭各二两，陈皮、砂仁各一两。共7味	健脾益气消食导滞	脾虚食积证。因病致虚，食少形羸，将成疳积；或禀赋素亏，脾胃薄弱，最易生病者

分析： 两方均含有参、术、楂、陈、砂等5药，均有健脾消食之功，用治脾虚食积证。

健脾丸用人参，尚配有白茯苓、甘草、山药、炒神曲、炒麦芽、木香、酒黄连、肉豆蔻，其健脾益气、消食化滞之力强，且有清热燥湿、行气化湿、涩肠止泻之功，适用于脾虚食积兼有湿热证。启脾散用党参，尚配有莲子肉、五谷虫炭，其健脾益气、消食导滞及清热除湿之力均不及健脾丸，但山楂炭、五谷虫能消积化滞、清热除疳，方性平和，适用于小儿脾虚食积而有成疳之状者。

12. 枳术汤与枳术丸

异同		组成	功效	方证
同		枳实、白术	健脾消痞	脾虚气滞证
异	枳术汤（《金匮要略》）	枳实七枚，白术二两。共2味，以水五升煮取三升，分3次温服	行气消痞	气滞水停证。"心下坚大如盘，边如旋盘，水饮所作"，腹中软即当散也
	枳术丸（《内外伤辨惑论》引洁古方）	枳实一两，白术二两。共2味，为极细末，荷叶裹烧饭为丸	健脾消食理气消痞	脾虚气滞食积证。饮食停聚，胸脘痞闷，食不消

分析： 两方均由二两白术与枳实组成，均有健脾及消痞之功，同为消补兼施之剂，但两方枳实剂量不同、剂型各异，使得两方的功效及主治亦有所不同。

枳术汤所治乃水气所作，非有形食滞也。方中枳实按新近研究实测：枳实（今枳壳）每枚重12g计，用7枚共84g，按东汉一两合现今15.625g计，当为汉制5.376两重，其枳实用量是白术的2.688倍。以枳实行气破结、消痞除满，白术健脾祛湿，补泻并用，而重用枳实是以泻为主，意在消痞破结以消散为主，故功偏行气消痞，且用汤剂速效，用于气滞水停证。药后腹软结开而硬消矣。枳术丸方中白术用量倍于枳实，属于"反枳术汤法"，意在以补为主，健脾消痞；荷叶养脾胃而升清，合白术健脾益胃，配枳实升清降浊。且用丸剂缓图，主治脾虚气滞食积之胸脘痞闷、食不消。

13. 枳术丸类方

异同		组成	功效	方证
同		枳实、白术	健脾消痞	脾虚气滞，饮食停聚证
异	枳术丸（《内外伤辨惑论》引洁古方）	枳实一两，白术二两。共2味，为极细末，荷叶裹烧饭为丸	健脾理气化食消痞	脾虚气滞，饮食停聚。胸脘痞满，不思饮食
	曲糵枳术丸（《内外伤辨惑论》）	枳术丸+大麦糵（面炒）、炒神曲各一两。共4味	健脾消食	强食过饱证。为人所劝勉强食之，致心腹满闷不快，食积泄泻
	香砂枳术丸（《景岳全书》）	枳术丸+木香、砂仁各五钱。共4味	行气止痛	食积停滞，腹痛不可近或泄泻或头痛
	橘半枳术丸（《医学入门》）	枳术丸+橘皮、半夏各一两。共4味	健脾消食理气化痰	饮食伤脾，停积痰饮，心胸痞闷
	橘连枳术丸（《冯氏锦囊秘录》）	白术三两，枳实、陈皮、酒黄连各一两。共4味为末，荷叶煮汤，打米糊为丸	补脾和胃清热消痞	脾虚食积痞满有热，多为伤肉味痞满

分析： 以上诸方均在洁古枳术丸基础上加味而成，均有健脾消痞之功，用治脾胃虚弱伤食所致诸证。但《金匮要略》之枳术汤为诸方之祖剂。

曲糵枳术丸系枳术丸加大麦糵、炒神曲各一两而成，重在健脾消食，主治为人所劝勉强过食所致的心胸满闷不快。

香砂枳术丸系枳术丸加木香、砂仁各一两而成，重在破滞气，消宿食，开胃进食；主治食积偏于气滞，腹痛不可近或泄泻或头痛者。

橘半枳术丸系枳术丸加橘皮、半夏各一两而成，健脾消食，理气化痰；主治饮食伤脾，停积痰饮，心胸痞闷。

橘连枳术丸系枳术丸白术用三两，再加橘皮、黄连各一两而成，"心下痞，须用枳实炒黄连是也"（丹溪）；功能补脾和胃，清热消痞；适于脾虚食积蕴热之痞满。

14. 启脾丸类方

异同		组成	功效	方证
同		益气健脾药+消食化积药+行气化湿药	健脾消食	脾虚食积证
异	启脾丸（《是斋百一选方》）	人参、白术、青皮、陈皮、厚朴、缩砂仁、炮姜、炒神曲、炒麦糵各一两，甘草一两半。共10味	温中健脾消食和中	脾胃虚弱，气不升降，中满痞塞，心腹膨胀，肠鸣泄泻，不进饮食
	启脾丸（《摄生众妙方》）	人参、白术、茯苓、甘草、陈皮、芍药、山楂肉、厚朴、苍术各等分。共9味	益气健脾燥湿和胃	防治诸病

续表

异同		组成	功效	方证
异	启脾丸（《慈幼新书》）	人参、陈皮、白扁豆、薏苡仁、莲肉、山药、神曲、麦芽各二两，白术、茯苓各一两五钱，白芍八钱，炒桔梗七钱，甘草六钱。共 13 味	健脾渗湿消食和胃	小儿伤食，久乃成积，脾胃不和，体气虚弱，肌瘦面黄
	启脾丸（《经验良方》）	人参、白术、白茯苓、干山药、莲肉各一两，山楂、炙甘草、陈皮、泽泻各五钱。共 9 味	健脾消食祛湿止泄	大人、小儿脾积，五更泻
	启脾丸（《中国药典》）	人参、炒白术、茯苓、山药、炒莲子各100g，炒六神曲80g，炒山楂、炒麦芽、泽泻、陈皮、甘草各50g。共 11 味	健脾消食祛湿止泻	脾胃虚弱之腹胀便溏，消化不良
	人参启脾丸（《医宗金鉴》）	人参、白术、白茯苓、炒白扁豆、山药各五钱，陈皮四钱，炒谷芽、炒神曲各三钱，木香、炙甘草各二钱。共 10 味	益气健脾理气消食	丁奚疳。遍身骨露，其状似丁，肌肉干涩，啼哭不已，手足枯细，面色黧黑，项细腹大，肚脐突出，尻削身软，精神倦怠，骨蒸潮热，燥渴烦急
	启脾散（《医学入门》）	莲肉一两，白术、茯苓、山药、神曲、山楂各五钱，人参、猪苓、泽泻、藿香、木香、当归、白芍、砂仁各三钱，肉豆蔻三个，陈皮二钱，甘草一钱。共 17 味	健脾祛湿理气消食	百病愈后，用此药调脾
	启脾散（《成方便读》）	潞党参、制冬术、建莲肉各三两，楂炭、五谷虫炭各二两，陈皮、砂仁各一两。共 7 味	健脾益气消食导滞	脾虚食积证。小儿因病致虚，食少形羸，将成疳积；或禀赋素亏，脾胃薄弱，最易生病者

分析： 以上诸方均名曰启脾，均采用益气健脾、消食化积、行气化湿合法，故皆属于消补兼施之剂，有健脾消食之功，用治脾虚食积之证。

启脾丸（《是斋百一选方》）中含有理中丸，且青皮、陈皮、厚朴、砂仁等理气药偏多，故长于温中健脾、消食和中，适宜于脾虚中寒之中满痞塞、肠鸣泄泻、不进饮食者。

启脾丸（《摄生众妙方》）中含有异功散合平胃散加芍药、山楂肉而成，长于燥湿和胃。

启脾丸《慈幼新书》实乃参苓白术散去砂仁加神曲、麦芽、白芍而成，长于健脾祛湿、消食和胃，适宜于小儿脾虚食积。

启脾丸（《经验良方》）用异功散加山药、莲子肉、山楂、泽泻组方，功善健脾祛湿止泻。

启脾丸（《中国药典》由异功散合焦三仙加山药、炒莲子、泽泻组成，长于健脾消食、祛湿止泻，适宜于脾胃虚弱之腹胀、便溏、纳呆者。

人参启脾丸（《医宗金鉴》用异功散加白扁豆、山药、炒谷芽、炒神曲及木香组方；益气健脾，理气消食，用药平和，主治丁奚疳。

启脾散（《医学入门》）内含异功散及五苓散（去桂枝），并加用莲子肉、山药、神曲、山楂、砂仁、木香、藿香、肉豆蔻及当归、白芍组方；故长于健脾祛湿，理气消食，兼养血和血。

启脾散（《成方便读》）重用参、术、莲子肉健脾益气，陈皮、砂仁理气和胃，更用山楂炭、五谷虫炭消积化滞、清热除疳；方性平和，适于小儿脾虚食积而有成疳之状者。

第3节　消痞化积

15. 枳实消痞丸与健脾丸、枳术丸

异同		组成	功效	方证
同		白术	消补兼施	脾虚食滞
异	枳实消痞丸（《兰室秘藏》）	干生姜、炙甘草、麦蘖面、白茯苓、白术各二钱，半夏曲、人参各三钱，厚朴四钱，枳实、黄连各五钱。共 10 味	消痞除满健脾和胃	脾虚气滞，寒热互结证。心下痞满，不欲饮食，倦怠乏力，大便不畅，苔腻微黄脉弦
	健脾丸（《证治准绳》）	白术（炒）二两半，白茯苓二两，人参一两五钱，神曲（炒）、陈皮、砂仁、麦芽（炒取面）、山楂肉、山药、肉豆蔻（面裹煨去油）各一两，木香、酒黄连、甘草各七钱半。共 13 味，陈米汤下	健脾和胃消食止泻	脾虚食积兼有湿热证。食少难消，脘腹痞闷，大便溏薄，倦怠乏力，苔腻微黄，脉虚弱
	枳术丸（《内外伤辨惑论》引洁古方）	枳实一两，白术二两。共 2 味，为极细末，荷叶裹烧饭为丸	健脾理气化食消痞	脾虚气滞，饮食停聚。胸脘痞满，不思饮食

分析： 三方均含有白术属消补兼施之剂，主脾虚食滞证。但虚实有轻重，消补有主次。

枳实消痞丸以行气、清热、苦降为主，消大于补，主治心下痞满等以气滞为主者；而健脾丸、枳术丸两方则皆补大于消，适用于食少体倦等以脾虚为主者。健脾丸系异功散合焦三仙及香连丸，再加山药、砂仁、肉豆蔻而成；有健脾消食，清热燥湿，渗湿止泻之功；适用于脾虚食积郁生湿热之食少难消，大便溏薄，苔腻微黄者。枳术丸重用白术以补为主，健脾消痞；荷叶养脾胃而升清，合白术健脾益胃，配枳实升清降浊。主治脾虚气滞食积之胸脘痞闷，食不消。

16. 枳实消痞丸与健脾丸

异同		组成	功效	方证
同		人参、白术、白茯苓、甘草、黄连	消补兼施	脾虚食积，苔腻微黄
异	枳实消痞丸（《兰室秘藏》）	干生姜、炙甘草、麦蘖面、白茯苓、白术各二钱，半夏曲、人参各三钱，厚朴四钱，枳实、黄连各五钱。共 10 味	消痞除满健脾和胃	脾虚气滞，寒热互结证。心下痞满，不欲饮食，倦怠乏力，大便不畅，苔腻微黄脉弦
	健脾丸（《证治准绳》）	白术炒二两半，白茯苓二两，人参一两五钱，神曲炒、陈皮、砂仁、麦芽炒取面、山楂肉、山药、肉豆蔻各一两，木香、酒黄连、甘草各七钱半。共 13 味，陈米汤下	健脾和胃消食止泻	脾虚食积兼有湿热证。食少难消，脘腹痞闷，大便溏薄，倦怠乏力，苔腻微黄，脉虚弱

分析： 两方均含人参、白术、白茯苓、甘草、黄连，消补兼施，治脾虚食积。

枳实消痞丸实乃枳术汤合四君子汤、理中丸及半夏泻心汤之变方加减而成。方中枳、连用量最重，且黄连用量大于干姜（二者配比为 5:2），故重在消痞清热，功偏消痞除满，清热祛湿，健脾益气，消食开胃，降逆和胃，实为消补兼施而消大于补，温清并用而清重于温，辛开苦降而善除痞满之剂。宜于脾虚气滞，寒热互结之实多虚少、热多寒少食积者。健脾丸系异功散合焦三仙及香连丸，再加山药、砂仁、肉豆蔻而成，以健脾消食、清热燥湿、止泻为主，补大于消；宜于脾虚食积，郁生湿热证。

17. 枳实消痞丸与枳术丸

异同		组成	功效	方证
同		枳实、白术	健脾消痞	脾虚气滞食积之脘痞
异	枳实消痞丸（《兰室秘藏》）	干生姜、炙甘草、麦蘖面、白茯苓、白术各二钱，半夏曲、人参各三钱，厚朴四钱，枳实、黄连各五钱。共 10 味	行气消痞健脾和胃	脾虚气滞，寒热互结证。心下痞满大便不畅，不欲饮食倦怠乏力，苔腻微黄脉弦
	枳术丸（《内外伤辨惑论》引洁古方）	枳实一两，白术二两。共 2 味，为极细末，荷叶裹烧饭为丸	健脾消痞	脾虚气滞，饮食停聚。胸脘痞满，不思饮食

分析： 两方均含有枳实、白术健脾消痞，消补兼施；主治脾虚气滞食积之脘痞。

枳实消痞丸组成尚有干生姜、人参、白茯苓、炙甘草、麦蘖面、半夏曲、厚朴、黄连等 8 药，方中枳、朴用量独重，且黄连用量大于干姜（二者配比为 5:2），消大于补，清重于温，辛开苦降善除痞满；功偏健脾益气，消食开胃，降逆和胃，清热祛湿；适于脾虚气滞，寒热互结之证，病属实多虚少、热多寒少者尤宜。枳术丸方中枳一术二，白术用量倍于枳实，属于"反枳术汤法"，重用白术的"本意不取其食速化，但令人胃气强实"，故补大于消；其行气消痞及消食之力均不及彼方，但药简性平，长于健脾强胃而消痞。方中荷叶养脾胃而升清，合白术健脾益胃，配枳实升清降浊。

18. 枳实消痞丸与枳实导滞丸

异同		组成	功效	方证
同		枳实、白术、茯苓、黄连	行气消食 清热祛湿	食积及湿热积滞证
异	枳实消痞丸（《兰室秘藏》）	干生姜、炙甘草、麦蘖面、白茯苓、白术各二钱，半夏曲、人参各三钱，厚朴四钱，枳实、黄连各五钱。共10味	消痞除满 健脾和胃	脾虚气滞，寒热互结之痞满证。心下痞满，不欲饮食，倦怠乏力，大便不畅，苔腻微黄脉弦
	枳实导滞丸（《内外伤辨惑论》）	大黄一两，枳实、炒神曲各五钱，茯苓、黄芩、黄连、白术各三钱，泽泻二钱。共8味	消食导滞 清热祛湿	食积及湿热积滞证。脘腹痞闷胀痛，下痢泄泻或便秘小便短赤，苔黄腻脉沉有力

分析： 两方均为李杲所创，均含有枳实、白术、茯苓、黄连等4药，师法仲景之枳术汤，有行气消食，清热祛湿之功，均可用治食积及湿热积滞证。

枳实消痞丸组成尚有干生姜、人参、炙甘草、麦蘖面、半夏曲、厚朴等6药，实为枳术汤合四君子汤、理中丸及半夏泻心汤合方加减而成，但方中枳、朴用量独重，配黄连长于消痞除满，功偏消痞除满，健脾益气，消食和胃，兼清热祛湿。枳实导滞丸组成尚有大黄、黄芩、泽泻、炒神曲等4味，实为枳术汤合泻心汤加神曲、茯苓、泽泻而成，但方中重用大黄、枳实及神曲，且黄连、黄芩并用而有较强的清热燥湿，厚肠止痢作用，加用泽泻淡渗利湿，方性寒凉，消食导滞，清热祛湿，尤长于泻热消积。

19. 枳实消痞丸与半夏泻心汤

异同		组成	功效	方证
同		人参、甘草、干姜、黄连、半夏（曲）	消痞和胃	寒热互结之痞证
异	枳实消痞丸（《兰室秘藏》）	干生姜、炙甘草、麦蘖面、白茯苓、白术各二钱，半夏曲、人参各三钱，厚朴四钱，枳实、黄连各五钱。共10味	消痞除满 健脾和胃	脾虚气滞，寒热互结之痞证。痞满纳呆倦怠
	半夏泻心汤（《伤寒论》）	半夏半升，干姜、人参、黄芩、炙甘草各三两，黄连一两，大枣十二枚。共7味	寒热平调 散结除痞	寒热互结之痞证。痞满呕吐下痢

分析： 两方均含有人参、甘草、干姜、黄连、半夏/半夏曲等5药，均属寒热并用，辛开苦降，补泻同施之药法，有消痞和胃、平调寒热之功，用治寒热互结之痞证。

枳实消痞丸虽是由枳术汤、四君子汤、理中丸及半夏泻心汤之变方化裁而成，但用的是半夏曲，且尚有枳实、厚朴、白茯苓、白术、麦蘖面，且重用枳实、厚朴、黄连，功偏行气消痞、健脾消食、清热祛湿。适于心下痞满气滞较重而兼不欲饮食者。半夏泻心汤尚有半夏、黄芩、大枣，配用半夏且量大，辛开苦降而散结除满；虽寒药多黄芩一味，但用量不重；参、草、枣益气补脾和胃。故长于散结除痞，平调寒热，兼益气和中，而无行气之功。适于心下痞满呕吐泻利较重而但满不痛者。

20. 葛花解酲汤与五苓散

异同		组成	功效	方证
同		泽泻、茯苓、猪苓、白术	利湿兼散表邪	湿邪内停,小便不利
异	葛花解酲汤(《内外伤辨惑论》)	木香五分,人参、猪苓、白茯苓、橘皮各一钱五分,白术、干生姜、炒神曲、泽泻各二钱,青皮三分,缩砂仁、白豆蔻仁、葛花各五钱。共 13 味	分消酒湿理气健脾	酒积伤脾证,眩晕呕吐,胸膈痞闷,食少体倦,小便不利,大便泄泻,舌苔腻,脉滑
	五苓散(《伤寒论》)	猪苓十八铢,泽泻一两六铢,白术十八铢,茯苓十八铢,桂枝半两。共 5 味	利水渗湿温阳化气	①外有表邪,内停水湿,膀胱气化不利之蓄水证。头痛微热,烦渴欲饮,或水入即吐,小便不利,苔白脉浮。②水湿内停之水肿、泄泻,霍乱吐泻等。③痰饮。脐下动悸,吐涎沫而头眩,或短气而咳者

分析:两方均含有四苓散,均有渗利水湿兼辛散表邪之药法,功能利水渗湿,用治湿邪停积之病证。但用方目标及药物配伍不同。

葛花解酲汤是东垣用上下分消其湿治疗酒病酒积的代表方。病机关键在酒毒酒湿久积体内,脾胃受损。方中重用葛花甘寒芳香而又轻清发散,长于解酒毒醒脾而使酒湿从表而解;泽泻、茯苓、猪苓淡渗能利中酒之湿;砂仁、豆蔻、木香、青皮、陈皮之辛散理气以行酒食之滞;生姜开胃止呕;神曲消食和胃,尤善消酒食陈腐之积;人参、白术健脾益气。全方辛散与甘淡并用以上下分消酒湿,消食理气与补气健脾同用,以邪正兼顾,又能温中健脾,用治酒积伤脾证。

五苓散所治为太阳表邪未解而内传太阳,致成太阳经腑同病之蓄水证。病机关键为为水湿内盛,膀胱气化不利。方中重用泽、泻配二苓渗利水湿;佐白术助茯苓健脾以运化水湿;佐用桂枝温阳化气以助膀胱气化兼解其外,方后嘱人服后"多饮暖水,汗出愈",是示意发汗去表邪,亦可去水湿之邪。全方重用的是甘淡渗利,佐以甘辛以温阳化气,故重在渗利水湿,用治水湿内停诸症。

21. 枳实消痞丸与消痞阿魏丸

异同		组成	功效	方证
同		黄连、半夏/半夏曲、麦芽/麦蘖面	消痞	食积及湿热积滞证
异	枳实消痞丸（《兰室秘藏》）	干生姜、炙甘草、麦蘖面、白茯苓、白术各二钱，半夏曲、人参各三钱，厚朴四钱，枳实、黄连各五钱。共10味	消痞除满健脾和胃	脾虚气滞，寒热互结证。心下痞满，不欲饮食，倦怠乏力，大便不畅，苔腻微黄，脉弦
	消痞阿魏丸（《饲鹤亭集方》）	阿魏、川黄连、南星、半夏、蒌仁、白芥子、连翘、神曲、川贝母、莱菔子、麦芽、山楂各一两，风化硝、胡连、食盐各五钱。共15味	消痞化积	痰食互结，气机阻滞之痞满、诸般积聚、癥瘕、疢癖

分析：两方均有黄连、半夏/半夏曲、麦芽/麦蘖面，功能消痞化积，均可用治食积及湿热积滞等症。

枳实消痞丸由枳术汤、四君子汤、理中丸、半夏泻心汤相合加减变化而来，属健脾消食，消补兼施之剂，重在消痞除满，健脾和胃，适用于脾虚气滞，寒热互结之脘腹痞满等症。

消痞阿魏丸内含小陷胸汤、焦三仙、保和丸等方及半夏、胆南星、川贝母、白芥子化痰散结，风化硝及食盐咸润软坚散结之品。方中阿魏臭烈辛温而苦，功善消积散痞杀虫，用治肉食积滞，瘀血癥瘕，腹中痞块，虫积腹痛；又有川黄连、胡连、连翘、瓜蒌等清热燥湿化痰，以除痞坚之下伏阳之邪，故其功重在消痞化积止痛，主"治诸般积聚，癥瘕，疢癖"等坚积之证。尤以痰食互结，气机阻滞之痞满积聚而痛为宜。原书告诫"蜜丸，必须量人虚实，实者可服二钱，开水送下，服后食胡桃肉以除药气，虚者不宜服之"。是因为本方实属攻积祛邪之剂，有止痛作用而无扶正之功，故脾胃虚弱之人及孕妇，虽有痞块坚积，亦不可轻用。

第 4 节 消癥化积

22. 鳖甲煎丸与大黄䗪虫丸

异同		组成	功效	方证
同		大黄、䗪虫、桃仁、黄芩、芍药	攻补兼施 养正化积	瘀血久积，正气已伤而虚实夹杂的坚积之证
异	鳖甲煎丸	鳖甲、赤硝各十二分，蜣螂、柴胡各六分，䗪虫、牡丹、芍药各五分，蜂窠四分，乌扇、黄芩、鼠妇、干姜、大黄、桂枝、石韦、厚朴、阿胶、紫葳各三分，瞿麦、桃仁各二分，半夏、葶苈、人参各一分。共 23 味，为末，取锻灶下灰一斗，清酒一斛五斗，浸灰，候酒尽一半，着鳖甲于中，煮令泛烂如胶漆，绞取汁，内诸药，煎为丸。	行气活血 祛湿化痰 软坚消癥	①疟母，即疟疾日久胁下癖块；②各种脘腹癥积，腹痛消瘦，纳呆，时有寒热；③妇人经闭
	大黄䗪虫丸	大黄十分，䗪虫半升，干漆一两，黄芩二两，桃仁、杏仁、蛴螬、虻虫各一升，水蛭百枚，干地黄十两，芍药四两，甘草三两。共 12 味	祛瘀生新	五劳虚极内有干血证。形体羸瘦，腹满不能饮食，肌肤甲错，两目黯黑者。或妇人经闭

分析： 鳖甲煎丸与大黄䗪虫丸均出自《金匮要略》，组成中相同的药物有大黄、䗪虫、桃仁、黄芩、芍药等五味药，且均以群集大队虫类破血及攻下逐瘀药配伍滋阴养血药为药法组方，皆属攻补兼施之剂，用于瘀血久积，正气已伤而虚实夹杂的坚积之证。

鳖甲煎丸内寓小柴胡、大承气、桂枝汤等方，配伍四虫及行气活血、除湿化痰、软坚散结及补益养正之品。方中以鳖甲煎为君，取鳖甲入肝络而搜血，善软坚散结而"主心腹症瘕坚积"，咸寒又能滋阴清热而养正，结得热则行，故以锻灶下灰性温消散癥积，清酒性热活血通经，三者混然一体，相须为用，活血化瘀、软坚消癥；复以赤硝、大黄、䗪虫、蜣螂、鼠妇等以助攻逐破血；柴胡、黄芩、芍药和解少阳而条达肝气；厚朴、乌扇（射干）、葶苈子、半夏行郁气而消痰癖；干姜、桂枝温中，与黄芩相伍，辛开苦降而调解寒热，；人参、阿胶、芍药补气血而养正气；桃仁、牡丹、凌霄花、蜂窠活血化瘀而去干血；再以瞿麦、石韦利水祛湿。全方温清并用，寒热并调，攻补兼施而以攻逐祛邪为主，共奏活血行气，祛湿化痰，软坚消癥之功，原为专治疟母而设，实为消散癥块之良剂，故宜于疟疾日久胁下癖块之疟母及气郁血瘀痰滞之各种脘腹癥瘕坚积。

大黄䗪虫丸以逐瘀之大黄、䗪虫为君药，且配伍峻猛之水蛭、虻虫、蛴螬、干漆等破血通络，则祛瘀之力强，并重用干地黄合芍药滋阴血而润燥结以助生新，黄芩助大黄消瘀热，桃仁、杏仁润燥化瘀，属祛瘀生新之方，故宜于五劳虚极，瘀血内留之干血劳。

23. 桂枝茯苓丸与鳖甲煎丸

异同		组成	功效	方证
同		桂枝、牡丹皮、芍药、桃仁	化瘀消癥	腹部癥块
异	桂枝茯苓丸	桂枝、茯苓、牡丹皮、芍药、桃仁各等分。共5味	活血化瘀缓消癥块	瘀血留阻胞宫证。妇人妊娠胎动不安，漏下不止，血色紫黑晦暗，腹痛拒按
	鳖甲煎丸	鳖甲、赤硝各十二分，蜣螂、柴胡各六分，䗪虫、牡丹、芍药各五分，蜂窠四分，乌扇、黄芩、鼠妇、干姜、大黄、桂枝、石韦、厚朴、阿胶、紫葳各三分，瞿麦、桃仁各二分，半夏、葶苈、人参各一分。共23味	行气活血祛湿化痰软坚消癥	①疟母；②各种脘腹癥积，腹痛消瘦纳呆，时有寒热；③妇人经闭

分析： 两方均出自《金匮要略》，组成中均含有桂枝、牡丹皮、芍药、桃仁四味药，同为缓消癥块之剂，用治腹部癥块。

桂枝茯苓丸尚含有茯苓渗湿化痰，宜于瘀血夹痰湿之癥块，且方性平和，祛瘀消癥之力和缓，属渐消缓散之剂。本方原为宿有癥病之妇人怀妊之后漏下不止胎动不安者而设，作去癥保胎及去癥止漏之用，后人则将其作为缓消癥块的基础方。

鳖甲煎丸以鳖甲为君，配有众多的虫类破血、攻下逐瘀及行气活血、利湿化痰药，其祛瘀消癥之力更强，宜于血瘀气滞痰凝之癥块；且该方尚配有人参、阿胶、芍药等补气养血之品，攻补兼施，可望祛瘀而不伤正，有利于癥块的久服渐消，但本方长于消癥散结而补益养正之力不足，正气虚损较重者当慎用。

24. 桂枝茯苓丸与宫外孕方

异同		组成	功效	方证
同		桃仁、芍药	祛瘀消癥	妊娠胎漏腹痛
异	桂枝茯苓丸	桂枝、茯苓、牡丹皮、芍药、桃仁各等分。共5味	活血化瘀缓消癥块	瘀血留阻胞宫证。妇人妊娠胎动不安，漏下不止，血色紫黑晦暗，腹痛拒按
	宫外孕Ⅰ号方	丹参、赤芍各五钱，桃仁三钱。共3味	活血祛瘀	子宫外孕。下腹痛拒按，月经过多，漏下不畅，血色暗红
	宫外孕Ⅱ号方	丹参、赤芍各五钱，桃仁三钱，三棱、莪术各一至二钱。共5味	活血祛瘀消癥止痛	子宫外孕腹腔内血液已凝成血肿包块者

分析： 三方均含有桃仁、芍药，功能祛瘀消癥，均为用治妊娠胎漏腹痛之剂。

桂枝茯苓丸（《金匮要略》）原为宿有癥病之妇人怀妊之后漏下不止和胎动不安者消去其癥痼而设，仲景认为其漏下或胎动不安的根本原因是"宿有癥病""为癥痼害"，故消去癥块为治，以去癥止漏或去癥保胎，方中桂枝通利血脉，茯苓益脾渗湿化痰并能"利腰脐间血"，二者共为君药，通利血脉兼化痰湿；牡丹皮、芍药化瘀且清瘀热，芍药又养血和营，使祛瘀而不伤新血；桂枝与牡丹皮寒温并用，异类相使，通利血脉之力增强；桃仁为破瘀消癥之要药，又能润燥生新，故能"消癥痕不嫌伤胎"，五药合奏化瘀消癥之功。诸药炼蜜为丸如兔屎大，每日一丸，不知，才加至三丸，这种丸药缓图小量渐加的服法意在渐消缓散无损胎元，故本方立法为缓消癥块，方性平和，祛瘀消癥之力和缓，属渐消缓散之剂。适用于瘀血留结胞宫之腹部癥块，亦可用治经行不畅、痛经或产后恶露不尽。《妇人良方》称本方为夺命丸，用治妇人小产，胎死腹中;《济阴纲目》将本方改剂型为汤剂并易名为催生汤。

子宫外孕分为未破损型和已破损型，已破损型又分为休克型、不稳定型和包块型三种。宫外孕方是李翰卿老中医专为子宫外孕而设，用于宫外孕而见下腹痛拒按，月经过多，漏下不畅，血色暗红。宫外孕两方均含有丹参、赤芍、桃仁，皆有祛瘀止痛之功。但宫外孕Ⅰ号方用治不稳定型者，宫外孕Ⅱ号方由Ⅰ号方加三棱、莪术组成，故又有消癥之力，用治包块型者。用汤剂，力较专猛，属急消之剂，是现代临床治疗宫外孕的经验方。

25. 桂枝茯苓丸与温经汤

异同		组成	功效	方证
同		桂枝、牡丹皮、芍药	祛瘀止漏	妇人漏下不止
异	桂枝茯苓丸	桂枝、茯苓、牡丹皮、芍药、桃仁各等分。共5味	活血化瘀缓消癥块	瘀血留阻胞宫证。妇人妊娠胎动不安，漏下不止，血色紫黑晦暗，腹痛拒按
	温经汤	吴茱萸三两，当归、芍药、川芎、人参、桂枝、阿胶、牡丹皮、生姜、甘草各二两，半夏半升，麦冬一升。共12味	温经散寒养血祛瘀	冲任虚寒，瘀血阻滞证。月经不调，小腹冷痛，经有瘀块，时发烦热

分析： 两方均出自《金匮要略》，组成均有桂枝、牡丹皮、芍药三味，均有祛瘀止漏之功，用治妇人漏下不止。

桂枝茯苓丸原为宿有癥病之妇人怀妊之后漏下不止和胎动不安者消去其癥瘤而设，仲景认为其漏下或胎动不安的根本原因是"宿有癥病""为癥瘤害"，故消去癥块为治，以去癥止漏或去癥保胎，方中桂枝通利血脉，茯苓益脾渗湿化痰并能"利腰脐间血"，二者共为君药，通利血脉兼化痰湿；牡丹皮、芍药化瘀且清瘀热，芍药又养血和营，使祛瘀而不伤新血；桂枝与牡丹皮寒温并用，异类相使，通利血脉之力增强；桃仁为破瘀消癥之要药，又能润燥生新，故能"消癥痕不嫌伤胎"，五药合奏化瘀消癥之功。诸药炼蜜为丸如兔屎大，每日一丸，不知，才加至三丸，这种丸药缓图小量渐加的服法意在渐消缓散无损胎元，故本方立法为缓消癥块，方性平和，祛瘀消癥之力和缓，属渐消缓散之剂。适用于瘀血留结胞宫之腹部癥块，亦可用治经行不畅、痛经或产后恶露不尽。《妇人良方》称本方为夺命丸，用治妇人小产，胎死腹中，《济阴纲目》将本方改剂型为汤剂并易名为催生汤。

温经汤原为妇女冲任虚寒，兼有瘀血之证而设，所治妇人之漏下不止、月经不调、痛经、闭经、不孕等病证，皆因寒（冲任虚寒）、瘀（瘀血阻滞）、虚（阴血不足）、热（瘀热虚热）四者引起，但以冲任虚寒，瘀血阻滞为主，故方中吴萸与桂枝共为君药以温经散寒，通利血脉；归、芎、芍三药为臣以活血止痛，养血调经；牡丹皮凉血散瘀而清瘀热，合桂枝、川芎以助祛瘀，合麦冬、芍药则清阴血分虚热；麦冬、阿胶合芍药滋阴养血又清热止血；人参、甘草益气补中以资化源；半夏辛温散结消痞有助化瘀；生姜助吴茱萸桂枝温经散寒，以上共为佐使。全方温清消补并用，寒温并用，相反相成，温经、温通与温养并用，而以温经为主，共奏温经散寒、通利血脉、温养冲任、调经止痛之功，其温经祛瘀之力比桂枝茯苓丸强，乃温经祛瘀之剂。被后世视为妇科调经之祖方。适用于"虚寒瘀热"夹杂而以血瘀偏寒为主之妇人带下、痛经、崩漏、月经过多或经闭及久不受孕诸症。

26. 鳖甲煎丸与化癥回生丹

异同		组成	功效	方证
同		鳖甲、大黄、桃仁、人参、芍药	化瘀消癥	疟母、癥积
异	鳖甲煎丸	鳖甲、赤硝各十二分，蜣螂、柴胡各六分，䗪虫、牡丹、芍药各五分，蜂窠四分，乌扇、黄芩、鼠妇、干姜、大黄、桂枝、石韦、厚朴、阿胶、紫葳各三分，瞿麦、桃仁各二分，半夏、葶苈、人参各一分。共23味	行气活血祛湿化痰软坚消癥	①疟母、癥积因寒热痰湿之邪与气血相搏而成者。胁下癖块或脘腹癥积，腹痛消瘦，纳呆，时有寒热，舌暗无华，脉弦细。②妇人经闭
	化癥回生丹	鳖甲胶一斤，益母草膏、大黄各八两，人参六两，当归尾、熟地黄、白芍各四两，公丁香、苏木、桃仁、杏仁、小茴香炭各三两，安南桂、两头尖、麝香、片姜黄、川椒炭、虻虫、京三棱、藏红花、苏子霜、五灵脂、降真香、干漆、没药、香附米、吴茱萸、延胡索、水蛭、阿魏、川芎、乳香、高良姜、艾炭各二两，蒲黄炭一两。共36味	活血祛瘀消癥散结养正除积	燥气延入下焦，搏于血分，而成癥者。癥结久不消散、血痹、疟母左胁疼痛、妇女干血痨、痛经、闭经、产后瘀血腹痛；跌打损伤，瘀滞疼痛。跌扑昏晕欲死者；金疮棒疮之有瘀滞者

分析： 鳖甲煎丸与化癥回生丹均有化瘀软坚消癥作用，均可用于治疗疟母及癥积。

鳖甲煎丸（《金匮要略》）原为专治疟母而设。方内寓小柴胡、大承气、桂枝汤等方，配伍四虫及行气活血、除湿化痰、软坚散结、补益养正之品。方中以鳖甲煎为君，取鳖甲入肝络而搜血，善软坚散结而"主心腹症瘕坚积"，咸寒又能滋阴清热而养正，结得热则行，故以锻灶下灰性温消散癥积，清酒性热活血通经，三者混然一体，活血软坚消癥；复以赤硝、大黄、䗪虫、蜣螂、鼠妇等以助攻逐破血；柴胡、黄芩、芍药和解少阳而条达肝气；厚朴、乌扇（射干）、葶苈子、半夏行郁气而消痰癖，干姜、桂枝温中，与黄芩相伍，辛开苦降而调解寒热；人参、阿胶、芍药补气血而养正气；桃仁、牡丹、凌霄花、蜂窠活血化瘀而去干血；再以瞿麦、石韦利水祛湿。全方共奏活血行气，祛湿化痰，软坚消癥之功。温清并用，能寒热并调，攻补兼施而重在攻逐祛邪，适宜于疟疾日久胁下癖块之疟母及气郁血瘀痰滞之各种脘腹癥瘕坚积。

化癥回生丹（《温病条辨》）是从《金匮要略》鳖甲煎丸和《万病回春》回生丹衍化而来，原为燥气延入下焦，搏于血分而成癥者而设，主治14种病证。全方合醋蜜共三十六味，得四九金气生成之数。用药之道，少用、独用则力大而急，多用、众用则功分而缓，古人缓消癥积之方皆然。方中参、桂、椒、姜通补阳气，白芍、熟地黄守补阴液，益母膏通补阴气而消水气，鳖甲胶通补肝气而消癥瘕，余俱芳香入络而化浊之品。且以食血之虫，飞者走络中气分，走者走络中血分，又以醋熬大黄三次，约入病所，不伤他脏，久病坚结不散者，非此不可。治熔散寒行气疏瘀通络、补气益血养营于一炉，属"养正积自除"之法。但用药偏于温通消散，且补益气血之力大于鳖甲煎丸，适宜于病久体虚，瘀积成癥者之癥结久不消散、血痹、疟母左胁疼痛、妇女干血痨、痛经、闭经、产后瘀血腹痛，跌打损伤，瘀滞疼痛。

27. 化癥回生丹与宫外孕方

异同		组成	功效	方证
同		芍药、桃仁	祛瘀消癥	妇人腹部癥积
异	化癥回生丹	鳖甲胶一斤，益母草膏、大黄各八两，人参六两，当归尾、熟地黄、白芍各四两，公丁香、苏木、桃仁、杏仁、小茴香炭各三两，安南桂、两头尖、麝香、片姜黄、川椒炭、䗪虫、京三棱、藏红花、苏子霜、五灵脂、降真香、干漆、没药、香附米、吴茱萸、延胡索、水蛭、阿魏、川芎、乳香、高良姜、艾炭各二两，蒲黄炭一两。共36味	活血祛瘀消癥散结养正除积	病久体虚，瘀积成癥者之癥结久不消散、血痹、疟母左胁疼痛、妇女干血痨、痛经、闭经、产后瘀血腹痛；跌打金创瘀痛
	宫外孕Ⅰ号方	丹参、赤芍各15g，桃仁9g。共3味	活血祛瘀	子宫外孕。下腹痛拒按，月经过多，漏下不畅，血色暗红
	宫外孕Ⅱ号方	丹参、赤芍各15g，桃仁9g，三棱、莪术各1.5～6g。共5味	活血祛瘀消癥止痛	包块型者

分析： 化癥回生丹、宫外孕方均有化瘀消癥作用，均可用治妇人癥积之症。

化癥回生丹（《温病条辨》）是从《金匮要略》鳖甲煎丸和《万病回春》回生丹脱化而出，方中参、桂、椒、姜通补阳气，白芍、熟地黄守补阴液，益母草膏通补阴气而消水气，鳖甲胶通补肝气而消癥瘕，多味芳香温通入络而化浊，水蛭、䗪虫入络化瘀通络，又以醋熬大黄三次，约入病所，不伤他脏，久病坚结不散者，非此不可。全方用药偏于温通消散，熔散寒行气疏瘀通络、补气益血养营于一炉，属"养正积自除"之法。适宜于病久体虚，瘀积成癥者之癥结久不消散、血痹、疟母左胁疼痛、妇女干血痨、痛经、闭经、产后瘀血腹痛；跌打金创瘀痛。

宫外孕方是山西李翰卿老中医专为中西医结合治疗宫外孕而设，用于宫外孕而见下腹痛拒按，月经过多，漏下不畅，血色暗红。两方均含有丹参、赤芍、桃仁，皆有祛瘀止痛之功。但子宫外孕分为未破损型和已破损型，已破损型又分为休克型、不稳定型和包块型三种。而宫外孕Ⅰ号方用于不稳定型者，宫外孕Ⅱ号方由Ⅰ号方加三棱、莪术组成，故又有消癥之力，用治包块型者。

总之，宫外孕方重在活血祛瘀，消癥之力稍次，且药性偏凉，无补益气血作用，用药单一，所谓"少用独用则力大而急"，且用汤剂，力较专猛，宜于治疗宫外孕急症。化癥回生丹重在消癥散结，方性偏温，有补益气血作用，养正除积，用药众多，所谓"多用众用则功分而缓"，且用丹剂，属缓化之方，意在缓消癥积。

28. 大黄䗪虫丸与桃核承气汤、抵当汤

异同		组成	功效	方证
同		桃仁、大黄	逐瘀	瘀血证
异	大黄䗪虫丸（《金匮要略》）	大黄十分，䗪虫半升，干漆一两，黄芩二两，桃仁、杏仁、蛴螬、虻虫各一升，水蛭百枚，干地黄十两，芍药四两，甘草三两。共 12 味	祛瘀生新	五劳虚极内有干血证。形体羸瘦，腹满不能饮食，肌肤甲错，两目黯黑者。或妇人经闭
	桃核承气汤（《伤寒论》）	桃仁五十个，大黄四两，桂枝二两，炙甘草二两，芒硝二两。共 5 味	逐瘀泻热	瘀热互结，下焦蓄血证。少腹急结，小便自利，谵语甚或神昏如狂，至夜发热，脉沉实或涩
	抵当汤（《伤寒论》）	水蛭三十个，虻虫三十个，桃仁二十个，大黄三两。共 4 味	破血逐瘀	下焦蓄血证。少腹硬满，小便自利，大便硬而色黑易解，发狂或喜忘，或身发黄，或经水不利，脉沉涩

分析： 三方均含有桃仁、大黄药对，攻下逐瘀，用治瘀血证，大黄䗪虫丸治干血证，桃核承气汤及抵当汤治蓄血证。

大黄䗪虫丸证之干血，属实中夹虚，且因虚所致，属久病，证候以形体消瘦，肌肤甲错，两目黯黑为特点，治虽亦祛瘀为主，但寓补于消，故祛瘀之中佐用地黄、芍药养血扶正，并用丸而不作汤，以缓消瘀血，是"久病及络，治宜缓通"之法。桃核承气汤和抵当汤均治疗下焦蓄血证，蓄血是实证，属猝病，因瘀热互结而成，证候以少腹急结或硬满，大便硬而色黑易解，入暮发热，谵语、发狂为特点，治当破血逐瘀，兼以清热，用桃仁等破血逐瘀药合大黄煎汤以荡涤之，为逐瘀泻热药对。

29. 海藻玉壶汤与消瘰丸

异同		组成	功效	方证
同		贝母	化痰软坚	瘿瘤
异	海藻玉壶汤（《外科正宗》）	海藻、贝母、陈皮、昆布、青皮、川芎、当归、半夏、连翘、甘草节、独活各一钱，海带五分。共 12 味	化痰软坚消散瘿瘤	瘿瘤初起，或肿或硬，或赤不赤，但未破者
	消瘰丸（《医学心悟》）	玄参、牡蛎（煅，醋研）、贝母（蒸）各四两。共 3 味，炼蜜为丸	清热化痰软坚散结	瘰疬、痰核、瘿瘤。咽干、舌红、脉弦滑略数

分析： 两方均用化痰软坚散结药，用治瘿瘤。

功效上，海藻玉壶汤消散软坚之力远为消瘰丸所不及，更具行气活血之功，消瘰丸则有滋阴泻火之能。适应证方面，海藻玉壶汤主治以气滞痰凝为主，消瘰丸证以痰火结聚为主。方证虽均缘于痰结，但一因于痰气郁结，一因于痰火胶结。

30. 海藻玉壶汤与消瘿五海饮、消瘿五海丸

异同		组成	功效	方证
同		海带、海藻、昆布	软坚散结消瘿	瘿瘤
异	海藻玉壶汤(《外科正宗》)	海藻、贝母、陈皮、昆布、青皮、川芎、当归、半夏、连翘、甘草节、独活各一钱,海带五分。共12味	化痰软坚消散瘿瘤	瘿瘤初起,或肿或硬,或赤不赤,但未破者
	消瘿五海饮(《古今医鉴》)	海带、海藻、海昆布、海蛤、海螵蛸各三两半,木香、三棱、莪术、桔梗、细辛、香附各二两,猪琰子七个。共12味	软坚散结行气化瘀	脂瘤,气瘤。症见颈部肿块,皮色不变,缠绵难消,不易溃破
	消瘿五海丸(《全国中药成药处方集》西安方)	海带、海藻、海蛤、海螵蛸、昆布、大贝、木香各一两。共7味	软坚散结行气化痰	①瘿瘤初起,肉色不变,渐长渐大。②瘰疬

分析: 海藻玉壶汤、消瘿五海饮及消瘿五海丸均有软坚散结作用,均可以治疗瘿瘤等症。

海藻玉壶汤以化痰软坚药配伍行气活血之品,适用于瘿瘤肿块较硬者;消瘿五海饮侧重于咸软温通行散,祛瘀力强,适用于脂瘤、气瘤肿块柔软者;消瘿五海丸又有行气化痰之力,适用于瘿瘤初起,肉色不变,渐长渐大,还可以治疗瘰疬。

31. 内消瘰疬丸与消瘰丸

异同		组成	功效	方证
同		玄参、贝母	化痰散结	瘰疬、痰核、瘿瘤
异	内消瘰疬丸(《疡医大全》)	夏枯草八两,玄参、青盐各五两,海藻、川贝母、薄荷叶、天天花粉、海粉、白蔹、连翘、熟大黄、生甘草、生地黄、桔梗、枳壳、当归、硝石各一两。共17味	软坚散结化痰消瘿	瘿瘤、瘰疬、痰核,或肿或痛
	消瘰丸(《医学心悟》)	玄参、牡蛎(煅,醋研)、贝母(蒸),各四两。共3味	消瘰养阴化痰软坚	瘰疬、痰核、瘿瘤。咽干舌红、脉弦滑略数

分析: 两方均含玄参、贝母,有化痰散结之功,为用治瘿瘰痰核之专剂。

内消瘰疬丸方用贝母、夏枯草、海藻、海蛤粉、桔梗化痰散结;生地黄、玄参、天花粉、白蔹清热养阴;青盐、连翘清热解毒;当归、制大黄活血行瘀;桔梗、甘草、薄荷散热利咽;枳壳理气宽中;硝石软坚散结。诸药共奏软坚散结,化痰消瘿之功。消瘰丸所治之瘰疬,因肝肾阴虚,肝火郁结,灼津为痰,痰火凝聚而成。治当清热化痰,软坚散结,兼顾肝肾之阴,清降虚火。方中以贝母消痰散结,牡蛎软坚散结,配以玄参清热养阴。三药均能散结消肿,药性均属寒凉,合用可使热清痰化,瘰疬自消。

32. 软坚散结汤与橘核丸

异同		组成	功效	方证
同		橘核、枳实、海藻、昆布	疏肝行气 软坚散结	气滞血瘀痰凝之证
异	软坚散结汤（《临证会要》）	夏枯草、白花蛇舌草各60克，牡蛎粉、蒲公英、地丁草各30克，海藻、昆布各15克，煨莪术、浙贝母、炒枳实、炒橘核（打）、天葵子、法半夏各10克。共13味。水煎服，2日1剂，分6次服，10剂为1疗程。	行气散结 化痰软坚 清热解毒	瘰疬。症见颈项一侧或两侧起多个坚硬结节，大小相连，小者如粟，大者如豆，甚则溃烂浸淫，久不收口。俗名"老鼠疮"或"瓜藤疮""九子痒"。无论已破未破，均可服用
	橘核丸（《严氏济生方》）	橘核炒、海藻洗、昆布洗、海带洗、川楝子（去肉，炒）、桃仁（麸炒）各一两，厚朴（去皮）、姜汁（炒）、木通、枳实（麸炒）、延胡索（炒，去皮）、桂心（不见火、木香、不见火）各半两。共12味	行气止痛 软坚散结 兼散寒除湿	寒湿侵犯厥阴，肝经气血不和之㿉疝。睾丸肿胀偏坠，或坚硬如石，或痛引脐腹，甚则阴囊肿大，轻者时出黄水，重者成脓溃烂

分析： 两方均有橘核、枳实、海藻、昆布，功能疏肝行气，软坚散结，可用于肝郁气滞血瘀痰凝之证。

软坚散结汤是张梦侬老中医治疗瘰疬的经验方，以痰核结聚立论，故方中重用夏枯草和白花蛇舌草清热散结，"夏枯草苦辛微寒，独入厥阴，消瘰疬，散结气"（《本草图解》），"主寒热瘰疬，鼠瘘头疮"（《本经逢原》），为治疗瘰疬的要药；昆布、海藻、牡蛎、贝母、法半夏，清热化痰，软坚散结，增强夏枯草消瘰疬痰核之力；橘核、枳实、莪术疏肝行气散结；天葵子、地丁草、蒲公英清热败毒，消瘀散结。诸药共奏化痰软坚、行气散结、清热败毒之功。

橘核丸专为治疗寒湿侵犯厥阴，肝经气滞血瘀之㿉疝而设。故以橘核、木香、桃仁、延胡索、川楝子等大队疏肝行气活血散结止痛，昆布、藻、带以软坚散结，木通、官桂温暖肝肾通利血脉散寒祛湿，厚朴、枳实破气除湿导下，共奏行气活血、软坚散结之功。

可见，软坚散结汤重在化痰软坚，散结消瘰，而又能清热解毒，所治病位在上。橘核丸重在行气活血，软坚散结，而又能散寒除湿，所治病位在下。

第20章 驱虫剂

1. 乌梅丸与理中安蛔汤、连梅安蛔汤

异同		组成	功效	方证
同		乌梅、川椒	安蛔驱虫	蛔虫证
异	乌梅丸汤 (《伤寒论》)	乌梅三百枚，黄连十六两，干姜十两，炮附子、桂枝、细辛、黄柏、人参各六两，当归、蜀椒各四两。共10味	温脏安蛔	①蛔厥证。腹痛时作，心烦呕吐，常自吐蛔，手足厥冷。②寒热错杂之久泻、久痢
	理中安蛔汤 (《类证治裁》)	人参三钱，白术、茯苓、干姜炒黑各一钱半，川椒十四粒，乌梅三个。共6味	温中安蛔	中阳不振，蛔虫腹痛。便溏尿清，四肢不温，腹痛吐蛔，苔薄白脉沉迟
	连梅安蛔汤 (《通俗伤寒论》)	白雷丸三钱，胡黄连一钱，乌梅肉二枚，生川柏八分，川椒(炒)十粒，尖槟榔(磨汁冲)二枚。共6味	清热安蛔	肝胃郁热，虫积腹痛。饥不欲食，食则吐蛔，甚则蛔动不安，脘痛烦躁，手足厥逆，面赤口燥，舌红脉数

分析：三方组成中均含有乌梅、川椒，为安蛔驱虫之剂，均可治疗蛔虫证。

乌梅丸治疗寒热错杂之蛔厥证，故方中苦辛酸及寒温合用，寒热并调，邪正兼顾，以温肠胃为主，兼清郁热而安蛔；理中安蛔汤治中焦虚寒的蛔虫腹痛，重在温中安蛔，故用川椒温中散寒、乌梅安蛔，再加入理中汤去甘草加茯苓，而兼能健脾化湿；连梅安蛔汤治肝胃热盛之蛔厥证，故方以苦辛酸并用，清降肝胃之热，兼以驱蛔。

2. 肥儿丸与布袋丸

异同		组成	功效	方证
同		使君子	杀虫消疳	小儿虫积证
异	肥儿丸 (《局方》)	炒神曲、黄连各十两，肉豆蔻(面裹煨)、使君子、炒麦芽各五两，槟榔二十个，木香二两。共7味，猪胆汁为丸	杀虫消积 清热燥湿	小儿虫积湿热证。面黄体瘦腹胀痛口臭便溏
	布袋丸 (《补要袖珍小儿方论》)	夜明砂、炒芜荑、使君子各二两，白茯苓、白术、人参、甘草、芦荟各半两。共8味，和丸以生绢袋盛之，与精猪肉二两同煮熟，取药于当风处悬挂，令儿食煮肉并汁	驱虫消疳 补养脾胃	小儿脾虚虫疳证。面黄发焦目暗，肢细腹大，舌淡脉弱

分析：肥儿丸和布袋丸均用使君子，均可杀虫消疳，兼清热，用治小儿虫积之证。

肥儿丸重用神曲、黄连配伍麦芽、槟榔、木香、肉豆蔻等而重在杀虫消积，以消食清热燥湿，而无补气之功，主治小儿虫积内蕴湿热证，属实证。而布袋丸重用夜明砂、炒芜荑、使君子配芦荟而重在驱虫消疳，配入四君子汤益气补脾养胃，与精猪肉同煮服用则其补养之力更强，适用于小儿脾虚虫疳证，属虚证。

3. 乌梅丸与真人养脏汤

异同		组成	功效	方证
同		人参、当归	涩肠止泻	久泻久痢
异	乌梅丸（《伤寒论》）	乌梅三百枚，黄连十六两，干姜十两，炮附子、桂枝、细辛、黄柏、人参各六两，当归、蜀椒各四两。共10味。	涩肠止泻 温脏安蛔 清热燥湿	①寒热错杂之久泻、久痢。②蛔厥证
	真人养脏汤（《局方》）	罂粟壳三两六钱，肉豆蔻、肉桂、炙甘草各八钱，诃子一两二钱，人参、白术、当归各六钱，白芍一两六钱，木香一两四钱。共10味。	涩肠固脱 温补脾肾	脾肾虚寒，肠失固摄之久泻久痢。大便滑脱不禁，腹痛喜温喜按，食少神疲，舌淡苔白脉迟细

分析： 乌梅丸与真人养脏汤均用治久泻久痢，均含有人参、当归，有涩肠止泻之功。

乌梅丸主治厥阴病脏寒蛔厥及久利。所治久痢久泻，当属脏寒腑热，气血不足，湿热未尽，正虚邪恋，肠滑失禁之寒热错杂症。治宜寒温并用，补涩兼施。方中乌梅、苦酒酸收涩肠止泻，以治久痢滑脱，配人参、当归甘温益气养血以扶正；蜀椒、细辛、干姜、附子、桂枝温肾暖脾，温里祛寒，合人参、当归温阳补虚；黄连、黄柏清热燥湿，厚肠以止泻痢。全方重在涩肠止泻、温阳祛寒，清热燥湿，又兼安蛔之功。故用治寒热错杂，气血不足之久泻久痢效佳。真人养脏汤所治久痢久泻，当属脾肾虚寒，肠失固摄之证。治当涩肠固脱，温补脾肾。方中重用罂粟壳为君以涩肠固脱，配肉豆蔻温中涩肠、诃子苦酸温涩，三味组合功专涩肠止泻；辅以肉桂、人参、白术、甘草以温补脾肾，当归、木香调气血。全方温涩并用，补涩兼施，重在涩肠固脱、温肾暖脾而尤长于补脾益气以固摄防脱，故用治脾肾虚寒尤以脾虚为主之久泻久痢者尤宜。

4. 化虫丸与苦楝杀虫丸、驱蛔汤、南瓜子粉槟榔煎

异同		组成	功效	方证
同		驱虫药	驱杀肠虫	肠寄生虫证
异	化虫丸（《局方》）	炒铅粉、鹤虱、槟榔、苦楝根皮各五十两，枯矾十二两半。共5味	驱杀肠中诸虫	肠中诸虫。发时腹中窜痛，呕吐清水或吐蛔虫
	苦楝杀虫丸（《药用图考》）	苦楝皮、苦参各6g，蛇床子3g，皂角2g。共4味为末，炼蜜为丸如枣大，纳入肛门或阴道。	驱杀蛲虫	蛲虫病
	驱蛔汤（《临证医案医方》）	炒榧子、槟榔各9g，使君子、鹤虱、胡黄连、香附、厚朴各6g，乌梅、甘草各3g。共9味	驱虫 理气解痉 止痛	肠蛔虫症
	南瓜子粉槟榔煎（《经验方》）	南瓜子（面粉）60～120g，槟榔60～100g。共2味以槟榔煎液送服南瓜子粉，一次服完，半小时后继服泻剂。	驱杀绦虫	绦虫病。大便排出白色节片，肛门作痒，或腹痛腹泻腹胀、消瘦乏力，面色苍白

分析： 化虫丸、苦楝杀虫丸和南瓜子粉槟榔煎均以驱虫药组方，均能驱杀肠虫，用治肠道寄生虫症。

化虫丸适用多种寄生虫，有一定毒性。苦楝杀虫丸主治蛲虫病。驱蛔汤方中炒使君子驱虫消积，炒榧子驱虫缓泻，乌梅味酸安蛔，胡黄连苦寒下蛔，鹤虱能驱多种肠道寄生虫，槟榔消积理气泻下，能驱除虫体，香附、厚朴理气宽肠，甘草和药，诸药共奏驱蛔之功。南瓜子粉槟榔煎主治绦虫病。

第21章　涌吐剂

1. 瓜蒂散与三圣散

异同		组成	功效	方证
同		瓜蒂	涌吐	邪在胸膈或停上脘之证
异	瓜蒂散（《伤寒论》）	瓜蒂熬黄一分，赤小豆一分。共2味为散，香豉一合煎汤作稀糜送服散剂	涌吐痰食	痰涎宿食，壅滞胸脘证。胸膈痞硬，懊恼不安，气上冲喉咽不得息，或误食毒物尚在胃中
	三圣散（《儒门事亲》）	防风三两，瓜蒂三两，藜芦（去苗及心）。共3味	涌吐风痰	①中风闭证，失音闷乱，口眼歪斜或不省人事，牙关紧闭，脉浮滑实者；②癫痫，浊痰壅塞胸中，上逆时发者；③误食毒物尚停于上脘者

分析： 两方均俱以瓜蒂为君药，构成涌吐峻剂，用治邪在胸膈或食停上脘。

瓜蒂散辅以谷物，功偏涌吐痰食，其涌吐之力不及三圣散，适用于痰涎宿食壅塞胸脘之胸中痞硬、气上冲喉咽不得息者。三圣散以催吐峻药配伍升散之品，功偏涌吐风痰，涌吐力大于瓜蒂散，长于涌吐风痰，适用于中风痰涎和浊痰上壅之癫痫。

2. 瓜蒂散与参芦饮

异同		组成	功效	方证
同		涌吐药	催吐	邪在胸膈或停上脘之证
异	瓜蒂散（《伤寒论》）	瓜蒂熬黄一分，赤小豆一分。共2味为散，香豉一合煎汤作稀糜送服散剂	吐痰涎宿食	痰涎宿食，壅滞胸脘证。胸中痞硬，懊恼不安，欲吐不出，气上冲咽喉不得息，寸脉微浮者
	参芦饮（《格致余论》）	人参芦半两，逆流水一盏半。共2味，煎一大碗饮之。服后以物微探吐之	涌吐痰涎	本虚标实之痰涎壅盛证。痰多气急，胸膈满闷，温温欲吐

分析： 两方均有催吐之力，治邪在胸膈或食停上脘，均属于"在上者，因而越之"之法。

瓜蒂散为涌吐剂之祖方，以香豉一合煎汤作稀糜送服瓜蒂赤小豆散，味极酸苦，涌泄催吐力强，且瓜蒂苦寒有毒，刺激性强，易于伤气败胃，适用于邪在胸膈或上脘，痰食壅塞，胸膈痞硬者，其证属形气俱实。若食已离胃入肠，痰涎不在胸膈者，须禁用。参芦饮为涌吐剂之单行，是虚弱人用吐法的代表方剂。参芦味苦辛温，药性缓和，刺激性较小，"专入吐剂，涌虚人膈上清饮宜之"（《本经逢源》），故尤其适用于年高体弱，本虚标实之痰涎壅盛而当涌吐者。

3. 瓜蒂散与救急稀涎散、盐汤探吐汤

异同		组成	功效	方证
同		涌吐药	催吐	邪在胸膈或停上脘之证
异	瓜蒂散（《伤寒论》）	瓜蒂（熬黄）一分，赤小豆一分。共2味为散，香豉一合煎汤作稀糜送服散剂	吐痰涎宿食	痰涎宿食，壅滞胸脘证。胸中痞硬，懊侬不安，欲吐不出，气上冲咽喉不得息，寸脉微浮者
	救急稀涎散（《圣济总录》）	猪牙皂角四挺，白矾一两。共2味，为细末，再研极细为散。	稀涎催吐开窍通关	①中风闭证。痰涎壅盛，喉中痰声辘辘，气闭不通，心神瞀闷，四肢不收，或倒仆不省或口角似歪，脉滑实有力者。②喉痹
	盐汤探吐方（《金匮要略》）	盐一升，水三升。共2味，煮令盐消，热饮一升，刺口，令吐宿食使尽，不吐更服，吐迄复饮，三吐乃止	涌吐宿食	①宿食停滞上脘，脘腹痛连胸膈，痞闷不通。②干霍乱，脘腹胀痛，欲吐不得吐，欲泻不得泻。③误食毒物，尚停留胃中者

分析：三方均为涌吐，治邪在胸膈或停上脘需引而越之者。

瓜蒂散为涌吐剂首方，味极苦，催吐作用迅猛强烈，善于涌吐痰食，适用于痰食壅塞，胸膈痞硬者。救急稀涎散为痰壅气闭于上而设。方中白矾酸寒涌泄，能"吐利风热之痰涎"（《本草纲目》），并有开关催吐之功；皂荚辛温而咸，开窍化痰，两药合用，使痰涎微微从口中吐出，故其涌吐力虽不如瓜蒂散强，但有稀涎作用，功效侧重于通窍开闭，适用于中风闭证及喉痹，痰涎壅盛，气闭不通者。盐汤探吐方味咸，药性平和，配制便捷，广泛用于宿食、食厥、气厥，以及干霍乱，吐泻不得等证。

4. 瓜蒂散同名二方

异同		组成	功效	方证
同		瓜蒂、赤小豆	酸苦涌泄而催吐	邪在胸膈或停上脘
异	瓜蒂散（《伤寒论》）	瓜蒂（熬黄）一分，赤小豆一分。共2味为散，香豉一合煎汤作稀糜送服散剂	吐痰涎宿食	痰涎宿食，壅滞胸脘证。胸中痞硬，懊侬不安，欲吐不出，气上冲咽喉不得息，寸脉微浮者
	瓜蒂散（《温病条辨》）	甜瓜蒂一钱，赤小豆二钱，研山栀子二钱。共3味，虚者，加入参芦一钱，五分	涌吐热痰	治太阴病，得之二三日，心烦不安，痰涎壅盛，胸中痞塞欲呕无中焦证者

分析：两方均含有甜瓜蒂与赤小豆，瓜蒂味苦，善于涌吐痰涎宿食，赤小豆味酸平，能祛湿除烦满，二药配伍，酸苦涌泄而增强催吐之力，治邪在胸膈或食停上脘，通过涌吐，逐邪外出，均属于"在上者，因而越之"之法。

瓜蒂散又有香豉宣解胸中邪气，故善于涌吐痰食，主要用于痰涎宿食壅塞胸脘之胸中痞硬、气上冲喉咽不得息者，为涌吐之祖。瓜蒂散将前方去淡豆豉，加山栀子，以瓜蒂、栀子之苦寒，合赤小豆之甘酸，而成酸苦涌泄之剂，取酸苦法，方性偏寒，故善吐热痰。

第22章　痈疡剂

第1节　治外疡剂

一、治阳证痈疡剂

1. 仙方活命饮与连翘败毒散

异同		组成	功效	方证
同		防风、当归、芍药	清热解毒	疮痈阳证初起
异	仙方活命饮（《女科万金方》）	金银花、陈皮各三钱，赤芍、当归尾、甘草节、皂角刺（炒）、穿山甲（炙）、贝母、天花粉、乳香、没药、防风各一钱，白芷六分。共13味，酒煎服	清热解毒消肿溃坚活血止痛	阳证痈疡肿毒初起。红肿焮痛，或身热凛寒，苔薄白或黄，脉数有力
	连翘败毒散（《伤寒全生集》）	连翘、山栀子、黄芩、玄参、薄荷、牛蒡子、桔梗、羌活、防风、柴胡、升麻、川芎、当归、芍药，加红花同煎。共15味	疏风散热解毒利咽	发颐。伤寒汗下不彻，邪结耳下硬肿

分析： 两方均能清热解毒，用治疮痈阳证初起。

仙方活命饮功偏活血消肿，散结溃坚，为阳证疮疡之通用方，疮疡无论部位在上在下均可，但见局部红肿热痛为主皆可使用。连翘败毒散功偏升散，能疏散风热，而活血消肿散结之力不如彼方，更无透脓作用，适用于在表在上之痈肿，主治发颐。

2. 仙方活命饮与黄连解毒汤

异同		组成	功效	方证
同		防风、当归、芍药	清热解毒	疮痈阳证初起
异	仙方活命饮（《女科万金方》）	金银花、陈皮各三钱，赤芍、当归尾、甘草节、皂角刺（炒）、穿山甲（炙）、贝母、天花粉、乳香、没药、防风各一钱，白芷六分。共13味，酒煎服	清热解毒消肿溃坚活血止痛	阳证痈疡肿毒初起。红肿焮痛或身热凛寒，苔薄白或黄脉数有力
	黄连解毒汤（《外台秘要》）	黄连三两，黄芩、黄柏各二两，栀子十四枚。共4味	泻火解毒	火毒壅盛三焦之痈肿疔毒。舌红苔黄脉数有力

分析： 两方均具有清热解毒之功，用治热毒所致的阳证痈疮。

仙方活命饮是外科"消法"的代表方。方中重用"疮疡圣药"金银花清热解毒疗疮，配伍行气活血消肿透脓之品，功专解毒消痈，消肿溃坚，活血止痛。善治热毒壅聚，气血瘀滞，营卫不畅之阳证痈疡肿毒初起。使初起之疮疮肿毒脓未成者服之可消，脓已成者服之可溃。黄连解毒汤是苦寒直折，泻火解毒的代表方，全方四药皆苦寒泻火，上中下三焦俱清，不用他药佐使，至刚至直，直折火势，泻火解毒力强，善治火毒壅盛三焦之痈肿疔毒，壮热烦躁，咽干口燥，错语不眠，或吐衄发斑。

3. 仙方活命饮与四妙勇安汤

异同		组成	功效	方证
同		金银花、当归、甘草	清热解毒 活血止痛	热毒壅聚，气血瘀滞之痈疡
异	仙方活命 饮（《女科 万金方》）	金银花、陈皮各三钱，赤芍、当 归尾、甘草节、皂角刺（炒）、 穿山甲（炙）、贝母、天花粉、 乳香、没药、防风各一钱，白芷 六分。共13味，酒煎服	清热解毒 消肿溃坚 活血止痛	阳证痈疡肿毒初起。红肿焮 痛，或身热凛寒，苔薄白或 黄，脉数有力
	四妙勇安 汤（《验方 新编》）	金银花、玄参各三两，当归二 两，甘草一两。共4味，水煎 服，一连十剂。药味不可减少， 减则不效	清热解毒 活血止痛	热毒炽盛、阴血耗伤之脱疽。 患肢暗红微肿灼热，溃烂腐 臭，疼痛剧烈，或烦热口渴， 舌红脉数

分析：两方均含有重用金银花，并配当归、甘草，有清热解毒，活血止痛之功，用治热毒壅聚，气血瘀滞之痈疡。

仙方活命饮尚配陈皮、当归尾、赤芍、乳香、没药其行气活血，消肿止痛力强；白芷、防风辛以疏风散结通滞，使热毒从外透解；用贝母、天花粉清热化痰散结，使脓未成者即消；更用穿山甲、皂角刺通行经络，透脓溃坚，使脓未成者速成、已成者即溃。故重在清解消散，兼能透脓，主治阳证痈疡肿毒初起。四妙勇安汤重用金银花、玄参共为君药以气血两清，解毒养阴散结；当归温润，活血以通瘀滞，养血以濡四末；甘草生用助金银花泻火解毒，合当归、玄参养阴生津。故重在清热解毒、活血止痛、兼能养血滋阴，主治热毒炽盛而有阴血耗伤之脱疽，药少量大力专，且须连续服用。

4. 仙方活命饮与五味消毒饮

异同		组成	功效	方证
同		金银花	清热解毒	阳证疮疡
异	仙方活命 饮（《女科 万金方》）	金银花、陈皮各三钱，赤芍、当归 尾、甘草节、皂角刺（炒）、穿山甲 （炙）、贝母、天花粉、乳香、没药、 防风各一钱，白芷六分。共13味	清热解毒 消肿溃坚 活血止痛	阳证痈疡肿毒初起。红肿 焮痛，或身热凛寒，苔薄 白或黄，脉数有力
	五味消毒 饮（《医宗 金鉴》）	金银花三钱，野菊花、蒲公英、紫 花地丁、紫背天葵子各一钱二分。 共5味，煎加无灰酒半盅，热服被 盖出汗为度。	清热解毒 消散疔疮	疔疮初起，发热恶寒，疮 形如粟，坚硬根深，状如 铁钉，及痈疡疖肿，红肿 热痛，舌红苔黄脉数

分析：两方均重金银花清热解毒，煎药均加用酒以行药力而助消散，治阳证疮疡初起。

仙方活命饮所治为热毒壅聚，气血瘀滞，营卫不畅之阳证痈疡肿毒初起。尚配有行气活血，化痰散结，消肿透脓之品，功专解毒消痈，消肿溃坚，活血止痛。使初起之痈疮肿毒脓未成者服之可消，脓已成者即溃。五味消毒饮所治为热毒蕴蒸肌肤，气血壅滞之各种疔疮及痈疮疖肿。尚配有紫花地丁、天葵、蒲公英、野菊花四药，长于清热解毒，消散疔毒，而无透脓溃脓之功，为治疗疮疖肿的常用方。

5. 仙方活命饮与普济消毒饮

异同		组成	功效	方证
同		陈皮、甘草	清热解毒	阳证肿毒之证
异	仙方活命饮（《女科万金方》）	金银花、陈皮各三钱，赤芍、当归尾、甘草节、皂角刺（炒）、穿山甲（炙）、贝母、天花粉、乳香、没药、防风各一钱，白芷六分。共13味，酒煎服	清热解毒消肿溃坚活血止痛	阳证痈疡肿毒初起。红肿焮痛，或身热凛寒，苔薄白或黄，脉数有力
	普济消毒饮（《东垣试效方》）	黄芩（酒炒）、黄连（酒炒）各五钱，陈皮、生甘草、玄参、柴胡、桔梗各二钱，连翘、板蓝根、马勃、牛蒡子、薄荷各一钱，僵蚕、升麻各七分。共14味	清热解毒疏风散邪	大头瘟。头面肿甚，恶寒发热，咽喉不利，舌红苔黄脉数有力

分析： 两方均能清热解毒，用治阳证肿毒之证。

仙方活命饮为热毒壅聚，气血瘀滞，营卫不畅之阳证痈疡肿毒初起而设，方中重用金银花清热解毒疗疮，配陈皮、当归尾、赤芍、乳香、没药以行气活血，消肿止痛；白芷、防风辛以散结通滞，使热毒从外透解；用贝母、天花粉清热化痰散结，使脓未成即消；更用穿山甲、皂角刺通行经络，透脓溃坚，使脓已成即溃。功偏清热解毒，消肿溃坚，活血止痛。普济消毒饮专为风热疫毒，壅于上焦，发于头面之大头瘟而设，方中重用酒黄连、酒黄芩清解上焦头面热毒；以牛蒡子、连翘、薄荷、僵蚕辛凉疏散头面风热；玄参、马勃、板蓝根、甘草、桔梗清热解毒，清利咽喉；陈皮理气疏壅以散邪热郁结；升麻、柴胡疏散风热，寓"火郁发之"之意，并引药上达头面，功偏清热解毒，疏风散邪。

6. 仙方活命饮与五味消毒饮、四妙勇安汤

异同		组成	功效	方证
同		金银花	清热解毒	热毒壅盛阳证痈疽
异	仙方活命饮（《女科万金方》）	金银花、陈皮各三钱，赤芍、当归尾、甘草节、皂角刺（炒）、穿山甲（炙）、贝母、天花粉、乳香、没药、防风各一钱，白芷六分。共13味，酒煎服	清热解毒消肿溃坚活血止痛	阳证痈疡肿毒初起。红肿焮痛或身热凛寒，苔薄白或黄脉数有力
	五味消毒饮（《医宗金鉴》）	金银花三钱，野菊花、蒲公英、紫花地丁、紫背天葵子各一钱二分。共5味，煎加无灰酒半盏，热服被盖出汗为度	清热解毒消散疔疮	疔疮初起，痈疡疖肿，红肿热痛，舌红苔黄脉数
	四妙勇安汤（《验方新编》）	金银花、玄参各三两，当归二两，甘草一两。共4味，水煎服，一连十剂。药味不可减少，减则不效	清热解毒活血止痛	热毒炽盛有阴血耗伤之脱疽

分析： 三方均以金银花为君，有清热解毒之功，为阳证疮疡消法治疗常用方。

仙方活命饮重在消肿溃坚，活血止痛，尤有透脓之功；五味消毒饮清热解毒力强，侧重消散疔毒；四妙勇安汤药少量大力专，功偏解毒养阴，活血止痛，专治脱疽之热毒炽盛者，且须连续服用。

7. 五味消毒饮与银花解毒汤

异同		组成	功效	方证
同		金银花、紫花地丁	清热解毒	阳证痈疽疔肿疔毒
异	五味消毒饮（《医宗金鉴》）	金银花三钱，野菊花、蒲公英、紫花地丁、紫背天葵子各一钱二分。共5味，煎加无灰酒半盅，热服被盖出汗为度	清热解毒消散疔疮	疔疮初起及痈疡疖肿，红肿热痛，舌红苔黄脉数
	银花解毒汤（《疡科心得集》）	金银花、地丁、犀角、赤苓、连翘、牡丹皮、川黄连、夏枯草。共8味	清热解毒泻火凉血	风火湿热之痈疽疔毒

分析： 两方均含有金银花、紫花地丁，功能清热解毒散结，用治阳证痈疽疖肿疔毒之证。

五味消毒饮重在清热解毒，消散疔毒，药力专一，主治热毒蕴蒸肌肤，气血壅滞之各种疔毒及痈疮疖肿。银花解毒汤以金银花、连翘、紫花地丁疏风清热解毒兼散结消肿，犀角、牡丹皮清热凉血散瘀，川黄连、夏枯草泻火散结又兼燥湿，赤茯苓利湿，故有清热解毒，泻火凉血，散结消肿，而兼祛湿之功，适用于风火湿热之痈疽疔毒。

8. 四妙勇安汤、五神汤与五味消毒饮

异同		组成	功效	方证
同		金银花	清热解毒	阳证痈疽
异	四妙勇安汤（《验方新编》）	金银花、玄参各三两，当归二两，甘草一两。共4味，水煎服，一连十剂。药味不可减少，减则不效	清热解毒活血止痛	热毒炽盛有阴血耗伤之脱疽。患肢暗红微肿灼热，溃烂腐臭，疼痛剧烈，或烦热口渴，舌红脉数
	五神汤（《辨证录》）	金银花三两，茯苓、车前子、紫花地丁各一两，牛膝五钱。共5味	清热解毒分利湿热	多骨痈，腿痈，委中毒及下肢丹毒
	五味消毒饮（《医宗金鉴》）	金银花三钱，野菊花、蒲公英、紫花地丁、紫背天葵子各一钱二分。共5味，煎加无灰酒半盅，热服被盖出汗为度。	清热解毒消散疔疮	疔疮初起，发热恶寒，疮形如粟，坚硬根深，状如铁钉，及痈疡疖肿，红肿热痛，舌红苔黄脉数

分析： 三方均重用金银花，清热解毒，用治阳证痈疽。

四妙勇安汤主治脱疽之热毒炽盛者，侧重于清热解毒，活血止痛且又有养阴作用，病位在四肢，药少量大力专，且须连续服用。五神汤主原为湿热蕴毒之多骨痈而设，以茯苓、车前子利湿清热，紫花地丁清热解毒，牛膝活血消肿且善引药下行达病所，故侧重于分利湿热，病位在下，适用于多骨痈、腿痈、委中毒及下肢丹毒。五味消毒饮善治疔疮及痈疡疖肿，病位在体表，侧重于消散疔毒，药力专一，适用于热毒蕴蒸肌肤，气血壅滞之体表各种疔毒及痈疮疖肿。

9. 四妙勇安汤与五神汤、神效托里散

异同		组成	功效	方证
同		金银花	清热解毒	痈疽
异	四妙勇安汤（《验方新编》）	金银花、玄参各三两，当归二两，甘草一两。共4味，一连十剂。药味不可减少，减则不效	清热解毒 活血止痛	热毒炽盛有阴血耗伤之脱疽。患肢暗红微肿灼热，溃烂腐臭，疼痛剧烈
	五神汤（《辨证录》）	金银花三两，茯苓、车前子、紫花地丁各一两，牛膝五钱。共5味	清热解毒 分利湿热	多骨疽，腿痈，委中毒及下肢丹毒
	神效托里散（《局方》）	忍冬草、黄芪各五两，当归一两二钱，炙甘草八两。共4味，每服二钱，酒一盏半，煎至一盏	补气益血 托毒生肌	痈疽发背，肠痈，奶痈，无名肿毒，焮作疼痛，憎寒壮热

分析：三方均重用金银花，清热解毒，用治痈疽。

四妙勇安汤主治脱疽之热毒炽盛者，侧重于清热养阴解毒，又能活血止痛，病位在四肢，药少量大力专，且须连续服用。五神汤主原为湿热蕴毒之多骨疽而设，以茯苓、车前子利湿清热，紫花地丁清热解毒，牛膝活血消肿且善引药下行达病所，故侧重于分利湿热，病位在下，适用于多骨疽、腿痈、委中毒及下肢丹毒。神效托里散（又名四妙汤）主治痈疽发背、肠痈、奶痈及无名肿毒等症，方中重用黄芪甘草补气兼以当归养血活血，是扶正以托毒外出之法，有生肌托毒之功。适用于虚人痈肿，或痈疡日久，耗伤气血，而以体虚气血不足为主者。

10. 犀黄丸与醒消丸、蟾酥丸

异同		组成	功效	方证
同		乳香、没药、麝香	解毒消肿	疔疮痈疽之证
异	犀黄丸（《外科全生集》）	犀黄三分，麝香一钱半，乳香、没药各一两，黄米饭一两。共5味	解毒消痈 化瘀散结	火郁痰凝，血瘀气滞之乳癌、瘰疬、痰核、流注、小肠痈等
	醒消丸（《外科全生集》）	乳香、没药末各一两，麝香一钱五分，雄精五钱，黄米饭一两。共5味，每服三钱，热陈酒送服，醉盖取汗，酒醒痈消痛息	活血散结 解毒消痈	一切红肿痈毒
	蟾酥丸（《外科正宗》）	蟾酥二钱，轻粉五分，枯矾、寒水石煅、铜绿、乳香、没药、胆矾、麝香各一钱，雄黄二钱，蜗牛二十一个，朱砂三钱。共12味	解毒消肿 活血定痛	疔疮、发背、脑疽、乳痈、跗骨、臀腿等疽，及一切恶疮

分析：三方均有解毒散结、活血消肿之功，用于疔疮痈疽之证。

犀黄丸清热解毒之力较强，并能化痰散结，散瘀消肿，用治气火内郁，痰瘀内结之乳癌等证。醒消丸以雄精易犀黄，清热化痰之力稍逊，性偏温燥，而解毒消痈力胜，用治痈疡红肿疼痛而未破者为宜。而蟾酥丸以毒攻毒，解毒及消散祛瘀之力较强，痈疽皆可治疗，但因清热之力稍弱，若疮疡阳证热甚者当加配清热解毒剂同用。

11. 牛蒡解肌汤与仙方活命饮

异同		组成	功效	方证
同		消散药＋清解药	清热解毒	阳性痈疡肿毒初起
异	牛蒡解肌汤（《疮疡心得集》）	牛蒡子、薄荷、荆芥、连翘、山栀子、牡丹皮、石斛、玄参、夏枯草（《喉科家训》作"防风"）。共9味	疏风清热凉血消肿	风热痰毒上攻之头面风热，或颈项痰毒，风热牙痛等证
	仙方活命饮（《女科万金方》）	金银花、陈皮各三钱，赤芍、当归尾、甘草节、皂角刺（炒）、穿山甲（炙）、贝母、天花粉、乳香、没药、防风各一钱，白芷六分。共13味，酒煎服	清热解毒消肿溃坚活血止痛	阳证痈疡肿毒初起。红肿焮痛，或身热凛寒，苔薄白或黄，脉数有力

分析：两方均有清热解毒之功，为阳证痈疡肿毒初起消法的常用方。

但牛蒡解肌汤功偏疏风散邪，凉血消肿，适用于风热痰毒上攻之头面风热或颈项痰毒，风热牙痛等证。仙方活命饮功偏消肿溃坚，活血止痛，能使脓未成者即消，脓已成即溃。适用于热毒壅聚，气血瘀滞，营卫不畅之阳证痈疡肿毒初起。

12. 牛蒡解肌汤与竹叶柳蒡汤

异同		组成	功效	方证
同		牛蒡子、薄荷、荆芥、玄参	疏风清热解毒	风热毒邪之证
异	牛蒡解肌汤（《疮疡心得集》）	牛蒡子、薄荷、荆芥、连翘、山栀子、牡丹皮、石斛、玄参、夏枯草（《喉科家训》作"防风"）。共9味	疏风清热凉血消肿	风热痰毒上攻之头面风热，或颈项痰毒，风热牙痛等证
	竹叶柳蒡汤（《先醒斋医学广笔记》）	西河柳五钱，麦冬（去心）三钱，玄参二钱，干葛、鼠粘子各一钱五分，荆芥穗、蝉蜕、薄荷、知母蜜炙、甘草各一钱，淡竹叶三十片，甚者加石膏五钱，冬米一撮。共12味	透疹解毒清泄肺胃生津止渴	痧疹初起，透发不出。咳嗽多嚏，眼中如泪，烦闷，口渴，恶寒轻发热重，甚则躁乱咽痛，唇焦神昏，苔薄黄而干脉浮数

分析：两方含有牛蒡子、薄荷、荆芥、玄参，功能疏风清热解毒，用治风热毒邪之证。

牛蒡解肌汤功偏疏风清热散邪兼凉血消肿，适用于风热痰毒上攻之头面风热或颈项痰毒，风热牙痛等证。竹叶柳蒡汤是明代医家缪仲淳治痧疹经验的代表方，方名乃当代人所立。缪氏针对痧疹主证"多咳嗽多嚏，眼中如泪，多泄泻，多痰，多热，多渴，多烦闷；甚则躁乱咽痛，唇焦神昏，是其候也"的特点，认为"痧疹乃肺胃热邪所致""殆时气瘟疫之类欤"施其治"惟当治本以解邪热，则诸证自退。解其邪热以清凉发散为主，药用辛寒、甘寒、苦寒以升发之。惟忌酸收，最宜辛散"。辛散如荆芥穗、干葛、西河柳、石膏、麻黄、鼠粘子；清凉如玄参、栝楼根、薄荷、淡竹叶、青黛；甘寒如麦冬、生甘草、蔗浆；苦寒如黄芩、黄连、黄柏、贝母、连翘。痧疹必咳嗽，宜清热透毒，不得止嗽；痧疹多喘，"慎勿用定喘药，惟应大剂竹叶石膏汤加西河柳两许，玄参、薄荷各二钱"。功偏清凉辛散，透疹解毒，清泄肺胃，生津止渴，适用于麻疹初起表闭，疹不得外透而又内热郁盛伤津之证。

13. 透脓散同名二方

异同		组成	功效	方证
同		黄芪、川芎、当归、皂角刺、山甲	益气养血托毒透脓	气血不足，痈疮脓成难溃证
异	透脓散（《外科正宗》）	黄芪四钱，川芎三钱，当归二钱，皂角针一钱五分，山甲（炒末）一钱。共5味	益气养血托毒溃脓	气血不足，痈疮脓成难溃证。疮痈内已成脓，不易外溃，漫肿无头，或疼胀热痛。痈疽诸毒，内脓已成不穿破者
	透脓散（《医学心悟》）	黄芪四钱，白芷、川芎、牛蒡子、穿山甲、皂刺各一钱，金银花、当归各五分。共8味，酒、水各半煎服	扶正祛邪托毒溃脓	痈毒内已成脓，不穿破者，服即破

分析：透脓散二方均以益气和血和消散通透并用，用治气血不足，痈疮脓成难溃证。

《医学心悟》透脓散是在《外科正宗》透脓散的基础上加白芷、牛蒡子、金银花而成。增强了辛散透邪、清热解毒、托毒溃脓之力，用治痈毒内已成脓，热毒尚炽，不穿破者。

14. 透脓散与托里透脓汤

异同		组成	功效	方证
同		黄芪、当归、皂角刺、穿山甲	益气养血托毒透脓	气血不足，痈疮脓成难溃证
异	透脓散（《外科正宗》）	黄芪四钱，川芎三钱，当归二钱，皂角针一钱五分，山甲（炒末）一钱。共5味	益气养血托毒溃脓	气血不足，痈疮脓成难溃证。疮痈内已成脓，不易外溃，漫肿无头，或疼胀热痛。痈疽诸毒，内脓已成不穿破者
	托里透脓汤（《医宗金鉴》）	人参、炒白术、穿山甲、白芷各一钱，升麻、甘草节各五分，当归二钱，生黄芪三钱，皂角刺一钱五分，青皮五分。共10味	扶正祛邪托里透脓	气血虚损，不能托毒外出之痈疽已成未溃者

分析：两方同属于托法，均含有黄芪、当归及皂角刺、穿山甲以补养气血，托毒溃脓，用治气血不足，痈疡脓成难溃之证。

透脓散又配有川芎，其活血消散之力稍强，且药少方简功专，重在透脓，属于透托法，适用于气血不足，毒甚偏重，虚实夹杂实证为主之痈疮脓成难溃证。托里透脓汤是以人参、白术、黄芪、甘草、当归、升麻益气养血配伍穿山甲、皂角刺、白芷活血通经、托毒溃脓。是补气升陷与透脓并用，属于补托法，扶正托毒，适用于气血虚损偏重，不能托毒外出之痈疽已成未溃者。

15. 托里消毒散与托里透脓汤

异同		组成	功效	方证
同		人参、黄芪、白术、甘草、当归、皂角刺、白芷	托里透脓	气血不足，痈疽已成难以内消者
异	托里消毒散 （《外科正宗》）	人参、黄芪、白术、茯苓、川芎、白芍、当归、金银花各一钱，白芷、甘草、皂角针、桔梗各五分。共12味，脾弱者，去白芷倍人参。	消肿溃脓 去腐生肌	痈疽已成，不得内消者；肿深不退欲作脓者
	托里透脓汤 （《医宗金鉴》）	人参、白术、穿山甲、白芷各一钱，升麻、甘草节各五分，当归二钱，生黄芪三钱，皂角刺一钱五分，青皮（炒）五分。共10味	扶正祛邪 托里透脓	气血亏损，不能托毒外出之痈疽已成未溃者

分析： 两方同属于外科补托法方剂，均含有人参、黄芪、白术、甘草、当归、皂角刺、白芷等药，功能扶正托毒，用治正气虚弱，痈疽已成难以内消之证。

托里消毒散又配有茯苓、芍药、川芎，寓有八珍及当归补血汤，补益气血之力较彼方为强，而透脓药仅皂角刺一味，但用金银花、白芷祛风散邪、清热解毒，故其功效以补益气血为主，透脓为辅，兼清热解毒，是补托法的代表方。托里透脓汤又配以升麻，补气血之力不及彼方而偏于补气升阳，透脓药皂角刺、穿山甲同用且剂量较彼方为大，是补气升陷与托里透脓并用，而其透脓之力较彼方为强。

此外，托里消毒散用桔梗，善引药大胸颈部；托里透脓汤用升麻，善引药到头面。

16. 内补黄芪汤与当归补血汤

异同		组成	功效	方证
同		黄芪、当归	补虚敛疮	疮疡溃后久不生肌收口者
异	内补黄芪汤 （《刘涓子鬼遗方》）	黄芪（盐水拌炒）、麦冬（去心）、熟地黄（酒拌）、人参、茯苓各一钱，炙甘草、炒白芍、远志（去心炒）、川芎、官桂、当归（酒拌）各五分，加生姜三片，大枣一枚。共13味	温补气血 生肌敛疮	痈疽溃后，气血皆虚。溃处作痛，倦怠懒言，神疲寐少，自汗口干，间或发热，经久不退，舌淡苔薄，脉细弱
	当归补血汤 （《内外伤辨惑论》）	黄芪一两，当归二钱。共2味	补气生血	①血虚阳浮发热证；②妇人经期、产后血虚发热头痛；③疮疡溃后久不生肌收口者

分析： 两方均含黄芪、当归，功能益气养血，补虚敛疮，治疮疡溃后久不生肌收口之证。

内补黄芪汤是为"发背已溃，大脓汁，虚馁少力"之证而设，《外科发挥》转载以治"溃疡作痛，倦怠少食，无睡自汗，口干或发热，久不愈"。方中十全大补无白术之温燥以温阳益气补血，敛疮生肌；麦冬养阴清热；远志宁心安神又消痈止痛。全方重在温补气血，生肌敛疮，为痈疡虚证专剂，适用于疮疡溃后，久不愈合，气血皆虚之证。当归补血汤本为血虚阳浮发热证而设，为补气生血之剂。重用黄芪大补脾肺之气以固浮阳，俾阴平阳秘，浮阳有根，其虚热自退。补益气血，可生肌敛疮，故亦可用于疮疡溃后久不生肌收口者。但其药简功专，阴虚潮热者慎用。

17. 内补黄芪汤与透脓散

异同		组成	功效	方证
同		黄芪、当归、川芎	补气血	疮疡溃后久不生肌收口者
异	内补黄芪汤（《刘涓子鬼遗方》）	黄芪（盐水拌炒）、麦冬（去心）、熟地黄（酒拌）、人参、茯苓各一钱，炙甘草、炒白芍、远志（去心炒）、川芎、官桂、当归（酒拌）各五分，加生姜三片，大枣一枚。共13味	温补气血生肌敛疮	痈疽溃后，气血皆虚。溃处作痛，倦怠懒言，神疲寐少，自汗口干，间或发热，经久不退，舌淡苔薄，脉细弱
	透脓散（《外科正宗》）	黄芪四钱，川芎三钱，当归二钱，皂角针一钱五分，山茱萸（炒末）一钱。共5味	益气养血托毒溃脓	气血不足，痈疮脓成难溃证。疮痈内已成脓不易外溃，漫肿无头或疼胀热痛

分析： 两方均含黄芪、当归、川芎，功能益气养血活血，治疮疡正气不足之证。

内补黄芪汤为补虚敛疮剂，为"发背已溃，大脓汁，虚馁少气力"而设，《外科发挥》转载以治"溃疡作痛，倦怠少食，无睡自汗，口干或发热，久不愈"。方中十全大补无白术之温燥以温阳益气补血，敛疮生肌；麦冬养阴清热；远志宁心安神又消痈止痛。长于温补气血，生肌敛疮，为痈疡虚证专剂，适用于疮疡溃后，久不愈合，气血皆虚之证。透脓散属托法之透托名方，配皂角刺、穿山甲，而长于透脓，适用于疮疡中期，气血不足，疮毒偏重，虚实夹杂而以实为主之痈疮脓成难溃证。

18. 保元大成汤与内补黄芪汤

异同		组成	功效	方证
同		黄芪、人参、茯苓、甘草、当归、白芍	补虚敛疮	疮疡溃后久不生肌收口者
异	保元大成汤（《外科正宗》）	人参、白术、黄芪各二钱，茯苓、白芍、陈皮、归身、炙甘草、附子、山茱萸、五味子各一钱，木香、砂仁各五分，煨姜三片，大枣三枚。共15味	温补气血生肌敛疮	疮疡溃后，正虚不敛之证。脓水出多，肉色淡红，精神怯弱，睡卧昏倦，足冷身凉，舌淡少津脉虚细
	内补黄芪汤（《刘涓子鬼遗方》）	黄芪、麦冬、熟地黄（酒拌）、人参、茯苓各一钱，炙甘草、白芍、远志、川芎、官桂、当归各五分，生姜三片，大枣一枚。共13味	温补气血生肌敛疮	痈疽溃后，气血皆虚。溃处作痛，倦怠懒言，神疲寐少，自汗口干，间或发热，经久不退，舌淡苔薄，脉细弱

分析： 两方同为补虚敛疮剂，均有温补气血，托毒排脓，生肌敛疮之功，用治气血虚弱，疮疡溃后疮口难收之证。

保元大成汤中四君、芪、归、芍以补气血，附子、煨姜温阳祛寒，振奋元阳；山茱萸及五味子酸温收敛气阴以敛疮收口。其法是阴阳气血并补，以收大补元气，敛疮生肌之功。适用于元气素虚，气血不足，痈疮已溃，不能敛疮生肌者。内补黄芪汤可视为十全大补汤加减而成。重在双补气血以助生肌敛疮，为疡科补法的代表方，适用于痈疽疮疡后期或溃后，气血亏虚，不能生肌敛疮，而见疮口久不愈合，或脓水清稀，溃处作痛，倦怠食少，舌淡脉细弱者。

二、治阴证痈疡剂

19. 阳和汤与冲和汤

异同		组成	功效	方证
同		甘草	补益扶正	阴证痈疽
异	阳和汤（《外科证治全生集》）	熟地黄一两，麻黄五分，鹿角胶三钱，炒白芥子二钱，肉桂一钱，生甘草一钱，炮姜炭五分。共7味	温阳补血散寒通滞	阳虚血亏，寒凝痰滞之阴疽。患处漫肿无头，皮色不变，酸痛无热，舌淡苔白，脉沉细或迟细
	冲和汤（《外科枢要》）	人参、陈皮各二钱，黄芪、白术、当归、白芷各一钱半，茯苓、川芎、皂角刺（炒）、乳香、没药、金银花、甘草节各一钱。共13味	补气透托和血消散	元气虚弱，失于补托，证属半阴半阳之痈疮。似溃非溃，似肿非肿

分析：两方同有补益扶正之功，均可用治阴证痈疽。

阳和汤重用熟地黄、鹿角胶，重在温阳补血，配肉桂、炮姜、麻黄散寒通滞，白芥子化痰，是温阳补血与化痰散结并用，适用于阳虚血亏，寒凝痰滞之阴疽证。冲和汤又名中和汤，方用四君、黄芪大补元气以托毒外出，皂角刺及乳、没透脓，是补气透托与活血消散并用，兼有金银花及白芷解毒散邪，方性中庸平和而无过温过凉之偏，适用于元气不足，半阴半阳之痈疽证，其局部似溃非溃，似肿非肿，漫肿微痛，淡红不热。

20. 阳和汤与小金丹

异同		组成	功效	方证
同		散寒药	散寒通滞化痰	阴证痈疽初起
异	阳和汤（《外科证治全生集》）	熟地黄一两，麻黄五分，鹿角胶三钱，炒白芥子二钱，肉桂一钱，生甘草一钱，炮姜炭五分。共7味	温阳补血散寒通滞	阳虚血亏，寒凝痰滞之阴疽。患处漫肿无头，皮色不变，酸痛无热，舌淡苔白，脉沉细或迟细
	小金丹（《外科证治全生集》）	白胶香、草乌、五灵脂、地龙、木鳖子各一两五钱，乳香、没药、归身各七钱五分，麝香三钱，墨炭一钱二分。共10味，糯米和丸	祛风散寒祛瘀通络化痰散结	寒湿痰瘀，阻滞经络之阴疽。初起皮色不变，肿硬作痛

分析：两方均可用治阴证痈疽初起。

阳和汤重用熟地黄、鹿角胶，重在温阳补血，配肉桂、炮姜、麻黄散寒通滞，白芥子化痰，全方寓通于补，温阳补血与化痰散结并用而以温阳补血为主，适用于阳虚寒凝，营血虚滞，痰浊阻滞之阴疽证。小金丹方中木鳖子消肿散结解毒、追风止痛，配祛风除湿、温经散寒、消肿止痛之草乌而解散阴寒凝滞之力更著；麝香、乳香、没药、五灵脂、地龙、白胶香活血破瘀，通络开结；当归活血养血，使破血而不伤血；墨炭色黑入血消肿化痰，全方用药温通消散，专于攻邪而设，长于祛风散寒，祛瘀通络，消肿散结而止痛，适用于寒湿痰瘀互结，阻滞经络而正气不虚者之阴疽证。而其药力峻猛，唯体实者相宜，正虚者不可用，孕妇忌用。

第2节　治内痈剂

21. 苇茎汤与大黄牡丹汤

异同		组成	功效	方证
同		桃仁、冬瓜仁	破血排脓	内痈
异	苇茎汤（《外台秘要》引《古今录验方》）	苇茎二升，薏苡仁半升，瓜瓣半升，桃仁三十枚。共4味	清肺化痰逐瘀排脓	痰热瘀血壅结之肺痈。咳吐腥臭脓痰，胸中隐痛，舌红苔黄腻，脉滑数
	大黄牡丹汤（《金匮要略》）	大黄四两，牡丹一两，桃仁五十个，冬瓜仁半升，芒硝三合。共5味	泻热破瘀散结消肿	湿热郁滞之肠痈初起。右少腹疼痛拒按，按之其痛如淋，舌苔薄腻而黄，脉滑数

分析： 两方同属治内痈治剂，均含有桃仁及冬瓜仁，有破血排脓之功。

苇茎汤以苇茎配薏苡仁清肺化痰，治痰热郁结之肺痈；大黄牡丹汤以大黄、芒硝配伍牡丹皮泻热破瘀，用治湿热毒郁、血瘀气滞之肠痈。

22. 苇茎汤与桔梗汤

异同		组成	功效	方证
同		桃仁、冬瓜仁	破血排脓	内痈
异	苇茎汤（《外台秘要》引《古今录验方》）	苇茎二升，薏苡仁半升，瓜瓣半升，桃仁三十枚。共4味	清肺化痰逐瘀排脓	痰热瘀血壅结之肺痈。咳吐腥臭脓痰，胸中隐痛，舌红苔黄腻，脉滑数
	桔梗汤（《伤寒论》）	桔梗一两，甘草二两。共2味	清热解毒消肿排脓	①风热郁遏于肺之肺痈吐脓。②少阴伏热上攻，又复感于邪，肺气不宣之咽痛证。咳吐脓血，腥臭胸痛，烦渴喜饮，舌红苔黄，脉象滑数

分析： 两方均有清热解毒排脓之功，都可用治肺痈。

桔梗汤仅用桔梗、甘草两味以清热解毒排脓，故药力较薄；苇茎汤既能清热解毒排脓，又可化痰逐瘀，且药力较强，用治肺痈不论将成或已成，或善后调理均可。

23. 大黄牡丹汤与清肠饮

异同		组成	功效	方证
同		清热活血药	清热活血消痈	肠痈
异	大黄牡丹汤（《金匮要略》）	大黄四两，牡丹一两，桃仁五十个，冬瓜仁半升，芒硝三合。共5味	泻热破瘀散结消肿	湿热郁滞之肠痈初起。右少腹疼痛拒按，按之其痛如淋，舌苔薄腻而黄，脉滑数
	清肠饮（《辨证录》）	银花三两，当归二两，地榆一两，麦冬一两，玄参一两，生甘草三钱，薏仁五钱，黄芩二钱。共8味	活血解毒滋阴泻火	大肠痈，肠痈屡发，热毒偏盛且伴口干、舌红少津等阴伤表现者

分析：两方同具清热活血消痈之功，均用于肠痈。

大黄牡丹汤长于泻下破瘀，适用于肠痈初起，湿热瘀滞偏重，而见少腹肿痞伴便秘或大便涩滞不畅者；而清肠饮长于解毒、滋阴，适用于肠痈屡发，热毒偏盛且伴口干、舌红少津等阴伤表现者。

24. 大黄牡丹汤与阑尾化瘀汤、阑尾清化汤、阑尾清解汤

异同		组成	功效	方证
同		大黄、牡丹皮	泻热破瘀	肠痈
异	大黄牡丹汤（《金匮要略》）	大黄四两，牡丹一两，桃仁五十个，冬瓜仁半升，芒硝三合。共5味	泻热破瘀散结消肿	湿热郁滞之肠痈初起。右少腹疼痛拒按，按之其痛如淋，舌苔薄腻而黄，脉滑数
	阑尾化瘀汤（《新急腹症学》）	银花、川楝子各15g，大黄后下、牡丹皮、桃仁、延胡索、木香各9g。共7味	行气活血清热解毒	瘀滞型阑尾炎初期。发热，脘腹胀闷，腹痛，右下腹局限性压痛反跳痛；或阑尾炎症消散后，热象不显著，脘腹胀闷嗳气纳呆
	阑尾清化汤（《新急腹症学》）	银花、蒲公英、牡丹皮、大黄、川楝子、赤芍、桃仁、生甘草。共7味	清热解毒行气活血	急性阑尾炎蕴热期，或脓肿早期，或轻型腹膜炎。低热或午后发热，口干渴，腹痛便秘，尿黄
	阑尾清解汤（《新急腹症学》）	金银花60g，大黄25g，冬瓜仁、蒲公英各30g，牡丹皮15g，川楝子、生甘草各10g，木香6g。共8味	清热解毒攻下散结行气活血	急性阑尾炎热毒期。发热恶寒，面红目赤，唇干舌燥，口渴欲饮，恶心呕吐，腹痛拒按，腹肌紧张有反跳痛，便秘，舌红苔黄燥或黄腻，脉洪大滑数

分析：四方均含有大黄、牡丹皮，有泻热破瘀之功，用治肠痈之证。

大黄牡丹汤重用硝、黄、桃仁，集苦寒泻下、清热除湿、消瘀散结三法于一方，但重在泻热破瘀，适用于湿热瘀滞搏结肠中之肠痈初起邪实而正气不虚者。阑尾化瘀汤、阑尾清化汤、阑尾清解汤三方均由大黄牡丹汤加减而成。阑尾化瘀汤长于行气活血、清热解毒、通里攻下，用于瘀滞型阑尾炎初期，或阑尾炎症消散后；阑尾清化汤长于清热解毒、行气活血、通里攻下，用于急性阑尾炎蕴热期，或脓肿早期，或轻型腹膜炎；阑尾清解汤功专清热解毒、攻下散结、行气活血，用于急性阑尾炎热毒期。

25. 大黄牡丹汤与薏苡附子败酱散

异同		组成	功效	方证
同		清热药 + 祛湿药	散结消肿 排脓	肠痈
异	大黄牡丹汤	大黄四两，牡丹一两，桃仁五十个，冬瓜仁半升，芒硝三合。共5味	泻热破瘀 散结消肿	湿热郁滞之肠痈初起。右少腹疼痛拒按，按之其痛如淋，舌苔薄腻而黄，脉滑数
	薏苡附子败酱散	薏苡仁十分，附子二分，败酱草五分。共3味	排脓消痈 温阳散结	肠痈脓成，毒结阳伤证。身无热，肌肤甲错，腹皮急，按之濡，如肿状，脉数

分析： 两方均出自《金匮要略》，能消肿排脓，用治肠痈之证。

大黄牡丹汤重用硝、黄及桃仁，且苦寒泻下、清热除湿、消瘀散结三法并用，重在泻热破瘀，适用于湿热瘀滞搏结肠中之肠痈初起而正盛邪实者。

薏苡附子败酱散重用薏苡仁与败酱草清热解毒、排脓消肿与小剂量附子辛热温助阳气又兼行腹中郁滞并用，使清热排脓消痈而不伤阳气，辛热温阳而不助热毒；但薏苡仁、败酱草与附子的剂量配比分别是5:1及2.5:1，故重在排脓消痈，而兼温阳散结，适用于肠痈日久，热毒尚存，而阳气已伤者。

26. 大黄牡丹汤与薏苡仁汤

异同		组成	功效	方证
同		牡丹皮、桃仁	除湿活血 消痈	肠痈初起，脓未成且正气未虚者
异	大黄牡丹汤（《金匮要略》）	大黄四两，牡丹一两，桃仁五十个，冬瓜仁半升，芒硝三合。共5味	泻热破瘀 散结消肿	湿热郁滞之肠痈初起。右少腹疼痛拒按，按之其痛如淋，舌苔薄腻而黄，脉滑数
	薏苡仁汤（《外科发挥》）	薏苡仁、瓜蒌仁各三钱，牡丹皮、桃仁各二钱。共4味	清热散结 活血消痈	治肠痈腹中疗痛，或胀满不食，小便涩。妇人产后多有此病，纵非痈，服之尤效

分析： 两方均含有牡丹皮、桃仁，功能除湿活血消痈，用治肠痈初起，脓未成且正气未虚者。

大黄牡丹汤硝、黄并用，其苦寒泻下之功为彼方所未备，牡丹皮、桃仁、大黄同用，其破瘀消肿之力亦强于彼方，故属峻利以泻热破瘀，通腑消痈之剂，适用于肠痈初起，瘀热积滞偏重，而见少腹肿痞伴便秘或大便涩滞不畅者。薏苡仁汤以薏苡仁配瓜蒌仁，其利湿润肠之功专，属轻缓之剂。适用于肠痈初起，热象及局部肿胀不明显，以湿滞血瘀为主，而见腹中疗痛，或胀满不食，小便涩者。

27. 薏苡附子败酱散与肠痈汤

异同		组成	功效	方证
同		薏苡仁	清利湿热消肿排脓	肠痈
异	薏苡附子败酱散（《金匮要略》）	薏苡仁十分，附子二分，败酱草五分。共 3 味	排脓消痈温阳散结	肠痈脓成，毒结阳伤证。身无热，肌肤甲错，腹皮急，按之濡，如肿状，脉数
	肠痈汤（《医心方》引《集验方》）	薏苡仁、冬瓜仁各一升，牡丹皮、桃仁各三两。共 4 味	清热排脓活血消痈	肠痈、胃痈

分析：两方均有薏苡仁均能清利湿热，消肿排脓，用治肠痈之证。

薏苡附子败酱散重用薏苡仁与败酱草，其清热解毒作用更强，加入附子温助阳气兼行腹中郁滞，但剂量小于寒凉药，故仍重在解毒排脓而消痈，兼温阳散结，适用于肠痈日久，热毒尚存，而阳气已伤者。肠痈汤实为《金匮要略》薏苡附子败酱散之变方，但以牡丹皮易附子无助热之虞；无败酱草之清热解毒而有冬瓜仁之清利湿热而排脓；更加桃仁、牡丹皮凉血破瘀。故其活血消痈之力及寒凉之性均强于薏苡附子败酱散，适用于肠痈脓成，瘀热在里，脉数而又不可下之证。

28. 薏苡附子败酱散与薏苡仁汤

异同		组成	功效	方证
同		薏苡仁	利湿活血消痈	肠痈
异	薏苡附子败酱散（《金匮要略》）	薏苡仁十分，附子二分，败酱草五分。共 3 味	排脓消痈温阳散结	肠痈脓成，毒结阳伤证。身无热，肌肤甲错，腹皮急，按之濡，如肿状，脉数
	薏苡仁汤（《外科发挥》）	薏苡仁、瓜蒌仁各三钱，牡丹皮、桃仁各二钱。共 4 味	清热散结活血消痈	治肠痈腹中疞痛，或胀满不食，小便涩。妇人产后多有此病，纵非痈，服之尤效

分析：两方均重用薏苡仁，清利湿热，消肿排脓，为治肠痈常用方。

薏苡附子败酱散配败酱草，增强清热利湿，消肿排脓之力，更加小剂量附子温助阳气而兼行腹中郁滞之气，虽然附子药性辛热，但薏苡仁、败酱草与附子的剂量配比分别是 5:1 及 2.5:1，故方性未必温热，功效重点仍在清利排脓消痈，而兼能温阳散结，适用于肠痈日久，热毒尚存，而阳气已伤者。薏苡仁汤配寒滑清润之瓜蒌仁，润肠通腑，散结消痈，牡丹皮、桃仁凉血散瘀消肿，故长于活血定痛，兼润肠通便。"此方药品和平，其功且速，常治腹痛，或发热，或胀满不食，水道涩滞，产后多有此证。或月经欲行，或行后作痛尤效。"（《证治准绳》）适用于湿滞血瘀之肠痈初起，病程较短，痈尚未成脓，且正气未虚之证，以及痛经。现代亦多用治痹证。

29. 肠痈汤与薏苡仁汤

异同		组成	功效	方证
同		薏苡仁、牡丹皮、桃仁	利湿排脓 活血消肿	肠痈
异	肠痈汤（《医心方》《集验方》）	薏苡仁、冬瓜仁各一升，牡丹皮、桃仁各三两。共4味	清热排脓 活血消痈	肠痈、胃痈
	薏苡仁汤（《外科发挥》）	薏苡仁、瓜蒌仁各三钱，牡丹皮、桃仁各二钱。共4味	清热散结 活血消痈	治肠痈腹中疠痛，或胀满不食，小便涩。妇人产后多有此病，纵非痈，服之尤效

　　分析：两方均有薏苡仁、牡丹皮、桃仁，均能利湿排脓，活血消肿，用治肠痈之证。

　　肠痈汤又配以冬瓜仁利湿排脓作用强，功专利湿排脓，活血消痈，治胃肠之痈，适用于肠痈脓成，瘀热在里，脉数而又不可下之证。薏苡仁汤配寒滑清润之瓜蒌仁而有润肠通腑，散结消痈之功，故长于活血定痛，兼润肠通便。"此方药品和平，其功且速，常治腹痛，或发热，或胀满不食，水道涩滞，产后多有此证。或月经欲行，或行后作痛尤效。"（《证治准绳》），适用于湿滞血瘀之肠痈初起，病程较短，痈尚未成脓，且正气未虚之证，以及痛经；现代亦多用治痹证。

后　记

在方剂学中把组成结构及/或治法/功效、主治病证相近或类似的一组方剂叫类方，可以理解为"同类、相似之方"。但它并不仅仅是一个名词，作动词时是"按类别归纳方剂"，即对方剂进行分类之意。它反映的是方剂之间的相似性（同）及差异性（异），蕴含着方剂的组方规律及功效特点。

正是这种方剂间的相似性和差异性导致学方用方者对其认识的模糊性，令许多临床医生倍感困惑，在面对一病多方或一法多方时无所适从，在同类方剂中难做取舍。这一方面说明临床医生对方剂掌握尚未臻纯熟，另一方面也反映出学界对类方研究还有欠缺，对其内在规律及异同点揭示得还不够充分，或者说类方的鉴别是方剂学的一个薄弱环节。然"医之为学，方焉尔"。一个医生只有于同中求异，异中类同，才能熟练掌握方剂的组成结构及其变化规律，准确把握方剂的功效及主治方证，安全有效地正确使用方剂，以提高疗效。另一方面，无论是教学、临床还是科研，类方都是方剂学研究的的一个重要领域，近年来更被视为复方配伍规律研究的重要切入点，创新方药的重要途径。

笔者感念于此，不揣僻陋，毅然动笔编写此书，并且在编写过程中秉持以下原则：①结构决定功能原则，我相信这一控制论的基本原理同样适用于方剂学组方原理，因此，全书始终把方剂的组成结构作为分析的基础和前提；②正气、病邪与方药三位一体综合分析原则，方剂的功效是这三者共同作用的结果，离开病邪和人体单独谈方药，不可能获得正确的功效主治；③从原著出发的原则，并注意该方剂初设原旨与后世的发展。

本书作为一本对类方进行分析比较鉴别的方剂学专著，全书共收载相似或类同的方剂500余组，按综合分类法将其分为22类，分别从组成结构、药效功能及主治方证三个方面进行展开，以明辨其相似性与差异性。每组方剂的比较与鉴别均以表格条分各方组成、功效、方证之异同点，又置分析一栏剖析归纳各方特点，既有表格之直观简要便捷，又有文字分析之深度综合。书末附有音序索引。所收方剂范围广，涵盖全国各版本的主流方剂学本科教材。其实用性强，切合临床选方、学术研究及教学参考之需；编写体例新颖，以表格条分缕析。可供中西医务人员、医学院校师生及中医药科研工作者及中医爱好者学习和使用方剂学之参考。

本书的编写出版受到江汉大学人才基金资助。

本书在书稿付梓前承蒙连建伟教授赐序。连教授是全国著名中医学家，第三、四、五批全国老中医药专家学术经验继承工作指导老师，连任八届中华中医药学会方剂学分会主任委员及现任名誉主任委员，浙江中医药大学前副校长，第十届、十一届全国政协委员，在诊务繁重又身兼多职的情况下，于百忙之中对书稿给予充分肯定并欣然作序，在此表示衷心感谢！本书的责任编辑伊丽萦博士对书稿的审修付出了大量劳动，在此深表谢意！

　　虽然本书编写前后历时十载，数易其稿，诚可谓矢志竭力，但或学识所限或精力不及，故书中仍然可能出现一些不尽如人意之处甚或错误，还望读者诸君批评指正。若本书能使学方用方者受益一二，则庶几矣。

张均克

2016 年 12 月 30 日于武汉三角湖寓所

方剂名称拼音索引

龙胆泻肝汤·············· 50，51，209